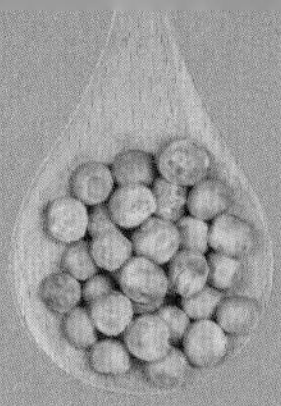

老中医教你怎样吃

补从食来，病从膳去

中国中医科学院广安门医院主任医师
首都国医名师 **高荣林** 主编
中国中医科学院望京医院主任医师
首都国医名师 **徐凌云** 主编

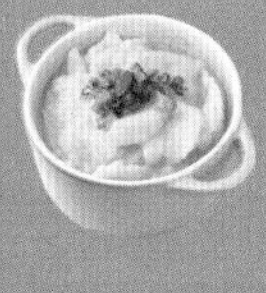

中国人口出版社
China Population Publishing House
全国百佳出版单位

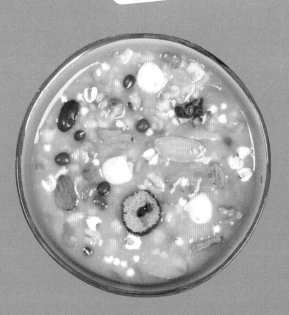

图书在版编目（CIP）数据

老中医教你怎样吃 / 高荣林，徐凌云主编. -- 北京：中国人口出版社，2022.7(2023.10 重印)

ISBN 978-7-5101-8014-9

Ⅰ.①老… Ⅱ.①高… ②徐… Ⅲ.①食物疗法 Ⅳ.①R247.1

中国版本图书馆CIP数据核字（2021）第 188398 号

老中医教你怎样吃

LAOZHONGYI JIAO NI ZENYANG CHI

高荣林　徐凌云　主编

责任编辑　张宏君
装帧设计　北京亿书客科技有限公司
责任印制　林　鑫　王艳如
出版发行　中国人口出版社
印　　刷　北京尚唐印刷包装有限公司
开　　本　710 毫米 × 1 000 毫米　1/16
印　　张　20
字　　数　350 千字
版　　次　2022 年 7 月第 1 版
印　　次　2023 年 10 月第 2 次印刷
书　　号　ISBN 978-7-5101-8014-9
定　　价　58. 00 元

电子信箱　rkcbs@126.com
总编室电话　（010）83519392
发行部电话　（010）83510481
传　　真　（010）83538190
地　　址　北京市西城区广安门南街 80 号中加大厦
邮政编码　100054

前言

天天食疗·餐餐养生·康健相随

《黄帝内经》说："毒药攻邪，五谷为养，五果为助，五畜为益，五菜为充，气味合而服之，以补精益气。"

养生是当下大众的热门话题，各种养生之道，林林总总、比比皆是。然而什么才是简单易行的健康养生法呢？答案即食疗养生。

食疗养生，是利用食物来调理机体各方面的功能，使人体获得健康或防御疾病的一种养生方法。通俗地说，就是通过吃来对我们的身体进行保养。怎么吃才能达到强身又健体的目的呢？即在药食同源基础上，进行食疗养生。

我国中医学自古就有"药食同源"理论，认为许多食物既是食物也是药物，很多食物和药物一样能够防治疾病。许多人在日常饮食中，根据个人的喜好来选择食物，喜欢的就多吃，不喜欢的就少吃甚至于不吃，长此以往，身体所需营养失衡，进而影响了健康。根据食物的性味及功效，结合身体状况，对症饮食，进而使人体平衡摄取营养，是为药食同源，而食疗养生也。

全书共8章，收录了100多种常见食材，按五谷杂粮、蔬菜、水果、肉类、水产海鲜、禽蛋乳品、菌类、坚果及调味品等分类，分别从性味、功效、药食两用、同类食材延伸、调食和药等方面进行阐述，解析药食同源理念，引导健康饮食，从而以食疗的方法达到养生的目的。这些我们在一日三餐中就可做到，简单又方便。

五谷杂粮在饮食中居于主导地位，也是一日三餐中所说的主食，它补充了人体需要的蛋白质、脂肪及钙、磷、铁等多种营养成分，保证了人体所需的能量及正常的新陈代谢，是日常饮食中不可替代的部分。蔬菜和水果，是五谷杂粮的补充，也

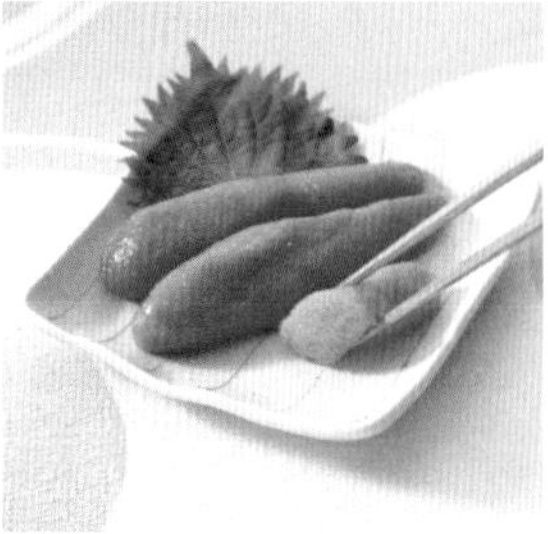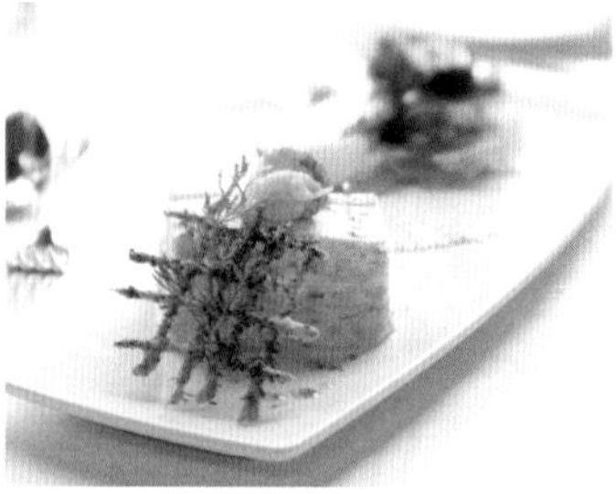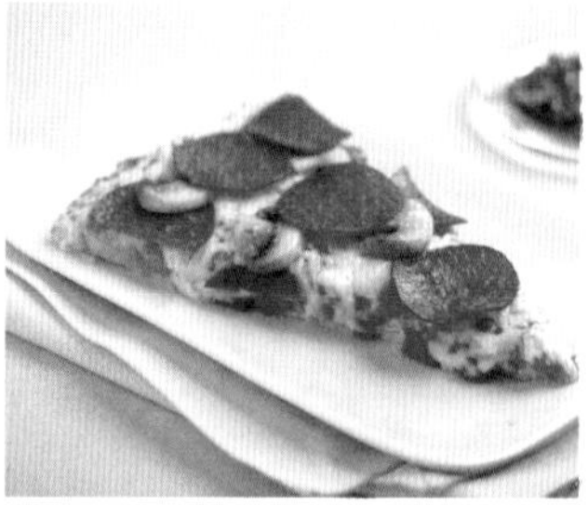

是膳食中食物构成的主要组成部分，更多地提供了人体所需的多种维生素、无机盐、膳食纤维及各种微量元素；蔬果还含有各种有机酸、芳香物质和红、黄、绿、蓝、紫等色素成分，人们因此可以烹调出口味各异，样式繁多的佳肴美味，对增进食欲，促进消化起着重要的作用。肉类是动物的皮下组织及肌肉，有畜肉和禽肉两种，含有高蛋白、脂肪及热量等，增加了餐桌的“能量”，食后人体更耐饥饿，并使身体更加强壮。水产品是江河湖海里可食用的动植物，营养丰富，自古就有“山珍海味”之说，可谓餐桌的“高贵”食物。禽蛋、乳品均富含蛋白质等，是对人体的特别补充，对增强人体免疫力起着很重要的作用。菌类含有高蛋白、多种维生素等，对增强机体免疫力、防癌抗癌、保肝护脏等起着重要的食疗作用。调味品可增加菜肴色、香、味，有助于刺激食欲，增进健康，在日常烹饪中也起着举足轻重的作用。

本书在剖析每种食材的基础上，更强调了其药食两用的功效，通过偏方验方和养生食疗两个板块，分步骤介绍如何烹饪出拥有食疗功效的菜肴，在满足我们补充身体能量的同时，更起到了食疗养生的作用，从而进一步证明了药食同源基础上的食疗养生的科学性和可操作性。

《老中医教你怎样吃》既侧重于内容的基础性、科学性，又关注读者的需求性、可操作性。在此基础上，全面阐述每种食材的功效及应用，保证了食疗养生的实用性，不失为一本餐桌上的“食疗宝典”，家人健康的“百科医生”。书中赏心悦目的图片，丰富详尽的步骤解析，贴心的挑选储藏秘籍及温馨的提示建议，会让您在阅读的同时，倍感亲切，心满意足。

目录

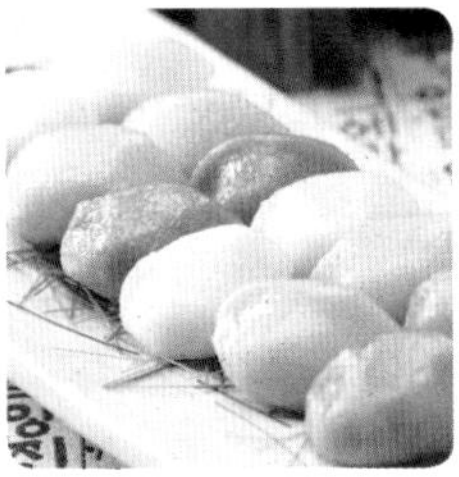

第二章
蔬菜水果均衡营养

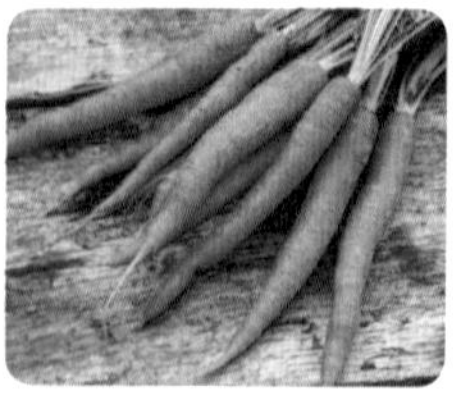
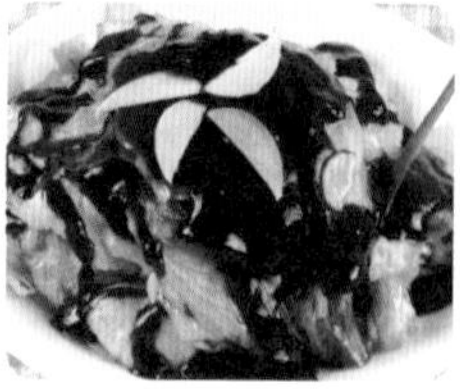
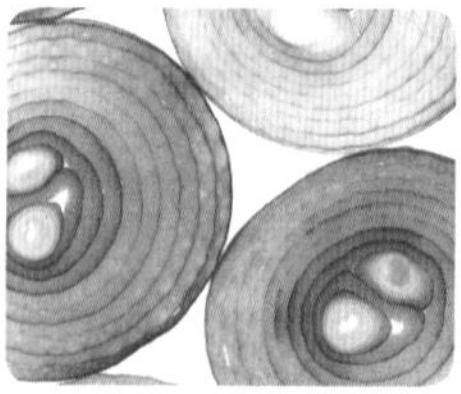
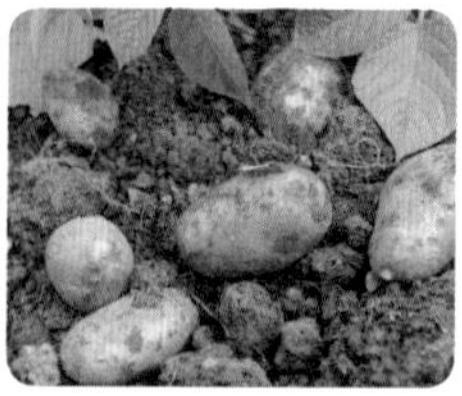

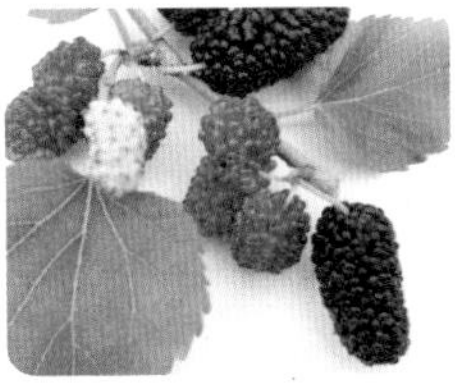

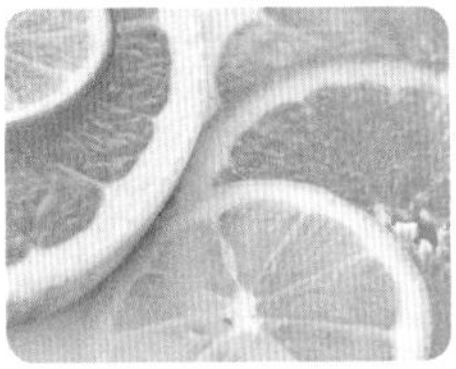

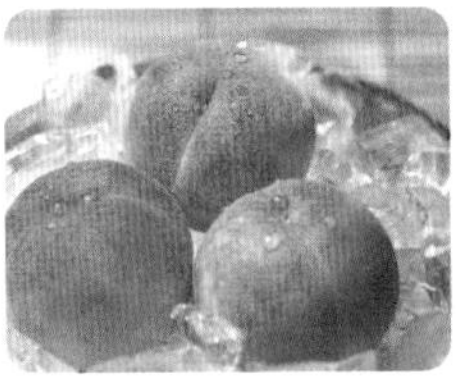

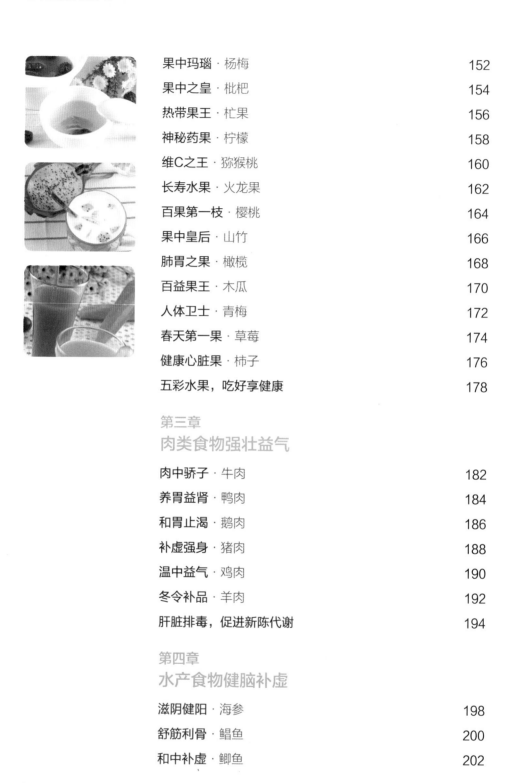

第五章 禽蛋乳品防病补钙

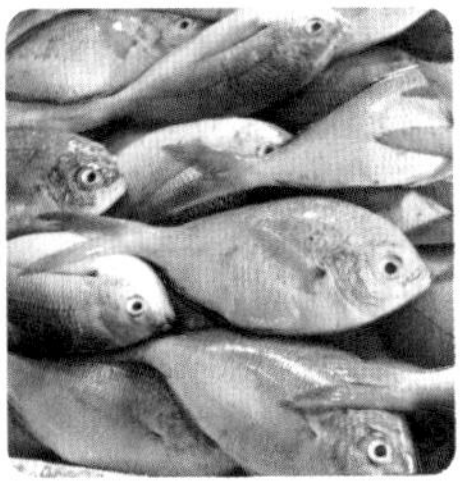
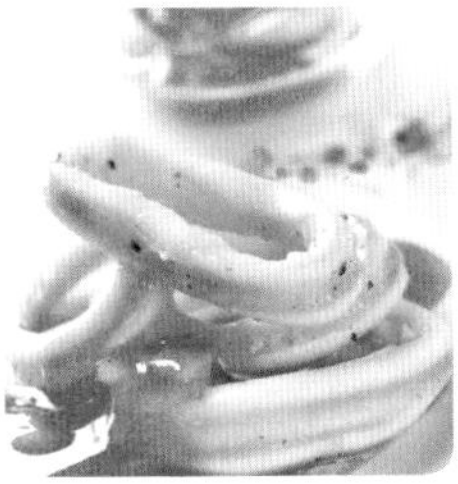
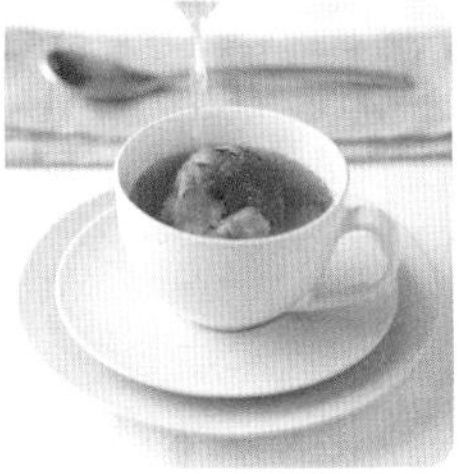
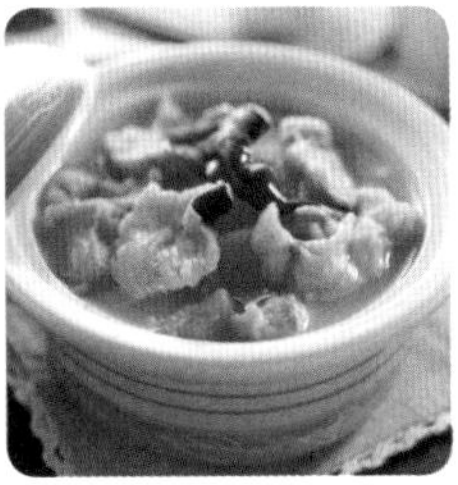

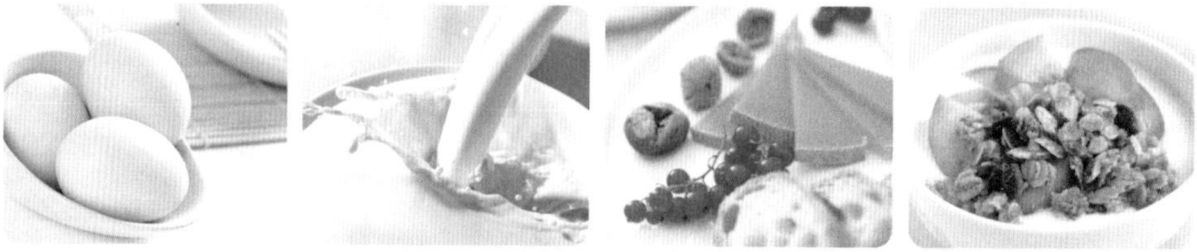

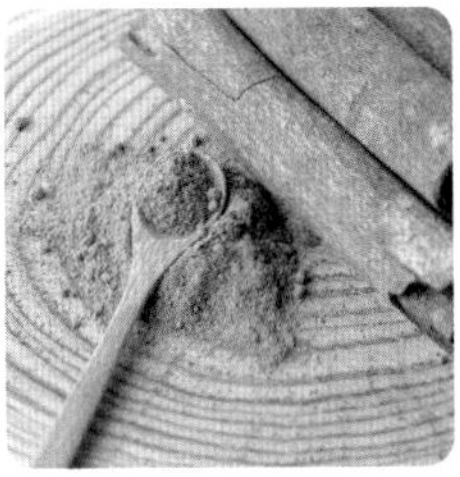

阅读指导

调食和药

调食和药的特点，对食材进行全面分析。

药典记载

从传统中医角度对食材进行解读。

食物名称

对食材进行详尽归类，阅读时，省时更方便。

食材小档案

对食物的性味归经进行介绍，食材特性一目了然。

产地分布

食材分布，地理位置，一一对比。

同源延伸

对食材进行全面了解，同源家族成员全面推介。

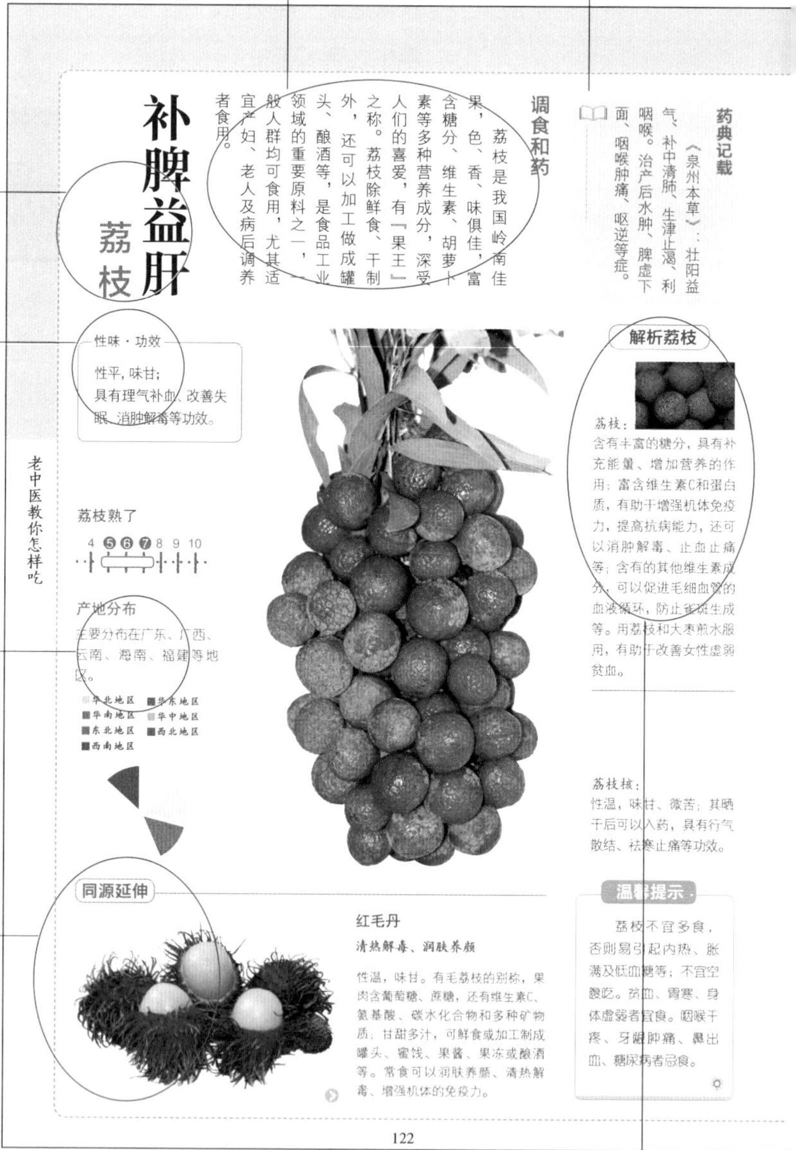

药典记载

《泉州本草》：壮阳益气、补中清肺、生津止渴、利咽喉。治产后水肿、脾虚下面、咽喉肿痛、呕逆等症。

调食和药

荔枝是我国岭南佳果，色、香、味俱佳，富含糖分、维生素、胡萝卜素等多种营养成分，深受人们的喜爱，有『果王』之称。荔枝除鲜食、干制外，还可以加工做成罐头、酿酒等，是食品工业领域的重要原料之一，一般人群均可食用，尤其适宜产妇、老人及病后调养者食用。

补脾益肝

荔枝

性味 · 功效

性平，味甘；

具有理气补血、改善失眠、消肿解毒等功效。

老中医教你怎样吃

荔枝熟了

4 5 6 7 8 9 10

产地分布

主要分布在广东、广西、云南、海南、福建等地区。

华北地区 华东地区 华南地区 华中地区 东北地区 西北地区 西南地区

解析荔枝

荔枝：

含有丰富的糖分，具有补充能量、增加营养的作用；富含维生素C和蛋白质，有助于增强机体免疫力，提高抗病能力，还可以消肿解毒、止血止痛等；含有的其他维生素成分，可以促进毛细血管的血液循环，防止雀斑生成等。用荔枝和大枣煎水服用，有助于改善女性虚弱贫血。

荔枝核：

性温，味甘、微苦；其晒干后可以入药，具有行气散结、祛寒止痛等功效。

同源延伸

红毛丹

清热解毒、润肤养颜

性温，味甘。有毛荔枝的别称，果肉含葡萄糖、蔗糖，还有维生素C、氨基酸、碳水化合物和多种矿物质；甘甜多汁，可鲜食或加工制成罐头、蜜饯、果酱、果冻或酿酒等。常食可以润肤养颜、清热解毒、增强机体的免疫力。

温馨提示

荔枝不宜多食，否则易引起内热、胀满及低血糖等；不宜空腹吃。贫血、胃寒、身体虚弱者宜食。咽喉干疼、牙龈肿痛、鼻出血、糖尿病者忌食。

122

食材解析

根据食材的特性给出食材全面营养解析。

营养成分

详细标明食材营养成分与含量。

挑选储藏

介绍食材的挑选与储藏。

药食两用

“寓医于食”，既将药物作为食物，又将食物赋以药用，药借食力，食助药威。

营养成分

（以100克为例）

热量	70千卡
蛋白质	0.9克
脂肪	0.2克
碳水化合物	16.6克
膳食纤维	0.5克

挑选储藏

挑选荔枝时，以色泽鲜艳、个大均匀、鲜嫩多汁、皮薄肉厚、气味香甜的为佳；好的荔枝轻捏时手感发紧且有弹性，如果荔枝外壳的龟裂片平坦、缝合线明显，说明味道较甜，荔枝头部比较尖，且表皮上的“钉”密集程度较高，说明还不够成熟。

储藏荔枝时，将长的枝剪掉，装入保鲜袋内，扎紧口，置于阴凉处；或者把装有荔枝的袋子泡在水中，也可以放入冰箱储藏。

美颜 润肤 利尿 益气

第二章 蔬菜水果均衡营养

药食两用

【偏方验方】

荔枝酒饮

► 有助于缓解风寒感冒

材料

- 黄酒 200克
- 荔枝 50克

做法

1. 荔枝去皮，取果肉，切丁备用。
2. 锅中加入适量水，将荔枝肉和黄酒放入砂锅中，煮至沸腾，稍凉即可饮用。

【养生食疗】

荔枝炒虾仁

► 健脾开胃、壮腰补肾

材料

- 虾仁 150克
- 荔枝 50克
- 鸡蛋清 30克
- 淀粉 适量
- 葱、姜 适量
- 油、盐 适量
- 味精 少许

做法

1. 将虾仁洗净、切丁，加入淀粉、蛋清搅匀；荔枝去皮，取肉，切丁。
2. 锅中放油，油热放葱、姜爆香，倒入虾仁、荔枝翻炒至熟；调入盐、味精即可。

123

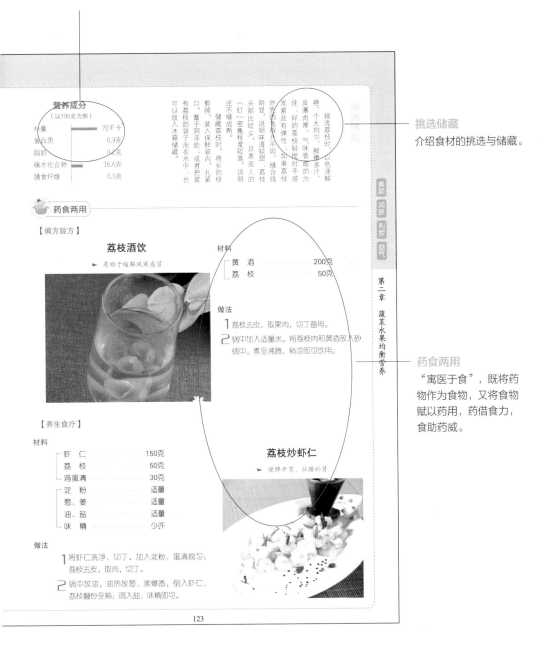

药食同源与食疗养生

药食同源，顾名思义就是中药与食物的渊源、根源是相通的，也可以说许多食物即药物，两者间没有绝对的界限。《淮南子·修务训》记载：“神农尝百草之滋味，水泉之甘苦，令民知所避就。当此之时，一日而遇七十毒。”可见神农时代药与食不分，无毒者可就，有毒者当避。很多中医学者将其看作“药食同源”思想的缘起。

在药食同源的理论基础上，古代医学家将中药的“四性”“五味”原理运用到食物之中，认为食物也有“四性”和“五味”。

中药的四性

又称“四气”，即寒、凉、温、热四种药性。

温热，可以温中、散寒、助阳、补火。

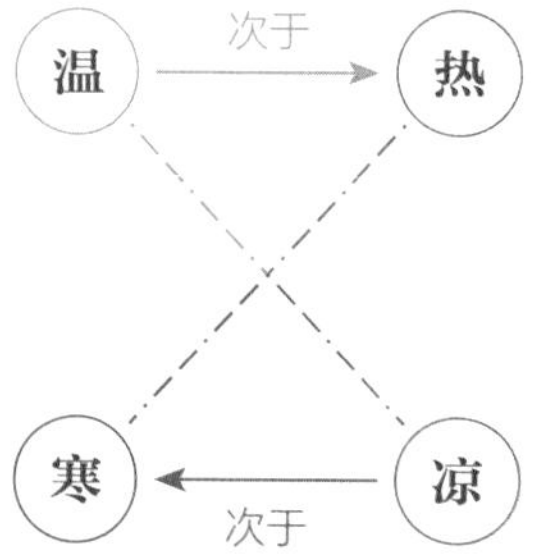

寒凉，可以清热、解毒、凉血、滋阴。

中药的五味

即辛、甘、苦、酸、咸五种味道。

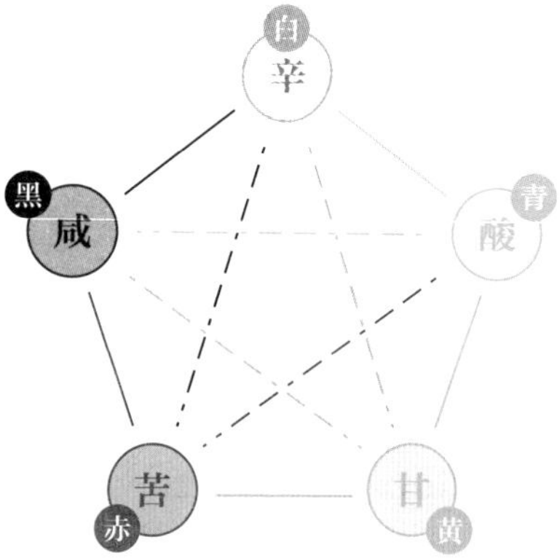

食物中的四性一览表 ▶

	功效	适宜体质	代表食物
温性 热性	有助于温热、散寒，具有温中祛寒、健脾和胃等功效	适宜寒证或虚证患者，或寒性体质者食用	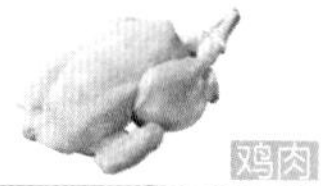 鸡肉 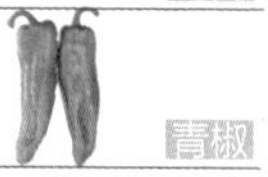 青椒
寒性 凉性	有助于镇静、清凉，还可以发挥泻火、解毒、清热等作用	适宜热证或实证患者，或热性体质者食用	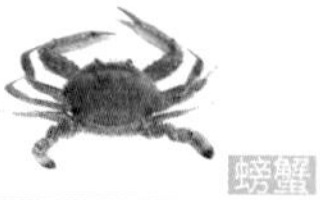 螃蟹  白萝卜
平性	具有健脾和胃、强壮补虚等功效	适宜任何体质及寒证、热证的患者食用	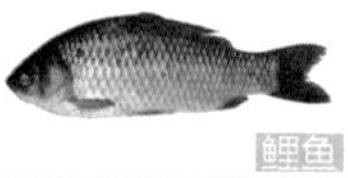 鲤鱼

食物中的五味与五脏有着相应的关系

五味	功效	温馨提示	代表食物
苦味	有助于燥湿除烦、清热解毒、泻火通便、利尿等	过食易造成消化不良、呕吐、腹泻、口干舌燥等	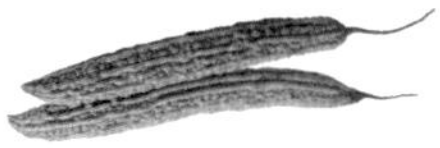 苦瓜
甘味	有助于补养身体、缓解肌肉疲劳、调和脾胃等，还可以止痛、解毒等	过食易使人体血糖升高、生痰等，甚至会因痰阻心脉而生病	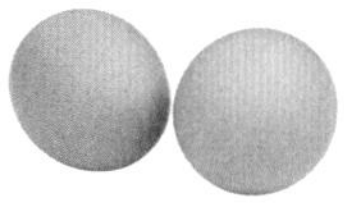 鸡蛋
辛味	可以祛风散寒、舒筋活血，还有助于刺激胃肠蠕动、增加消化液分泌、促进血液循环等	过食易上火、引起便秘，还可能导致急、慢性胃病、溃疡病及痔疮等	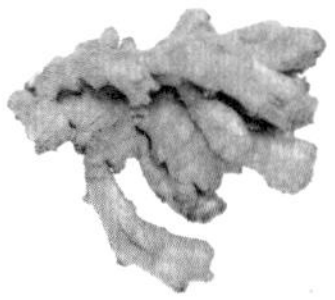 姜
酸味	有助于增进食欲、健脾开胃，还可固表止汗、敛肺止咳、涩肠止泻等	过食酸味食物易疲劳，还可导致消化功能紊乱，增加患溃疡病的概率	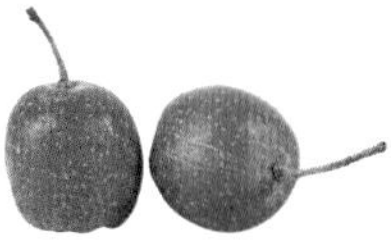 山楂
咸味	有助于软坚散结、调节新陈代谢，还可以温肝补肾、通便泻下等	过食易引起肾脏疾病及心脑血管疾病等	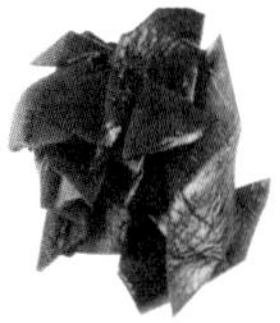 海带

食物中的“四性”和“五味”所产生的食疗作用都有着中药的效用。中药和食物的共同点是：都可以用来防治疾病。不同点是：中药的治疗药性强，也就是人们通常说的“药劲大”，即正确用药，效果突出，但若用药不当，产生的不良反应也大；而通过食疗，也能调养身体的不适，产生的不良反应小，且更方便、更健康。

合理膳食

合理膳食关系到人的一日三餐，吃什么、怎么吃才能满足人体的生长、发育及各种生理、体力活动的需要，进而平衡营养，保证身体健康。根据中国营养学会的建议及美国健康食品指南，并结合我国的国情，可总结如下：一二三四五，健康我做主；红黄绿白黑，健康永相随。

一二三四五，健康我做主

一	每天喝1袋牛奶（酸奶），内含250毫克钙，可以有效地改善我国居民日常饮食中钙摄入量普遍偏低的状态。
二	指人体每天摄入碳水化合物250～350克，相当于主食300～400克，可依个人情况酌情增减。
三	每天进食3份（每份指瘦肉50克，或鸡蛋1个，或豆腐100克，或鸡鸭肉100克，或鱼虾100克）高蛋白食物。
四	有粗有细（粗、细粮搭配）、不甜不咸（每天摄盐量控制在6克以内）、三四五顿（指在总量控制下，进餐次数多，有利于防治糖尿病、高血脂等）、七八分饱。
五	每天500克蔬菜及水果，加上适量烹调油及调味品。

红黄绿白黑，健康永相随

红	红色食物富含番茄红素，可清除体内的自由基，延缓衰老。如西红柿、草莓、红枣等。
黄	黄色蔬菜，如胡萝卜、红薯、南瓜等，其中含丰富的胡萝卜素，对儿童和成人均有提高免疫力的功能。
绿	绿茶及深绿色的蔬菜有助于预防肿瘤和抗感染等。
白	白色食物有丰富的有机硫化物或膳食纤维，可提高人体免疫力。如白萝卜、白菜、白芝麻等。
黑	黑色食品，如黑米、黑木耳、乌鸡、黑豆等。每天食用黑木耳5～15克，可以显著降低血黏度与血胆固醇，有助于预防血栓形成。

营养的满足主要通过饮食来完成，根据人的体质及不同年龄阶段，在遵循上述饮食搭配的基础上，还应有所侧重或调整。通过强化食品和膳食补充物来增加一种或多种靠一般饮食无法满足身体的营养需求，以补充身体对特殊营养成分的摄取，从而保证身体所需，减少慢性疾病的发病风险。

● 年龄不同，补充营养也不同

年龄阶段	适当的营养补充
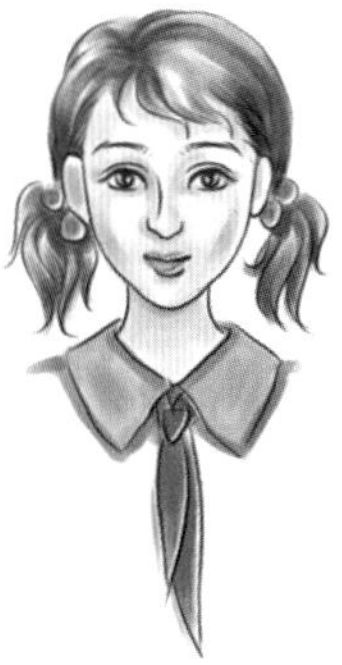 儿童及青少年时期	9岁以下的儿童每天需钙量为800毫克，10～15岁的中小学生为1000～1200毫克。如果在身体发育的旺盛时期缺钙，会使体内骨密度增高、骨皮质增厚及骨小梁排列稀疏萎缩，因此应多吃含钙丰富的食物，通过调整膳食，从饮食中补钙。儿童及青少年要少食用汉堡、炸薯条、汽水等食品，因为这些食物里面含有对人体有害无益的钠和脂肪；也不要因为害怕发胖而过度节食，以免导致营养缺失进而影响身体的健康发育。
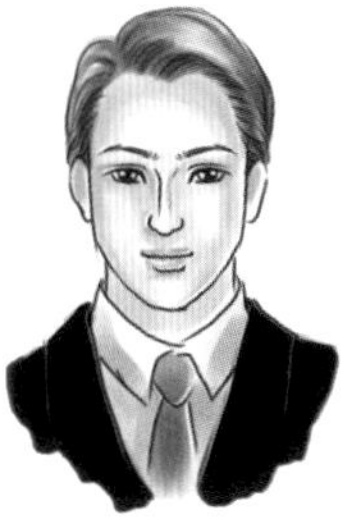 成年时期	这一时期应多吃蔬菜（如西红柿、大豆、胡萝卜等）、水果和鱼，对维持和调节人体的生理机能有良好的作用；还可适当食用些干果类的食物，干果中含有丰富的B族维生素，有助于抵抗肌肤衰老，对肌肤保持良好状态具有一定的功效。
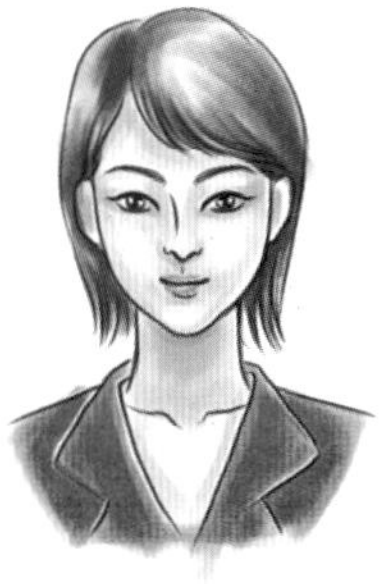 怀孕时期	孕期应保证饮食及营养的均衡。应该特别注意，不要忽略吃早餐。多吃一些富含叶酸的食品，如肝脏、菠菜、干果和奶酪等，有利于胎儿的生长发育；多吃富含蛋白质的食物，如鸡蛋、瘦肉、豆制品等。另外，孕妇对脂肪消耗量不多，不宜过食含脂肪多的食物，防止因身体肥胖导致分娩时的负担增加。
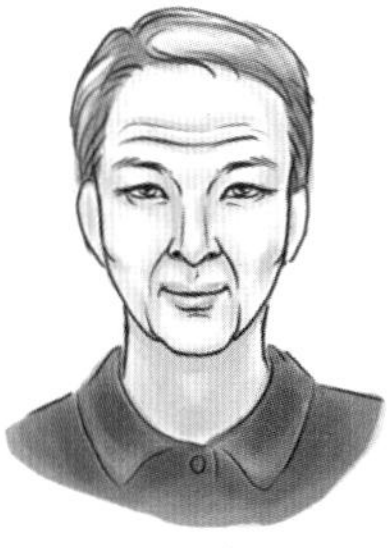 老年时期	人到老年，体质渐弱，胃口也大不如前。饮食的基本原则是营养全面、品种多样、易于消化，可多食新鲜蔬果，如菠菜、西红柿、芹菜、豌豆、豆芽、胡萝卜、苹果、枣、柑橘、菠萝等，应少食高脂食物；不宜暴饮暴食，最好采取少食多餐、定时定量的饮食方式；每天宜饮水1500～2000毫升。

药食同源

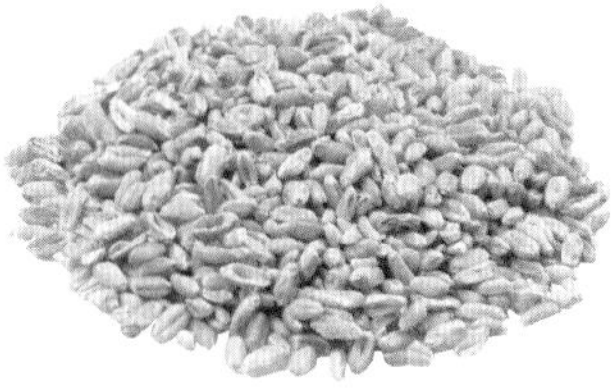

小麦

功效

养心除烦、健脾益肾、除热止渴。

材料

- 面粉 …… 500克
- 红枣 …… 250克
- 白术 …… 30克
- 生姜 …… 6克

做法

1. 将白术、生姜和红枣分别洗净、沥干后，研成末。
2. 将研好的末和面粉混合，和面至面团软硬适中。
3. 将面团分割成小块，做成薄饼；锅中放油，烙熟即可。

小麦红枣饼

健脾益气、开胃消食

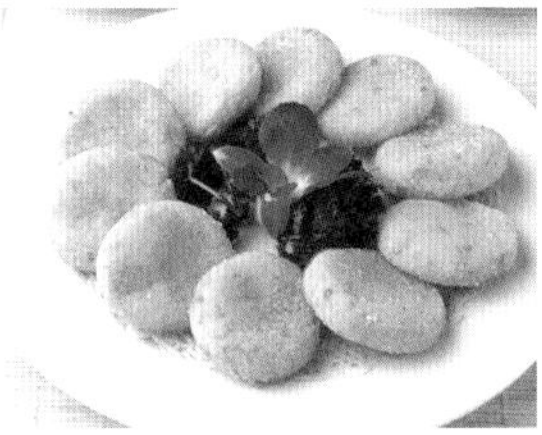

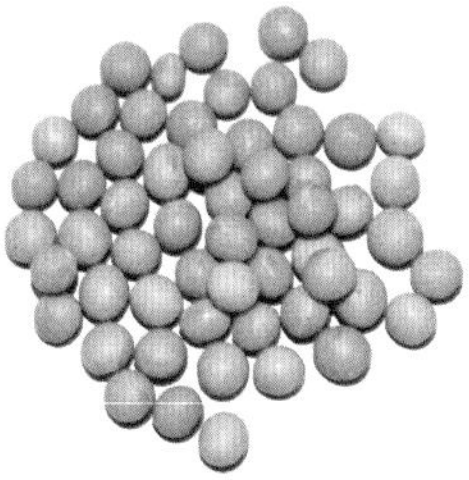

黄豆

功效

健脾利湿、益气养血、健身宁心。

材料

- 鲜牛奶 …… 150克
- 黄豆粉 …… 100克
- 蜜　枣 …… 15克
- 冰　糖 …… 适量

做法

1. 将蜜枣泡发，洗净备用。
2. 将黄豆粉、蜜枣、鲜牛奶及适量水，放入搅拌机稍微搅拌，取出后放入适量冰糖即可饮用。

蜜枣黄豆牛奶

美容养颜、祛脂减肥

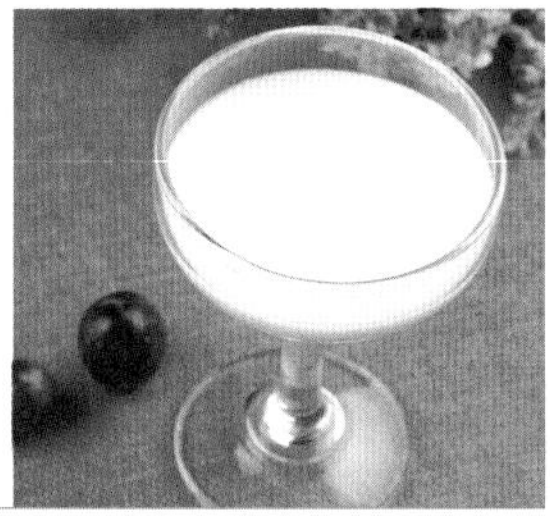

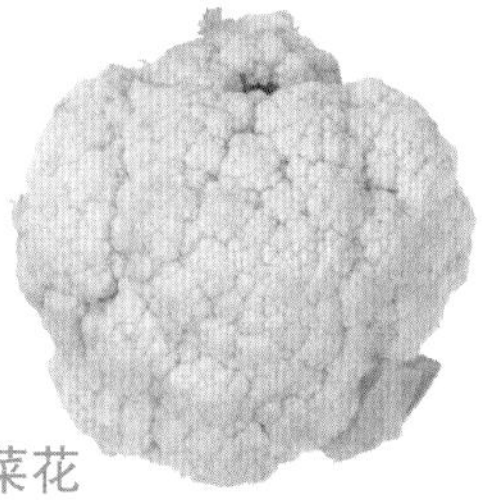

菜花

功效

补肾益精、健脑壮骨、健脾和胃。

材料

- 菜　花 …… 250克
- 胡萝卜 …… 100克
- 蒜　末 …… 30克
- 食用油 …… 6克

做法

1. 将菜花洗净、掰成小朵；胡萝卜洗净，去皮切片。
2. 将菜花在热水中焯一下，捞出控干水分。
3. 锅中放油，放蒜至出味，放菜花和胡萝卜翻炒。加适量水及调味料，煮至沸腾即可。

蒜香菜花汤

健脾养胃、排毒养颜

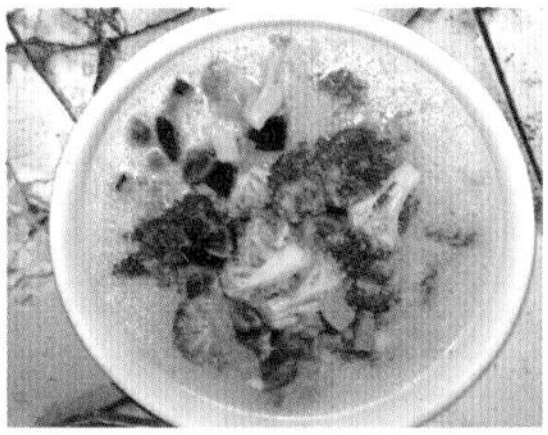

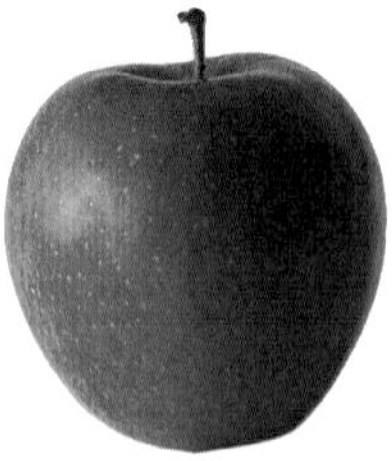

苹果

功效

生津润肺、平胃醒酒、除烦解暑。

材料

- 苹果醋 …… 250克
- 柠檬 …… 100克
- 冰糖 …… 30克
- 蜂蜜 …… 适量

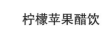

做法

1. 柠檬洗净滤干，切薄片后放入玻璃罐中。
2. 加入冰糖、苹果醋，用保鲜膜封口，拧紧盖子后放一星期。
3. 饮用时，可加入适量白开水或蜂蜜调匀即可饮用。

柠檬苹果醋饮

美容养颜、助消化

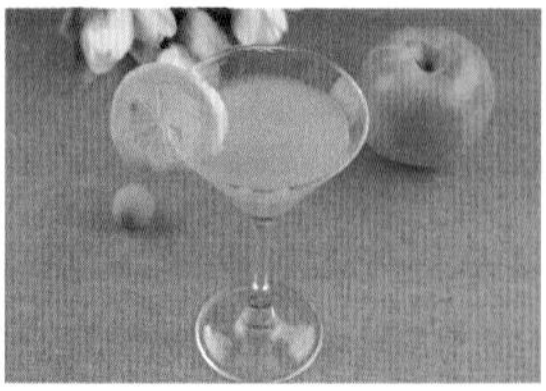

板栗香菇焖鸡翅

补肾益气、强筋健骨

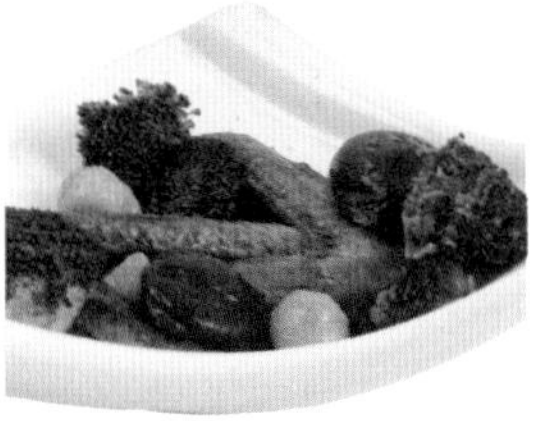

材料

- 鸡翅……250克
- 板栗……150克
- 香菇……60克
- 食盐……6克
- 姜片……适量

做法

1. 板栗去壳；香菇去蒂，洗净；鸡翅洗净，用料酒、盐腌制一会儿。
2. 锅中放油，油热后放入姜片爆香，放入香菇、板栗、鸡翅翻炒；加入适量水、盐，焖煮30分钟。

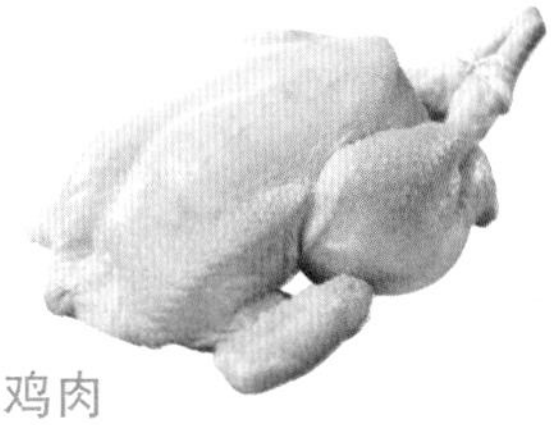

鸡肉

功效

补虚填精、健脾益胃、强筋健骨。

清炖黄鱼

补中益气、温胃止呕

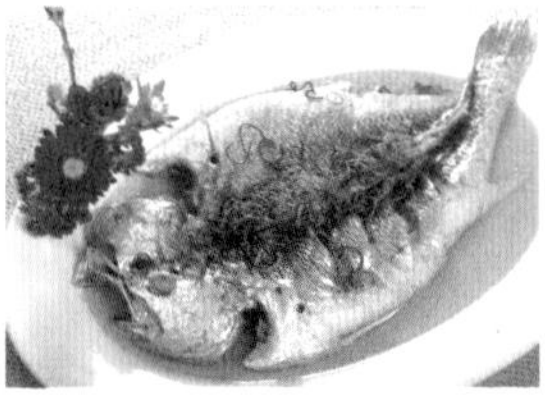

材料

- 黄鱼……300克
- 大蒜……10克
- 大葱……10克
- 食盐……适量
- 料酒……1匙

做法

1. 将黄鱼处理净。
2. 锅中加水，放入黄鱼，铺上大蒜、大葱，加食盐，料酒，小火炖至鱼熟。

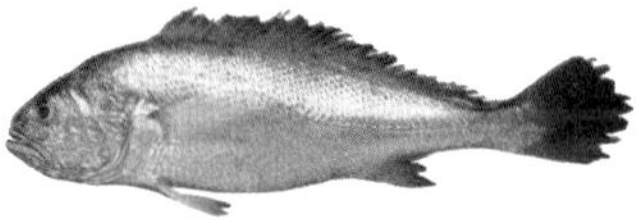

黄鱼

功效

健脾益气、开胃消食、安神止痢。

紫菜虾仁馄饨汤

补肾养心、清热利咽

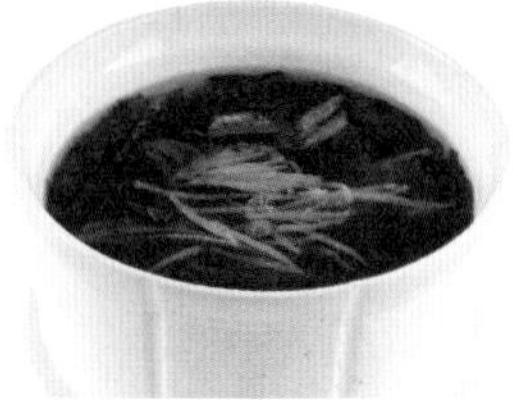

材料

- 馄饨……100克
- 紫菜……25克
- 虾仁……10克
- 葱花……6克
- 姜丝……适量

做法

1. 紫菜洗净，撕成小块。
2. 锅中放水，沸后放入馄饨；煮至八成熟，放入虾仁、紫菜、姜丝，煮至馄饨熟；加入葱花、香油即可。

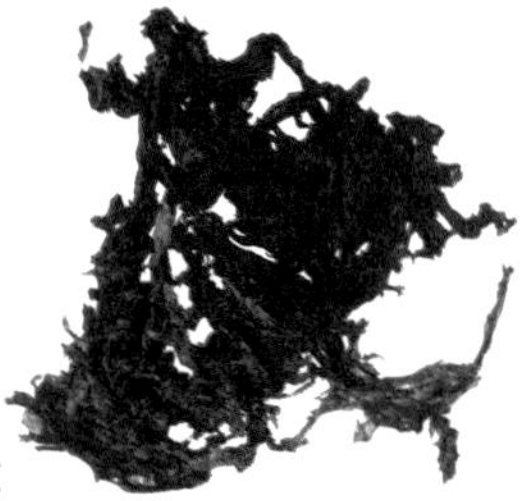

紫菜

功效

化痰软坚、清热利水、补肾养心。

香菇油菜

健脾和胃、益气补虚

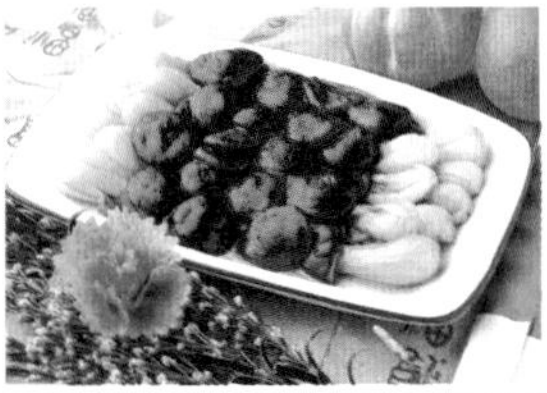

材料

- 油菜……100克
- 鲜香菇……50克
- 食用油……1匙
- 食盐……适量
- 葱花……适量

做法

1. 将油菜洗净；香菇洗净，切瓣。
2. 锅中放油，油热放入葱花爆香，倒入油菜、香菇翻炒，约七成熟放盐即可出锅装盘。

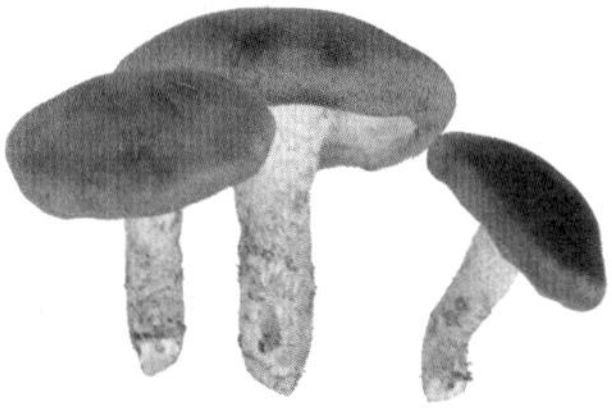

香菇

功效

延缓衰老、防癌抗癌、降压降脂。

食材搭配

大米

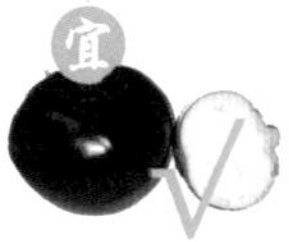

大米 & 茄子

同食，对治疗黄疸型肝炎有一定的食疗保健功效。

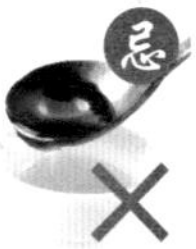

大米 & 蜂蜜

若同食，易引起胃痛或胃不适，不利于身体健康。

赤豆

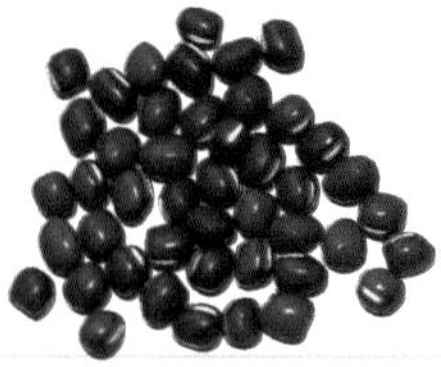

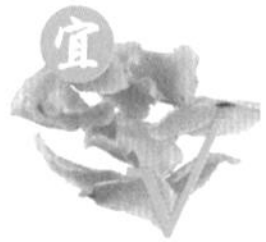

赤豆 & 百合

同食，具有润肺止咳、利尿消肿，清热解毒的功效。

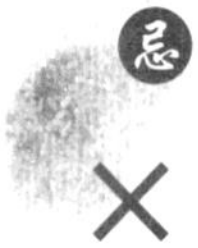

赤豆 & 粳米

若同食，易引起口舌生疮，从而影响日常饮食。

花生

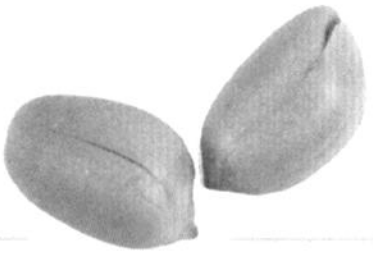

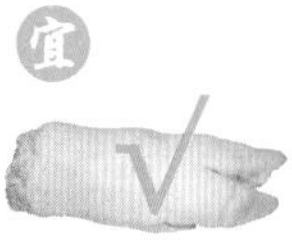

花生 & 猪蹄

同食，具有补血益气、通乳、养颜美容等功效。

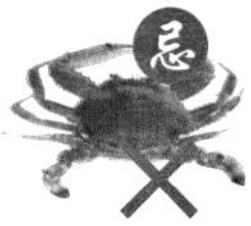

花生 & 螃蟹

若同食，易引起腹泻，脾胃虚寒者更应忌食。

杏仁

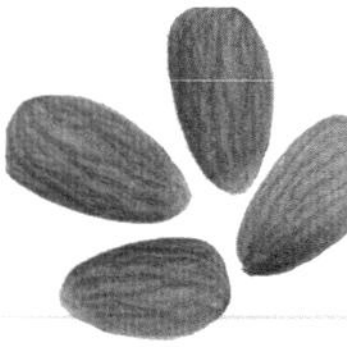

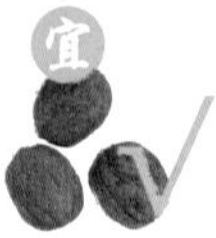

杏仁 & 核桃

两者微炒，研末，开水冲服，有助于滋养肺肾、止咳平喘。

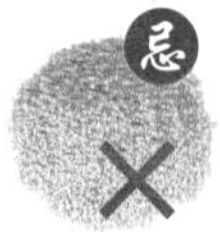

杏仁 & 小米

若同食，容易引起恶心、呕吐等不适。

核桃

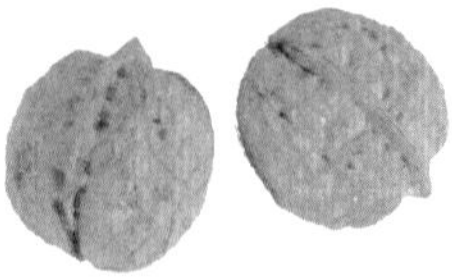

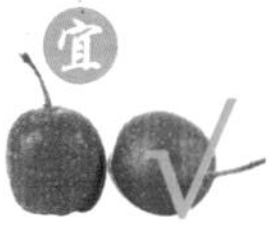

核桃 & 山楂

榨汁同饮，有助于补肺益肾、润肠燥、补气养血。

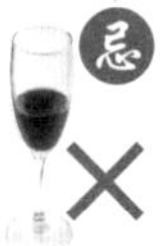

核桃 & 酒

饮酒时，莫食核桃，否则易引起咯血，不利于身体健康。

板栗

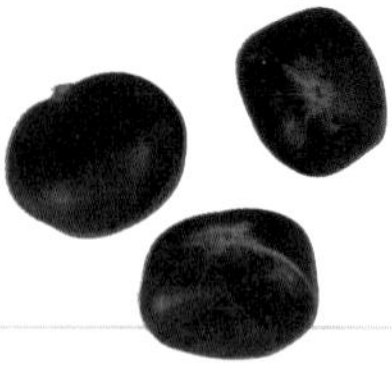

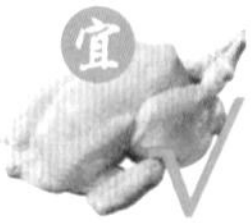

板栗 & 鸡肉

同食，有助于增强机体的造血功能，补肾益精等。

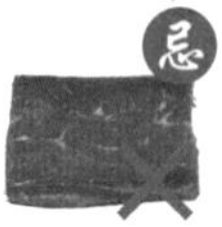

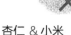

板栗 & 牛肉

若同食，会破坏牛肉中的蛋白质，易引起腹泻、呕吐等症状。

香菇

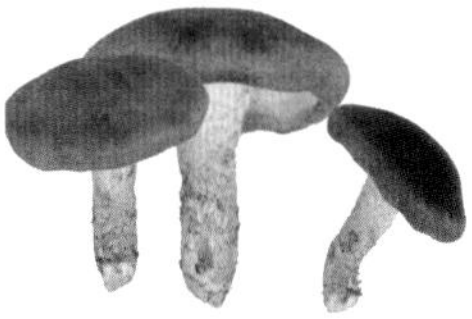

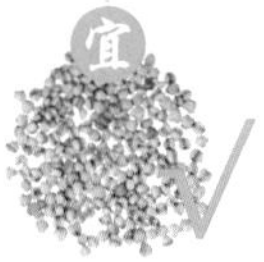

香菇 & 薏米

煮粥同食，可健脾利湿、理气化痰，是肝病患者的保健食品。

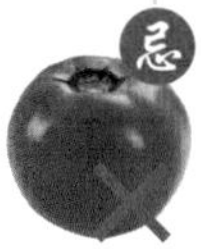

香菇 & 西红柿

若同食，会破坏西红柿中的类胡萝卜素，从而降低营养价值。

梨

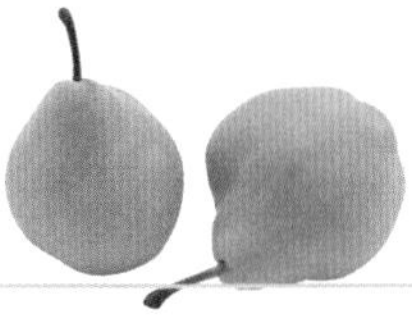

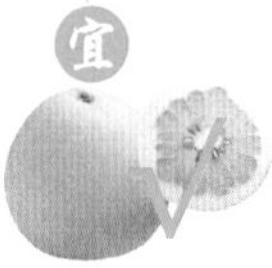

梨 & 柚子

榨汁同饮，可以滋润肌肤、润肺解酒，适宜高血压者饮用。

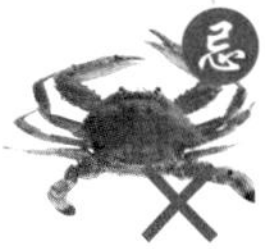

梨 & 螃蟹

若同食，易引起肠胃不适，还可能导致腹泻等。

西红柿

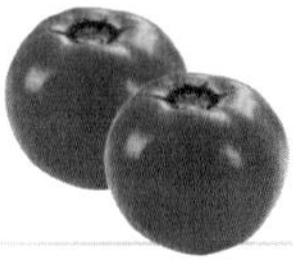

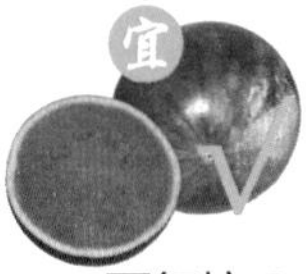

西红柿 & 西瓜

榨汁同饮，可以美容养颜，经常饮用还有助于退烧。

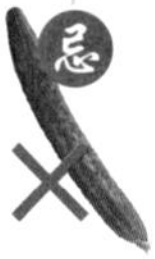

西红柿 & 黄瓜

黄瓜中含有维生素C分解酶，会破坏西红柿中的维生素C。

葡萄

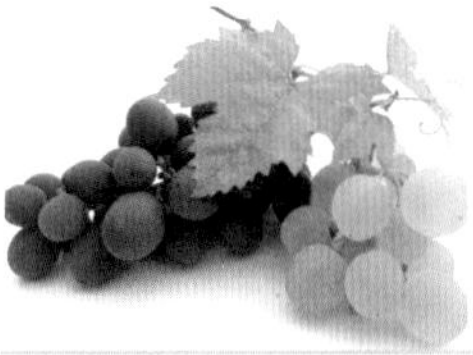

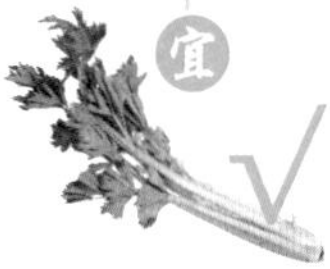

葡萄 & 芹菜

榨汁同饮，有助于降低血压，高血压患者可以经常饮用。

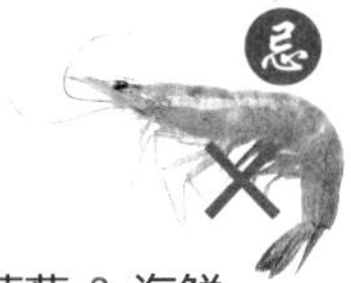

葡萄 & 海鲜

葡萄中的鞣质遇到海鲜中的蛋白质，会形成不易消化的物质。

芹菜

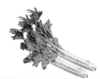

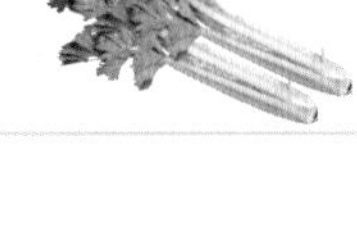

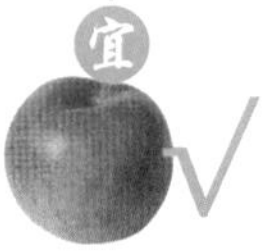

芹菜 & 苹果

榨汁同饮，有助于降血压、平肝、和胃止吐等。

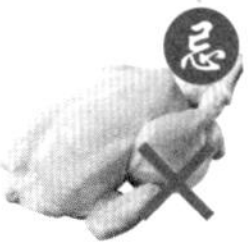

芹菜 & 鸡肉

若同食，会伤元气，起不到营养保健的食疗功效。

小白菜

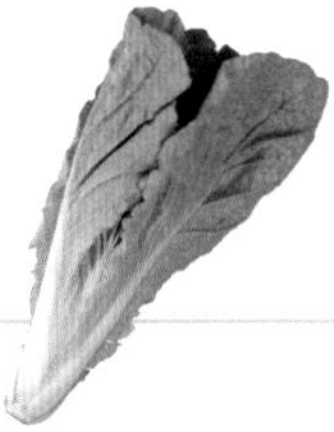

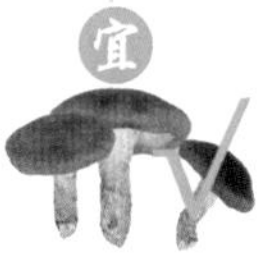

小白菜 & 香菇

同食，有助于美容养颜，还可以减肥，是很好的减肥食物。

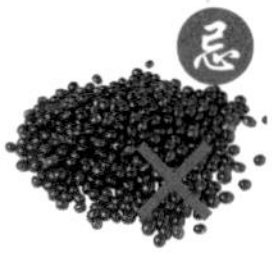

小白菜 & 黑豆

若同食，容易引起消化不良，不利于身体健康。

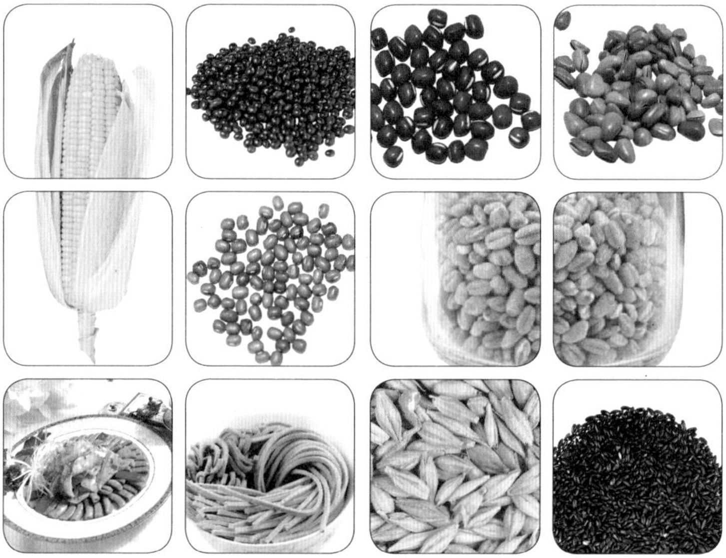

第一章
五谷杂粮餐餐养生

五谷杂粮，即稻谷、麦子、大豆、玉米、薯类，它们均含有蛋白质、维生素等多种营养成分，有助于补充人体能量，在我国居民的膳食结构中占有重要地位，通常被当作主食食用。合理食用五谷杂粮，具有良好的保健功效，因此受到越来越多人的关注。

本章从药食同源的角度介绍了小米、大米、小麦、荞麦、高粱等日常接触的十八种食材，让您远离疾病，吃出健康。

五谷之精

高粱

药典记载

《本草撮要》：入手足太阴、阳明经。《四川中药志》：益中、利气、止泄。治霍乱、下痢及小便不利。

调食和药

高粱主要用来煮粥或磨成粉后做成其他食品，如面条、面鱼、面卷、煎饼、蒸糕、年糕等。除食用外，高粱还可制成淀粉、糖，酿酒，做醋和制酒精等。一般人群均可食用，具有较好的保健功效，适宜脾胃气虚、大便溏稀、肺结核等患者食用，对小儿消化不良也有很好的疗效。

性味 · 功效

高粱性温，味甘；
具有温中补气、健脾和胃、生津止渴等功效。

高粱熟了

5 6 7 8 9 10 11

产地分布

主要分布在辽宁、吉林、黑龙江、内蒙古、陕西等地区。

- 华北地区
- 华东地区
- 华南地区
- 华中地区
- 东北地区
- 西北地区
- 西南地区

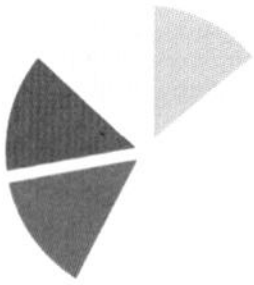

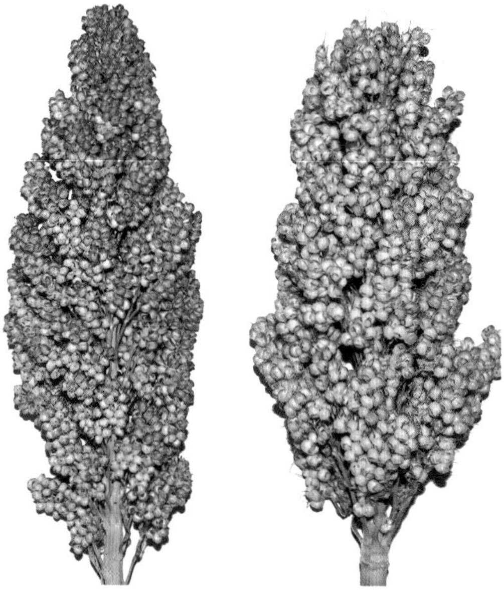

解析高粱

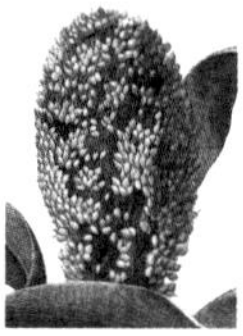

高粱果实：单宁含量随着种皮颜色的加深而增多，单宁有收敛固脱的功效，因此，患有慢性腹泻者，常食高粱米粥，能取得很好的食疗效果。高粱与薏仁、车前子煮汤，可以辅助治疗脾虚湿盛、泻下稀溏、小便短少等症。

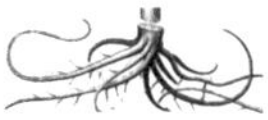

高粱根：性温，味甘、苦。煮成汁服用，利小便、止咳喘。

温馨提示

高粱有收敛固脱的作用，食用后会使糖尿病患者病情加重，所以糖尿病患者须禁食高粱。大便燥结以及便秘者应少食或不食高粱。食用高粱米时一定要煮烂，否则对胃肠消化不好。

同源延伸

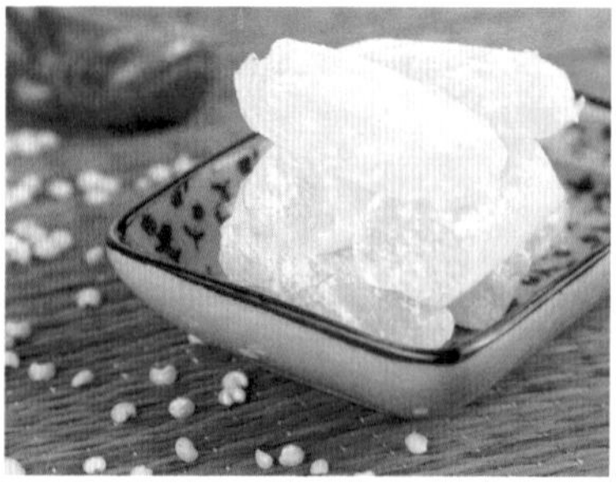

高粱饴

对胃溃疡、十二指肠球部溃疡等有一定辅助疗效

山东青岛的传统地方特产，是传统的名牌软糖，其中高粱粉是制作主料之一，在长时间的熬制过程中，产生了许多有益于人体的糊精、低聚糖、单糖等碳水化合物和消化酶等物质，具有一定的营养价值。

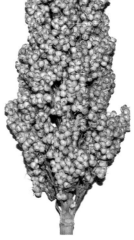

挑选储藏

优质的高粱米呈乳白色，颗粒饱满且完整，富有光泽，大小均匀一致，无虫害、无杂质，且具有高粱的固有香气，没有霉味等其他异味；取少量高粱米咀嚼，优质高粱米的味道微甜，劣质的高粱米则会有涩味、苦味、辛辣味等其他味道。选择袋装高粱要注意生产日期及保质期、净含量、质量等级等标示。

高粱米适宜放置在阴凉、通风、干燥处保存，一般放在密闭的坛子、罐子中比较好，可以保存更长时间。

营养成分

（以100克为例）

热量	350.5千卡
蛋白质	10.4克
脂肪	3.1克
碳水化合物	74.7克
膳食纤维	4.3克

药食两用

【偏方验方】

高粱冰糖粥

► 有助于改善消化不良

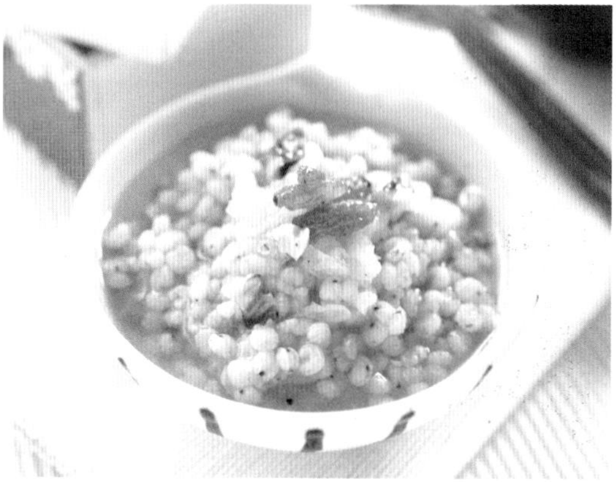

材料

高粱米	100克
冰　糖	30克

做法

1. 将高粱米淘洗干净，浸泡约30分钟。
2. 将高粱米连同浸泡水，放入锅中，大火煮沸，改小火煮至粥熟。
3. 调入适量冰糖，煮至糖溶化，搅拌均匀即可。

【养生食疗】

高粱米糕

► 和胃健脾、益气消积

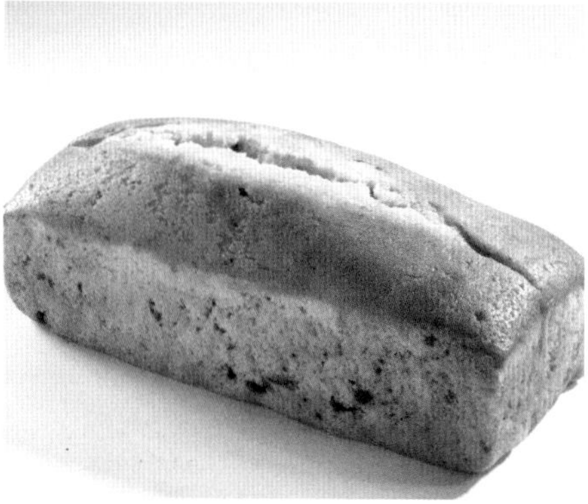

材料

高粱米	250克
红豆沙	100克
白砂糖	适量

做法

1. 将高粱米洗净，加入适量清水，放入锅内蒸熟。
2. 取1/2高粱米放入盘中并铺平，用手压成约3厘米厚的片；剩下的高粱米放入另一个盘子里。
3. 将压好的高粱米放在案板上，撒上均匀的豆沙；把另一半高粱米洒在豆沙上面，用手抹平；撒上适量白糖，用刀切成块状即可食用。

防癌抗癌
豌豆

调食和药

豌豆富含人体所需的多种营养物质，含有的优质蛋白可以提高机体的抗病能力和免疫力。豌豆既可作蔬菜炒食，又可磨成豌豆粉食用，因豌豆豆粒圆润鲜绿，常被用作配菜，增加菜肴色彩，从而增进食欲。一般人群均可食用豌豆，尤其适宜糖尿病患者以及腹胀、下肢水肿者。

药典记载

现代研究发现，豌豆含有丰富的维生素A原，维生素A原可在体内转化为维生素A，具有润泽皮肤的作用。

性味·功效

豌豆性平、味甘；
具有增强机体免疫力、美容养颜、通利大肠等功效。

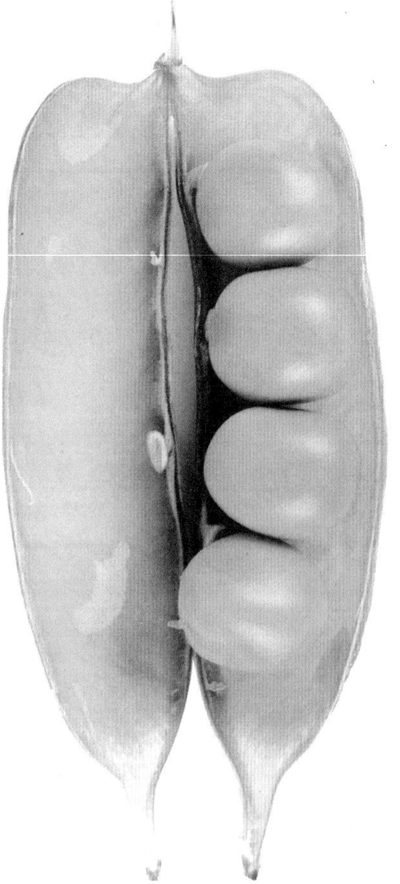

解析豌豆

豌豆叶：
性平，味甘；利小便、除腹胀满。

豌豆果实：
性平，味甘；含淀粉、油脂等，可以消渴、除吐逆、强壮、利尿、止泻等；富含膳食纤维，可以促进大肠蠕动，保持大便通畅，清洁大肠等。

豌豆熟了

5 6 7 8 9 10 11

产地分布

主要分布在河南、四川、湖北、江苏、青海等地区。

华北地区 华东地区
华南地区 华中地区
东北地区 西北地区
西南地区

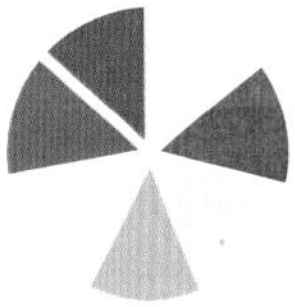

温馨提示

炒熟的干豌豆不易消化，过食易引起消化不良、腹胀等。豌豆与富含氨基酸的食物一起烹调，能提高豌豆的营养价值。有的粉丝是用豌豆等豆类淀粉制成的，在加工时往往会加入明矾，经常大量食用会使体内的铝增加，所以不宜多食粉丝食品。豌豆与玉米同食，可以起到蛋白质互补的作用；与醋同食，易引起消化不良。

同源延伸

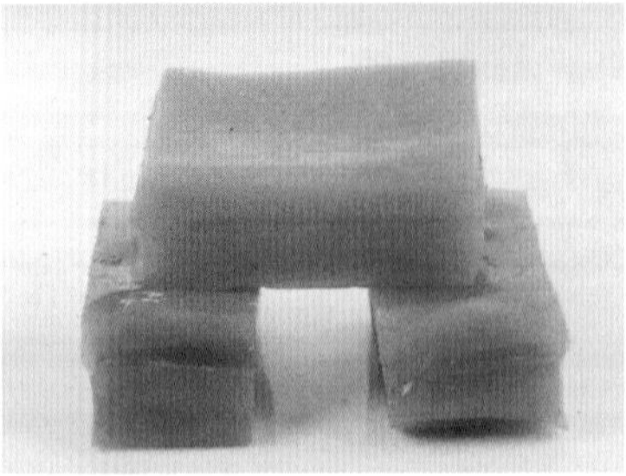

豌豆黄

去脂减肥、和中下气

北京的传统小吃，农历三月三吃豌豆黄是北京的习俗。豌豆黄成品细腻，色泽浅黄，入口即化；味道香甜，清凉爽口。具有利小便、和中下气、祛除暑热、降血压等功效。

挑选储藏

优质的新鲜豌豆豆荚均匀饱满、色泽青嫩、表面无虫蛀，用手稍微掐一下，清脆且有汁液溢出。豌豆表面多皱纹，出现变黄或乳白色则说明豌豆已变老，豌豆上市的早期要选择饱满的，后期要选择较鲜嫩的。

储藏时，不要清洗豌豆荚，应直接装入保鲜袋后放入冰箱冷藏，但要尽快食用；或将豌豆荚剥开后，把豆子装入食品袋或保鲜盒里，放入冰箱冷冻室，最好在一个月内吃完。

营养成分

（以100克为例）

热量	313千卡
蛋白质	7.4克
脂肪	0.3克
碳水化合物	21.2克
膳食纤维	3克

药食两用

【偏方验方】

豌豆核桃饮

► 有助于缓解小儿、老人便秘

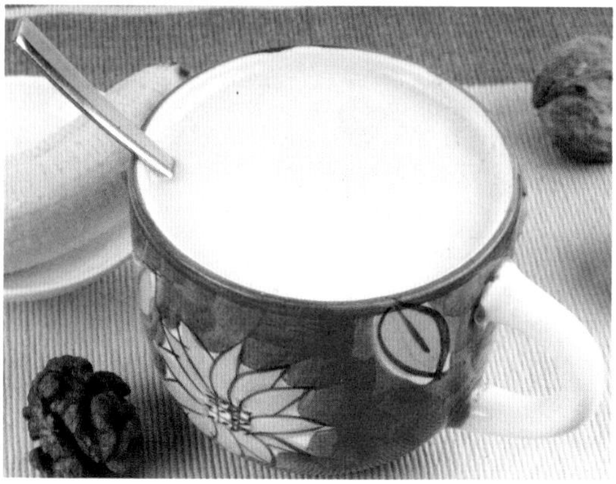

材料

鲜豌豆	100克
核桃仁	100克

做法

1 豌豆剥皮，取豆备用。

2 将豌豆、核桃仁放入锅中，加适量水；大火煮沸，小火煮至豌豆熟。

3 煮好的汤，装入保温杯，温服，每日2次。

【养生食疗】

山药炒豌豆

► 防癌抗癌、增强免疫力

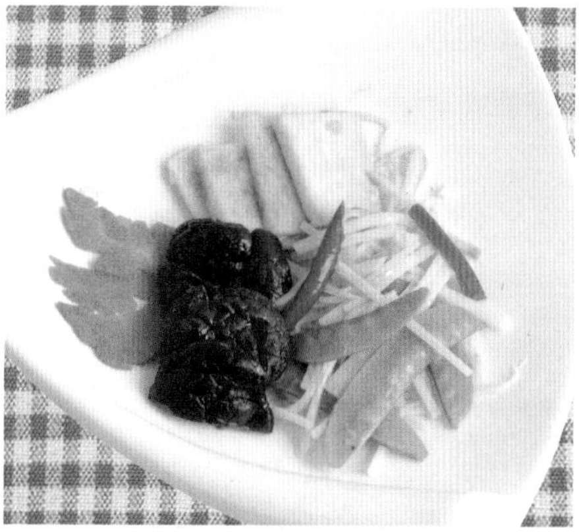

材料

山　药	250克
冬　笋	200克
豌豆荚	50克
食　盐	适量
味　精	少许

做法

1 山药洗净，去皮，切片；冬笋洗净，切片；豌豆荚洗净，切段。

2 锅中放油，油热后倒入山药、豌豆荚、冬笋，不断翻炒；炒熟后，调入适量盐和味精，出锅装盘。

济世食谷

绿豆

药典记载

《开宝本草》：绿豆，主治丹毒烦热、风疹、热气奔豚，生研绞汁服。煮食，消肿下气、压热解毒。

调食和药

绿豆又名青小豆，因颜色青绿而得名。绿豆营养丰富，具有多种用途，可以做豆粥、豆饭、豆酒，或和其他材料搭配做成美味糕点，还可使其发芽做菜；在炎炎夏日，绿豆汤更是消暑的健康饮料，因此，有『食中佳品，济世长谷』之称，一般人群均可食用。

性味·功效

绿豆性寒，味甘；具有清热解毒、抗菌抑菌、消暑益气等功效。

绿豆熟了

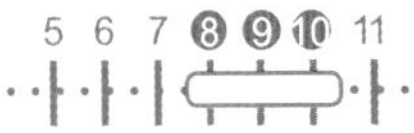

产地分布

主要分布在黑龙江、吉林、辽宁、河北、山东、陕西、四川等地区。

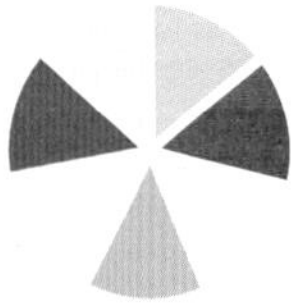

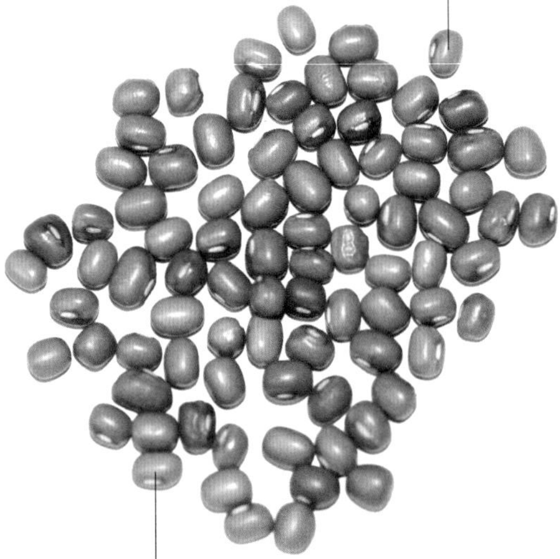

含有丰富的蛋白质，绿豆磨成的绿豆浆，有助于保护胃肠黏膜。

含有黄酮类化合物、植物甾醇等生物活性物质，有助于抑菌、抗病毒。

解析绿豆

绿豆：
含有丰富的胰蛋白酶抑制剂，可以保护肝脏，又可减少蛋白分解，从而起到保护肾脏的作用。

绿豆花：
性寒，味甘；可用来解酒。

绿豆叶：
性平，味甘；有助于治疗霍乱、吐下。

绿豆衣：
具有清热解毒、消肿、散翳明目等功效。

同源延伸

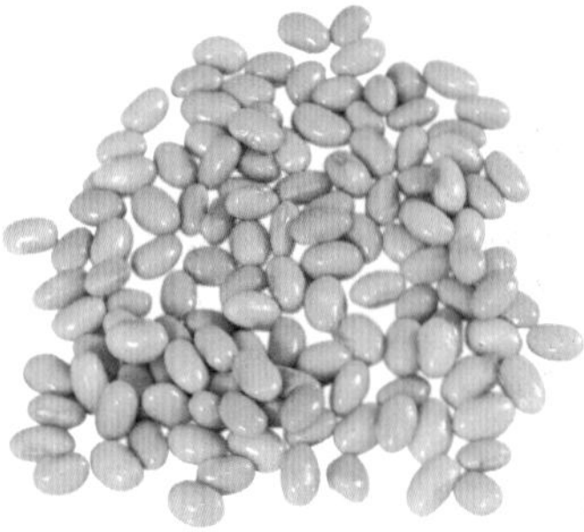

青豆

健脾宽中、润燥消水

含丰富的蛋白质及人体必需的多种氨基酸，尤其以赖氨酸为甚；还含有不饱和脂肪酸和大豆磷脂，有保持血管弹性、健脑和防止脂肪肝形成的作用；青豆、大米、桂花，一起用水煎煮，有助于降低血压，适宜高血压患者食用。

温馨提示

绿豆不宜煮得过烂，以免破坏其有机酸和维生素，降低清热解毒的功效；未煮熟的绿豆，食后易恶心、呕吐。服药时不宜吃绿豆食品，以免降低药效。

挑选储藏

绿豆种皮的颜色主要有青绿、黄绿、墨绿三大类，种皮分有光泽（明绿）和无光泽（暗绿）两种，其中以色浓绿而富有光泽、粒大整齐均匀、形圆、煮之易酥者为佳。优质的绿豆颗粒饱满均匀，无杂质、无虫蛀；嗅其气味有正常的清香豆味，无其他异味。若为袋装绿豆，则要注意其生产日期及保质期等。

储藏时，将绿豆放入密闭的罐子或者塑料袋内，防潮保存。

营养成分

（以100克为例）

热量	122.8千卡
蛋白质	13.1克
脂肪	5克
碳水化合物	10.5克
膳食纤维	4克

药食两用

【偏方验方】

绿豆金银花汤

► 有助于解暑

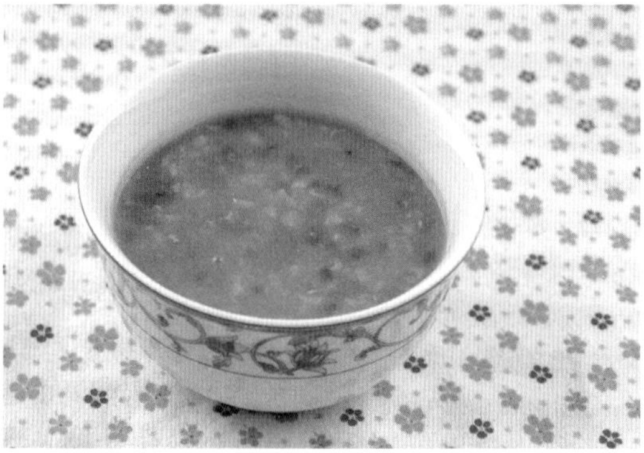

材料

绿　豆	100克
金银花	30克

做法

1. 将绿豆清洗干净，浸泡约30分钟。
2. 将泡好的绿豆和水一起放入锅中；大火煮沸，小火煮至豆开花。
3. 放入金银花，小火再煮约10分钟即可食用。

【养生食疗】

海带绿豆汤

► 清热解毒、凉血清肺

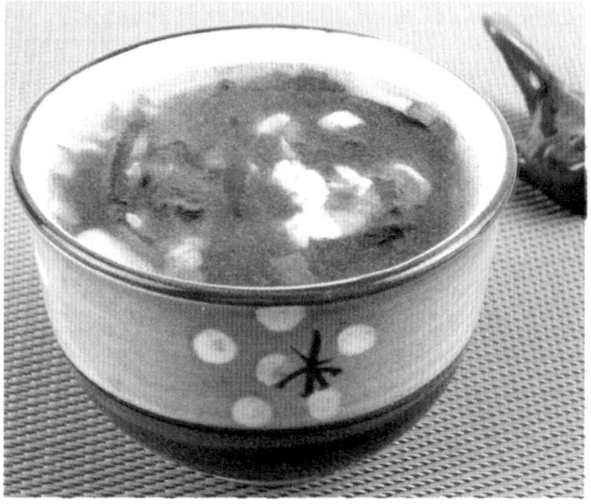

材料

绿　豆	100克
海　带	20克
甜杏仁	20克
玫瑰花	5克
红　糖	适量

做法

1. 将绿豆洗净，浸泡约30分钟；海带洗净，切丝；玫瑰花用纱布包起来。
2. 将海带、绿豆、杏仁、玫瑰花包放入锅中煮。
3. 待海带、绿豆煮熟后，将玫瑰花包取出，加入适量红糖，调匀即可。

补肝益肾

芝麻

药典记载

《神农本草经》：芝麻，主治伤中虚羸，补五内、益气力、长肌肉、填精益髓。《抱朴子》：耐风湿，补衰老。

调食和药

自古以来，芝麻就被称为能长寿不老的高级食品，是良好的滋润补养强壮剂。其含维生素E、维生素B_1、亚油酸、蛋白质、钙、磷、铁等多种营养成分和矿物质，因此又被称为『永葆青春的营养源』。现在芝麻是我国的主要油料作物之一，一般人群均可食用。

性味·功效

芝麻性平，味甘；具有补血明目、祛风润肠、生津通乳等功效。

芝麻熟了

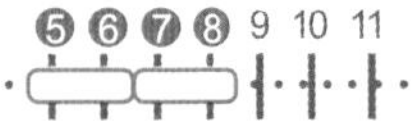

产地分布

主要分布在河北、山东、河南、安徽、湖北、江西等地区。

华北地区 华东地区 华南地区 华中地区 东北地区 西北地区 西南地区

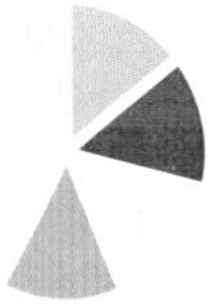

含有防止人体发胖的卵磷脂、胆碱，在节食减肥时，可配合食用芝麻，还有助于改善皮肤。

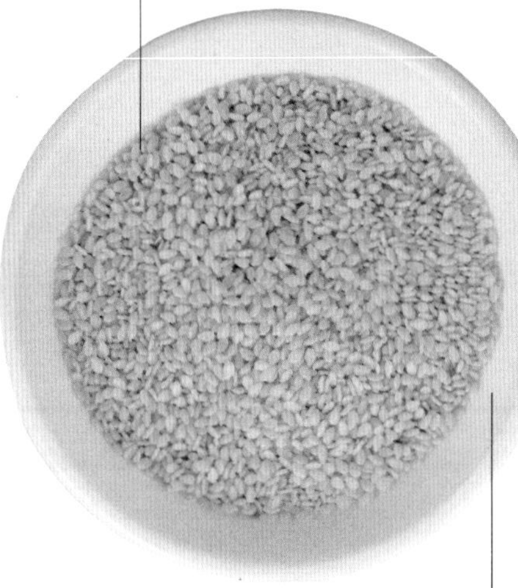

含有丰富的不饱和脂肪酸，有利于胎儿大脑的发育。

解析芝麻

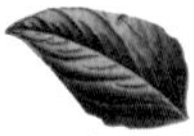

芝麻叶：性寒，味甘；具有滋养肝肾、润燥滑肠等功效。可辅助治疗肝炎、肾虚、头晕、病后脱发、津枯血燥、大便秘结等。

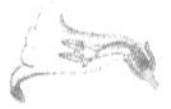

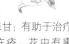

芝麻花：性寒、味甘；有助于治疗秃发、冻疮。花中有蜜腺，与油菜、荞麦并称为中国三大蜜源作物，品质以芝麻蜜最好。

芝麻：富含的维生素E，有助于防止过氧化脂质对皮肤的危害，中和细胞内有害物质游离基的积聚，使皮肤细嫩白滑，还可防止各种皮肤炎症的生成。

同源延伸

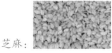

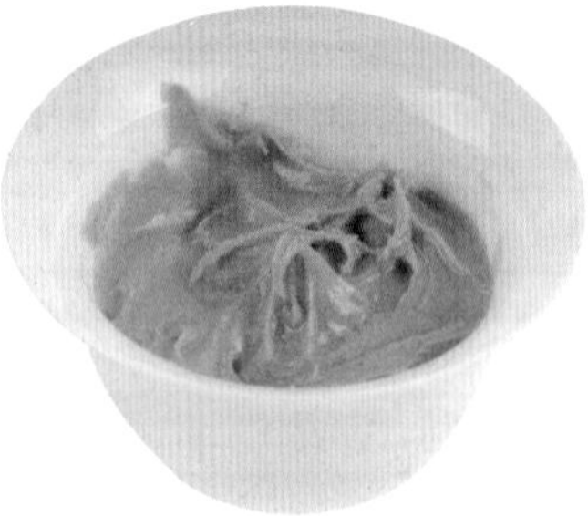

芝麻酱

补中益气、润五脏

也叫麻酱，是芝麻经炒熟、磨碎制成的酱，有香味，可用作调料。性平，味甘；富含蛋白质、氨基酸及多种维生素和矿物质，有很高的保健价值；可以补中益气、润五脏、补肺气，对治疗肝肾虚损、眩晕、肠燥便秘、贫血等有一定的保健功效。

温馨提示

患有慢性肠炎、便溏腹泻者，男子阳痿、遗精者忌食芝麻。芝麻忌与巧克力同食。在炒食芝麻时，要不停搅拌，以免炒煳，而使部分营养丢失。

挑选储藏

芝麻可分黑芝麻、白芝麻、金芝麻等几种，优良的芝麻色泽鲜亮、纯净，外观大而饱满，皮薄，嘴尖而小；劣质芝麻的色泽发暗，外观不饱满或萎缩，嘴尖过长，有虫蛀粒、破损粒。若选择袋装芝麻，则要看其包装上是否标明QS标志、产品名称、净含量、生产企业及地址、生产日期及保质期、质量等级、产品标准号等内容。

储藏时，应将芝麻置于避免阳光、异味处，放入密闭的容器或袋子里保存更好。

营养成分

（以100克为例）

热量	531千卡
蛋白质	19.1克
脂肪	46.1克
碳水化合物	24克
膳食纤维	14克

药食两用

【偏方验方】

黑芝麻桑葚糊

► 有助于降低血脂

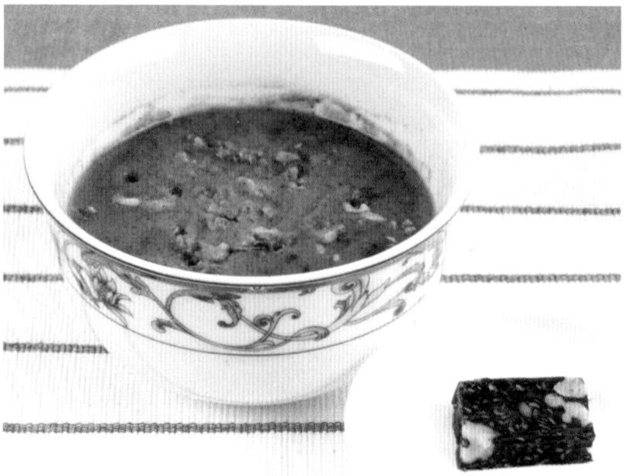

材料

黑芝麻	60克
桑　葚	60克
大　米	30克
白　糖	10克

做法

1 将黑芝麻、桑葚、大米分别洗净，放入搅拌机搅烂。

2 在锅内放入清水，煮沸后加入白糖至糖溶化；放入捣烂的食材，煮成糊状即可食用。

【养生食疗】

芝麻蜂蜜豆浆

► 养颜润肤、乌发养发

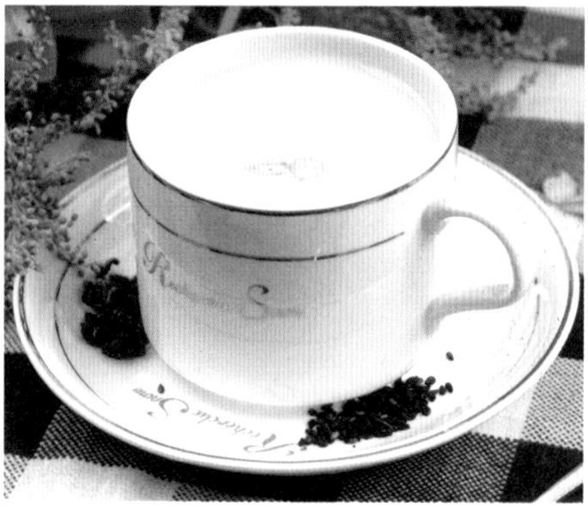

材料

黄　豆	100克
芝　麻	30克
蜂　蜜	适量

做法

1 将黄豆洗净，浸泡约30分钟。

2 芝麻洗净备用。

3 将黄豆、芝麻及适量水放入豆浆机磨成汁液。

4 取汁，调入适量蜂蜜，搅拌均匀即可。

黄金作物

玉米

药典记载

研究证实，玉米富含不饱和脂肪酸，其中的亚油酸和维生素E可以降低血液胆固醇浓度并防止其沉积于血管壁。

调食和药

玉米中富含蛋白质，虽然缺少赖氨酸、色氨酸，但蛋白质的含量优于小麦和大米。因此，玉米具有增强体力、强化肝脏功能的作用。玉米可采用熬汤、煮食或磨粉煮粥等多种方式食用，一般人群均可食用，尤其适宜脾胃气虚、气血不足、营养不良、习惯性便秘者食用。

性味・功效

玉米性平，味甘、淡；具有益肺宁心、调中开胃、清湿热等功效。

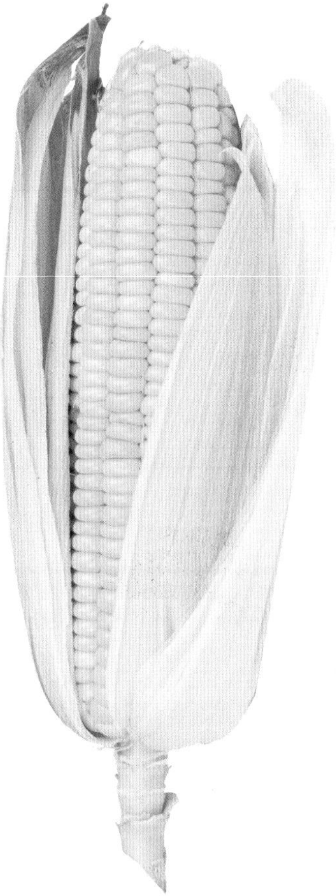

玉米熟了

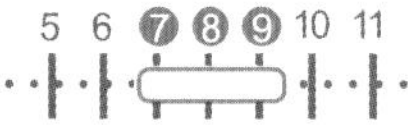
5 6 7 8 9 10 11

产地分布

主要分布在黑龙江、吉林、辽宁、山西、河南、河北、山东等地区。

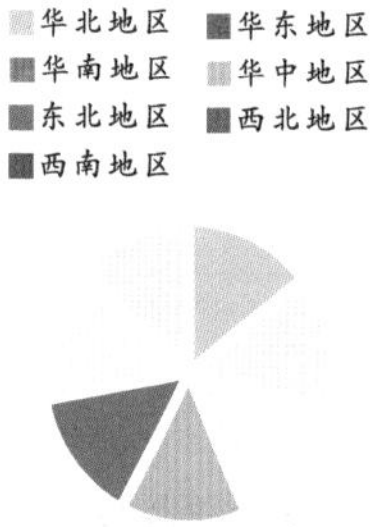
华北地区
华东地区
华南地区
华中地区
东北地区
西北地区
西南地区

解析玉米

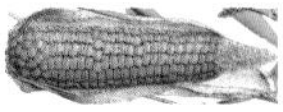

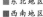

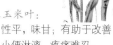

玉米粒：含维生素B_6、烟酸等成分，具有刺激胃肠蠕动、通便润肠的作用，有助于防治便秘、肠炎、肠癌等；富含的维生素C有美容的作用。

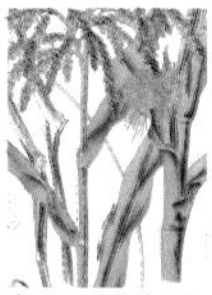

玉米叶：性平，味甘；有助于改善小便淋漓、疼痛难忍。

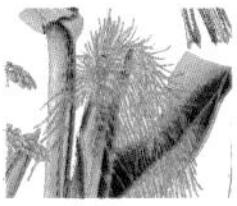

玉米须：含丰富的硝酸钾、谷固醇、维生素K、豆固醇和挥发性生物碱，有助于降压、利尿、降糖、利胆、止血等。

同源延伸

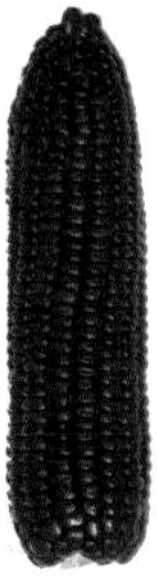

紫玉米

增强体质、防癌抑癌

紫玉米是一种非常珍稀的玉米品种，因颗粒形似珍珠，故有“黑珍珠”之称。紫玉米的品质虽优良特异，但棒小，粒少，亩产只有50千克左右。紫玉米中的色素具有抑制癌细胞生长的功效。

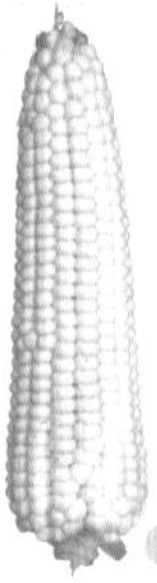

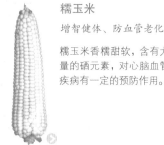

糯玉米

增智健体、防血管老化

糯玉米香糯甜软，含有大量的硒元素，对心脑血管疾病有一定的预防作用。

温馨提示

粗玉米面含有较多赖氨酸，宜食用。发霉的玉米易产生黄曲霉菌，不宜食用，多食易致癌。青玉米棒宜煮食而不宜烤食，因为烤食会产生多种有害物质。

挑选储藏

挑选玉米时，尽量选择新鲜的，少选择冷冻的玉米。嫩玉米水分很多，老玉米淀粉多，可以根据个人口味挑选。玉米面没有等级之分，只有粗细之别。优质的玉米面呈淡黄色，无酸、霉等异味；用手握紧成团，久而不散的玉米面含水分较多，不易储存。

储藏时，新鲜玉米可以放在保鲜袋里，然后置于冰箱的冷冻室保存；取出来不需要解冻，直接放入水中煮食即可。熟玉米可以先放在保鲜袋或者保鲜盒内，再放入冰箱保存。

营养成分

（以100克为例）

热量	106千卡
蛋白质	4克
脂肪	1.2克
碳水化合物	22.8克
膳食纤维	2.9克

药食两用

【偏方验方】

玉米面

► 有助于缓解婴儿湿疹

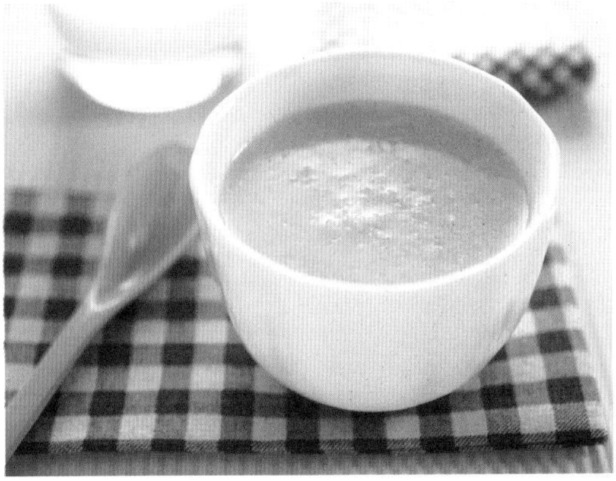

材料

玉米面	80克
白　菜	50克
冰　糖	适量

做法

1 将白菜洗净，切碎，放入水中煮约15分钟，捞出制成菜泥。

2 将玉米面放入锅中，加适量水，大火煮沸；不断搅拌，改小火煮熟。

3 将白菜泥和适量的冰糖放入玉米面中，搅匀即可食用。

【养生食疗】

排骨玉米汤

► 清热解毒、调中开胃

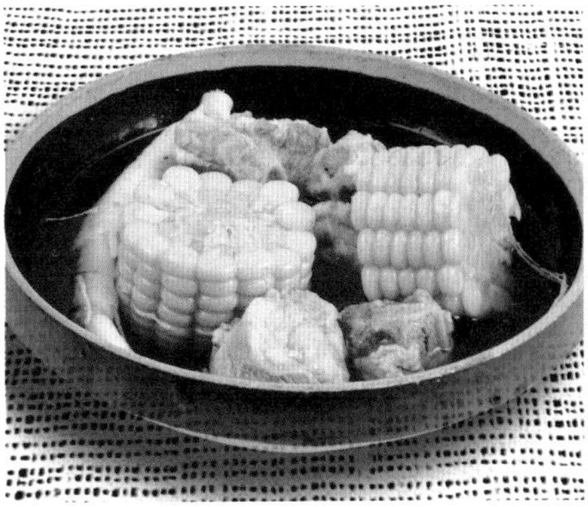

材料

排　骨	250克
玉　米	60克
黄　芪	10克
丹　参	10克
食　盐	适量
味　精	适量
香　油	适量

做法

1 将排骨洗净，用热水氽烫去血，捞出沥干；玉米切段备用。

2 将玉米、排骨放入锅内，加黄芪、丹参等调味品及水，大火煮沸，再以温火炖煮约1小时，起锅后放入少许香油调味即可。

米中之王

黑米

药典记载

古代医书记载：黑米有滋阴补肾、健身暖胃、明目活血、清肝润肠、补肺缓筋等功效。

调食和药

黑米的锌、铜、锰等矿物质含量比普通大米高，且含大米所缺乏的维生素C、叶绿素、花青素、胡萝卜素等成分，有『黑珍珠』『世界米中之王』的美誉。黑米除煮粥外，还可制作各种营养食品及酿酒。一般人群均可食用，每餐约100克为宜，尤其适宜产后血虚、病后体虚、贫血者食用。

性味・功效

黑米性平，味甘；具有开胃益中、健脾活血、明目等功效。

黑米熟了

5 6 ⑦⑧⑨ 10 11

产地分布

主要分布在陕西、贵州、湖南等地区。

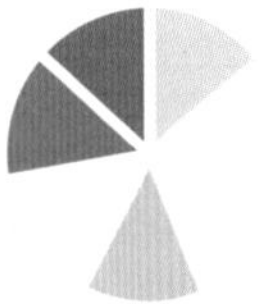

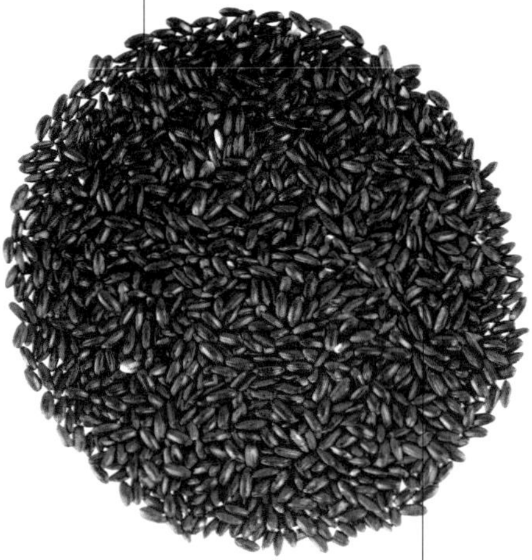

外表墨黑，营养丰富，长期食用具有滋补身体的作用，有“长寿米”之美誉。

适宜孕妇、产妇等人群补血之用，故又称“月米”“补血米”。历代帝王也将其作为宫廷养生珍品，又有“贡米”之称。

解析黑米

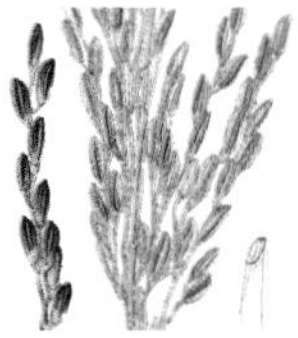

黑米：有助于益气补血、暖胃健脾、明目等。黑米、黑豆、黑芝麻、核桃，共同熬粥加红糖调味食用，有润肤美容、补脑益智的功效。搭配大米食用，有助于开胃益中、健脾明目，可用于须发早白、产后体虚者。

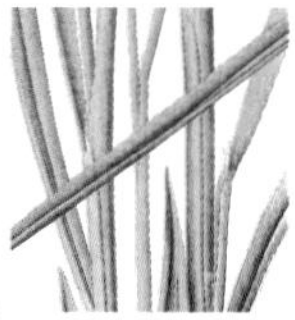

黑米叶：性温，味甘；可以滋补肝肾、缩小便、止咳喘等。

温馨提示

黑米外部是一层坚韧的种皮，如不煮烂很难被胃酸和消化酶分解消化，易引起消化不良与急性肠胃炎。消化不良者不要吃未煮烂的黑米；脾胃虚弱的儿童或老年人不宜食用黑米。

同源延伸

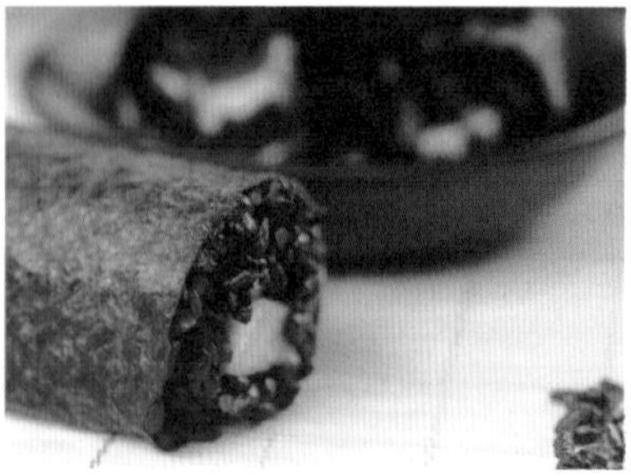

黑米糕

滋阴补肾、健脾暖肝

黑米糕具有滋阴补肾、健脾暖肝、补益脾胃、益气活血、养肝明目等疗效。经常食用黑米糕，有利于防治头昏、目眩、贫血、白发、眼疾、腰膝酸软、肺燥咳嗽、大便秘结、小便不利、肾虚水肿、食欲不振、脾胃虚弱等。

挑选储藏

优质黑米只是表皮为黑色，且颜色有深有浅，米心为白色；用温水泡后有天然的米香味；用手摸可感觉米上有粗糙的米沟，并且手搓时不掉色。若选择袋装黑米，要看其包装上是否标明QS标志、产品名称、净含量、生产企业及地址、生产日期及保质期、质量等级、产品标准号等内容。

黑米和其他米类一样，储藏时应保持干燥和避免光照，所以最好放在密闭的罐子或者密封性较好的塑料袋内保存。

营养成分

（以100克为例）

热量	332.7千卡
蛋白质	9.4克
脂肪	2.5克
碳水化合物	72.2克
膳食纤维	3.9克

药食两用

【偏方验方】

黑米鸡肉羹

► 对气虚贫血有辅助治疗作用

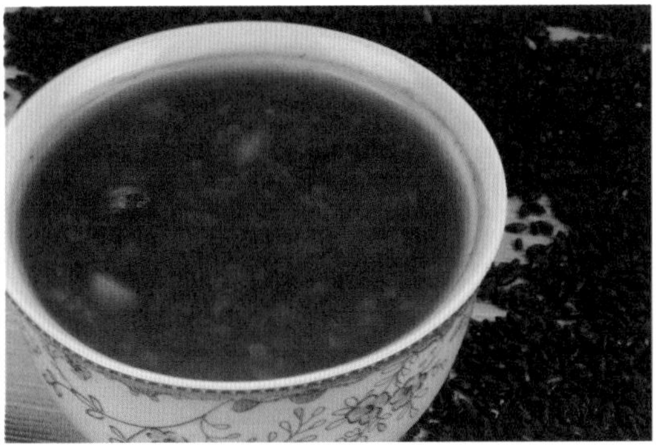

材料

鸡　肉	200克
黑　米	100克
葱、姜	少许
食　盐	适量
香　油	适量

做法

1 将黑米淘洗干净；鸡肉洗净，切成丝。

2 将黑米和鸡肉放入砂锅，加入清水、葱和姜，煮至鸡肉和黑米熟烂；加香油、食盐调味即可食用。

【养生食疗】

牛奶黑米粥

► 益气养血、健脾和胃

材料

牛　奶	250克
黑　米	100克
白　糖	适量

做法

1 将黑米淘洗干净，放入锅中浸泡约1小时。

2 大火煮沸，并不断搅拌，改小火煮至粥熟。

3 调入牛奶和适量白糖，搅拌均匀，稍煮即可。

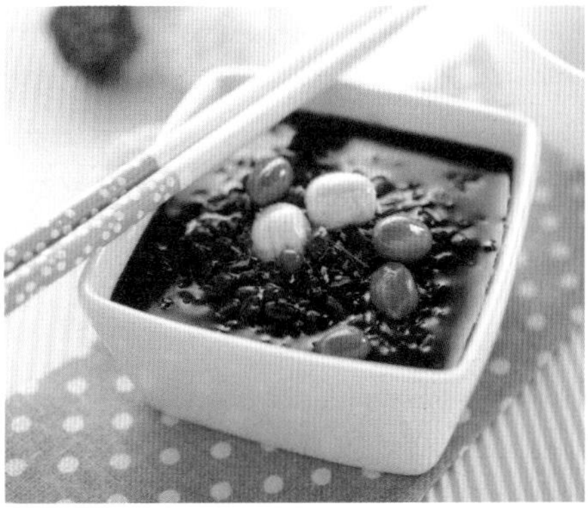

美容养颜

糙米

药典记载

科学研究表明，糙米饭的血糖指数比白米饭低，更有饱腹感，有利于控制食量，帮助减肥。

调食和药

糙米比白米含有更多的维生素、矿物质与膳食纤维，所以糙米向来被视为一种健康食品。糙米也可以制成谷片，通常与牛奶搭配当早餐食用，一般人群均可食用，每餐约50克，尤其适宜有软骨症、便秘、贫血、皮肤粗糙、动脉硬化、腰膝酸软者食用。

性味·功效

糙米性温，味甘；
具有镇静神经、补中益气、调和五脏等功效。

糙米熟了

5 6 7 8 9 10 11

产地分布

主要分布在四川、江西等地区。

- 华北地区
- 华东地区
- 华南地区
- 华中地区
- 东北地区
- 西北地区
- 西南地区

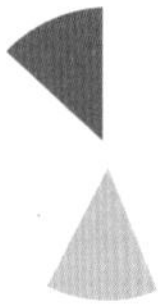

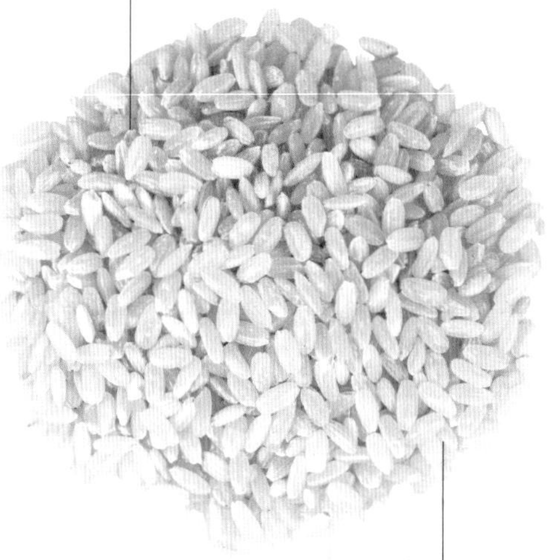

糙米是一种除了外壳之外都保留的全谷粒，即含有皮层、糊粉层和胚芽，口感较粗，质地紧密，煮起来比较费时。

含有较多的脂肪和碳水化合物，短时间内可以为人体提供大量的热量。

解析糙米

糙米：

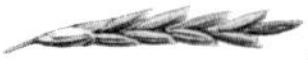

富含锌、铁、锰等微量元素，有利于预防心血管疾病和贫血；富含大量的膳食纤维，可以促进肠道有益菌增殖，加速肠道蠕动，软化粪便，有助于预防便秘和肠癌。糙米还有降低血脂的功效，高血脂患者可以经常食用。

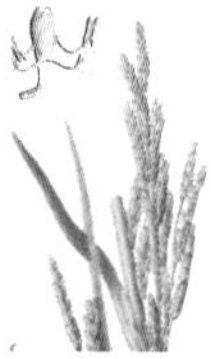

糙米芽：

性平，味甘；富含B族维生素和维生素E，有助于提高人体免疫功能，促进血液循环，消除沮丧烦躁的情绪。

同源延伸

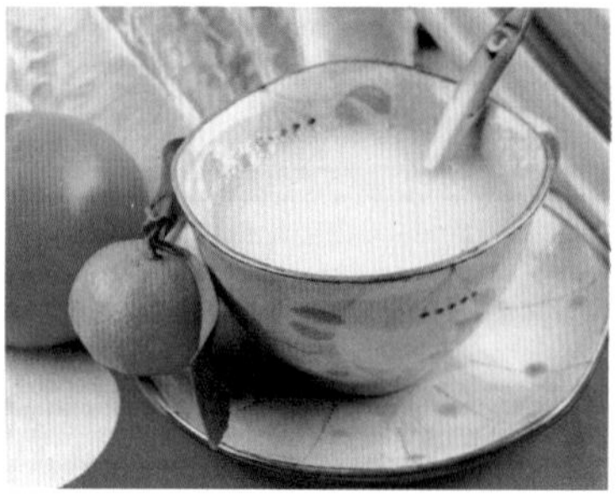

糙米茶

凉血、养胃健胃

先将糙米在无油锅中干炒至黄褐色；将煮开的水放入糙米中，滤汁后即可饮用。糙米茶一般人群均可饮用，尤其适宜肥胖、胃肠功能紊乱、亚健康、三高、贫血、便秘者饮用。

温馨提示

烹煮糙米前一定要先浸泡约1小时后再煮，这样容易煮熟且口感较细腻。吃糙米对于糖尿病患者和肥胖者特别有益，但也不宜多食，每餐约50克为宜。

挑选储藏

优质的糙米色泽晶莹，颗粒均匀，无黄粒，且有一股米的清香，没有霉烂味；将手插入米中，摸一下，手上无油腻；用手捻一下，米粒不碎。若选择袋装糙米，则要看其包装上是否标明QS标志、产品名称、净含量、生产企业及地址、生产日期及保质期、质量等级、产品标准号等内容。

储藏时，将糙米放入密闭容器或者塑料袋内封好口（在容器或袋中放几瓣大蒜，可以防止糙米生虫），置于避光、防潮处保存即可。

营养成分

（以100克为例）

热量	336.7千卡
蛋白质	6.8克
脂肪	2.7克
碳水化合物	73.8克
膳食纤维	3克

药食两用

【偏方验方】

糙米牛奶粥

► 对便秘、痔疮有一定的辅助治疗作用

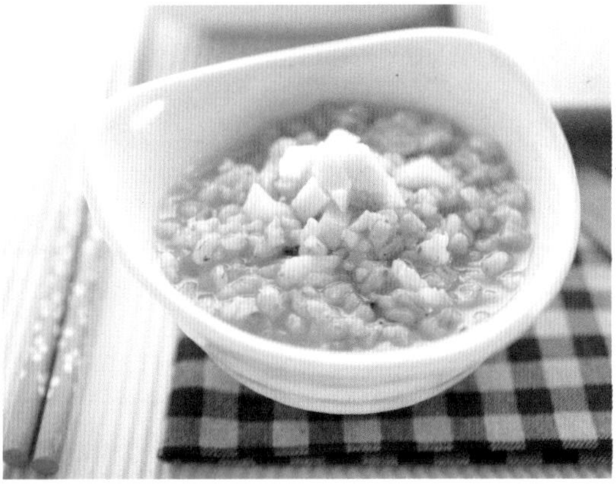

材料

牛　奶	200克
糙　米	150克
白　糖	适量

做法

1 将糙米洗净，浸泡约1小时。

2 将糙米连同浸泡的水放入锅中，煮至八成熟；放入牛奶，煮至粥黏稠，加入适量白糖搅拌均匀即可食用。

【养生食疗】

南瓜糙米饭

► 补中益气、增进营养

材料

糙　米	150克
南　瓜	100克

做法

1 将糙米洗净，放入锅中，加适量水浸泡约1小时。

2 将南瓜洗净，去皮，切成小块。

3 将糙米及其浸泡水用大火煮沸；放入南瓜，继续煮沸后，改小火，煮至粥熟并呈黏稠状即可。

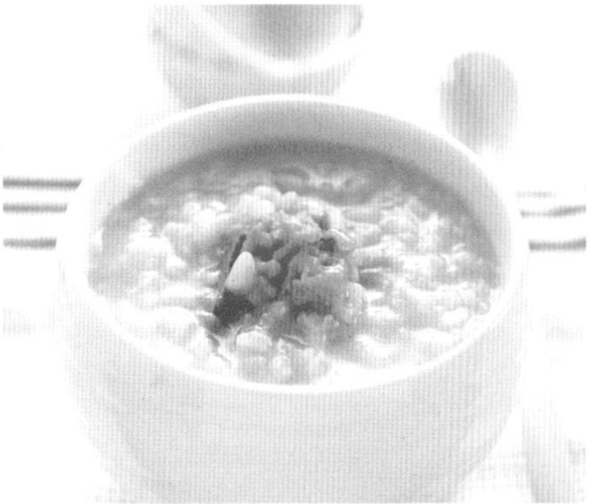

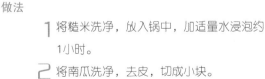

天然美容师 燕麦

药典记载

《救荒本草》：燕麦，性味甘平，能益脾养心、敛汗。有较高的营养价值，可用于体虚自汗、盗汗或肺结核患者。

调食和药

燕麦有很好的药用价值和保健作用，能有效地降低人体中的胆固醇。经常食用，对中老年人的心脑血管疾病有一定的预防作用。燕麦还含有丰富的维生素E，既可补充营养，又能美容减肥。一般人群均可食用，尤其适宜脂肪肝、糖尿病、习惯性便秘、高血压、高血脂者食用。

性味·功效

燕麦性平，味甘；
具有益脾养心、敛汗、
美白祛斑等功效。

燕麦熟了

4 5 6 7 8 9 10

产地分布

主要分布在内蒙古、河北、山西、陕西、甘肃、云南、四川、宁夏、贵州、青海等地区。

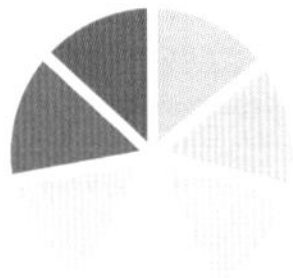
华北地区
华东地区
华南地区
华中地区
东北地区
西北地区
西南地区

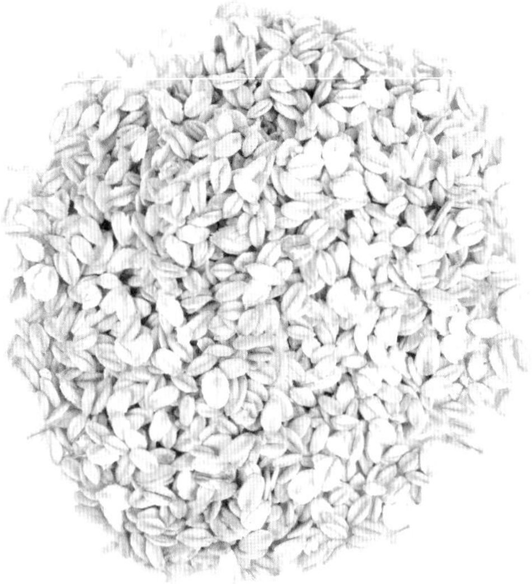

解析燕麦

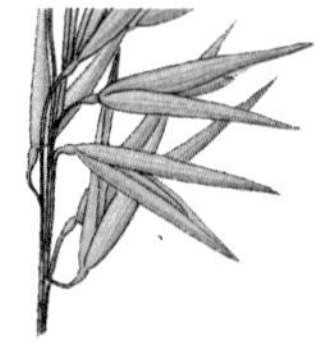

燕麦叶：
性平，味甘；可以降气宽肠，还有助于消积滞，消热肿、祛风止痛。

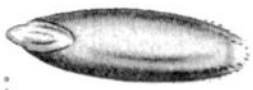

燕麦果实：
性平，味甘；含有高黏稠度的可溶性纤维，可以延缓胃的排空，增加饱腹感，从而控制食欲，达到减肥瘦身的目的。富含的维生素E、铜、锌等，能清除人体内多余的自由基，起到保护皮肤的作用。

温馨提示

肠道敏感者不宜吃太多燕麦，以免引起胀气、胃痛或腹泻等。对于心脑血管疾病者、肝肾功能不全者、肥胖者及减肥的女性来说，燕麦是保健佳品。目前，燕麦产品很多，通常说的“麦片”不是燕麦产品，在购买时需注意。

同源延伸

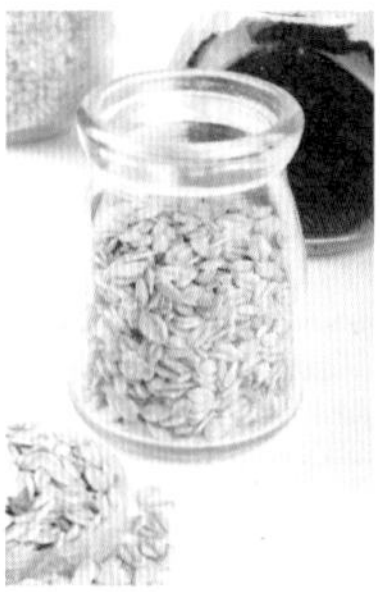

燕麦麸皮

降血脂、美容养颜

燕麦中95%以上的水溶性纤维分布在除去胚乳后的燕麦麸皮中，燕麦麸皮含有谷物中最丰富的β葡聚糖，属可溶性膳食纤维，是已知的降血脂的有效成分。燕麦麸皮是一种纯天然保健食品，也是补充水溶性膳食纤维和不可溶性纤维素的一种有效方法，比吃加工过的纤维素片更健康，且价格便宜，可以说是一种既健康又营养、省钱的纯天然食物。

挑选储藏

挑选燕麦片时，尽量不要选择甜味很浓的，这种燕麦片中含有一半以上的糖分；也不要选择口感细腻黏度不足的，这类产品的糊精含量高；也不宜选择添加了奶精的，这种成分对健康不利。应选择燕麦片形状整齐、均匀的。

储藏时，用塑料袋或密封袋装好、封紧口，放在有盖的罐子或者其他密闭容器中，置于阴凉、通风、干燥处；如果是加工好的燕麦片，可以参考袋装上的保存方法进行储存。

营养成分

（以100克为例）

热量	367千卡
蛋白质	15克
脂肪	6.7克
碳水化合物	61.6克
膳食纤维	5.3克

药食两用

【偏方验方】

香酥燕麦南瓜饼

► 有助于祛痘

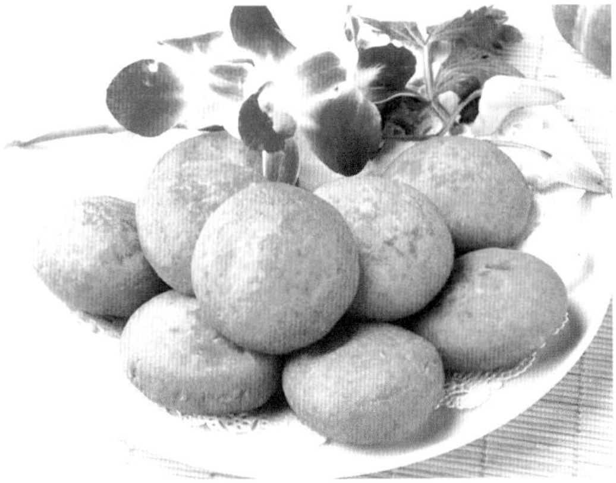

材料

南　瓜	250克
糯米粉	250克
燕麦粉	100克
奶　粉	适量
白砂糖	适量
红豆沙	适量
食用油	适量

做法

1. 南瓜去皮切片，上笼蒸烂，加糯米粉、燕麦粉、奶粉、白砂糖搅拌均匀，将其揉成南瓜饼坯。
2. 将红豆沙搓成圆的馅心，取南瓜饼坯搓包上馅并压成圆饼状。
3. 锅中加油，待油温升至120℃时，把南瓜饼放入煎炸，至南瓜饼膨胀即可。

【养生食疗】

燕麦粥

► 健脾补虚、降糖止渴

材料

燕麦片	100克
南　瓜	100克

做法

1. 将南瓜洗净，去皮，切成小块状。
2. 锅中倒水，放入南瓜，大火煮沸；小火煮至八成熟。
3. 放入燕麦片，继续煮至粥熟即可。

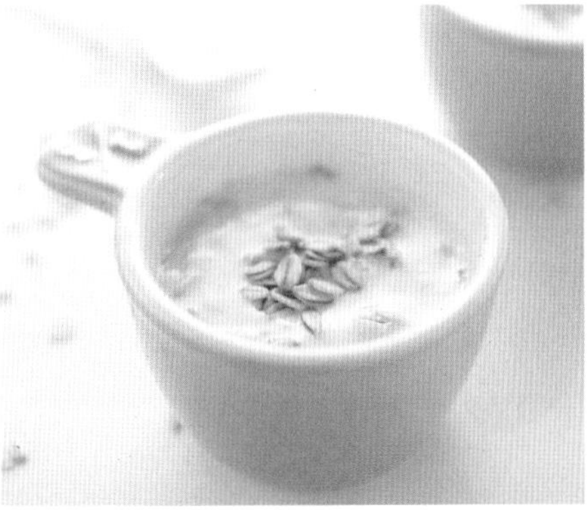

止血解毒

芸豆

药典记载

现代医学研究认为，芸豆含有皂苷和多种球蛋白等独特成分，可以提高人体自身的免疫能力。

调食和药

芸豆又称菜豆，营养丰富，是一种高钾、高镁、低钠食品。芸豆既是蔬菜又是五谷杂粮，还可作糕点和豆馅等，一般人群均可食用，尤其适宜心脏病、动脉硬化、高血脂、低血钾症者食用。常食芸豆可以加速肌肤新陈代谢，缓解皮肤、头发的干燥；芸豆还是减肥者的理想食品之一。

性味·功效

芸豆性温，味甘；
具有促进新陈代谢、养颜护发、润肤瘦身等功效。

芸豆熟了

5 6 7 8 9 10 11

产地分布

主要分布在黑龙江、吉林、辽宁、河北、山东、河南等地区。

华北地区 华东地区
华南地区 华中地区
东北地区 西北地区
西南地区

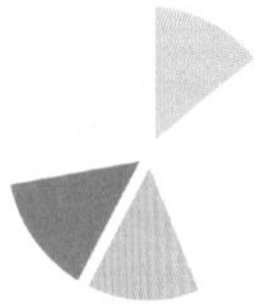

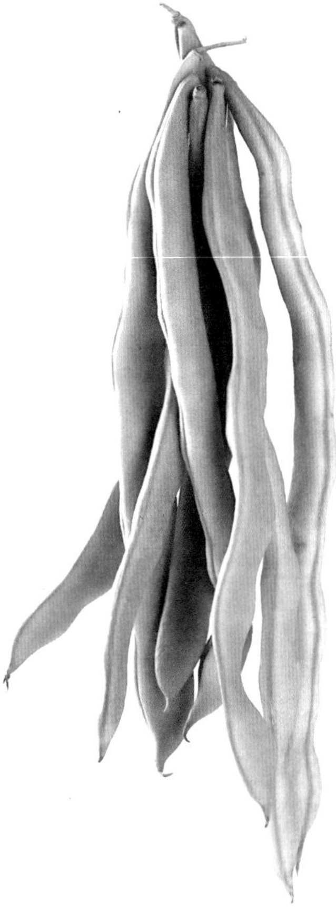

解析芸豆

芸豆：
含有丰富的营养成分，具有温中下气、利肠胃、利尿益肾等功效，适用于小便不利、水肿、脚气、白细胞减少及食道癌、胃癌等病症。芸豆中所含的皂苷类物质，有助于促进脂肪代谢。

芸豆根：
性温，味甘；有助于止呃逆、降糖等。

芸豆花：
性平，味甘；有助于益肾补元。

同源延伸

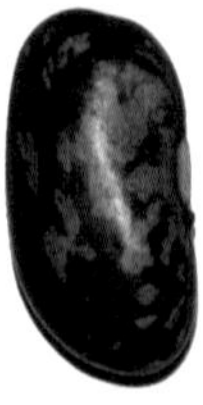

花芸豆

补肾益气、排毒润肤

营养丰富，富含蛋白质、钙及B族维生素，是制作糕点、豆馅、甜汤、豆沙等的优质原料，其药用价值也很高。

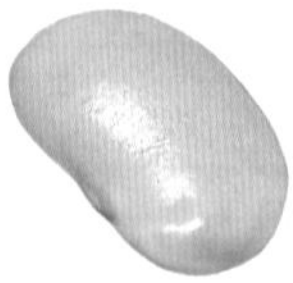

黄芸豆

温中下气、补肾益胃

是一种滋补食疗佳品，可以温中下气、利肠胃、止呃逆、益肾、补元气。

温馨提示

芸豆不能生食，须煮透后食用，否则会引起中毒。芸豆在消化吸收过程中会产生许多气体，容易造成胀肚，导致消化功能不良，故有慢性消化道疾病者应慎食。

营养成分

（以100克为例）

热量	25千卡
蛋白质	0.8克
脂肪	0.1克
碳水化合物	7.4克
膳食纤维	2.1克

挑选储藏

新鲜的芸豆豆荚以均匀饱满、色泽青嫩、表面平滑无虫蛀、无划痕为佳；如果芸豆发老，表面就会多皱纹，出现变黄或者乳白色多筋的状态。芸豆种要选择颜色润亮、颗粒饱满、花色均匀、无虫蛀、表皮光滑饱满，扁椭圆形的。

储藏时，可将新鲜芸豆装入保鲜袋，放入冰箱，但不宜放置时间过长；还可将新鲜芸豆洗净，放入锅中用开水焯一下，取出后晾干，撒上少许盐，装入保鲜袋，置于通风处。芸豆种可放入密闭的袋子或坛子中，置于阴凉、干燥处。

药食两用

【偏方验方】

拌芸豆

► 有助于缓解脚气、水肿、便溏

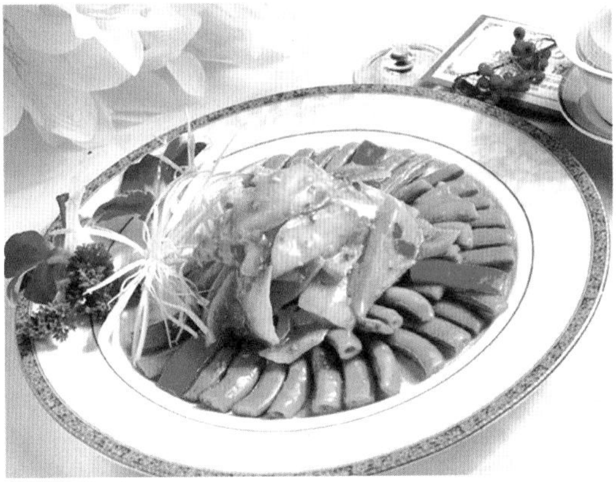

材料

芸　豆	200克
葱　花	30克
蒜　末	20克
食　盐	适量
味　精	适量
醋	适量

做法

1 将芸豆用清水洗干净，切成段。

2 将芸豆放入水中煮熟，捞起后沥干水分；放入盘内，调入食盐、味精、葱花、蒜末、醋，搅拌均匀即可食用。

【养生食疗】

芸豆炖猪蹄

► 润发明目、美容润肤

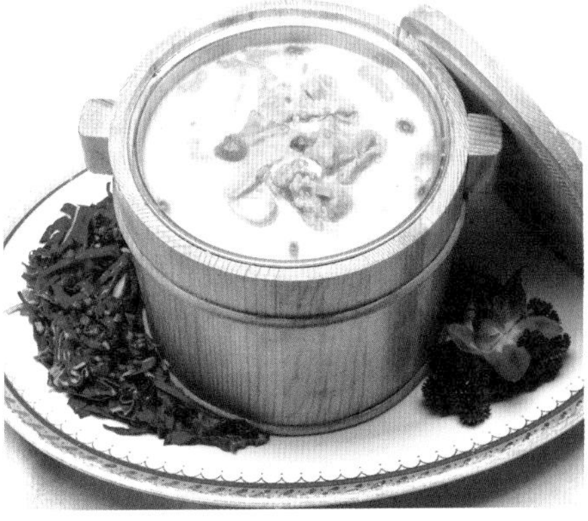

材料

芸　豆	250克
猪　蹄	200克
黄　酒	1匙
酱　油	适量
食　盐	适量
味　精	少许

做法

1 将芸豆洗净，切成段。

2 猪蹄去杂，洗净，剁成小块。

3 将芸豆和猪蹄放入高压锅内，加入黄酒、酱油、食盐，炖至猪蹄熟加入少许味精调味即可。

养心益脾 小麦

药典记载

《名医别录》：小麦，除热止渴，用于烦热消渴、口干。《金匮要略》：小麦，养心阴而安心神。

调食和药

小麦是人类最早栽培的农作物之一，世界上许多地方都以小麦制品为主食，小麦还可加工制成酱油、调味料等。小麦主要是先加工成面粉，再用面粉做成面包、面条、蛋糕等，一般人群均可食用，每餐100克左右为宜，尤其适宜因气血不足而失眠多梦、心悸不安、多哈欠者食用。

性味·功效

小麦性凉，味甘，具有养心除烦、健脾益肾、除热止渴等功效。

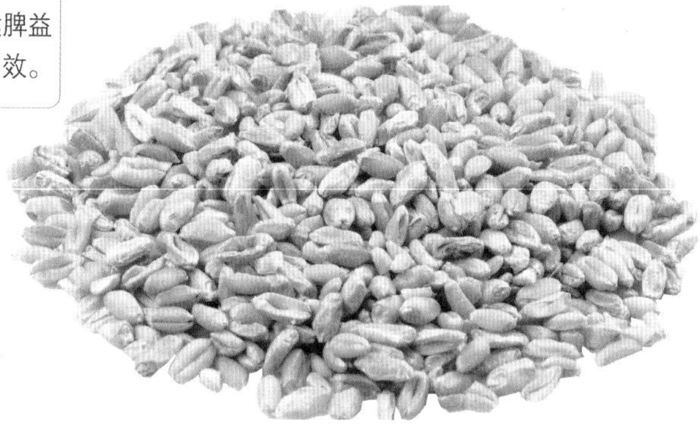

小麦熟了

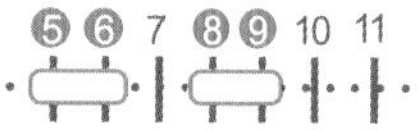

产地分布

主要分布在河北、河南、山东、内蒙古等地区。

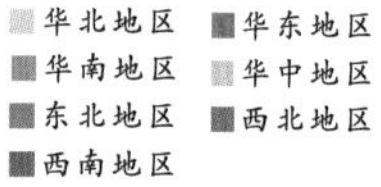

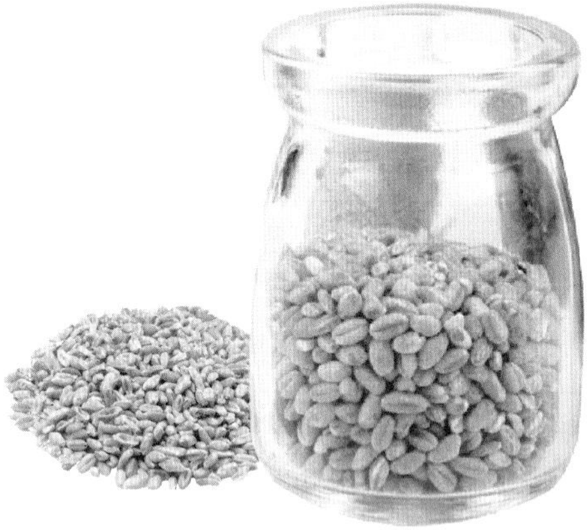

解析小麦

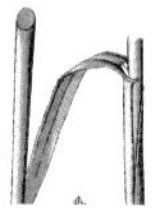

小麦秆：性寒，味甘，常将其烧灰加在祛疣痣、蚀恶肉的药膏中使用。

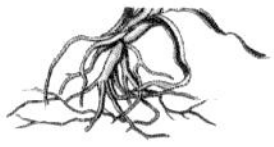

小麦根：性寒，味辛，有助于消酒毒热毒、酒疸目黄。

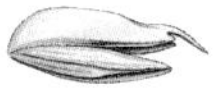

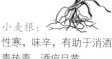

小麦种子：味甘，性平，有助于养心益脾、和五脏、调经络等，还可以降低人体血液循环中所蕴含的雌激素含量，进而达到预防乳腺癌的目的。小麦种子磨成的面粉，有助于强健内脏，调理肠胃，非常适宜下痢患者食用。

同源延伸

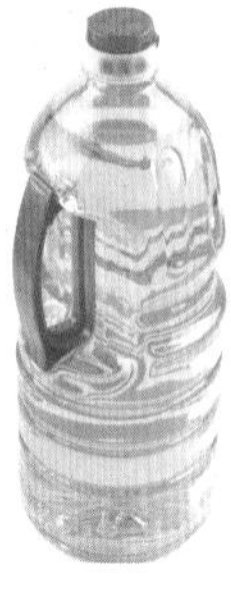

小麦胚芽油

调节血脂、延缓衰老

以小麦芽为原料加工制成的一种谷物胚芽油，它汲取了小麦的营养精华，富含维生素E、亚油酸、亚麻酸及多种生理活性成分，是宝贵的功能食品，具有很高的营养价值。小麦胚芽油有抗自由基的特性，可延缓皮肤老化，还可减少脸部青春痘留下的痕迹，对黑斑、干癣、湿疹也有一定的改善作用。将其与其他植物油混合使用，可防止混合油变质，延长调合油的保鲜期。

温馨提示

存放时间适当长些的小麦面粉比新磨的面粉品质好，民间有“麦吃陈，米吃新”的说法；面粉与大米搭配食用，食疗效果更好。

挑选储藏

小麦粉的自然颜色为微黄或黄白，若颜色为纯白或乳白，可能是在制作中添加了过量的增白剂；优质小麦粉有麦香味，吃起来味道可口，淡而微甜；用手握紧成团，久而不散的小麦粉水分含量较高，不易储存。选择包装的小麦粉，要看其是否标明QS标志、净含量、生产企业及地址、生产日期及保质期、质量等级、产品标准号等。

储藏时，将小麦粉放于阴凉、通风、干燥处，或放在密闭的坛子或罐子中，可以保存更长的时间。

营养成分

（以100克为例）

热量	339千卡
蛋白质	11.9克
脂肪	1.3克
碳水化合物	75.2克
膳食纤维	10.8克

药食两用

【偏方验方】

小麦粥

► 有助于缓解女性气虚型子宫出血

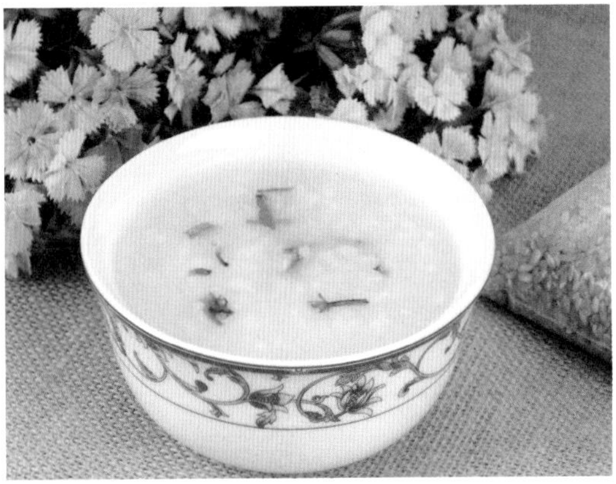

材料

小 麦	150克
米 酒	100克
鲜鸡血	80克

做法

1 将小麦用清水洗净，浸泡约30分钟。

2 将鸡血块用清水冲洗干净，切成均匀的方块状。

3 将小麦放入锅中，加适量水煮熟；鸡血用米酒拌匀，倒入小麦粥内煮至熟，每日分2次服食。

【养生食疗】

小麦红枣饼

► 健脾益气、开胃消食

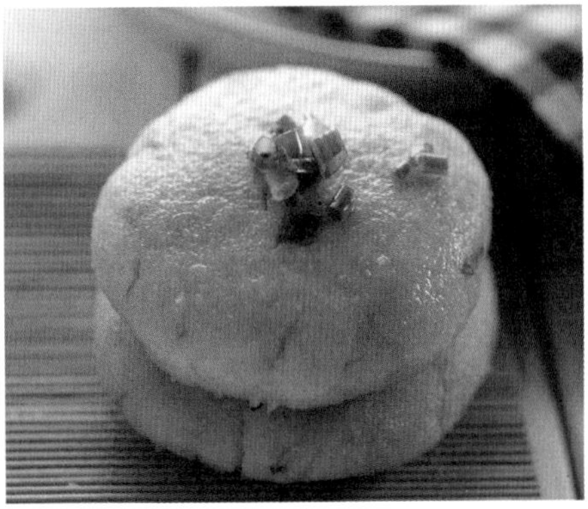

材料

面 粉	300克
红 枣	150克
白 术	30克
生 姜	6克

做法

1 将白术、生姜和红枣分别洗净、沥干后，研成末。

2 将研好的末与面粉混合，放入适量清水和面至面团软硬适中。

3 将面团切成小块，擀成大小均匀的饼状；平底锅中放油，油温后放入小饼，煎至两面金黄即可食用。

益气宽中 大麦

药典记载

《唐本草》：大麦平胃、止渴、消食、疗胀。《别录》：大麦，消渴、除热、益气、调中。

调食和药

大麦是世界第五大种植谷物，也是我国古老的粮种之一，已有几千年的种植历史。大麦具有高蛋白、高膳食纤维、高维生素、低脂肪、低糖的『三高二低』特点，是现代人理想的保健食物，可以熬汤、煮粥或研末食用。一般人群均可食用，尤其适宜胃气虚弱、消化不良者食用。

性味·功效

大麦性平，味甘；
具有疏肝理气、和胃健脾、除热止渴等功效。

大麦熟了

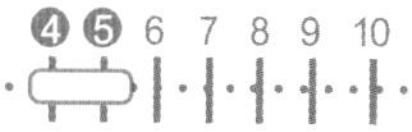

产地分布

主要分布在长江流域、黄河流域和青藏高原等地区。

■华北地区 ■华东地区
■华南地区 ■华中地区
■东北地区 ■西北地区
■西南地区

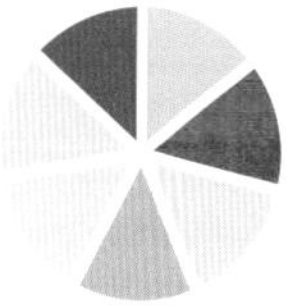

具有坚果香味，碳水化合物含量较高，蛋白质、钙、磷含量中等，含少量B族维生素。

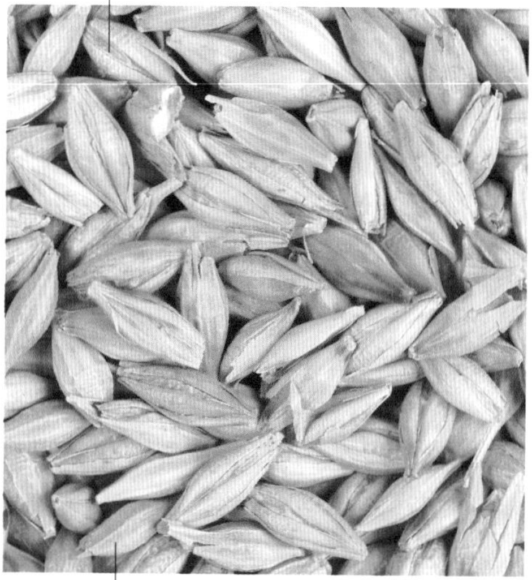

大麦含谷蛋白（一种有弹性的蛋白质）较少，不宜做多孔面包，可以做不发酵食物。

解析大麦

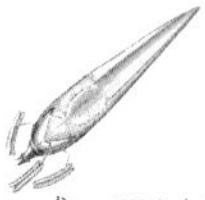

大麦芽：性凉，味甘、咸；可以用于酿造啤酒，还可以用作饲料，做糌粑等。

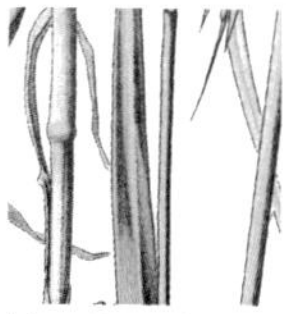

大麦秸：性温，味甘、苦；有助于改善小便不通，因含有多糖成分，具有一定的抗癌保健功效。

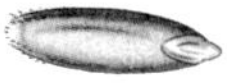

大麦种子：味甘，性凉；具有健脾消食、除热止渴、利小便等功效，还有助于除五脏之热、暖胃开津、养精血、抗乏力、防衰老等，是大众居家养生的健康食物。

同源延伸

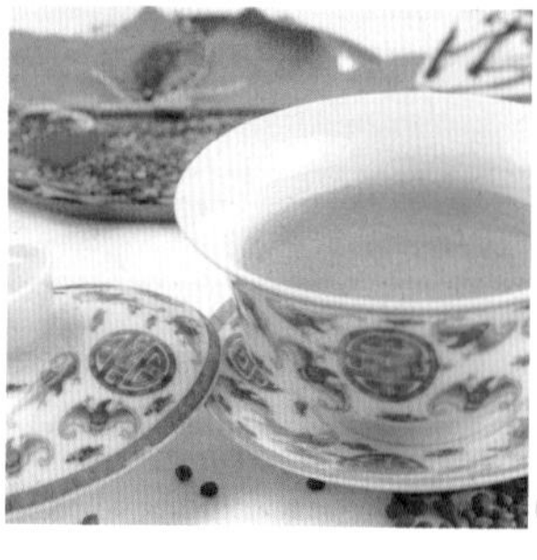

大麦茶

健脾减肥、清热解暑

茶味甘美清香，营养丰富，风味独特，具有清热解毒、减肥瘦身、缓解便秘、美容养颜等功效。大麦茶不含茶碱、咖啡因、单宁等，不刺激神经，不影响睡眠，不污染牙齿。用温热新鲜的大麦茶洗脸，可以使皮肤更加白皙。久坐的白领一族饮用大麦茶还可以调理肠胃功能、增强食欲、帮助消化。

温馨提示

用大麦芽回乳需注意：用量过小或萌芽过短，均会影响疗效；未长出芽的大麦，服后不但无回乳的功效，反而会增加乳汁，因此要重视用量和是否长出芽。

营养成分

（以100克为例）

热量	306.56千卡
蛋白质	10.2克
脂肪	1.4克
碳水化合物	73.3克
膳食纤维	9.9克

挑选储藏

挑选大麦时，以颗粒饱满、完整、无杂质、无虫蛀，色泽呈黄褐色，有淡淡坚果香的为佳。挑选大麦粉时，用手将面粉握紧成团，久而不散的大麦粉水分含量较高，不宜选择；选择袋装大麦粉，要看包装上是否标明QS标志、产品名称、净含量、生产企业及地址、生产日期及保质期、质量等级、产品标准号等内容。

储藏大麦或大麦粉时，应将其储存在有盖的密闭容器中，放于通风、干燥处，以防止虫蛀或潮湿。

药食两用

【偏方验方】

大麦芽粥

► 有助于女性回乳

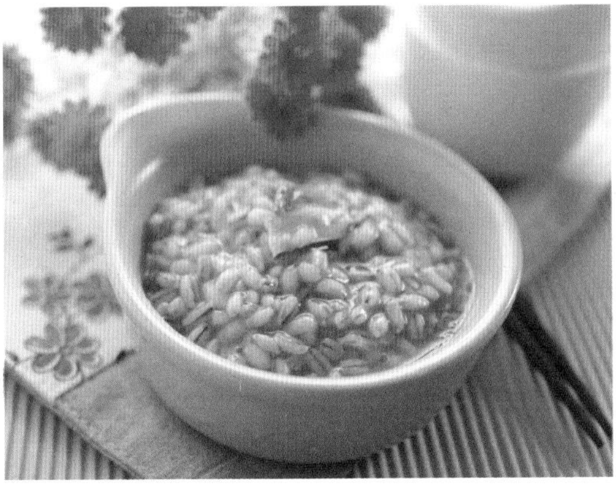

材料

大　米	100克
大麦芽	80克

做法

1 大麦芽洗净，沥干水分备用。

2 将大米洗净，放入锅中，加适量水大火煮沸；小火煮粥。

3 待粥煮至八成熟时，倒入洗好的大麦芽；继续煮至粥熟即可食用。

【养生食疗】

大麦姜汁汤

► 除热解毒、利小便

材料

大　麦	10克
姜　汁	10克
蜂　蜜	适量
枸　杞	适量

做法

1 将大麦洗净，用清水浸泡约30分钟。

2 大麦放入锅中，加适量水，大火煮沸，小火煮至大麦熟。

3 在煮好的大麦汤中，调入适量蜂蜜、枸杞和姜汁，搅拌均匀即可食用。

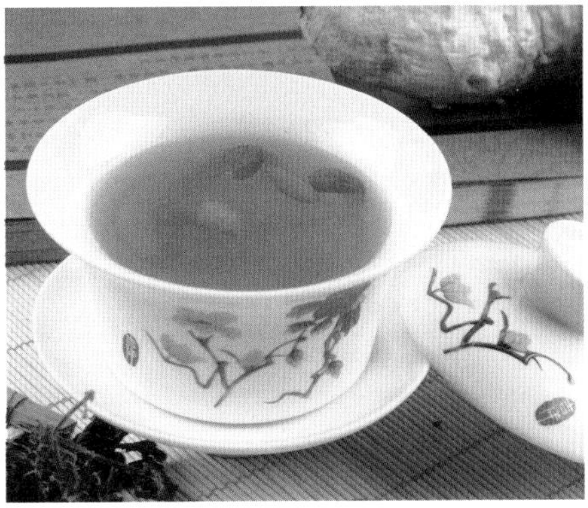

消炎粮食

荞麦

调食和药

荞麦的营养价值比普通大米、面粉高，以其丰富的营养和特殊的健康成分而颇受大众推崇，特别是受糖尿病患者的青睐。荞麦有助于预防各种心脑血管疾病，可降低胆固醇，是日常养生保健的佳品。一般人群均可食用，每餐50克左右为宜，尤其适宜肠胃不好、食欲欠佳、便秘者食用。

药典记载

《随息居饮食谱》：荞麦，开胃宽肠、益气力、御寒风。现代研究表明，荞麦对心脑血管有保护作用。

性味·功效

荞麦性凉，味甘；具有健脾除湿、消积降气、杀菌消炎等功效。

荞麦熟了

4 5 6 7 8 9 10

产地分布

主要分布在云南、四川、河北、内蒙古等地区。

- 华北地区
- 华东地区
- 华南地区
- 华中地区
- 东北地区
- 西北地区
- 西南地区

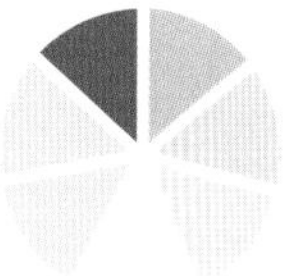

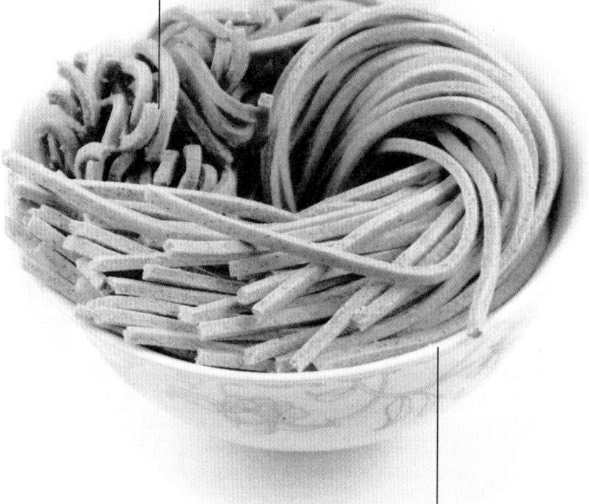

荞麦面中富含多种维生素，有降低人体血脂和胆固醇的作用，对治疗高血压、心血管疾病有辅助疗效。

荞麦面中含有一些微量元素，如镁、铁、铜、钾等，对心血管有一定的保护作用。

解析荞麦

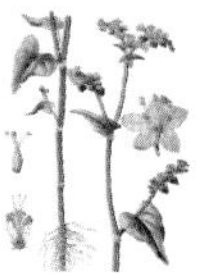

荞麦茎叶：性凉，味甘；有助于降压、止血，对防治中风及肺出血有一定的辅助疗效。

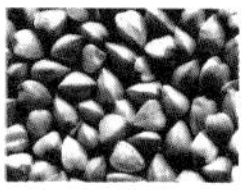

荞麦种：性凉，味甘；富含膳食纤维，具有良好的预防便秘作用，经常食用有助于预防大肠癌、肥胖症；还含有大量的维生素，其中B族维生素的含量最高，有促进生长、增进消化、预防炎症的作用。

同源延伸

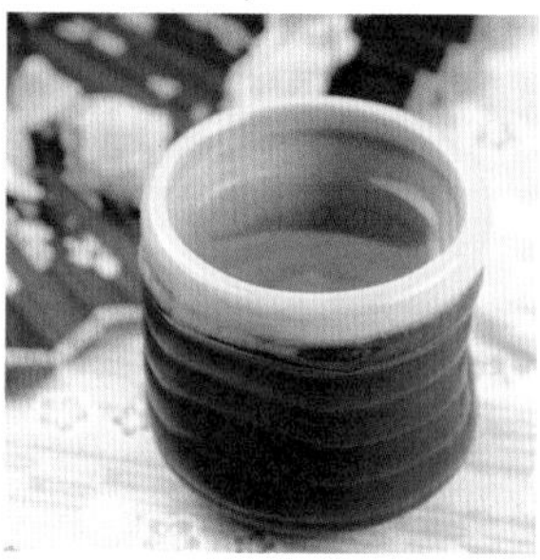

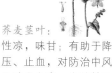

荞麦茶

美容养颜、健胃排毒

茶中含有的芦丁具有维持毛细血管通透性的作用，有助于防治高血脂、高血压和糖尿病等；纤维素有助于防治肥胖、燃烧脂肪，对便秘也有一定的辅助疗效；微量元素有保护肝肾、增强造血功能和提高免疫力的作用，同时还有助于提高智力，保护心血管，降低胆固醇。

温馨提示

荞麦有“消炎粮食”的美称，有抗菌消炎、止咳平喘、化痰祛痰的良好功效，面生暗疮、酒糟鼻者可食用荞麦进行辅助治疗。荞麦和其他米面搭配食用，营养成分会更加均衡。

挑选储藏

荞麦的形状一般为卵形，黄色或青褐色，表皮光滑。挑选时，以颗粒饱满、完整，大小均匀，无虫蛀，干燥者为佳。如果要挑选荞麦面，则以面粉细腻、光滑的为好，且要求面粉无异味、无潮湿感。选择袋装荞麦或荞麦粉，要看包装上是否标明QS标志、产品名称、净含量、生产企业及地址、生产日期及保质期、质量等级、产品标准号等内容。

荞麦适宜放置于阴凉、通风、干燥处保存；放在密闭的坛子或桶中，保存时间会更长。

营养成分

（以100克为例）

热量	324千卡
蛋白质	9.3克
脂肪	2.3克
碳水化合物	73克
膳食纤维	6.5克

药食两用

【偏方验方】

荞麦面条

► 可以辅助治疗高血压、冠心病、脂肪肝

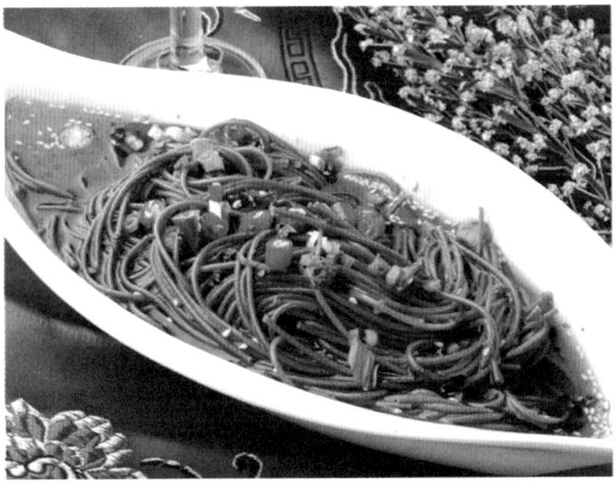

材料

荞麦面条	300克
鲜芹菜	100克
生姜	6克
食盐	适量
香油	适量

做法

1. 将芹菜洗净，切成小段，用开水焯一下，捞出沥干水分备用。
2. 锅中加水，大火煮沸；放入荞麦面条、姜片，煮至面条熟。
3. 放入芹菜及适量调料，搅拌均匀，即可装盘。

【养生食疗】

荞麦粥

► 止咳平喘、健胃

材料

荞麦米	200克
瘦肉丝	100克
黄瓜丁	30克
胡萝卜丁	30克
食盐	适量

做法

1. 将荞麦米用清水冲洗干净。
2. 将荞麦米和瘦肉丝放入锅中，加清水煮至八成熟；放入黄瓜丁、胡萝卜丁及适量食盐，煮至粥熟即可食用。

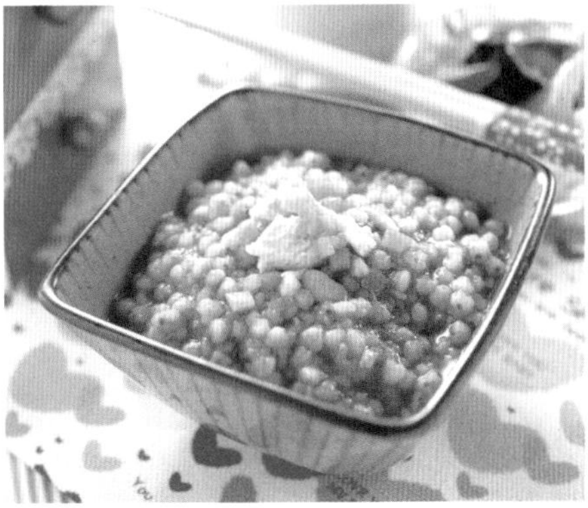

五谷之首 大米

药典记载

研究发现，大米汤中含有碳水化合物、脂肪等，有益于婴儿的发育和健康，还能刺激胃液分泌，促进消化。

调食和药

大米中各种营养素的含量虽不是很高，但其食用量大，是人们日常补充营养的基础食物。大米是提供B族维生素的主要食物，具有预防脚气病、消除口腔炎症的重要作用。一般蒸、煮食用，有时和蔬菜、鸡蛋等做成炒饭。一般人群均可食用，脾胃虚弱或烦热口渴者更为适宜。

性味·功效

大米性平，味甘；
具有健胃养脾、润肺除烦、益精强志等功效。

大米熟了

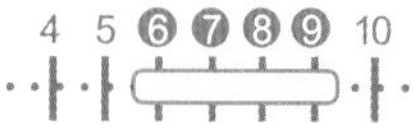

产地分布

主要分布在东北三省、安徽、浙江、福建、江西、湖北、湖南、广东、广西等地区。

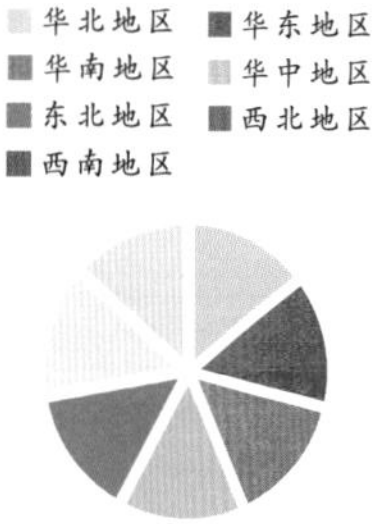

皮层和胚芽中含有丰富的蛋白质、脂肪、维生素、矿物质等营养物质。

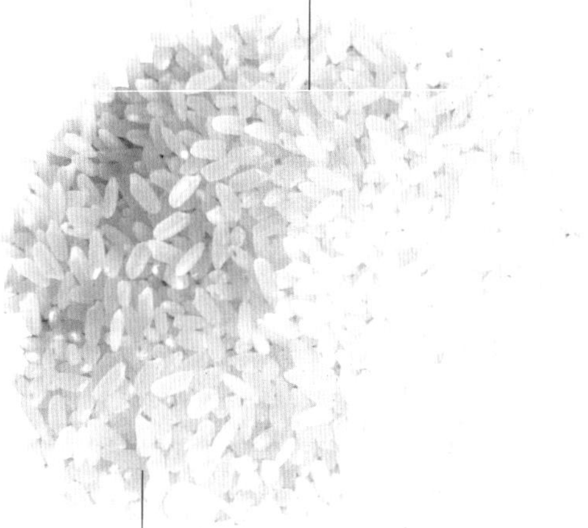

加工做成的方便米饭，经热水浸泡或短时间加热后便可食用。

解析大米

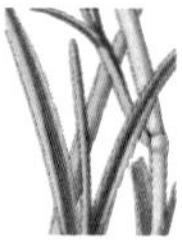

稻叶：
性平，味甘；有助于养胃和脾、除湿止泻。

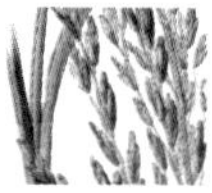

稻子：
性温，味甘；有助于温中益气。碾成大米，煮粥后，米汤中含有维生素B_1、维生素B_2和磷、铁等无机盐，有益气、养阴、润燥等功效。

温馨提示

大米多用来煮粥、蒸米饭，以这种形式烹调最容易被消化和吸收，也有助于加强和改善胃功能，有益于营养的吸收。在煮米粥时，切记不要加碱，否则会对大米中的维生素造成破坏；喝粥时不能过烫，以免伤害口腔黏膜，也不能过凉，以免损伤肠胃。

同源延伸

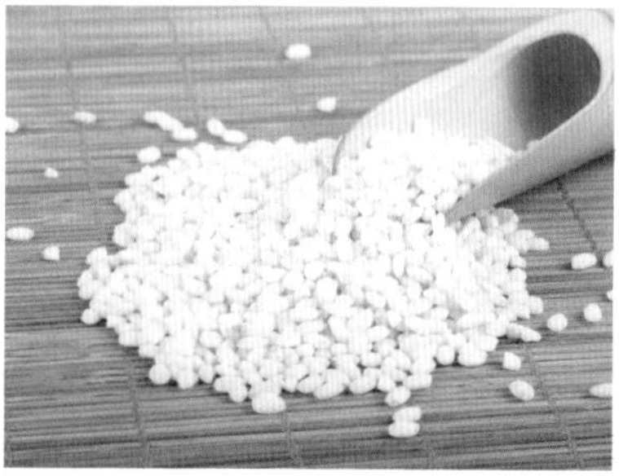

强化米

加强营养、平衡膳食

强化米是在普通大米中添加某些营养素而制成的成品大米。目前强化米增加的营养素主要有维生素、矿物质及氨基酸等。食用强化米可以改善人们的膳食营养，补充缺少的微量营养素，从而满足人体生理的正常需要，减少各种营养缺乏症的发生。

挑选储藏

优质大米颗粒整齐，富有光泽，比较干燥，无米虫、沙粒，米灰、碎米极少，闻之有一股清香味。质量差的大米，颜色发暗，碎米多，米灰重，潮湿而有霉味。选择袋装大米，要看包装上是否标明QS标志、产品名称、净含量、生产企业及地址、生产日期及保质期、质量等级、产品标准号等内容。

储藏时，因大米水分大，湿度高，加工精度差，糠粉多，陈化速度快，因此宜放在密闭容器中，置于干燥、阴凉处。

营养成分

（以100克为例）

热量	345千卡
蛋白质	7.7克
脂肪	0.8克
碳水化合物	77.9克
膳食纤维	0.7克

药食两用

【偏方验方】

大米花生粥

► 有助于缓解胃纳不舒、口干舌燥

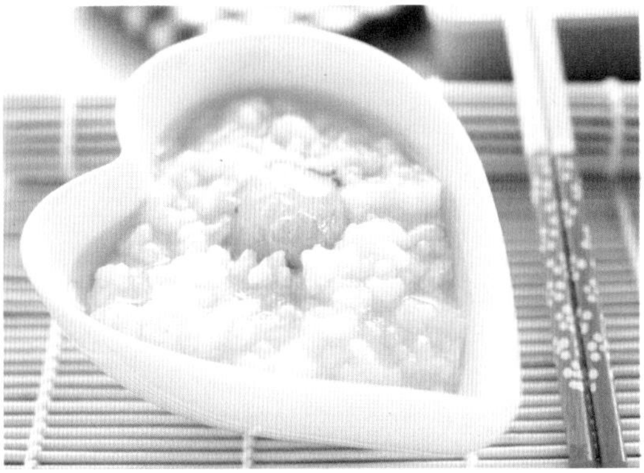

材料

猪骨	120克
大米	100克
柴鱼	100克
花生仁	50克
姜丝	适量
葱花	适量
食盐	适量

做法

1 将大米、花生仁分别洗净，浸泡；猪骨洗净，剁小块。

2 柴鱼洗净，撕开，入油锅略炒。

3 锅中倒入适量清水，大火煮沸；放入大米、花生仁和猪骨，煮至八成熟；放入柴鱼、姜丝、葱花、盐，继续煮至粥熟即可。

【养生食疗】

杏仁粥

► 止咳定喘、祛痰润燥

材料

大米	100克
杏仁	10克
红豆	少许
绿豆	少许
白糖	适量
食盐	适量

做法

1 将杏仁洗净，清水浸泡约30分钟；大米洗净。

2 将大米、红豆、绿豆放入锅中，加入适量清水，大火煮沸。

3 放入杏仁，小火煮至粥熟；依个人口味调入适量白糖和盐，搅匀即可。

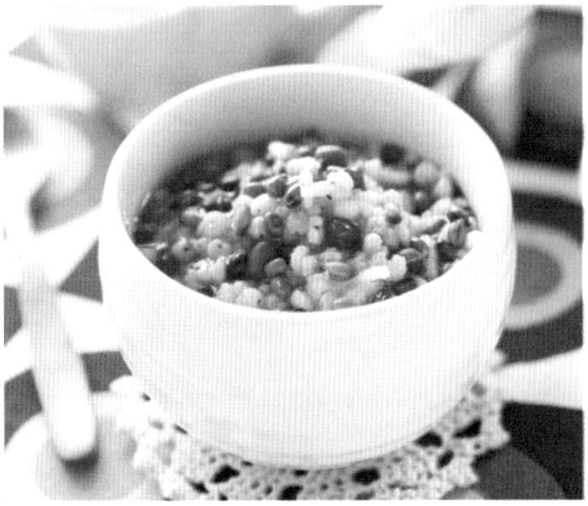

健脾和胃 小米

药典记载

《滇南本草》：主滋阴，养肾气、健脾胃、暖中。《本草纲目》：小米，煮粥食益丹田，补虚损，开肠胃。

调食和药

小米熬成粥后，营养丰富，有『代参汤』之称。小米单独熬粥，或添加大枣、红豆、红薯、莲子、百合等，熬成风味各异的粥；还可与其他面粉掺和制作成饼、窝头、丝糕、发糕等，糯性小米也可酿酒、酿醋、制糖等。一般人群均可食用，更是老人、病人、产妇宜用的滋补佳品。

性味・功效

小米性凉，味甘、咸；具有滋阴养血、除热解毒、健胃消食等功效。

小米熟了

5 6 7 8 9 10 11

产地分布

主要分布在东北三省、山东、河北、河南、山西等地区。

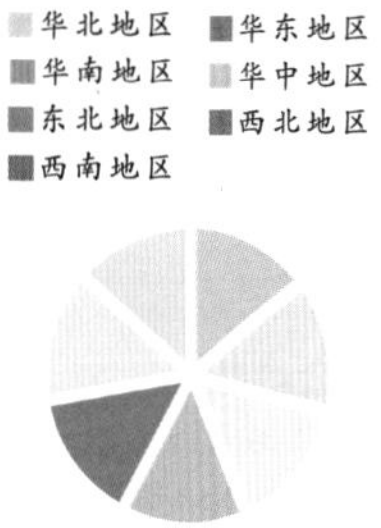

含有蛋白质、B族维生素、钙、钾、铁、膳食纤维等营养成分。

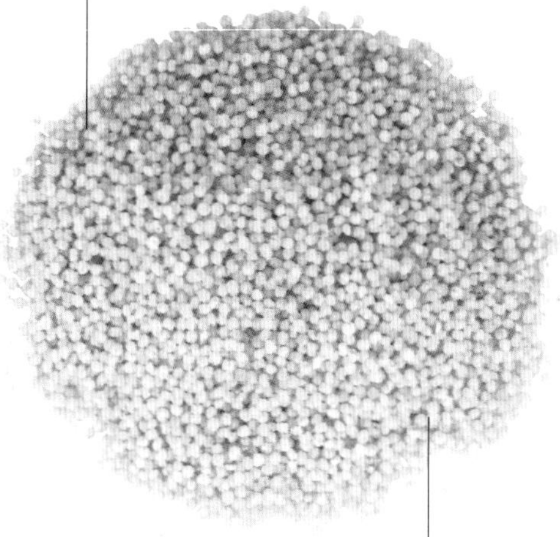

所含的铜是维护生殖健康所必需的微量元素。

解析小米

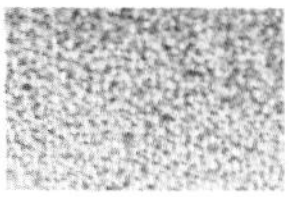

小米：富含维生素B_1、维生素B_{12}等，有助于防止消化不良及口角生疮等。小米还可以滋阴养血，有助于调养产妇虚寒的体质，恢复体力。

小米泔汁：性凉，味甘、咸；有助于和中益肾、除渴解热、杀虫解毒。

小米芽：含有大量酶，是一味中药，有健胃消食的作用。

温馨提示

气滞者应忌用小米，身体虚寒、小便清长者应少食。小米可与大豆或肉类同食，因为小米中的氨基酸缺乏赖氨酸，而大豆中的氨基酸富含赖氨酸，可补充小米的不足。

同源延伸

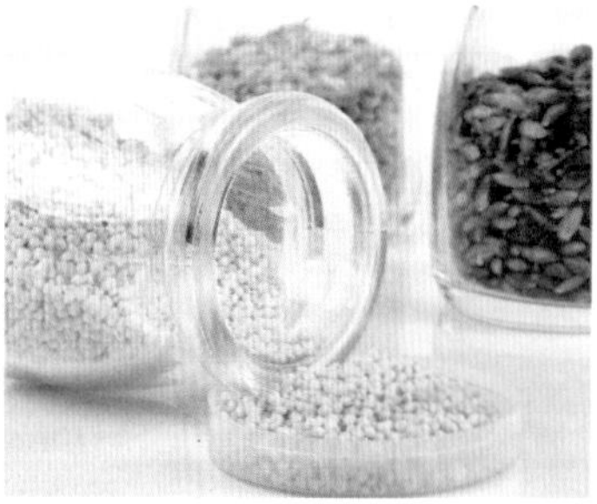

黍米

滋补肾阴、健脾活血

性平，味甘；颗粒大于小米，呈金黄色，黏性大而难以消化，切忌过量食用，尤其老弱病患和胃肠功能欠佳者更要少食，心血管病患者、血脂过高者，最好不要食用，以防止胆固醇、血脂的升高。黍米研末烧灰，用适量的油调和，外涂伤口，可止痛消炎，且不留痕。

挑选储藏

一般小米呈鲜艳的自然黄色，光泽圆润，用手轻捏时手上不会染上黄色；若经色素染过，用手轻捏时，手上会染有黄色；还可把小米放入水中，若水变黄则该小米染过色。优质小米闻起来有清香味，而严重变质的小米，手捻易成粉状，碎米多，闻起来微有霉变味或其他不正常的气味。

储藏时，将小米放在阴凉、干燥、通风较好的地方保存。小米易遭蛾类幼虫等侵害，发现后可将生虫部分排出，做单独处理。另外，储藏时在容器内放一袋鲜花椒可防虫。

营养成分

（以100克为例）

热量	358千卡
蛋白质	9.0克
脂肪	3.1克
碳水化合物	75.1克
膳食纤维	1.6克

药食两用

【偏方验方】

小米红枣粥

► 有助于辅助治疗贫血、慢性胃炎

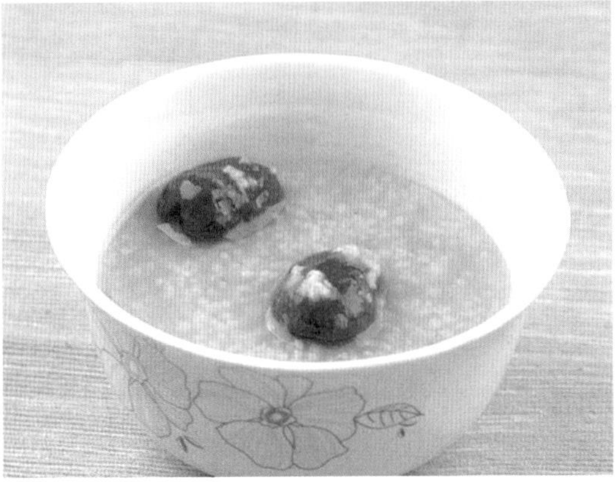

材料

小　米	100克
红　枣	50克
红　糖	15克

做法

1. 将红枣洗净，去核。
2. 将小米洗净，放入锅中。
3. 锅中加入适量清水，大火煮沸；小火熬至粥黏稠。
4. 放入红糖搅匀即可。

【养生食疗】

小米鸡蛋粥

► 养心安神、健脾和胃

材料

小　米	100克
鸡　蛋	30克

做法

1. 将小米倒入锅中，用清水洗净。
2. 往锅中倒入适量清水，大火煮沸；改小火煮至小米熟透。
3. 将鸡蛋打入碗中，取小米汁液，搅拌均匀。
4. 将鸡蛋液倒入小米粥中，稍煮即可。

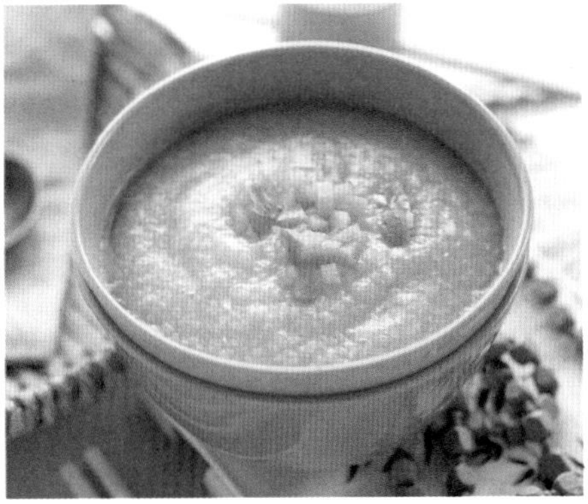

养颜驻容

薏米

药典记载

《本草纲目》：薏米，健脾益胃、补肺清热、祛风胜湿、养颜驻容。《药品化义》：薏米，味甘气和，能健脾阴、大益肠胃。

调食和药

薏米含有丰富的蛋白质、氨基酸，可促进新陈代谢。同时，它还富含能促进三大营养素新陈代谢的B族维生素，不会使胆固醇含量增高，可安心食用。一般人群均可食用，尤其适宜各种癌症患者和患有关节炎、急慢性肾炎、水肿、癌性腹水、面浮肢肿的人食用。

性味·功效

薏米性微寒，味甘；具有健脾益胃、养颜美肤、缓和拘挛等功效。

薏米熟了

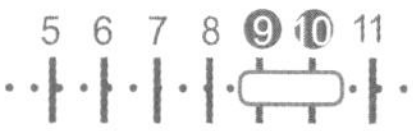

5 6 7 8 9 10 11

产地分布

主要分布在福建、河北、辽宁、四川、广西等地区。

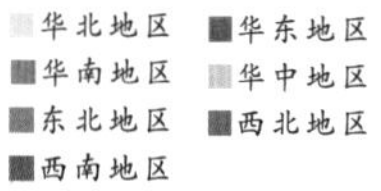

华北地区
华东地区
华南地区
华中地区
东北地区
西北地区
西南地区

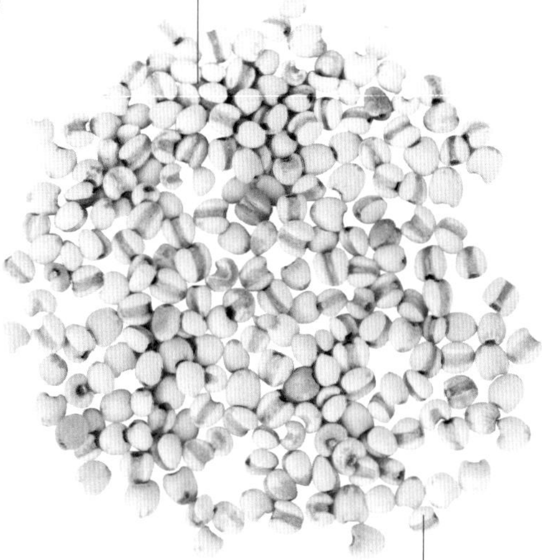

含有丰富的B族维生素，有助于防治脚气病。

健康人常吃薏米，有益健康，还可以减少肿瘤发病概率。

解析薏米

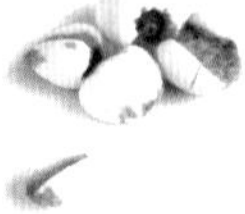

薏米：

含有一定的维生素E，是一种美容食品，常食可以保持皮肤光泽细腻，消除粉刺、色斑，改善肤色，并且对由病毒感染引起的赘疣等有一定的辅助治疗作用。含有的硒元素，可以有效抑制癌细胞的增殖，对预防胃癌、子宫颈癌等有一定的辅助功效。薏米食品对慢性肠炎、消化不良等症也有益。

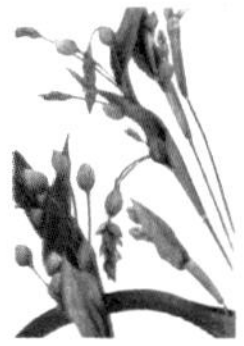

薏米叶：

性温，味甘；煎水饮，味道清香，益中补脾。

同源延伸

薏米油

润发防脱、改善肤色

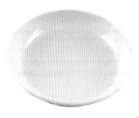

薏米经加工制作而成薏米油，有兴奋、解热、止血、消炎排脓的作用，还有助于抑制癌细胞的成长。用于头发，可使头发光滑柔软，且有助于防止脱发；其提炼物加入化妆品中，可以改善面部皮肤粗糙，并能起到防晒的功效。

温馨提示

在煮薏米前，以温水浸泡约1小时，容易煮熟。薏米化湿滑利的功效显著，因此遗精、遗尿患者以及孕妇不宜食用，并且汗少、便秘者也不宜食用。

挑选储藏

挑选薏米时，要选择粒大且完整、结实，杂质及粉屑少，且带有清新气息的；有黑点的则为次品。优质的薏米没有霉味等其他异味。取少量薏米品尝，优质的薏米滋味微甜，劣质的薏米则会有涩味、苦味、辛辣味等其他味道。袋装薏米，要看包装上是否标明QS标志、产品名称、净含量、生产企业及地址、生产日期及保质期、质量等级、产品标准号等内容。

储藏时，将薏米置于密闭、干燥的容器或者塑料袋内即可。

营养成分

（以100克为例）

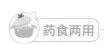

热量	357千卡
蛋白质	1.28克
脂肪	3.3克
碳水化合物	71.1克
膳食纤维	2克

药食两用

【偏方验方】

薏米粳米粥

► 有助于缓解风湿痹痛

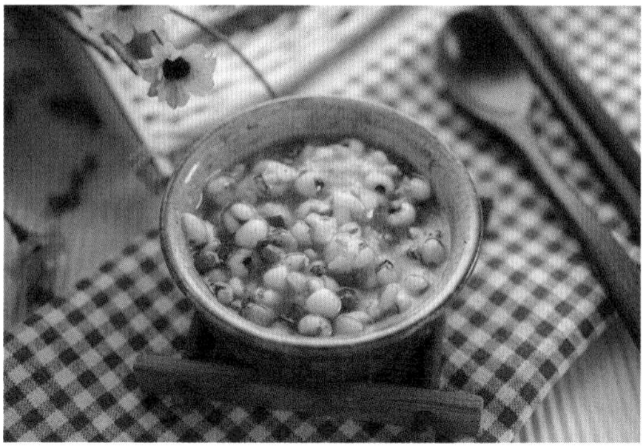

材料

薏　米	60克
粳　米	40克

做法

1. 将薏米、粳米分别洗净。
2. 薏米和粳米倒入锅中，加适量水浸泡约1小时。
3. 用大火煮沸；改小火，不断搅拌，煮至粥熟即可。

【养生食疗】

薏米杏仁粥

► 美白保湿、减肥

材料

薏　米	60克
杏　仁	10克
蜂　蜜	适量

做法

1. 将薏米洗净，放入锅中浸泡约1小时。
2. 杏仁洗净，浸泡约30分钟。
3. 将杏仁捞出，倒入盛有薏米的锅中，大火煮沸；小火煮至粥熟，调入适量蜂蜜即可食用。

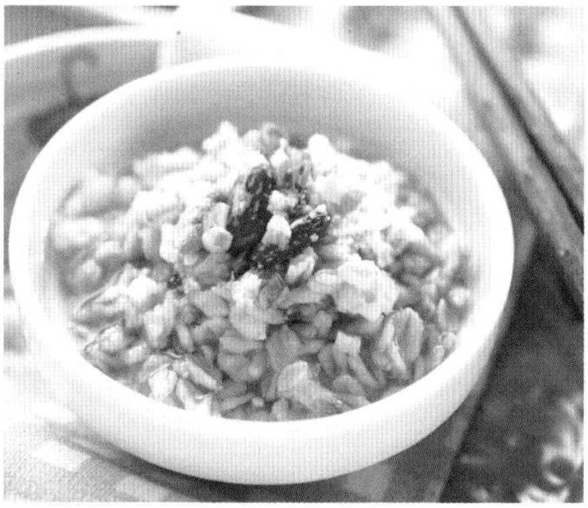

壮气提神

糯米

调食和药

糯米是人们普遍食用的粮食之一，由其制作成的风味小吃深受人们的欢迎。糯米酿成酒，可滋补健身和预防疾病，饮用后有壮气提神、美容益寿、舒筋活血的功效。一般人群均可食用，对食欲不佳、腹胀腹泻等有一定缓解作用。

药典记载

《本经逢原》：益气补脾肺，但磨粉作稀糜，庶不黏滞，且利小便。《本草纲目》：暖脾胃、止虚寒泄痢、缩小便、收自汗、发痘疮。

性味·功效

糯米性温，味甘；具有补中益气、健脾养胃、止虚汗等功效。

糯米熟了

5 6 **7 8 9** 10 11

产地分布

主要分布在长江以南及东北地区等。

▨ 华北地区　　■ 华东地区
▨ 华南地区　　▨ 华中地区
■ 东北地区　　▨ 西北地区
■ 西南地区

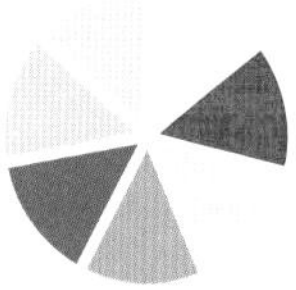

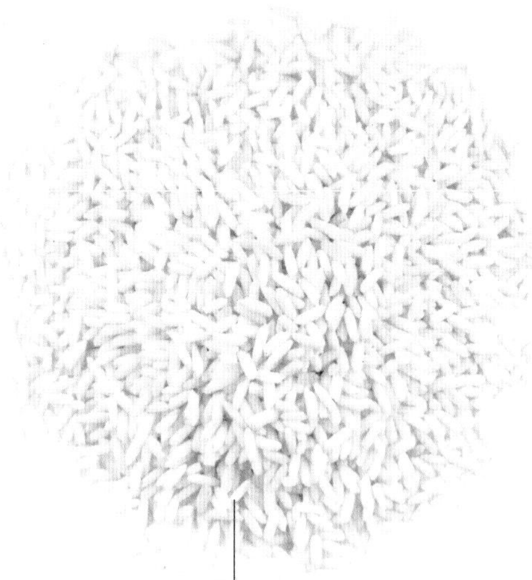

含有蛋白质、脂肪、糖类、钙、磷、铁、维生素B₁、维生素B₂、烟酸及淀粉等，营养丰富，为温补强壮的佳品。

解析糯米

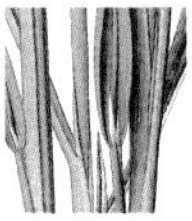

糯米秆：
性热，味辛、甘，无毒；有助于治疗黄疸。

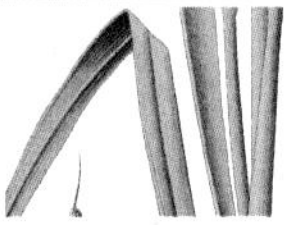

糯米叶：
性温，味苦，无毒；有助于治疗体热多汗，大便干结。

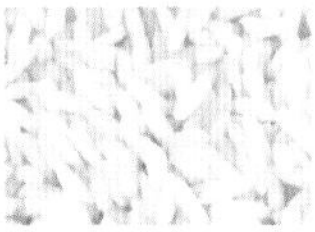

糯米：
富含B族维生素，可以温暖脾胃、补益中气。糯米有收涩作用，对尿频、自汗有较好的食疗效果。糯米和百合搭配食用，有助于改善气血、消除疲劳；与莲子搭配食用，有益骨骼发育。

同源延伸

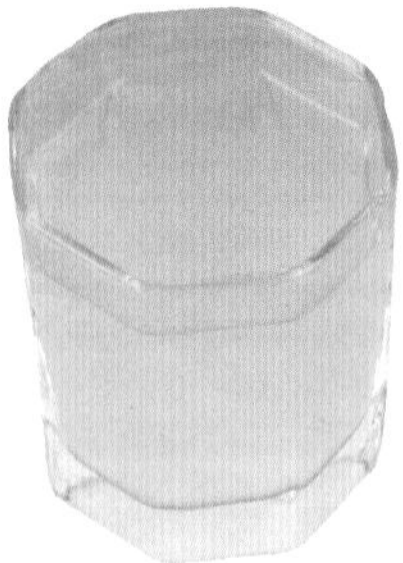

糯米酒

润发防脱、改善肤色

糯米和其他食材酿成糯米酒，可用于滋补健身和治病。用糯米、杜仲、黄芪、枸杞、当归等酿成杜仲糯米酒，具有壮气提神、美容益寿、舒筋活血的功效。天麻糯米酒是用天麻、党参等搭配糯米酿成，具有补脑益智、护发明目、活血行气的作用。糯米不但可配药物酿酒，还可以和果品同酿，如刺梨糯米酒等，常饮有助于预防心血管疾病、抗癌等。

温馨提示

糯米难消化，一次不宜食用过多，尤其老人、小孩或患病者更应慎用。糯米年糕无论甜或咸，其碳水化合物和钠的含量都很高，也应慎食。

挑选储藏

糯米以米粒较大、颗粒均匀，颜色白皙，有米香，无杂质的为好。若米粒发黑，有杂质则为次品。取少量糯米品尝，若有涩味、苦味等则为劣品。若选择袋装糯米，要看包装上是否标明QS标志、产品名称、净含量、生产企业及地址、生产日期及保质期、质量等级、产品标准号等内容。

储藏时，将糯米放置在阴凉、通风、干燥处保存，放在密闭的坛子、罐子中，可以保存更长时间。

营养成分

（以100克为例）

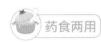

热量	348千卡
蛋白质	7.3克
脂肪	1克
碳水化合物	78.3克
膳食纤维	0.8克

药食两用

【偏方验方】

糯米河虾粥

► 有助于缓解月经不调、阳虚性腰膝无力

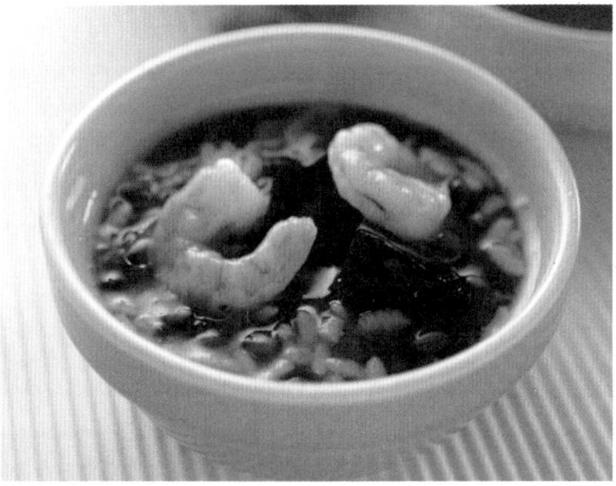

材料

糯　米	100克
韭　菜	100克
鲜河虾	50克
食　盐	适量
胡椒粉	适量

做法

1 将糯米洗净，浸泡约30分钟；鲜河虾去杂，洗净；韭菜洗净，切段。

2 将糯米、河虾放入锅内，加入适量清水，煮至熟；放入韭菜稍煮，依个人口味调入食盐、胡椒粉即可。

【养生食疗】

糯米红枣粥

► 健脾养胃、补中益气

材料

糯　米	100克
大　枣	30克
红　糖	适量

做法

1 将糯米洗净，浸泡约30分钟；大枣洗净、去核。

2 锅中放入适量水，倒入糯米，煮至八成熟；放入大枣，煮至熟；调入适量红糖，搅匀即可食用。

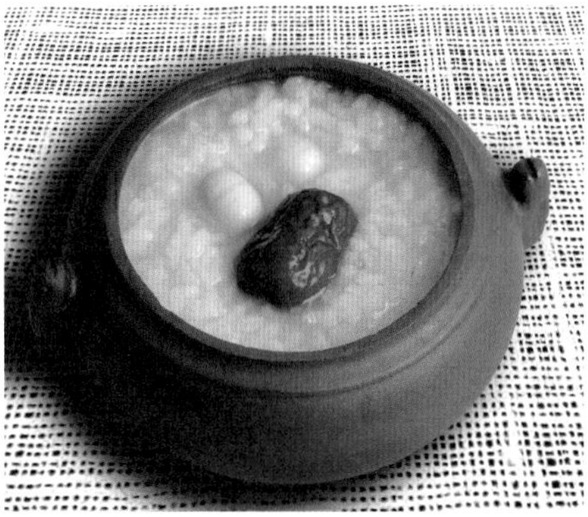

排脓散血 赤豆

药典记载

《神农本草经》：赤豆，主下水，排痈肿脓血。《药性本草》：赤豆，治热毒，散恶血。

调食和药

赤豆，又名红豆，营养丰富，应用广泛。因富含淀粉，又被人们称为『饭豆』。可直接煮粥、饭，做赤豆汤或冰棍、雪糕之类，还可加工成制作糕点所需的豆沙。赤豆能与多种药材搭配，发挥其食疗保健功效。一般人群均可食用，尤其适宜水肿、哺乳期的女性。

性味·功效

赤豆性平，味甘；具有健脾利湿、散血、解毒等功效。

赤豆熟了

5 6 7 8 9 10 11

产地分布

主要分布在吉林、河北、陕西、山东、安徽、江苏、浙江、江西等地区。

华北地区　华东地区
华南地区　华中地区
东北地区　西北地区
西南地区

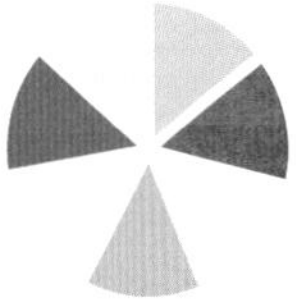

含维生素B_1，能促进糖类代谢，使脑部得到充足的能量供应，还可以消除疲劳、防治夏日常见疾病等。

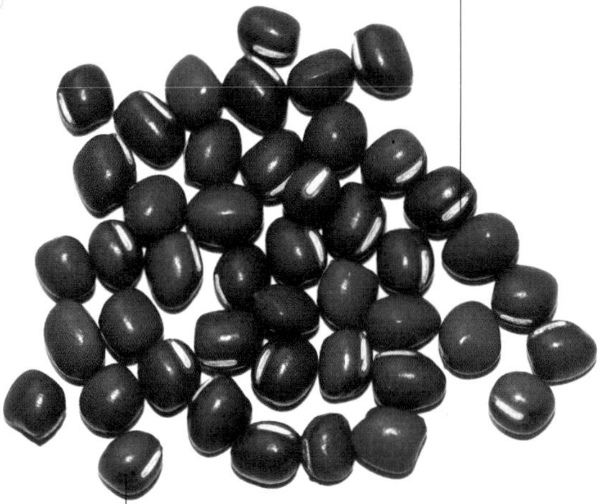

含有利尿作用的钾及改善便秘的膳食纤维，可以帮助身体排出异物，有一定的解毒功效。

解析赤豆

赤豆：
含蛋白质、脂肪、糖等多种营养成分。赤豆煮汤饮服，可用于辅助治疗肾脏、心脏、肝脏、营养不良、炎症等多种原因引起的水肿。赤豆与鸡肉搭配食用，营养全面，可以补血明目、驱风解毒。

赤豆花：
性平，味甘；可以解毒、消水肿、治腹泻、治下痢。

赤豆叶：
性平，味甘；有助于祛烦热、止尿频、明目。

同源延伸

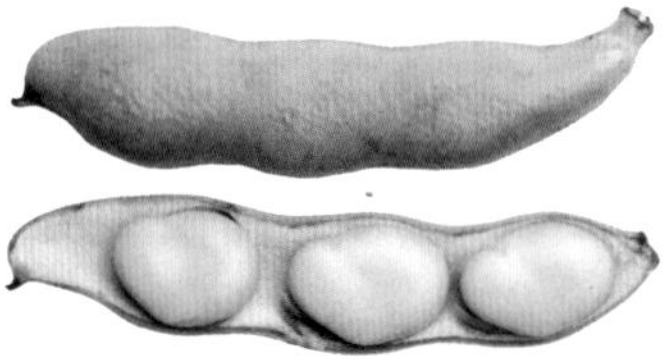

蚕豆

利尿、解毒消肿

含有调节大脑和神经组织的重要成分钙、锌、锰、磷脂等；并含有丰富的胆石碱，有增强记忆力和健脑作用。蚕豆中的钙，有利于骨骼对钙的吸收与钙化，能促进人体骨骼的生长发育。蚕豆花晾干研末，每次10克，用开水冲服，有助于缓解吐血、鼻血、妇女带下。

温馨提示

赤豆利尿，故尿频者应少吃；阴虚无湿热者及小便清长者忌食。赤豆与鲢鱼搭配食用，可以消肿祛瘀、驱除脾胃寒气。赤豆忌与猪肉、羊肝等同食。

挑选储藏

赤豆，一般以颗粒大小整齐均匀、饱满，色泽自然红润，豆皮薄，有正常豆类的清香者为佳；把赤豆浸泡在淡盐水中，完全浸没在水中的是质量好的豆子，浮在水面上的是质量不好的豆子；混合很多虫屎等小颗粒、豆子的颜色暗淡者是陈豆。袋装赤豆，则要注意其生产日期及保质期等。

储藏时，将赤豆中的杂物拣去，晒干，装入塑料袋中，再放入一些剪碎的干辣椒，密封起来，置于干燥、通风处。

营养成分

（以100克为例）

热量	324千卡
蛋白质	21.7克
脂肪	0.8克
碳水化合物	60.7克
膳食纤维	7.7克

药食两用

【偏方验方】

鲤鱼赤豆汤

► 有助于缓解脚气、腹胀水肿等

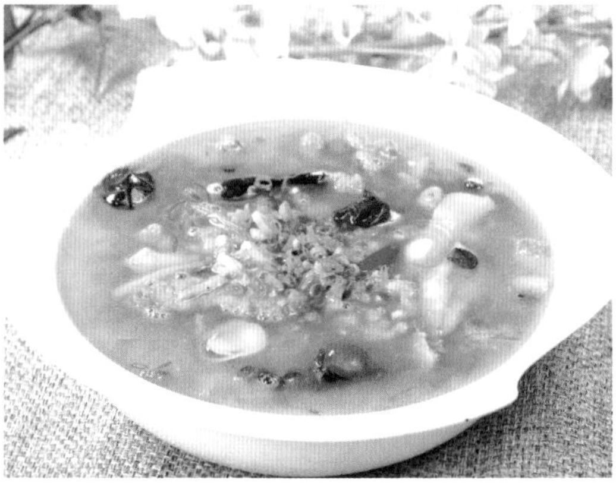

材料

鲤　鱼	150克
赤　豆	80克
葱　段	适量
姜　片	适量
食　盐	适量

做法

1. 将鲤鱼去鳞、内脏，洗净，剁成块。
2. 赤豆洗净，浸泡约30分钟。
3. 将鲤鱼、赤豆、葱、姜及少许盐，放入砂锅；大火煮沸，小火炖约45分钟即可。

【养生食疗】

赤豆粥

► 健脾益胃、清热解毒

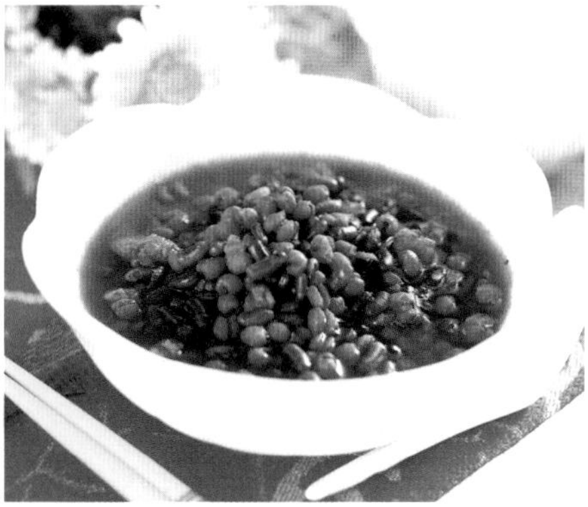

材料

粳　米	100克
赤　豆	50克
白　糖	适量

做法

1. 将赤豆洗净，浸泡约30分钟。
2. 粳米淘洗一下，放入锅中，加适量水浸泡。
3. 将赤豆放入浸泡粳米的锅中，大火煮沸，小火熬粥，待粥熟，调入适量白糖即可。

豆中之王

黄豆

药典记载

医学认为，食黄豆可令人长肌肤、益颜色、填精髓、增力气、补虚开胃，是适宜虚弱者的补益佳品。

调食和药

黄豆的营养丰富，被人们称为『植物肉』『绿色的乳牛』。黄豆不仅可以直接食用，还可加工成其他食品，如豆腐、豆皮、豆浆等，深受人们的喜爱。一般人群均可食用，更是更年期女性、糖尿病及心血管疾病患者的理想食品，也适宜脑力工作者和减肥的朋友食用。

性味·功效

黄豆性平，味甘；具有健脾利湿、益血补虚、清热解毒等功效。

黄豆熟了

5 6 7 8 9 10 11

产地分布

主要分布在东北、河南、陕西、山西等地区。

- 华北地区
- 华东地区
- 华南地区
- 华中地区
- 东北地区
- 西北地区
- 西南地区

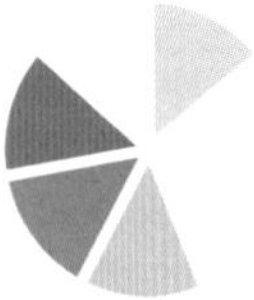

解析黄豆

含有亚油酸，有助于促进儿童的神经发育，降低血中胆固醇，还可以预防高血压、冠心病、动脉硬化等。

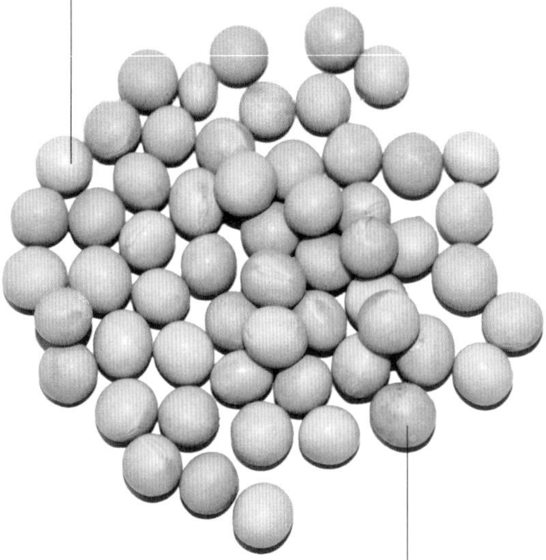

含有一种抑胰酶的物质，对治疗糖尿病有一定的辅助疗效。

黄豆叶：
性平，味甘；可以辅助治疗蛇毒。

黄豆花：
性平，味甘；有助于治疗目盲、翳膜。

黄豆芽：
性凉，味甘；富含蛋白质和维生素，可以润肤养颜、清热利湿等。

温馨提示

男性食用黄豆过多，精子质量会相应降低，特别是在生育方面已有问题的男性，不宜多吃黄豆；黄豆在消化吸收过程中会产生过多的气体造成胀肚，导致消化不良，有慢性消化道疾病者应少食；患有严重肝病、肾病、痛风、消化性溃疡、低碘者应忌食。需要注意，黄豆一定不能生吃，否则会中毒。

同源延伸

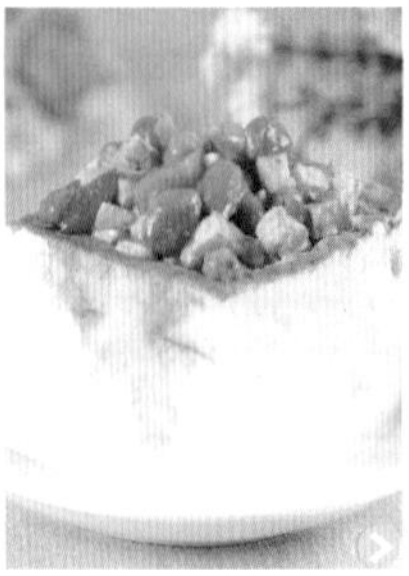

豆腐

补中益气、清热润燥

性凉，味甘；高蛋白、低脂肪，具有降血压、降血脂、降胆固醇等功效。常食豆腐可以补中益气、清热润燥、生津止渴、清洁肠胃等，生熟皆可，老幼皆宜，尤其适宜热性体质、口臭口渴、肠胃不清、热病后调养者食用。现代医学证实，豆腐除有增加营养、帮助消化、增进食欲的功能外，对牙齿、骨骼的生长发育也有一定的辅助作用。豆腐中丰富的植物雌激素，对防治骨质疏松症有良好的作用。

挑选储藏

优质黄豆外皮色泽光亮，表皮干净，颗粒饱满且整齐均匀，无破瓣，无缺损，无虫害，无霉变；黄豆脐色为黄白色或淡褐色；用牙咬豆粒，声音清脆且成碎粒，豆肉为深黄色；具有正常豆类的香气，无酸味或霉味。若为袋装黄豆，除看其豆色和豆脐色外，还应用手晃一下袋子，看是否有破瓣等，其生产日期及保质期也非常重要。

储藏时，可将黄豆装入密闭的容器或袋子里，并放些干辣椒；置于通风干燥处即可。

营养成分

（以100克为例）

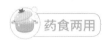

热量	359千卡
蛋白质	35克
脂肪	16克
碳水化合物	34.2克
膳食纤维	15.5克

药食两用

【偏方验方】

黄豆芝麻粥

► 补肝肾，润五脏

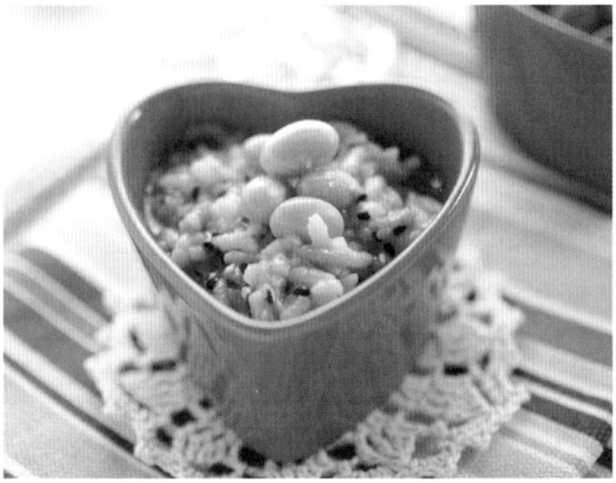

材料

黄　豆	100克
芝　麻	20克
大　米	100克

做法

1 黄豆洗净后再放入水中浸泡半天，芝麻炒焦研粉（可买现成的芝麻粉，超市有卖的）。

2 用黄豆、大米煮粥，可加高汤，粥滚后再加入芝麻粉、盐调味即可。

【养生食疗】

蜜枣黄豆牛奶饮

► 美容养颜、减肥瘦身

材料

鲜牛奶	150克
黄　豆	80克
蜜　枣	20克
冰　糖	适量

做法

1 将蜜枣泡发，洗净；黄豆洗净，浸泡约30分钟。

2 将黄豆、蜜枣、鲜牛奶及适量水，放入搅拌机，适当搅拌。

3 汁倒入杯中，调入适量冰糖，搅匀即可。

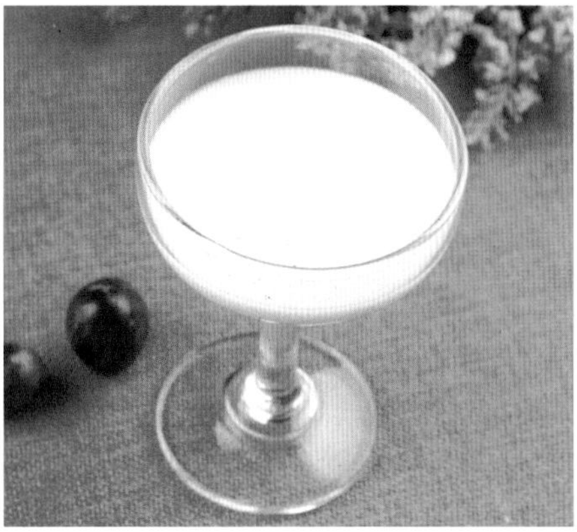

青稞

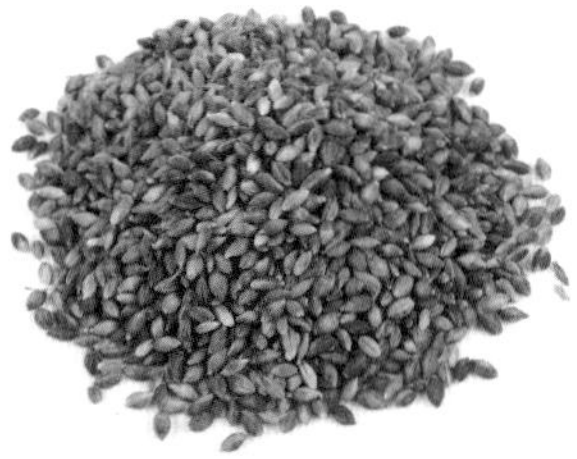

「性　　味」性平，味咸。

「功　　效」除湿发汗、壮精益力、下气宽中等。

「主 产 地」西藏、青海、四川、云南等地区。

「药食两用」青稞与绿豆煮食，有助于排毒解暑、强健体魄等。

温馨提示

每餐以40克为宜，脾胃虚弱者不宜多食。一次食用过多或饮青稞酒过量，易引起腹胀。

青豆

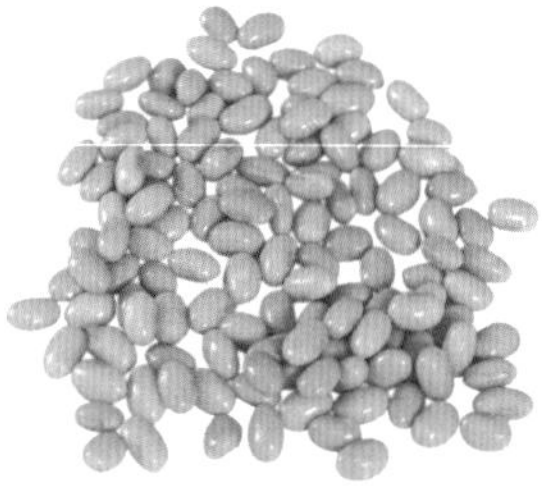

「性　　味」性平，味甘。

「功　　效」消除炎症、健脑、保持血管弹性等。

「主 产 地」东北、华北、陕、川及长江下游地区。

「药食两用」青豆、银耳、枸杞，用水煎煮，加适量冰糖食用，有助于明目解暑。

温馨提示

青豆不宜久煮，否则会变色。

花豆

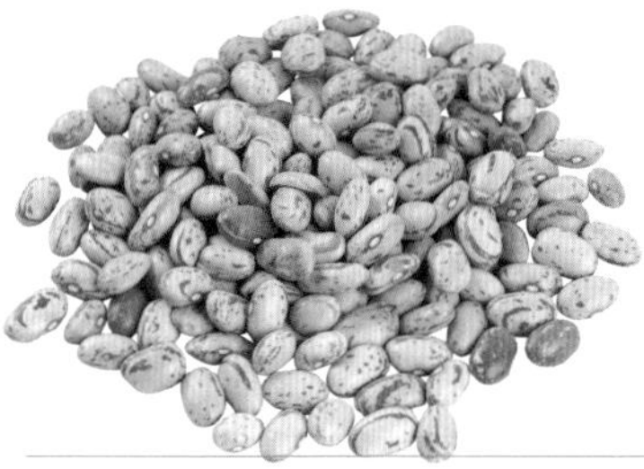

「性　　味」性温，味甘。

「功　　效」健脾壮肾、增强食欲、补血补钙等。

「主 产 地」湖南桂东、浏阳等地区。

「药食两用」与香菇、枸杞、人参、红枣一起炖鸡食用，有助于健脾养胃。

温馨提示

花豆对肥胖症、高血压、冠心病、糖尿病等有食疗作用，为煲汤佳品，在民间享有“豆中之王”的美誉。

紫米

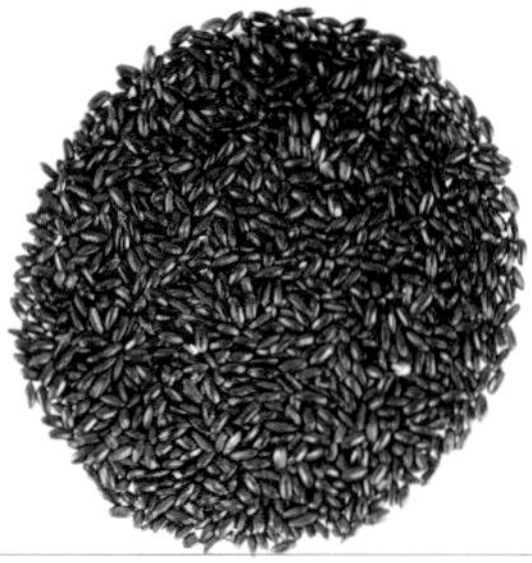

「性　　味」性温，味甘。

「功　　效」滋阴补肾、健脾暖肝、明目活血等。

「主 产 地」陕西、四川、贵州、云南等地区。

「药食两用」与桂圆、红枣，熬粥食用，有助于滋阴补肾，可用于女性月经不调等症。

温馨提示

洗紫米时，不宜用力搓洗，浸泡后的水（红色）可随同紫米一起蒸煮食用。

刀豆

「性　　味」性温，味甘。

「功　　效」温中下气、益肾补元、散寒止呕等。

「主 产 地」广东、海南、广西、四川、云南等地区。

「药食两用」猪肾剖开；刀豆研为细末，放入其中，外用白菜或荷叶包裹，置火灰中煨熟；除去包裹物，切碎嚼食。可用于肾虚腰痛及妊娠期腰痛。

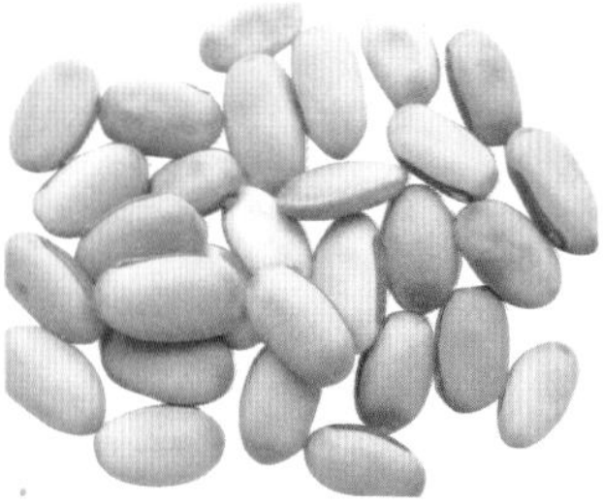

温馨提示

胃热盛者慎食。

红腰豆

「性　　味」性温，味甘。

「功　　效」补血养颜、增强免疫力、降糖消渴等。

「主 产 地」云南、广东等地区。

「药食两用」煲汤食用，有助于健脾益气，还可以调理贫血。

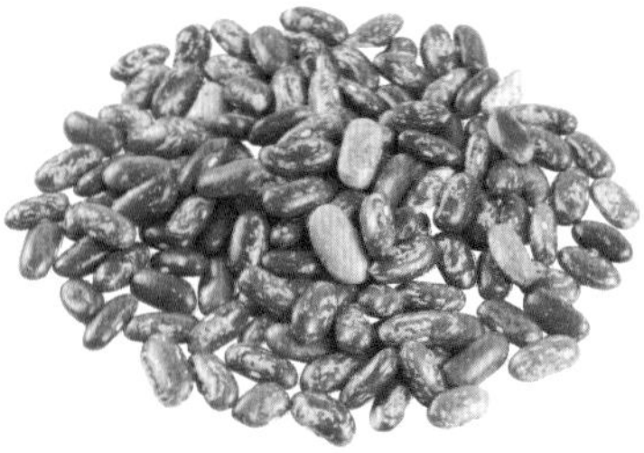

温馨提示

一定要煮熟，否则易引起过敏等症状；烹饪时，红腰豆过油时间不宜过长，否则易发黑。

纳豆

「性　　味」性平，味咸。

「功　　效」排毒养颜、润肠通便、抗菌抗癌等。

「主 产 地」河北、山东等地区。

「药食两用」纳豆与适量芥末同食，有助于防治心血管疾病。

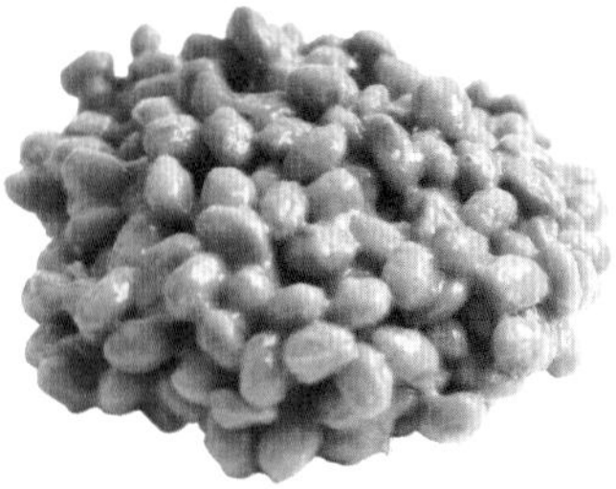

温馨提示

纳豆不可与香豆素系药物同食。慢性肾功能不全的患者忌食；手术后及伤口未愈合者忌食。

黑豆

「性　　味」性平、味甘。

「功　　效」温肺祛燥、补血安神、延缓衰老等。

「主 产 地」河南、黑龙江、吉林、辽宁等地区。

「药食两用」黑豆制成的黑豆浆，常喝有助于降血脂、预防心血管疾病、抗氧化等，还可以延缓老化、养颜美容，增加肠胃蠕动。

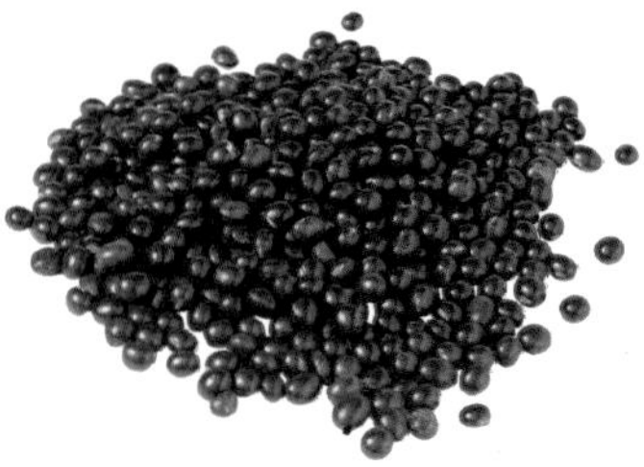

温馨提示

黑豆忌与蓖麻子、厚朴同食。

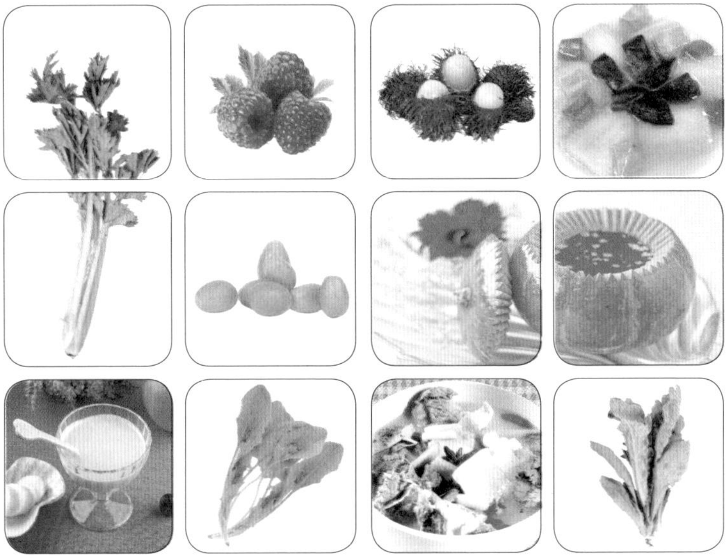

第二章 蔬菜水果均衡营养

蔬菜，种类繁多，营养丰富，可以提供人体所需的多种维生素、膳食纤维及矿物质等。蔬菜是低糖、低盐、低脂的健康食物，可以预防各种疾病，同时还有助于减轻环境污染对人体的损害。水果，含有较多水分，富含多种维生素等营养成分，对人体的生理机能起着重要作用。

平时多食蔬菜和水果，不仅可以满足人体对多种营养成分的需求，还可以达到美容养颜的效果。

解毒消肿
茄子

药典记载

《滇南本草》：茄子，能散血、消肿、宽肠。大便干结、痔疮出血以及患湿热黄疸者，可多吃茄子。

调食和药

茄子的营养丰富，含有蛋白质、脂肪、碳水化合物、维生素以及钙、磷、铁等多种营养成分，吃法多样，既可炒、烧、蒸、煮，也可油炸、凉拌、做汤，因茄子皮富含B族维生素，所以吃茄子时不宜去皮，一般人群均可食用茄子，尤其适宜夏季容易长痱子、生疮疖者。

性味·功效

茄子性凉，味甘；
具有清热凉血、消肿解毒、抗衰老等功效。

与苦瓜搭配食用，是心血管患者的理想保健菜。

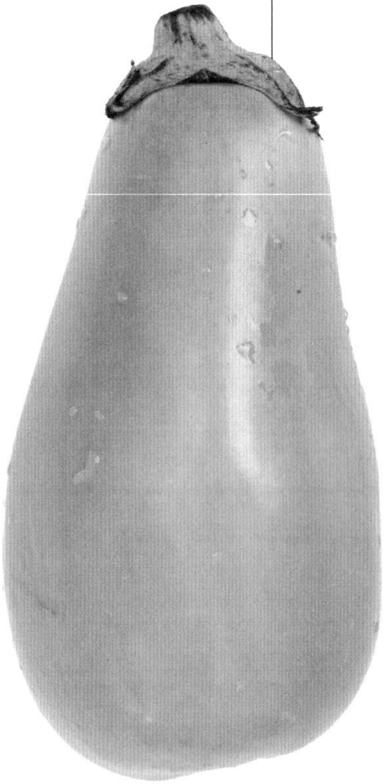

茄子熟了

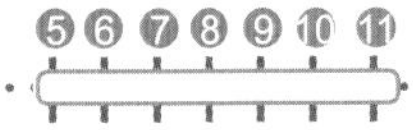

产地分布

主要分布在江西、湖南、广东、广西等地区。

华北地区　华东地区
华南地区　华中地区
东北地区　西北地区
西南地区

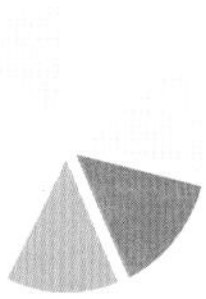

解析茄子

茄子：
含有维生素E，长期食用，有助于抑制血液中胆固醇升高，对延缓人体衰老也有一定的保健功效；含有龙葵碱，有助于抑制消化系统肿瘤的增殖，对于防治胃癌有一定保健效果；含丰富的维生素P，有助于增强人体细胞间的黏力，增强毛细血管的弹性，降低毛细血管的脆性及渗透性，可以很好地保护毛细血管。

茄子根：
用其煎水，并趁热洗冻伤处，有助于缓解冻伤痛痒及冻疮的复发等。

同源延伸

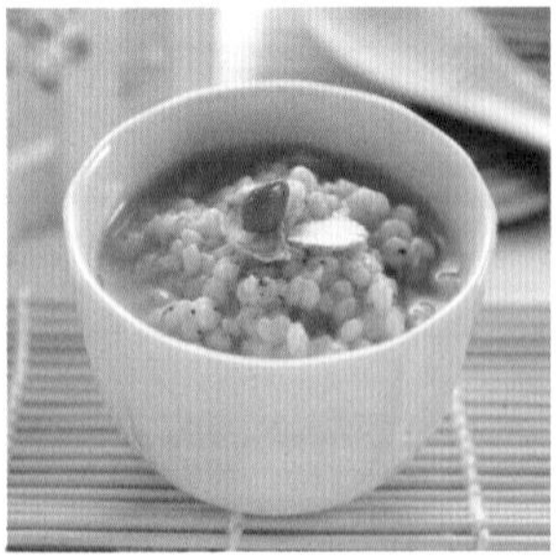

茄子粥

清热活血、利尿降压

现代营养学研究发现，茄子还含有丰富的维生素P，它能令血管壁保持弹性和生理功能，有助于保护心血管、预防血管硬化和破裂，对防治高血压、冠心病、动脉硬化和出血性紫癜有一定的辅助治疗作用。用茄子、粳米、肉末熬煮的茄子粥，具有清热活血、利尿降压的功效，适用于高血压病、冠心病等症。

温馨提示

茄子与肉搭配，有助于稳定血压、预防紫癜。切好的茄子易变色，可用水浸泡，待用时，再捞起沥干。脾胃虚寒、哮喘者慎食茄子；不宜与螃蟹同食。

营养成分

（以100克为例）

热量	23千卡
蛋白质	1.1克
脂肪	0.2克
碳水化合物	4.9克
膳食纤维	1.5克

挑选储藏

挑选茄子时，要选择均匀周正，老嫩适度，无裂口、无腐烂、无斑点，皮薄、籽少、肉厚且细嫩的。一般嫩茄子颜色发暗，皮薄肉松，较轻，籽嫩味甜，籽肉不易分离，花萼下部有一片绿白色的皮；老茄子颜色光亮、光滑，皮厚而紧，肉坚籽实，肉籽容易分离，籽黄硬，较重，有的带苦味。

茄子表皮有一层蜡质，可保护茄子免受侵害及腐烂变质，所以储藏时，要防水，置于阴凉通风处；或者用保鲜膜包好，置于冰箱冷藏。

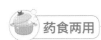

药食两用

【偏方验方】

凉拌茄子条

► 有助于降压、降脂

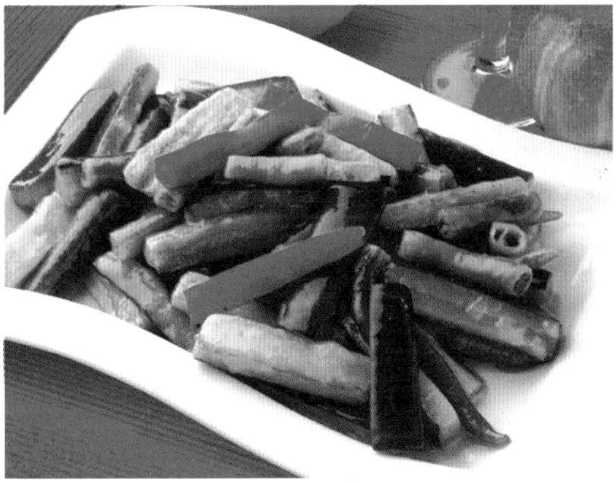

材料

茄子 …… 150克
麻酱 …… 1匙
酱油 …… 适量
食盐 …… 适量

做法

1 将茄子洗净，切成长条状，放入沸水中焯熟后控水，装盘。

2 麻酱调入少许盐、水，搅拌得黏稠适度。

3 将拌好的麻酱与适量酱油，淋在茄子上，拌匀即可食用。

【养生食疗】

西红柿烧茄子

► 降压益心、抗癌防衰

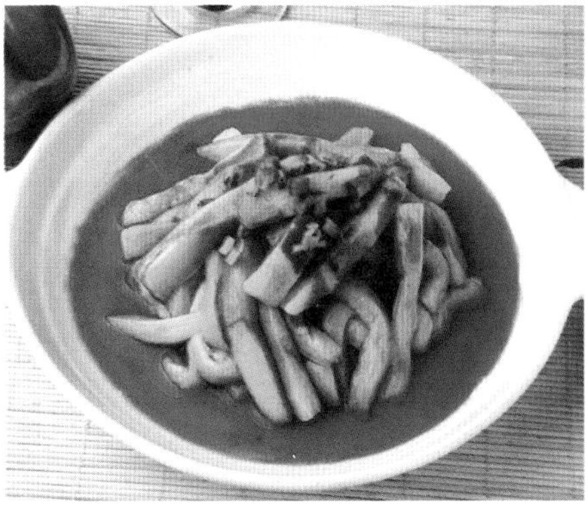

材料

茄子 …… 150克
西红柿 …… 120克
辣椒油 …… 100克
食用油 …… 1匙
食盐 …… 适量
味精 …… 少许

做法

1 将茄子洗净，切块，放入开水中焯一下；西红柿洗净，切条。

2 锅中放油，油热放入茄子翻炒；加适量水；倒入西红柿烧煮至熟；调入辣椒油、盐及味精即可。

特效保健蔬菜

南瓜

药典记载

《中国药植图鉴》：煮熟用纸敷贴于肋膜炎、肋间神经痛患处，可消炎止痛。

《医林纂要》：益心敛肺。

调食和药

南瓜，味甘适口，是夏秋季的瓜果之一，含有蛋白质、胡萝卜素、B族维生素等多种营养成分，具有润肺益气、止咳平喘、驱虫解毒、降压、美容等功效，在国际上被誉为『特效保健蔬菜』。用南瓜烹饪的各种粥、汤，集美容与健身于一体，深受人们的喜爱，一般人群均可食用。

性味·功效

南瓜性温，味甘；具有补中益气、消炎止痛、止咳平喘等功效。

南瓜熟了

5 6 7 8 9 10 11

产地分布

主要分布在浙江、江苏、河北、山东、山西、四川等地区。

华北地区 华东地区 华南地区 华中地区 东北地区 西北地区 西南地区

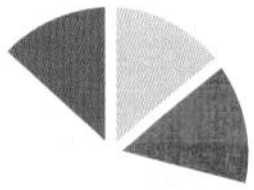

解析南瓜

瓜肉煮熟，捣成泥状，敷贴患处，可以消炎止痛。

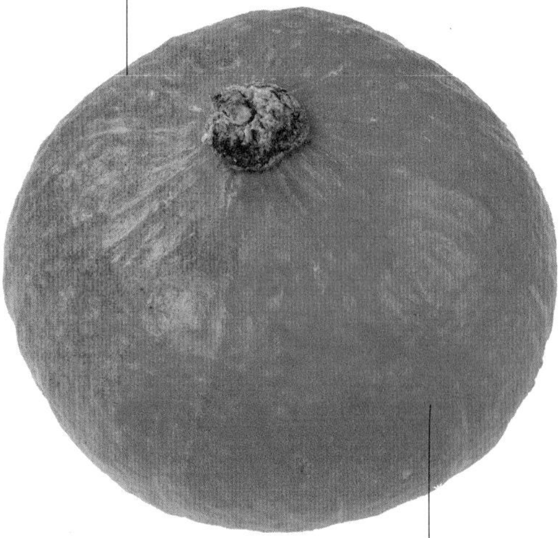

与绿豆搭配食用，可以补中益气、清热生津；与山药同食，可以提神补气、强肾健脾。

南瓜藤：
性微寒，味甘、苦；具有清肺、和胃、通络等功效，可以辅助治疗胃痛、月经不调、烫伤等症状。

南瓜花：
性凉，味甘；具有清利湿热、消肿散瘀、抗癌防癌等功效，还可辅助治疗痢疾、咳嗽、结膜炎、乳腺炎等症状。

南瓜子：
性平，味甘；可以驱虫、消肿。南瓜子和薏仁煮食，可以健脾利水，适用于脾虚水肿、小便短少等症状。

同源延伸

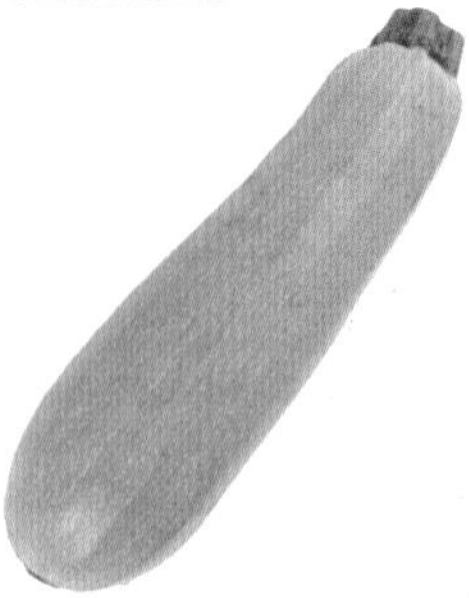

西葫芦

清热利尿、润泽肌肤

富含维生素C、葡萄糖等营养物质，具有清热利尿、润肺止咳、滋养肌肤等功效，对于辅助治疗水肿腹胀、烦渴、疮毒以及肾炎、肝硬化腹水等有一定的保健功效；还含有一种干扰素的诱生剂，可刺激机体产生干扰素，提高免疫力，从而有助于抗病毒和肿瘤。烹调西葫芦时不宜煮得太烂，以免营养损失。

温馨提示

在服用中药期间不宜食用南瓜。南瓜与猪肉搭配，有助于降低血糖。南瓜忌与辣椒搭配，否则会破坏维生素C；忌与羊肉同食，否则易引发腹胀、便秘。

营养成分

（以100克为例）

热量	22千卡
蛋白质	0.7克
脂肪	1克
碳水化合物	5.7克
膳食纤维	0.8克

挑选储藏

挑选南瓜时，首选外观完整，果肉金黄色，分量比较重，没有损伤、虫蛀的为好。在南瓜上切一个小口，摸一下流出的液体，若黏手，则含糖量高。如果南瓜表面没有光泽，较粗糙，则比较老；嫩南瓜水分多，瓜肉薄而脆；老南瓜则较甜。可依个人喜好选择。

南瓜易保存，完整的南瓜放在阴凉处或放在冰箱冷藏室即可；切开的南瓜，需先去掉瓤，用保鲜膜包好，放入冰箱，可保存一周左右。

药食两用

【偏方验方】

南瓜红枣羹

► 有助于改善虚寒性哮喘

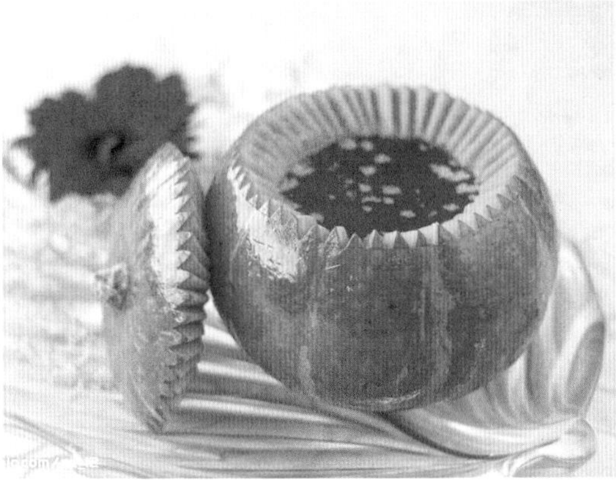

材料

- 南　瓜　250克
- 红　枣　20克
- 红　糖　适量

做法

1 将南瓜瓤掏空，将瓜肉切块。

2 红枣洗净，去核。

3 将南瓜块、红枣、红糖放入砂锅，加适量水；大火煮沸，小火煮至熟即可。

【养生食疗】

南瓜粥

► 补中益气、清热润肺

材料

- 大　米　100克
- 南　瓜　60克

做法

1 将南瓜洗净，去皮、瓤，切块。

2 大米淘洗干净，浸泡约30分钟。

3 大米连同浸泡水放入锅中，大火煮沸；放入南瓜，继续煮至米、瓜熟烂即可。

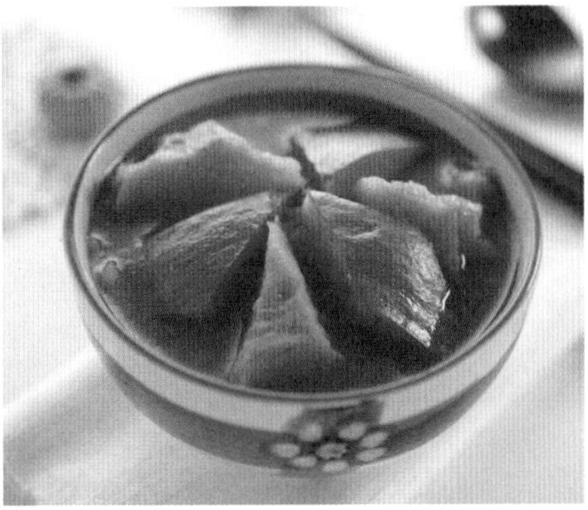

润燥杀虫 油菜

药典记载

《随息居饮食谱》：油菜，散血消肿，破结通肠。

调食和药

油菜，营养丰富，钙、铁等矿物质含量很高，在黄绿色蔬菜中可以称得上是营养储备的高手。油菜的食用方法较多，可以炒、烧、炝、扒等，油菜心还可以做烹饪其他菜肴的配料，一般人群均可食用，尤其适宜口腔溃疡、口角湿白、齿龈出血、牙齿松动、瘀血腹痛者，以及癌症患者食用。

性味·功效

油菜性平，味甘、辛；具有活血化瘀、解毒消肿、强身健体等功效。

油菜熟了

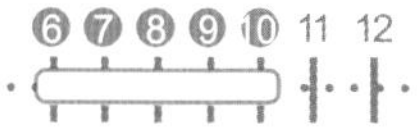

产地分布

主要分布在内蒙古、河北、山东、河南、四川、安徽、湖北等地区。

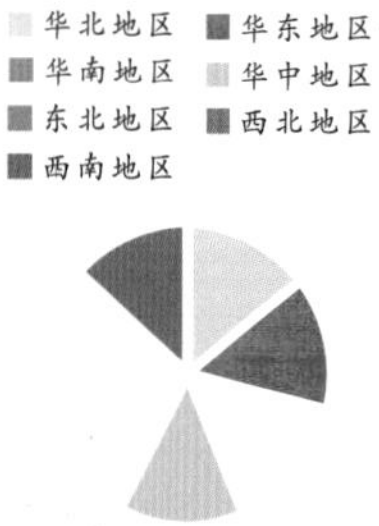

含有丰富的钙质，每天食用100克左右油菜，可以满足身体对钙的需求量。

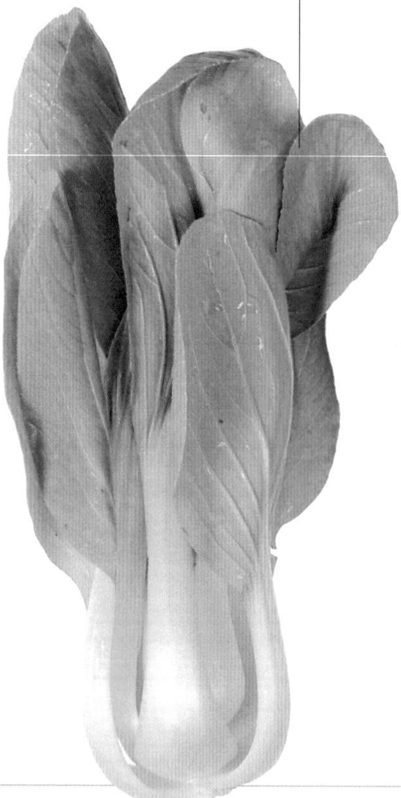

解析油菜

油菜茎和叶：
含有大量胡萝卜素和维生素C，有助于增强机体免疫能力；含有的植物纤维素，可以促进肠道蠕动，缩短粪便在肠腔停留的时间，从而有助于预防便秘及肠道肿瘤。

油菜籽：
我国主要油料作物和蜜源作物之一，有助于行滞活血，对治疗产后心、腹诸疾及恶露不下，蛔虫肠梗阻等有一定的辅助疗效。

温馨提示

痧痘、目疾患者、小儿麻疹后期、疥疮、狐臭等慢性疾病患者要少食油菜；孕妇应慎食；过夜的熟油菜易造成亚硝酸盐沉积，增加患癌风险，应忌食。

同源延伸

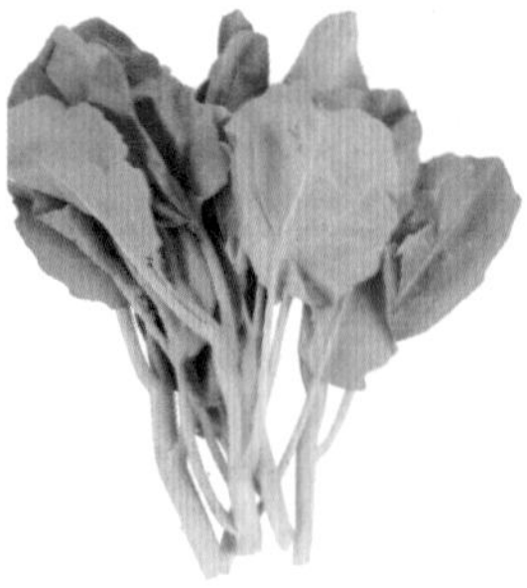

芥蓝

消暑解热、清心明目

芥蓝味甘，性辛，其含纤维素、糖类等。除了有利水化痰、解毒祛风作用外，还有消暑解热、解劳乏、清心明目等功效，能润肠祛热气、下虚火、止牙龈出血，对肠胃热重、熬夜失眠、虚火上升、牙龈肿胀出血等也有辅助治疗效果。

营养成分

（以100克为例）

热量	23千卡
蛋白质	1.8克
脂肪	0.2克
碳水化合物	3.8克
膳食纤维	1.1克

挑选储藏

挑选油菜时，以叶片深绿且光亮细长，茎部结实肥厚、鲜脆，没有伤痕者为佳；此外，还要仔细观察菜叶的背面有无虫迹和药痕，应选择无虫迹、无药痕的油菜。由于油菜的品种较多，应选择菜叶狭窄修长，有油质感，放在手中有柔软感的；叶面阔而茎部粗大，油菜心部出现白点，说明水分干脱，不宜选择。

储藏油菜时，先用保鲜膜包起来，并将根部朝下，竖立摆放在冰箱的保鲜室内，但应尽快食用，不宜长时间储藏。

药食两用

【偏方验方】

油菜猪肺汤

► 有助于缓解肺结核、咳嗽

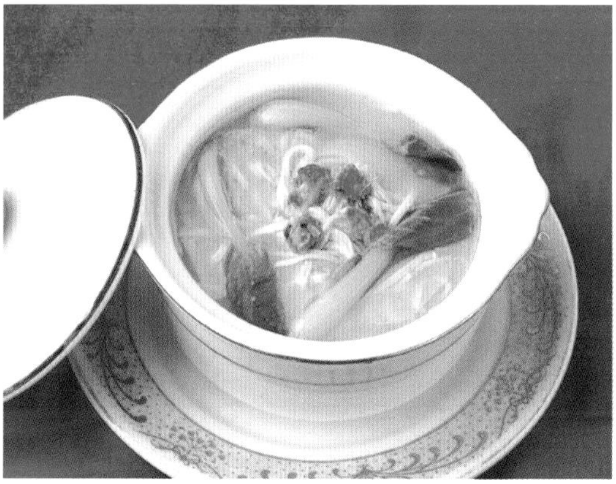

材料

油　菜	50克
猪　肺	150克
甜杏仁	10克
生　姜	适量
食　盐	适量

做法

1 将油菜掰开，洗净；猪肺洗净切片，置锅中炒干；姜洗净，切成片。

2 锅中放油，油热加入姜片爆香，倒入适量清水、甜杏仁，大火煮沸；放入猪肺，煮至八成熟；放入油菜煮至熟，调入盐即可。

【养生食疗】

凉拌油菜

► 宽肠通便、降糖

材料

油　菜	200克
麻　油	1匙
醋	1匙
食　盐	适量
葱　花	适量
香　油	少许

做法

1 用清水将油菜清洗干净。

2 热锅烧水，水沸腾时，下入油菜，稍许捞出，沥干水分装盘。

3 用适量的麻油、盐、醋、香油、葱花与油菜拌匀即可食用。

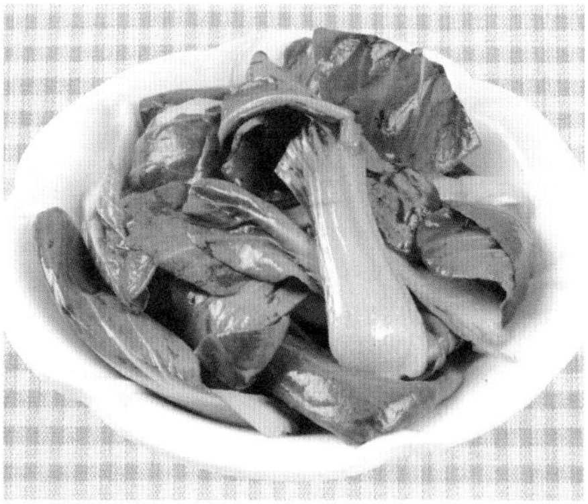

清热止痛 圆白菜

药典记载

《本草纲目》：甘蓝（包心菜），煮食甘美，其根经冬不死，春亦有英，生命力旺盛，故誉为『不死菜』。

调食和药

圆白菜，又名卷心菜、洋白菜，营养丰富，产量高，耐储藏，在我国种植也较普遍，是东北、西北、华北等地区春、夏、秋季的主要蔬菜之一。圆白菜有炒、炖、凉拌等食用方式，一般人群均可食用，尤其适宜动脉硬化、胆结石症、肥胖者，孕妇及有消化道溃疡者也宜食用。

性味·功效

圆白菜性平，味甘；具有补骨髓、润脏腑、益心力、壮筋骨等功效。

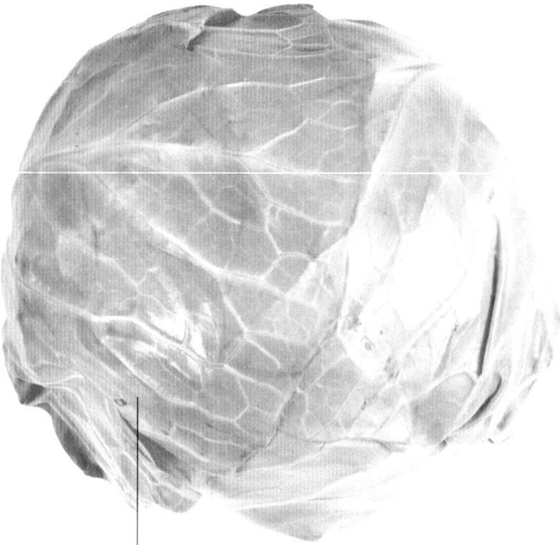

富含维生素C，经常食用，有助于保护牙齿及牙龈，美容养颜等。

圆白菜熟了

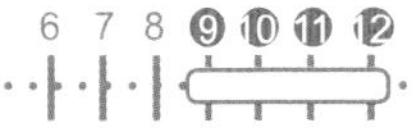

产地分布

主要分布在内蒙古、新疆、黑龙江、山东、河南、甘肃等地区。

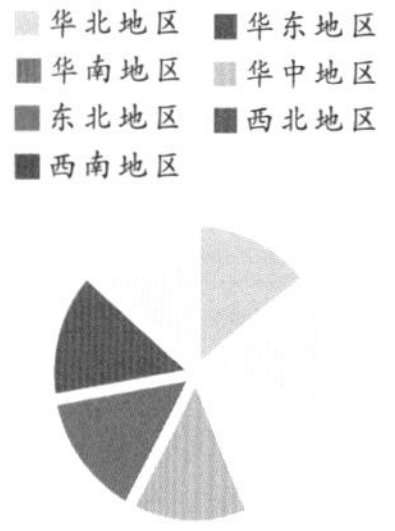

解析圆白菜

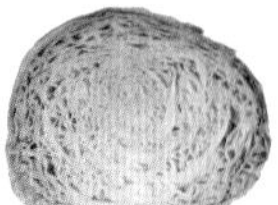

圆白菜：富含维生素U，对胃溃疡有很好的辅助治疗效果，还有助于加速伤口的愈合；因其富含叶酸，怀孕的女性及贫血者可以多吃圆白菜；含有植物杀菌素，有抑菌消炎的作用，对治疗咽喉疼痛、外伤肿痛、蚊叮虫咬、胃痛、牙痛等有一定的食疗功效。经常食用圆白菜，还有助于提高人体免疫力，预防感冒，提高癌症患者的身体抵抗力等。所以在抗癌蔬菜中，圆白菜名列前茅。

温馨提示

圆白菜含有膳食纤维较多，且质硬，故脾胃虚寒、泄泻及小儿脾弱者应慎食；患有皮肤瘙痒性疾病，眼部充血患者应忌食；腹腔及胸外科手术后也应忌食。圆白菜的热量低，是制作沙拉的优质食材；若烹饪食用，则要注意烹饪的火候不宜太大，否则圆白菜会变得不脆。

同源延伸

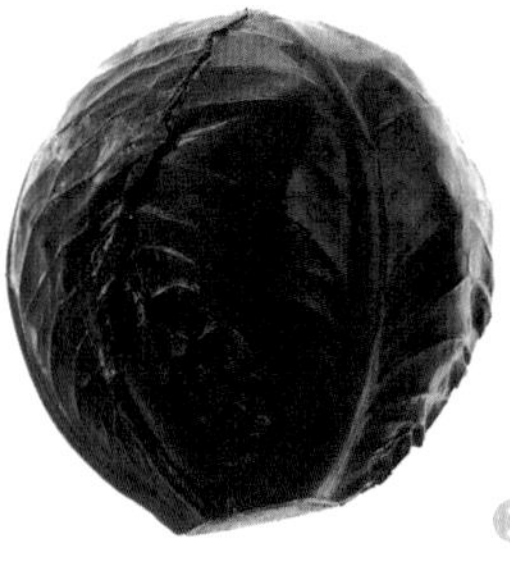

紫甘蓝

美容健体、帮助消化

与圆白菜颜色不同，营养成分与功效相似。相对圆白菜来说，紫甘蓝还含有丰富的花青素，能保护人体免受自由基的损伤，具有抗衰老的作用，还能增强血管弹性，抑制炎症和过敏，改善关节的柔韧性。紫甘蓝可生食，也可炒食。为了保持营养，以生食为好；若炒食，要急火重油，翻炒后迅速起锅。

挑选储藏

挑选圆白菜时，以平头型、圆头型质量为好，这两个品种菜球大，也较紧实，茎叶肥嫩，出菜率高，吃起来味道也好。在同类型圆白菜中，应选菜球紧实的，手感越硬实越好；同重量时体积小者为佳。已切开的圆白菜，要注意切口必须新鲜，叶片紧密，握在手上，感觉沉重者为佳。

储藏圆白菜时，因其心易腐烂，可将心挖除，用沾湿的报纸塞入其中，再用保鲜膜包起来。已切开的圆白菜，先将其风干，然后用保鲜膜包好，放入冰箱保存，但存放时间不宜过长。

营养成分

（以100克为例）

热量	17千卡
蛋白质	1.5克
脂肪	0.1克
碳水化合物	3.2克
膳食纤维	0.8克

药食两用

【偏方验方】

圆白菜葡萄汁

► 可以有效缓解青春痘、便秘

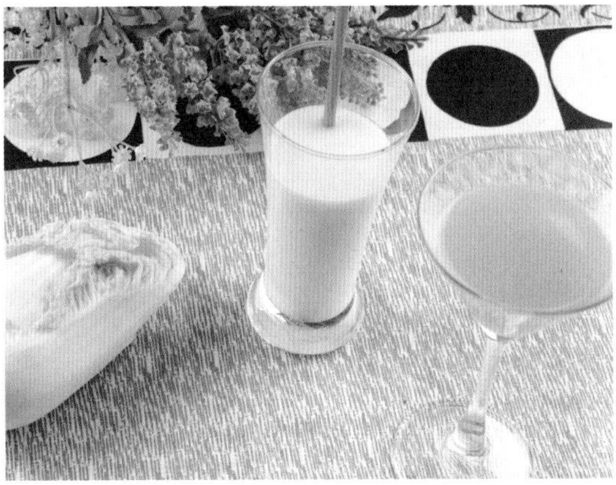

材料

圆白菜	120克
柠　檬	50克
冰　块	适量

做法

1. 将圆白菜洗净，切碎。
2. 柠檬洗净，切片。
3. 将圆白菜、柠檬放入榨汁机搅拌，取汁加入冰块即可。

【养生食疗】

凉拌手撕圆白菜

► 润脏腑、促消化

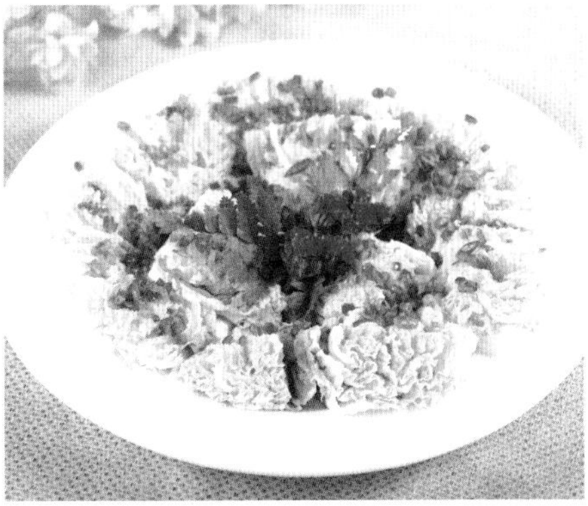

材料

圆白菜	150克
香　菜	30克
辣　椒	6克
花　椒	5克
八　角	3克
食　盐	适量
味　精	少许

做法

1. 圆白菜洗净，用手撕成小块；焯水后控干水分；辣椒切碎；香菜洗净，切碎。
2. 锅中放油，油热后放辣椒、花椒、八角爆香；将其撒在菜上，用盐、味精调味，拌匀即可。

润肌美容
丝瓜

药典记载

《医学入门》：治男妇一切恶疮，小儿痘疹余毒，并乳疽、疔疮。《陆川本草》：丝瓜，生津止渴，解暑除烦。

调食和药

丝瓜的药用价值很高，全身都可入药。含有B族维生素、维生素C等营养成分，有美白护肤、消除斑块，使皮肤洁白、细嫩的作用，是不可多得的美容佳品，故丝瓜汁有『美人水』之称。一般人群均可食用，尤其适宜月经不调、身体疲乏、痰喘咳嗽、产后乳汁不通的女性食用。

性味·功效

丝瓜性凉，味甘；
具有清暑凉血、解毒通便、润肤美容等功效。

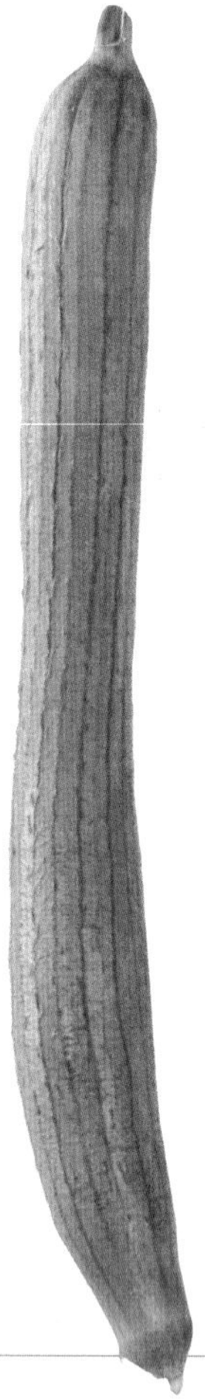

丝瓜熟了

5 6 7 8 9 10 11

产地分布

主要分布在广西、广东、海南等地区。

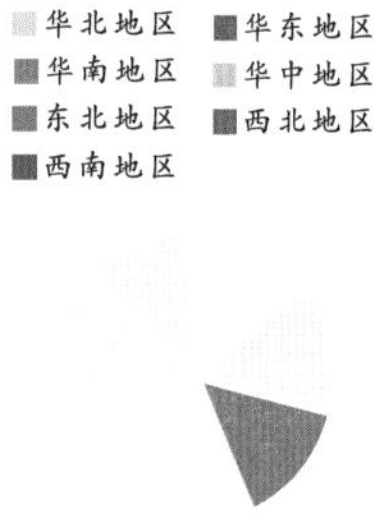
华北地区
华东地区
华南地区
华中地区
东北地区
西北地区
西南地区

解析丝瓜

丝瓜藤：
性微寒，味苦；具有舒筋活血、止咳化痰、解毒杀虫等功效。

丝瓜籽：
可以清热化痰、润燥、驱虫等。

丝瓜根：
可以活血通络、清热解毒等。

丝瓜叶：
可以清热解毒、止血、祛暑等。

丝瓜皮：
有助于清热解毒等。

丝瓜络：
性凉，味甘；具有祛风、活血、通经活络等功效，还可以代替海绵来洗刷灶具、家居等。

同源延伸

丝瓜水

美容养颜、补水抗皱

提取丝瓜天然汁液，经沉淀、蒸馏、过滤等进行提纯，有美白、抗皱、补水等多种美容功效，成分天然，无刺激。

温馨提示

丝瓜不可生食、多食；体虚内寒、腹泻者不宜多食。烹煮丝瓜时，不宜加酱油、豆瓣酱等口味较重的酱料，以保持丝瓜原有的清淡及香嫩爽口。

营养成分

（以100克为例）

热量	20千卡
蛋白质	1克
脂肪	0.2克
碳水化合物	4.2克
膳食纤维	0.6克

挑选储藏

挑选丝瓜时，首选皮色为嫩绿或淡绿色的，果肉顶端比较饱满，无臃肿感的为好；若皮色枯黄或瓜皮干皱，瓜体肿大且局部有斑点和凹陷，则该瓜过熟不宜选择。瓜条匀称，瓜身茸毛完整的较为新鲜；瓜肚大，说明籽多，不宜选择。

储藏丝瓜时，将丝瓜用保鲜袋装好，袋上留几个小孔，平放在通风湿润处，不要层叠；也可以将丝瓜装入保鲜袋后，放入冰箱；丝瓜还可以切片晒干后保存。

药食两用

【偏方验方】

金针菇烧丝瓜

► 有助于改善痰喘、咳嗽等症状

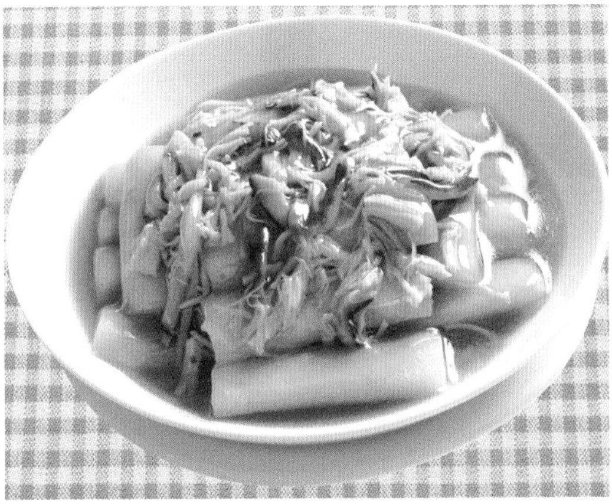

材料

丝　瓜	200克
金针菇	50克
香　菇	5克
橄榄油	1匙
食　盐	适量
味　精	适量
食用油	适量

做法

1 将丝瓜洗净，去皮，切段。金针菇去根切段，香菇切片。

2 锅中放油，油热后放入丝瓜、金针菇、香菇煸炒。

3 待丝瓜熟时，放入盐和味精调味即可。

【养生食疗】

香菇烧丝瓜

► 益气血、通经络

材料

丝　瓜	150克
香　菇	80克
姜　丝	5克
食用油	1匙
料　酒	1匙
食　盐	适量

做法

1 香菇去蒂，洗净；丝瓜洗净，去皮，切片。

2 锅中放油，油热放入姜丝爆香；倒入丝瓜、香菇、料酒翻炒；调入盐即可装盘。

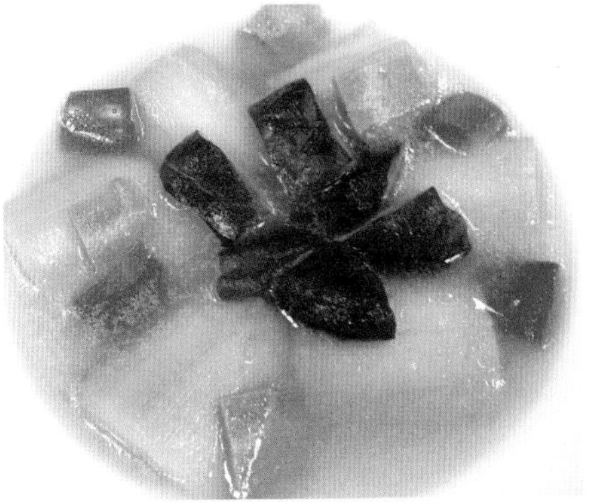

药典记载

美国营养学家研究，菜花内有多种吲哚衍生物，此化合物有降低人体雌激素水平的作用，可预防乳腺癌。

调食和药

菜花，又名花菜、花椰菜，有白、绿两种，绿色的又叫西蓝花。质地细嫩，味甘鲜美，营养丰富，维生素C含量高，有『维生素C宝库』之称，食后极易消化吸收。一般人群均可食用，尤其适宜中老年人、儿童和脾胃虚弱、消化功能不强者食用。

维生素C宝库

菜花

性味·功效

菜花性凉，味甘；具有补肾益精、健脑壮骨、健脾和胃等功效。

菜花熟了

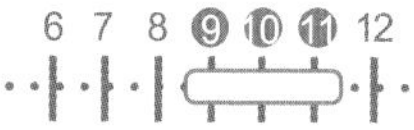

产地分布

主要分布在山东、河北、河南、内蒙古、青海等地区。

■华北地区 ■华东地区
■华南地区 ■华中地区
■东北地区 ■西北地区
■西南地区

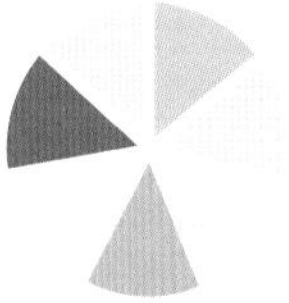

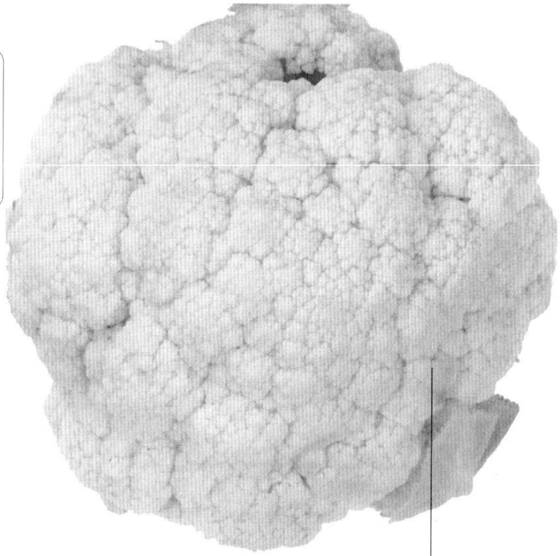

所含的类黄酮可以预防感染、清洁血管等。

解析菜花

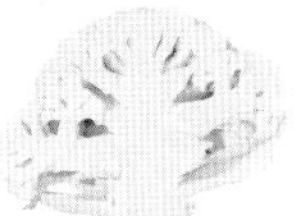

菜花：

含丰富的维生素C，有很强的抵抗病毒能力，可以防癌、滋养肌肤、强身健体，经常食用，还有利于促进人体的生长发育，提高人体的免疫功能；菜花中所含的维生素K，有助于强化骨骼，维护血管韧性。菜花还含有抗氧化、防癌症的微量元素，长期食用，有助于降低乳腺癌、直肠癌及胃癌等癌症的发病率。炎炎夏日，口觉干渴、小便金黄、大便硬实或不畅通时，用菜花煎汤饮服，具有清热解渴、利尿通便等功效。

温馨提示

菜花食用前用开水焯及烹饪的时间均不宜过长，否则易破坏其营养成分。菜花与鸡肉搭配，有助于预防乳腺癌；不宜与猪肝搭配，否则会降低其营养价值。吃菜花的时候宜充分咀嚼，这样更有利于营养的吸收。

同源延伸

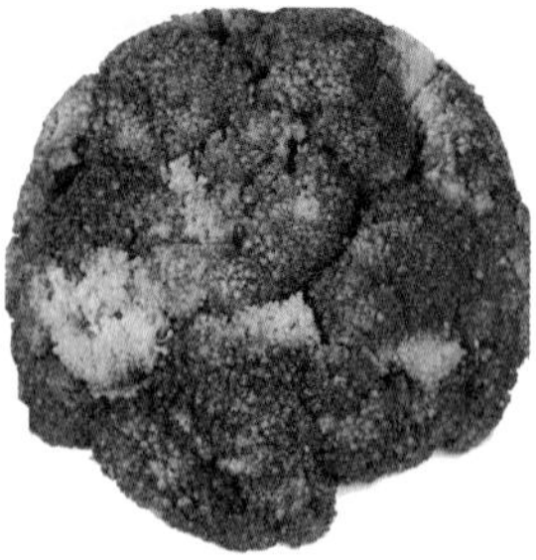

西蓝花

清热解毒、抗癌解酒

性凉，味甘。与菜花食用部分相同，营养丰富，含蛋白质、糖、多种维生素、胡萝卜素等多种营养成分，有“蔬菜皇冠”的美誉。具有清热解毒、利尿通便、防癌抗癌等保健功效，有助于治疗久病体虚、耳鸣健忘、脾胃虚弱、小儿发育迟缓等病症。

挑选储藏

挑选菜花时，以花朵干净、紧密，颜色呈白色或乳白色，叶子保留完整且紧裹菜花，叶片饱满呈绿色且鲜嫩；茎部没有空心的为佳。花球松散，颜色变黄甚至发黑，叶子枯黄的菜花不宜选择。

储藏时，将菜花装入保鲜袋封好，放入冰箱保鲜，但存放时间不宜过长；或者将菜花洗净，掰成小朵，用开水焯一下，捞出后沥干水分，装入保鲜袋封好口，放入冰箱冷冻，食用时，取出来解冻后即可烹饪食用。

营养成分

（以100克为例）

热量	24千卡
蛋白质	2.1克
脂肪	0.2克
碳水化合物	4.6克
膳食纤维	1.2克

药食两用

【偏方验方】

西红柿炒菜花

► 有助于健胃消食

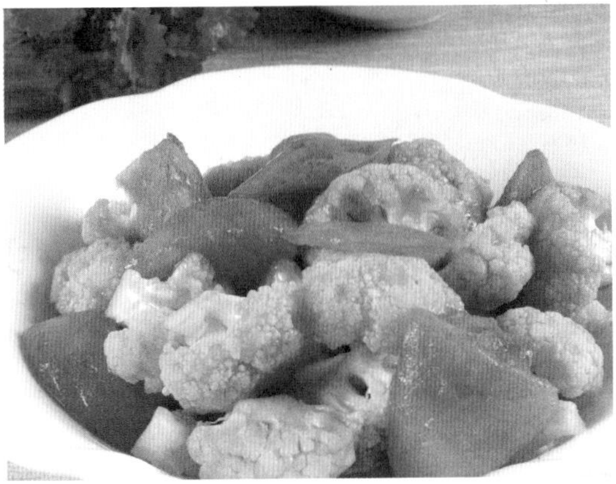

材料

菜　花……100克
西红柿……80克
葱　花……适量
姜　丝……适量
食　盐……适量

做法

1 菜花洗净，掰成小瓣，用开水焯一下；西红柿洗净，切成小块。

2 锅中放油，油热放入葱花、姜丝爆香；倒入西红柿翻炒；倒入菜花翻炒；调入盐即可装盘。

【养生食疗】

蒜香菜花汤

► 健脾养胃、排毒养颜

材料

菜　花……100克
胡萝卜……60克
大　蒜……适量
味　精……少许
食　盐……少许
食用油……适量

做法

1 将菜花洗净、掰成小朵，用开水焯一下；胡萝卜洗净，去皮切片。

2 锅中放油，油热放蒜爆香；放入菜花和胡萝卜翻炒；放清水大火煮开，改小火煮至菜花熟，调入味精、盐即可。

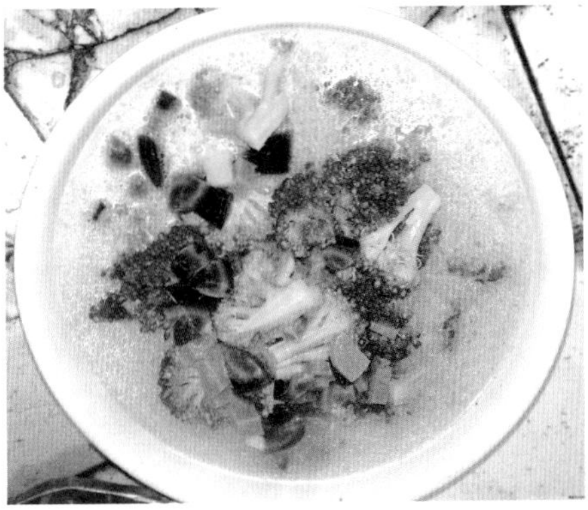

解毒消肿
芥菜

药典记载

《本草求真》：芥性辛热，凡因阴湿内壅而见痰气闭塞者，服此，痰无不除，气无不通，能耳聪而目明也。

调食和药

芥菜是我国的特产蔬菜，主要有芥子菜、叶用芥菜、茎用芥菜、薹用芥菜、芽用芥菜和根用芥菜六个类型，口感清脆，营养丰富，含有蛋白质、维生素和矿物质等多种营养成分，可以清炒、凉拌、涮火锅等，深受人们喜爱，一般人群均可食用，是眼疾患者的食疗佳品。

性味·功效

芥菜性温，味辛；
具有温中利气、提神醒脑、开胃消食等功效。

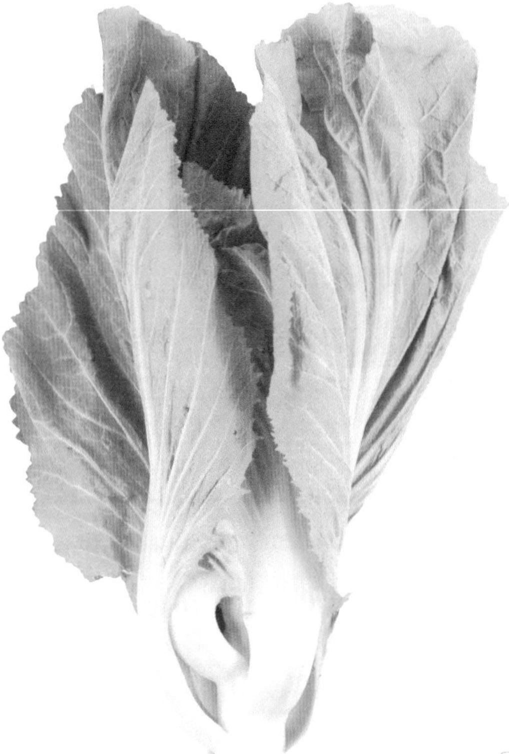

解析芥菜

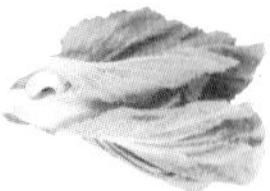

芥菜：
含有维生素A、B族维生素、维生素C和维生素D等多种维生素，可以提神醒脑、美容养颜等；所含有的抗坏血酸，是活性很强的还原物质，有助于增加大脑中氧的含量，激发大脑对氧的利用，从而起到提神醒脑、解除疲劳等作用；含有胡萝卜素和大量的膳食纤维，可以明目、润肠通便等，还有助于防治便秘，老年人及习惯性便秘者可以经常食用，但每次不宜多食。

芥菜熟了

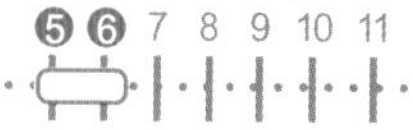

产地分布

全国各地。

■华北地区 ■华东地区
■华南地区 ■华中地区
■东北地区 ■西北地区
■西南地区

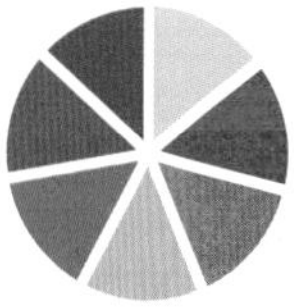

温馨提示

芥菜不能生食，也不宜多食；不宜与鲫鱼、鳖肉等同食。芥菜与茴香、甘草、桂姜粉腌制成榨菜，美味爽口，有助于促进胃、肠消化，增进食欲，还可以用来做开胃小菜，但高血压、血管硬化者不宜食用。

同源延伸

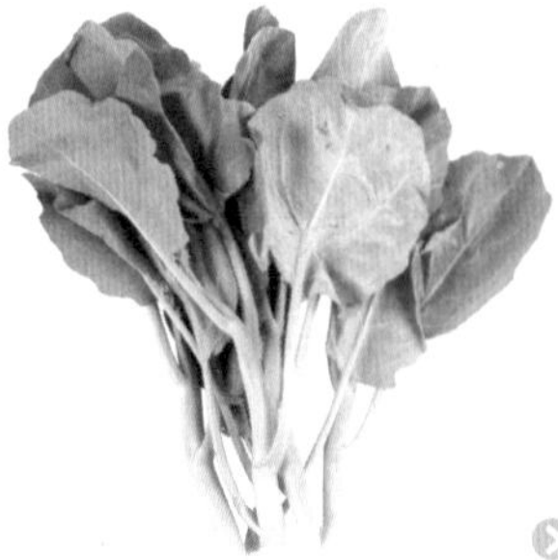

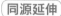

芥蓝

软化血管、清心明目

性凉，味甘、辛；营养丰富，含有大量膳食纤维，有助于防止便秘，具有降低胆固醇、软化血管、预防心脏病等功效。芥蓝的苦味成分是金鸡纳霜，其有助于抑制过度兴奋的体温中枢，起到消暑解热作用。芥蓝可炒食、汤食等。芥蓝有苦涩味，炒时加入少量糖或酒，可以改善口感。

挑选储藏

挑选叶芥菜时，要选择叶片完整、鲜嫩，没有枯黄、虫蛀等的。选择根芥菜时，宜选择个大圆整，表皮光滑，肉质结实，无划痕、虫蛀的，若同等大小，应选择较重的，这样含水量大，吃起来清脆爽口；如果喜欢重一些的芥辣味，可以选择瘦长且须多的。

储藏时，叶芥菜可以装入保鲜袋，放入冰箱冷藏室，或者直接放入室内的阴凉处，但保存时间不宜过长；根芥菜，买回后及时腌制起来，放入密闭的罐子中储藏。

营养成分

（以100克为例）

热量	14千卡
蛋白质	1.8克
脂肪	0.4克
碳水化合物	2克
膳食纤维	1.2克

药食两用

【偏方验方】

芥菜炖猪肉

► 有助于缓解高血压、肥胖症

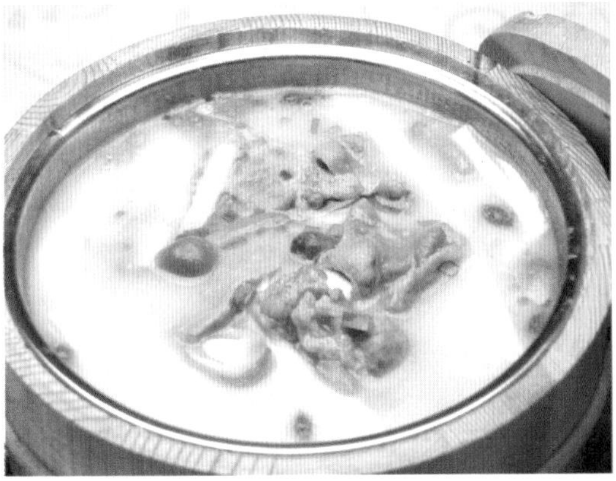

材料

芥菜叶	150克
瘦猪肉	100克
姜　片	适量
食　盐	适量
味　精	少许

做法

1. 将芥菜叶洗净，切段；猪肉洗净，切块。
2. 将姜片、芥菜、猪肉放入砂锅，加适量清水，大火煮沸，小火炖至肉熟。
3. 调入适量盐和少许味精，搅匀即可。

【养生食疗】

芥菜炖咸鱼

► 降火滋阴、温中益气

材料

咸鱼头	200克
芥菜叶	100克
大　枣	20克
姜　片	适量
食　盐	适量

做法

1. 将芥菜叶洗净，切成段；
2. 咸鱼头去杂，洗净。
3. 将芥菜、咸鱼头、枣、姜放入砂锅中，调入适量盐，大火煮沸；小火炖至鱼头熟烂即可。

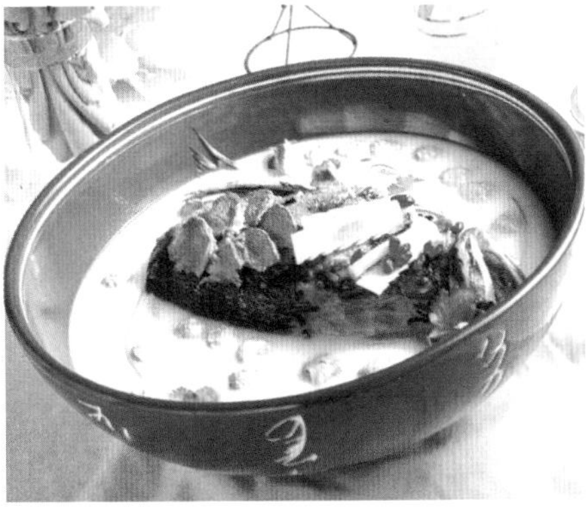

菜中之王
白菜

药典记载

《本草纲目拾遗》：白菜汁，甘温无毒，利肠胃、除胸烦、解酒渴、利大小便、和中止嗽。

调食和药

白菜不仅是餐桌的常客，且具有较高的营养价值，有『百菜不如白菜』的说法。白菜可用于炖、炒、熘、拌以及做馅、配菜等，味道鲜美、营养丰富，素有『菜中之王』的美誉。一般人群均可食用，尤其适宜肺热咳嗽、便秘、肾病患者食用。

性味・功效

白菜性平，味甘；
具有解渴利尿、清热除烦、通利肠胃等功效。

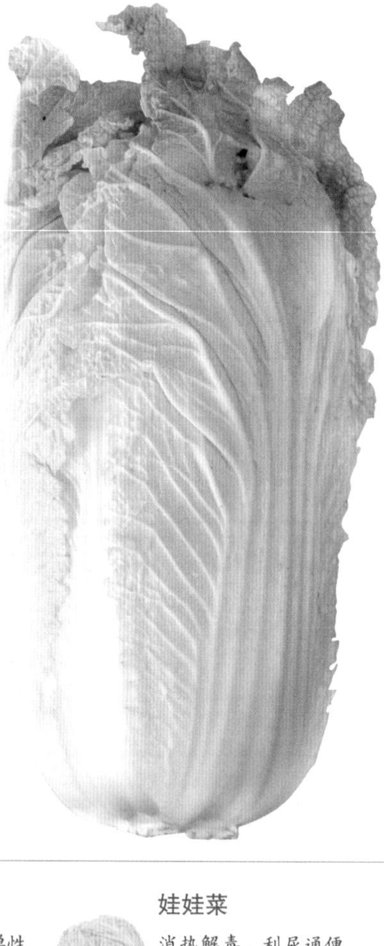

白菜熟了

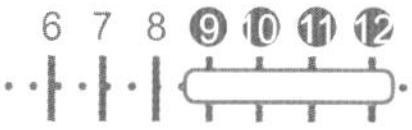

产地分布

主要分布在山东、河北、辽宁、吉林等地区。

- 华北地区
- 华东地区
- 华南地区
- 华中地区
- 东北地区
- 西北地区
- 西南地区

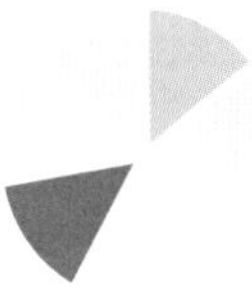

解析白菜

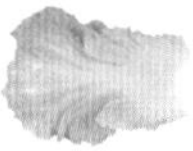

白菜叶：
含有丰富的维生素C、维生素E，常吃可以起到很好的护肤和养颜作用。

白菜帮：
含有丰富的膳食纤维，有润肠、排毒、刺激肠胃蠕动、促进大便排泄的功效，从而帮助消化、预防肠癌。

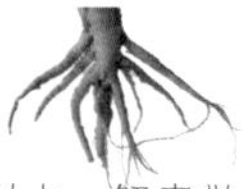

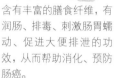

白菜根：
可以清热利水、解表散寒、养胃止渴。将白菜根洗净切片与生姜、葱白等煎汤服用，可以治疗感冒初期的恶寒发热、胃热阴伤等；配金银花和浮萍，煎服或捣烂涂患处，有助于治疗皮肤过敏症。

同源延伸

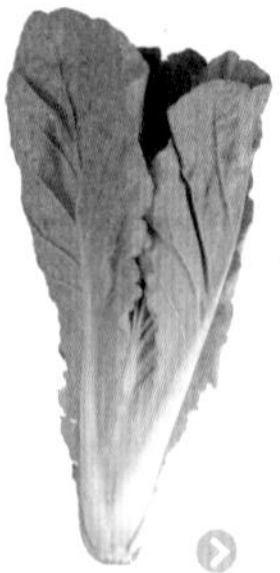

小白菜

强身健体、保持血管弹性

所含的钙、维生素C、胡萝卜素均比大白菜高，而糖类和碳水化合物成分略低于大白菜。小白菜煮汤加盐或糖，对治疗小儿缺钙、骨软、发秃有一定的帮助。

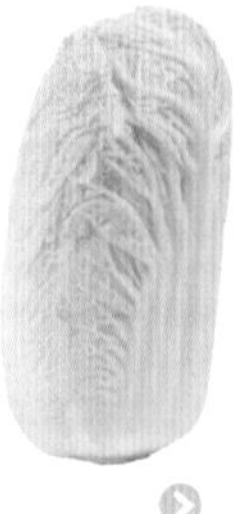

娃娃菜

消热解毒、利尿通便

又称为微型大白菜，比大白菜鲜嫩清甜，烹饪后较大白菜细腻润滑；两者的营养成分相同。与高汤、皮蛋、红枣和枸杞烹煮的上汤娃娃菜，味道清甜，可以养胃生津、清热解毒。

温馨提示

气虚、胃寒者不宜多食白菜。不吃腐烂的白菜，因为在细菌的作用下，白菜中的硝酸盐转为有毒的亚硝酸盐，食后易中毒，出现头晕、恶心等症状。

营养成分

（以100克为例）

热量	17千卡
蛋白质	1.5克
脂肪	0.1克
碳水化合物	3.2克
膳食纤维	0.8克

挑选储藏

挑选白菜时，菜帮大的水分多，宜炒吃；菜帮小的水分少，宜涮吃，把菜梗掰开，菜筋稀疏的易烂；菜帮的维生素C、胡萝卜素、蛋白质和钙质含量都比菜心的含量高，且菜帮有保护菜心的作用，所以挑选时不要将菜帮去净。白菜含有氧化酵素，切开后会活性化，发生褐变，致使维生素C氧化，因此宜整棵购买。

储藏白菜时，先把白菜表面的水滴风干，再放入内有一两张面巾纸的保鲜袋中，扎紧袋口，置于冰箱保鲜层，可存放5天左右。

药食两用

【偏方验方】

白菜豆腐汤

► 对防治感冒、高血压有一定的保健功效

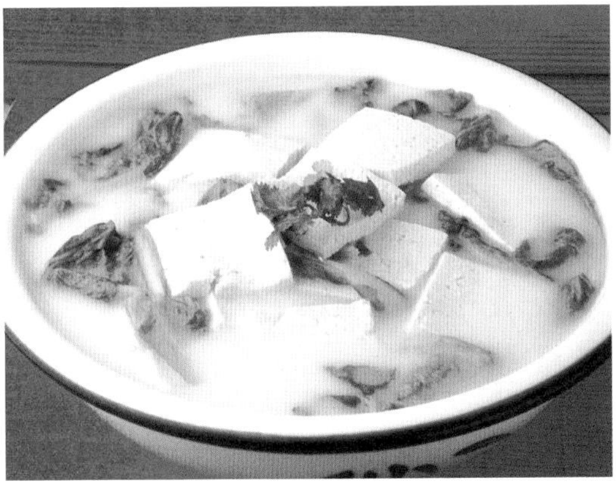

材料

白菜	250克
鲜菊花	80克
豆腐	60克
生姜	6克
葱花	适量
食盐	适量

做法

1. 将白菜洗净，切段；豆腐稍洗，晾干，切块。
2. 鲜菊花用盐水洗净并用纱布包裹，与姜片、白菜一起放入砂锅内，加入清水，煮至八成熟；放入豆腐，煮至熟。
3. 将菊花从锅内捞出，放入葱花及适量的食盐即可食用。

【养生食疗】

白菜糙米汁

► 通利肠胃、清热解毒

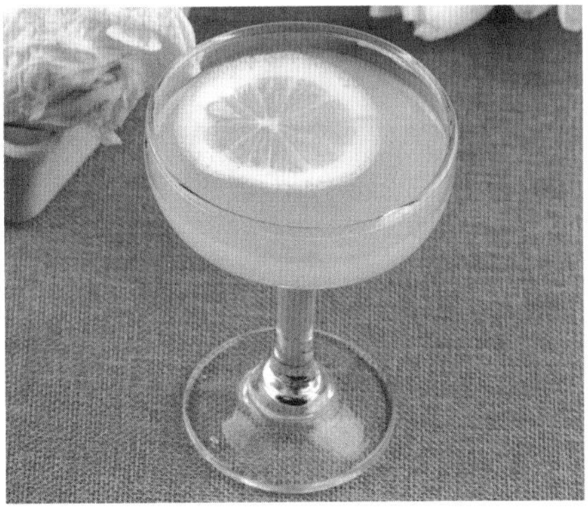

材料

白菜	100克
糙米	30克
生姜	10克
砂糖	适量

做法

1. 将白菜洗净，切碎；姜洗净，切片；糙米洗净，浸泡约30分钟。
2. 将白菜、姜、糙米倒入果汁机中，加适量冷开水榨成汁。
3. 榨好的汁倒入杯中，调入适量砂糖，搅匀即可。

树上蔬菜 香椿

药典记载

《医林纂要》：香椿，泄肺逆，燥脾湿，去血中湿热。治泄泻、痢、肠风、崩、带、小便赤数。

调食和药

香椿是香椿树的嫩芽，是春季的时令菜，素有『门前一树椿，春菜不担心』之说。其叶厚芽嫩，绿叶红边，香味浓郁。香椿不仅营养丰富，且药用价值高，可以辅助治疗肠炎、痢疾、泌尿系统感染等。食用香椿，须嫩芽、鲜吃，焯烫、慢腌能较大程度保证其营养不流失。一般人群均可食用。

性味・功效

香椿性凉、味苦；
具有清热解毒、健胃理气、润肤明目等功效。

香椿熟了

4 5 6 7 8 9 10

产地分布

主要分布在长江南北的大部分地区。

华北地区 华东地区
华南地区 华中地区
东北地区 西北地区
西南地区

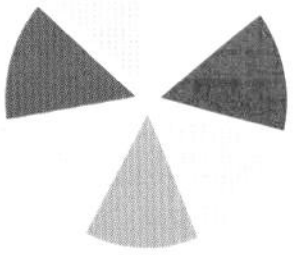

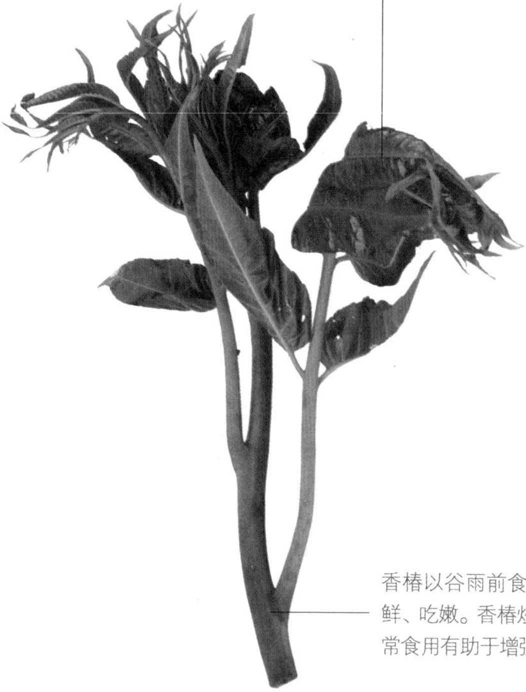

含有维生素E和性激素物质，有助于抗衰老、补阳滋阴。

香椿以谷雨前食用为佳，应吃早、吃鲜、吃嫩。香椿炒鸡蛋，美味可口，经常食用有助于增强人体的免疫力。

解析香椿

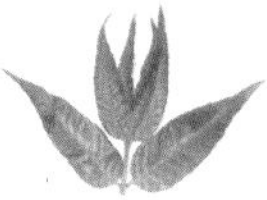

香椿芽：
含有大量的维生素C、胡萝卜素等，有助于增强机体免疫功能、润滑肌肤、醒脾开胃等，是保健美容的佳品。香椿芽煮食，或用沸水冲泡，连续饮用，有助于控制血糖。

同源延伸

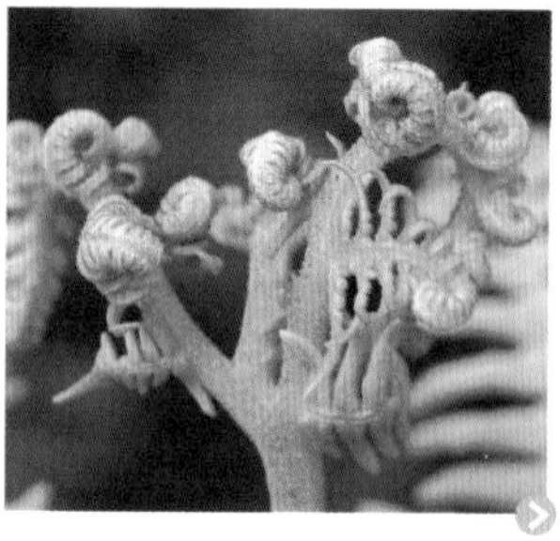

蕨菜

清热解毒、止血降压

蕨菜营养丰富，含有多种维生素，既可当蔬菜又可制饴糖、饼干、代藕粉或药品添加剂，还有很高的药用价值。

蕨菜素对细菌有一定的抑制作用，可用于发热不退、肠风热毒、湿疹等病症，具有良好的清热解毒、杀菌消炎的功效。

温馨提示

香椿为发物，患有痼疾及慢性疾病者应慎食；寒性体质者忌食。

香椿皮、石榴皮、红糖用水煎服，有助于治疗痔疮便血、崩漏等。

营养成分

（以100克为例）

热量	47千卡
蛋白质	1.7克
脂肪	0.4克
碳水化合物	10.9克
膳食纤维	1.6克

挑选储藏

挑选香椿时，应选择有浓郁清香味的，香椿芽呈鲜嫩红色、短壮肥嫩、无老枝叶、无虫蛀，长度在10厘米以内；用手指掐一下茎部，会断并有绿色汁液溢出的香椿。

储藏香椿时，将其用保鲜膜包好，放入冰箱，但保存时间不宜过长；若想长时间保存，可以将香椿洗净，用开水略焯一下，用细盐搓一搓，装入保鲜袋内，放入冰箱冷冻室储存；还可将新鲜的香椿晾晒，待水分蒸发后，装入保鲜袋，放入阴凉干燥处保存。

药食两用

【偏方验方】

香椿拌豆腐

► 有助于缓解口舌生疮

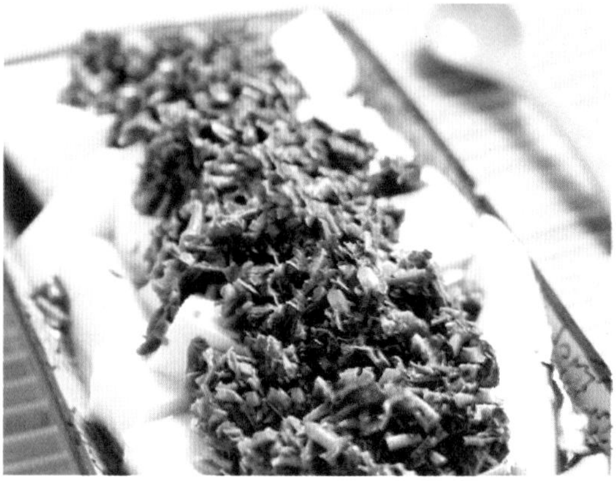

材料

豆　腐	150克
香　椿	50克
食　盐	适量
味　精	少许
香　油	少许

做法

1 将香椿洗净，用开水焯一下，捞出沥干，切碎。

2 将豆腐在水中煮一下，捞出，切成丁块。

3 将香椿、盐、味精、香油淋在豆腐上，拌匀即可。

【养生食疗】

香椿鸡蛋饼

► 滋阴润燥、润肤健美

材料

面　粉	250克
香　椿	100克
鸡　蛋	60克
食　盐	适量
葱　花	适量
食用油	适量

做法

1 将香椿洗净，用开水焯一下，捞出沥干，切碎。

2 用水将面粉调成糊状，打入鸡蛋，加葱花、香椿、盐拌匀。

3 平锅中放油，油热，舀一勺面糊摊薄，翻煎至两面金黄即可。

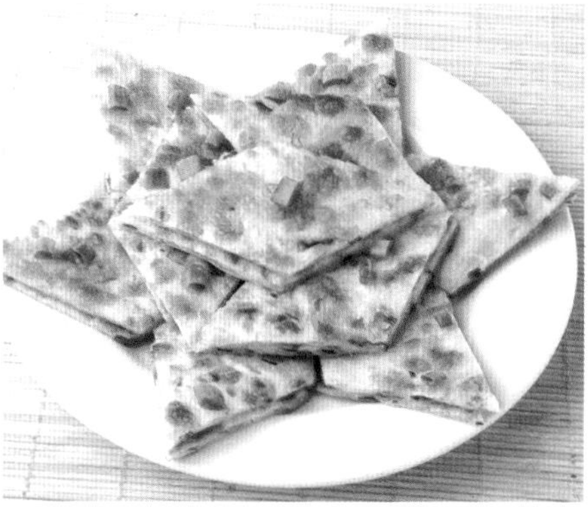

大众人参 胡萝卜

药典记载

《日用本草》：宽中下气，散胃中邪滞。《医林纂要》：胡萝卜，甘补辛润，故壮阳暖下，功用似蛇床子。

调食和药

胡萝卜，质细味甜，脆嫩多汁，含有胡萝卜素、维生素C、B族维生素及钙、磷、钾等营养成分，被誉为『大众人参』。胡萝卜生食、熟食均可，适用于炒、烧、拌等烹调方法，也可做烹饪其他菜肴的配料，一般人群均可食用，尤其适宜癌症、高血压、夜盲症、食欲不振者食用。

性味·功效

胡萝卜性平，味甘；具有益肝明目、降糖降脂、美容健肤等功效。

胡萝卜熟了

6 7 8 9 ❿ ⓫ ⓬
❶ ❷ 3 4 5 6 7

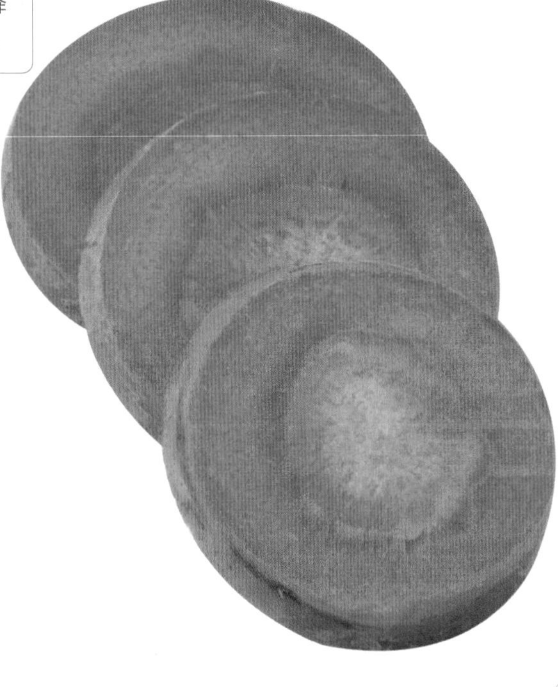

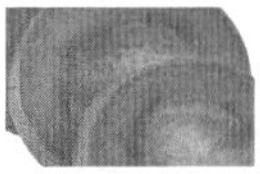

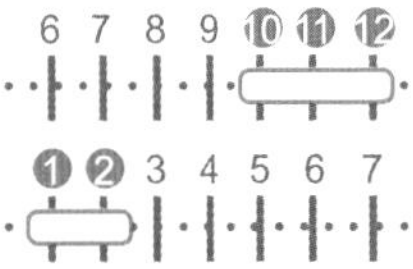

产地分布

主要分布在山东、河南、浙江、云南等地区。

■ 华北地区　■ 华东地区
■ 华南地区　■ 华中地区
■ 东北地区　■ 西北地区
■ 西南地区

解析胡萝卜

胡萝卜：
含有降糖成分，是糖尿病患者的食疗佳品；胡萝卜还能增加冠状动脉血流量，降低血脂，促进肾上腺素的合成，具有降压、强心的作用，是高血压、冠心病患者的保健佳品；含有大量的胡萝卜素，油炒或者加油凉拌，有利于胡萝卜素的吸收，经常食用可以补肝明目，还有助于治疗夜盲症。胡萝卜榨汁，加适量冰糖煮开，每日2次温服，有助于治疗百日咳。

同源延伸

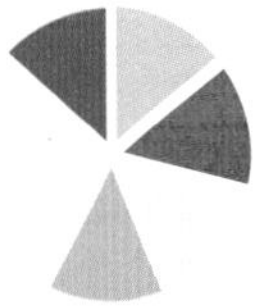

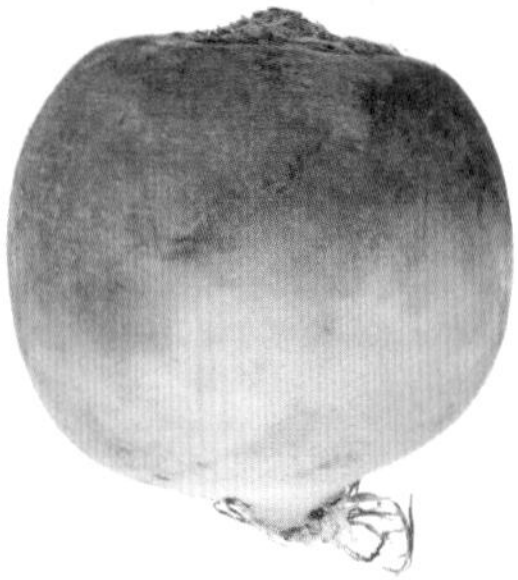

心里美
降低血脂、防癌抗癌

多以小菜的形式出现在餐桌上，口味清淡，香脆可口，所含热量较少，纤维素较多，吃后易饱胀，有助于减肥。常吃有助于降低血脂、软化血管、稳定血压，预防冠心病、动脉硬化等疾病。在腌制心里美时，不宜放过多的盐，否则会减弱萝卜原本的味道，也不利于健康。

温馨提示

烹调胡萝卜时，不要加醋，以免损伤胡萝卜素。脾胃虚寒者，不宜生食胡萝卜。胡萝卜不宜与酒同食，因为胡萝卜素与酒精同时进入人体，在肝脏中易产生毒素，从而导致肝病等。白萝卜主泻，胡萝卜为补，两者不宜同食。

营养成分

（以100克为例）

热量	37千卡
蛋白质	0.6克
脂肪	0.3克
碳水化合物	8.8克
膳食纤维	1.1克

挑选储藏

挑选胡萝卜时，应选择比较细小的，颜色呈紫红色的；体积大的，颜色显黄的不宜选择。表面光滑，形状均匀结实，顶端叶子为绿色的为好；表面凹凸不平，顶端叶子已黄的不宜选择。另外，表皮损伤，有虫蛀的胡萝卜不宜选择。

储藏时，将胡萝卜放在通风处或真空保存；如果将胡萝卜头部切掉，可将其装入保鲜袋后，置于冰箱储存。

药食两用

【偏方验方】

胡萝卜炖排骨

► 可以辅助治疗高血压、糖尿病、慢性支气管炎

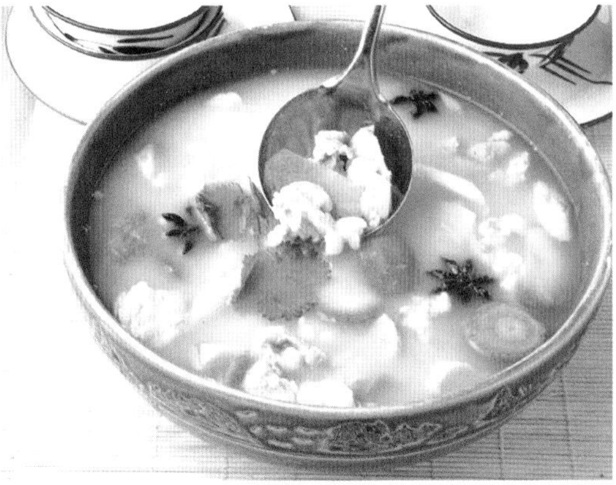

材料

猪排骨	300克
胡萝卜	100克
玉　米	80克
姜　片	10克
葱　丝	8克
食　盐	适量
味　精	少许

做法

1 将胡萝卜洗净，切块；玉米洗净，切段；猪排骨洗净，剁块。

2 猪排骨、胡萝卜、玉米、姜片及适量水放入砂锅，大火煮沸，小火炖约2小时，加入盐、味精调味撒上葱丝即可。

【养生食疗】

胡萝卜菠萝汁

► 消炎抗菌、清热解毒

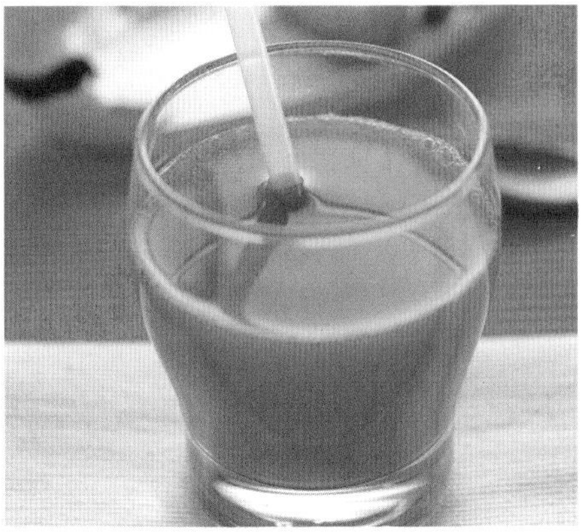

材料

菠　萝	150克
胡萝卜	100克
柠　檬	30克
冰　块	适量

做法

1 将胡萝卜洗净，切块；菠萝去皮，切块，用盐水浸泡并用清水洗净；柠檬洗净，去皮，切片。

2 将胡萝卜、菠萝、柠檬放入榨汁机，搅拌。

3 取汁，倒入杯中，加入适量冰块即可。

减肥之菜 生菜

药典记载

研究发现，生菜茎叶中含有莴苣素，故味微苦，具有镇痛催眠、降低胆固醇、辅助治疗神经衰弱等功效。

调食和药

生菜是常见的大众蔬菜，因热量低、叶片脆嫩，可以解油腻而深得人们的喜爱，也常常是配菜的首选。生菜除生吃、清炒外，还能与蒜蓉、蚝油、豆腐、菌菇等同炒，搭配不同，生菜发挥的功效也不一样。一般人群均可食用，生食、常食有利于女性保持苗条的身材。

性味·功效

生菜性凉，味甘；
具有清热安神、清肝利胆、美颜瘦身等功效。

生菜熟了

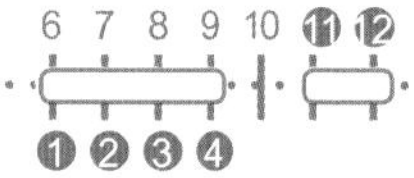

产地分布

全国各地。

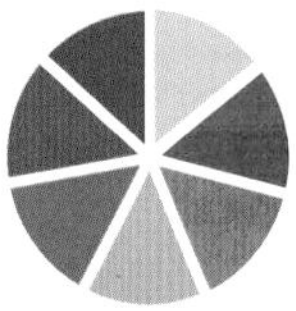

膳食纤维和维生素C含量较多，有助于消脂减肥、美容养颜。

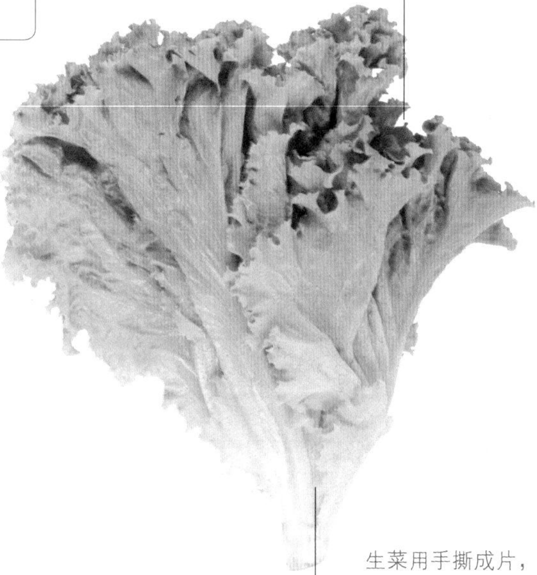

生菜用手撕成片，口感较用刀切的清脆。生菜与兔肉同食，有助于营养物质的消化和吸收；忌与醋搭配，否则会降低生菜的营养价值。

解析生菜

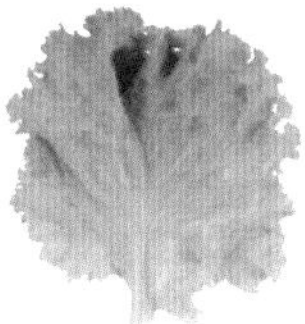

生菜：
茎叶中含有莴苣素，故味微苦，具有镇痛催眠、降低胆固醇、辅助治疗神经衰弱等功效；含有的甘露醇等有效成分，有利尿和促进血液循环的作用。

同源延伸

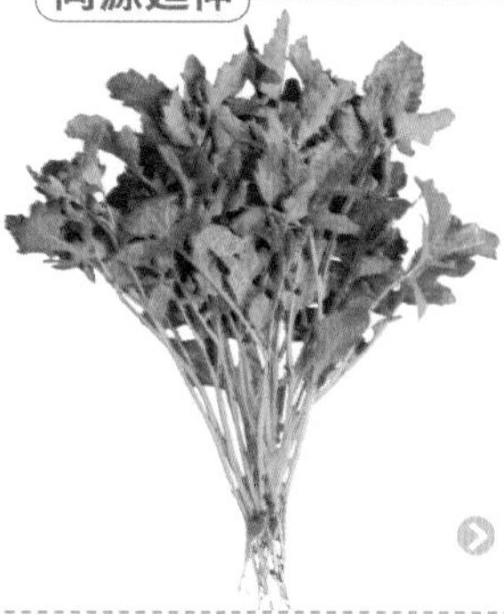

臭菜

增进食欲、帮助消化

臭菜是中国菜的一大特色，可以开胃助消化、增进食欲，常吃臭菜有助于缓解中老年人大脑老化的症状。傣族吃臭菜的方法比较多，比如臭菜煮西红柿、臭菜煮苦笋、臭菜煎鸡蛋、臭菜煮鱼等。

温馨提示

尿频、胃寒者应少食生菜。蒜蓉生菜有杀菌消炎和降血糖的作用，还可以补脑；生菜与豆腐搭配，可以清肝利胆、滋阴补肾、润泽肌肤、减肥等。

营养成分

（以100克为例）

热量	15千卡
蛋白质	1.4克
脂肪	0.2克
碳水化合物	2.1克
膳食纤维	0.6克

挑选储藏

挑选生菜，先看菜叶的颜色是否青绿，茎部是否呈干净的白色；越新鲜的生菜叶子越脆，叶面有光泽；叶面有断口或褶皱，因空气氧化而变得好像生了锈斑一样为不新鲜的生菜。不宜选择菜叶发黄，有虫蛀的。

储藏时，将生菜的菜心摘除，将湿润的纸巾塞入菜心处让生菜吸收水分，纸巾较干时将其取出，再将生菜装入保鲜袋，放入冰箱冷藏。生菜对乙烯极敏感，储藏时应远离苹果、梨、香蕉等，以免诱发赤褐斑点。

药食两用

【偏方验方】

蒜蓉生菜

► 有助于补脑健脑

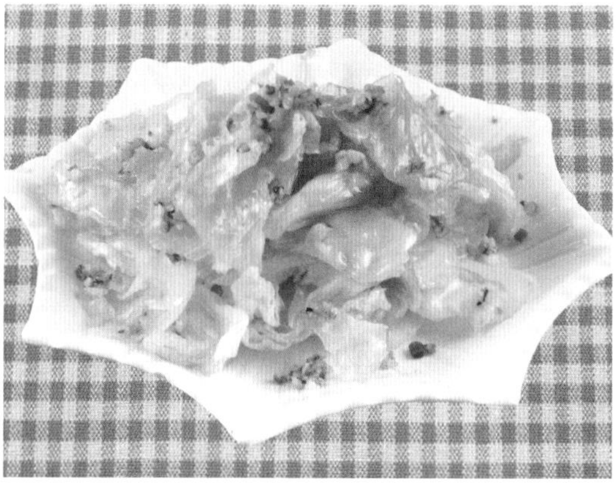

材料

生　菜	200克
大　蒜	10克
食　盐	适量
食用油	适量

做法

1 将生菜洗净，用手掰成小瓣，备用。

2 蒜去皮，切成碎末。

3 锅中放油，油热后放入蒜蓉，爆至金黄；放入生菜，稍稍翻炒，调入适量盐即可装盘。

【养生食疗】

蚝油生菜

► 降血脂、降血压、利尿

材料

生　菜	200克
大　蒜	10克
耗　油	1匙
酱　油	1匙
食用油	适量
水淀粉	适量
食　盐	适量

做法

1 将生菜洗净，用手掰开；蒜去皮，切碎。

2 生菜用开水焯一下，加少许盐和几滴油，捞出装盘。

3 锅中放油，放入蒜末爆香；放耗油、酱油、水淀粉烧煮；将烧好的汁液淋在生菜上即可。

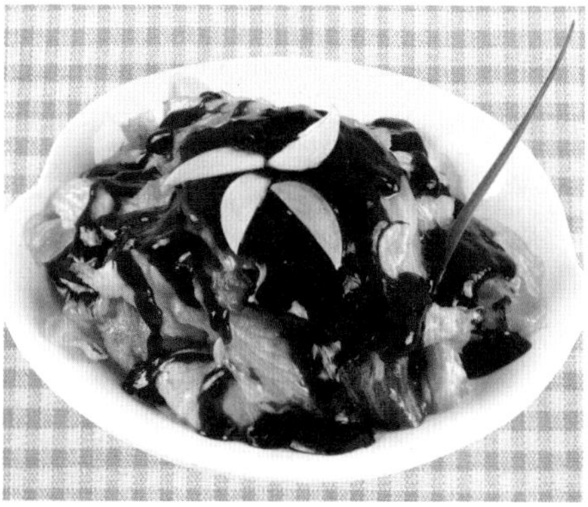

天然美容佳品 马铃薯

药典记载

研究表明，马铃薯是高蛋白、低脂肪、低热量的健康食品，是肥胖症、心脑血管病患者的理想食品。

调食和药

马铃薯，又称土豆，营养丰富，含有碳水化合物、蛋白质、矿物质、维生素等，具有美容护肤、减肥、抗衰老等功效，被称为『十全十美的食物』。马铃薯可以做主食，也可作蔬菜食用，还可加工做成薯条、薯片、淀粉、粉丝，还能用来酿酒等，一般人群均可食用。

性味·功效

马铃薯性寒，味甘、辛；具有抗衰老、和胃健中、解毒消肿等功效。

马铃薯熟了

4 5 ⑥ ⑦ 8 9 10

产地分布

主要分布在黑龙江、吉林、辽宁、内蒙古、山东等地区。

华北地区 华东地区
华南地区 华中地区
东北地区 西北地区
西南地区

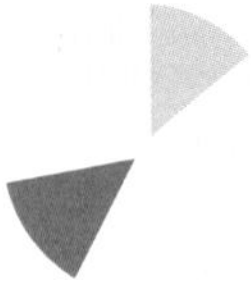

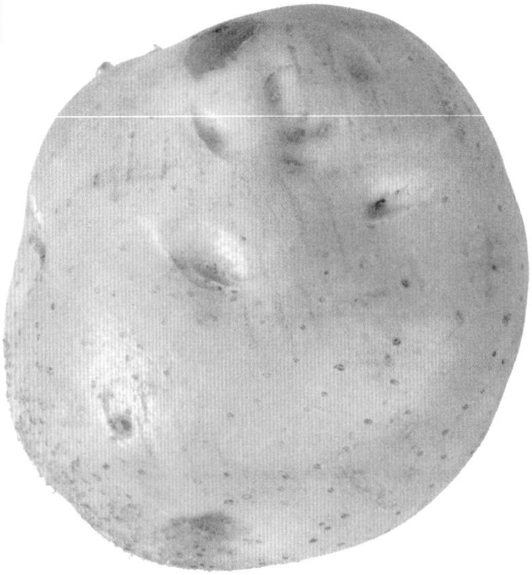

解析马铃薯

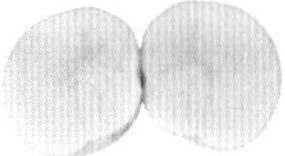

马铃薯：含有丰富的维生素B_1、维生素B_2、维生素B_6和泛酸及大量的优质纤维素、微量元素、氨基酸、蛋白质、优质淀粉等营养元素，经常吃土豆，有助于身体健康，还可延缓衰老。土豆对眼部皮肤也有很好的保健功效，土豆煮熟切片，贴在眼睛上，有助于减轻下眼袋的浮肿。土豆切成片敷在脸上，有助于美容护肤、减少皱纹。年轻人皮肤油脂分泌旺盛，常长青春痘、痤疮等，用棉签蘸新鲜土豆汁涂抹患处，可以起到一定的改善作用。

同源延伸

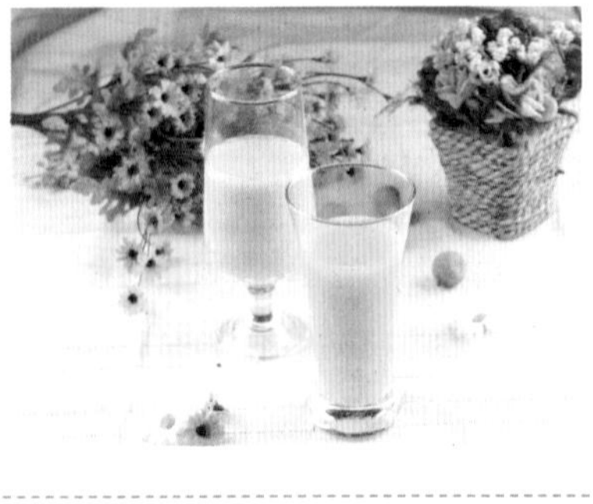

马铃薯生汁

防癌抑癌、恢复体力

将马铃薯、胡萝卜、苹果分别洗净、去皮后榨汁，坚持每日饮用，对防治癌症、肝脏病、胃溃疡、肾病、心脏病、高血压、腰痛和肩膀痛等有一定的保健功效，该疗法被称为马铃薯生汁疗法。但需注意，任何食疗都无法代替药物的治疗。

温馨提示

马铃薯不宜与香蕉、鸡蛋同食。食用马铃薯时，一定要去皮；如果去皮后不马上用，可将其放入冷水中，滴几滴醋，如此可延缓马铃薯的氧化变色速度。发芽变绿的马铃薯切忌食用。

营养成分

（以100克为例）

热量	76千卡
蛋白质	2克
脂肪	0.2克
碳水化合物	17.2克
膳食纤维	0.8克

挑选储藏

马铃薯分黄肉和白肉两种，黄的口感软糯，白的较甜，可根据个人喜好选择。挑选时，应选择表皮光滑圆润且干燥、无破损、无虫蛀、颜色均匀的，不要选有绿色，长出嫩芽的，否则易造成食物中毒。马铃薯肉色变成深灰或有黑斑，多是冻伤或坏的，均不宜选择。大小均匀的马铃薯较好，过大的马铃薯不宜选择。

储藏时，将其放在阴凉、通风处即可。

药食两用

【偏方验方】

马铃薯莲藕汁

► 有助于改善便秘

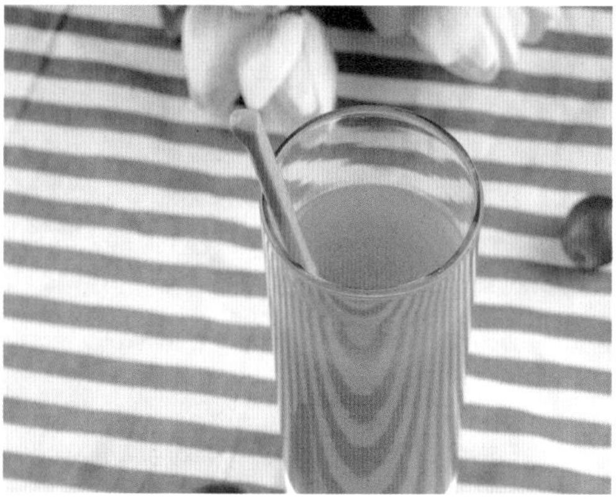

材料

马铃薯	100克
莲　藕	80克
蜂　蜜	1匙
冰　块	适量

做法

1 将马铃薯、莲藕分别洗净，去皮，切块。

2 将马铃薯、莲藕、冰块放入榨汁机榨汁。

3 取汁，倒入杯中，调入适量蜂蜜即可。

【养生食疗】

马铃薯炖鸭胗

► 健脾开胃、减肥美颜

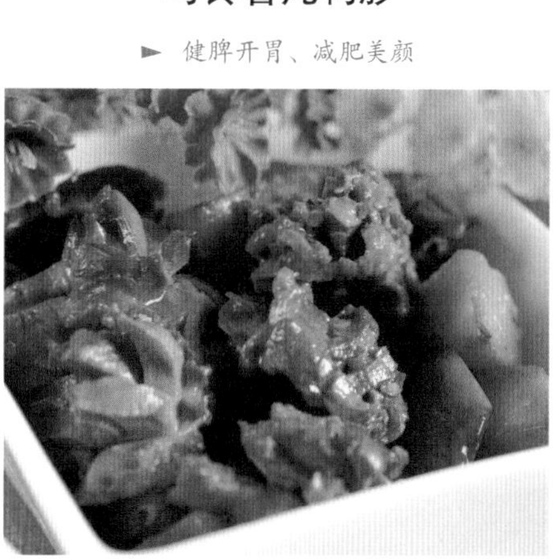

材料

鸭　胗	250克
马铃薯	150克
柿子椒	50克
姜　片	8克
葱　花	适量
食　盐	适量

做法

1 马铃薯洗净，去皮，切块；鸭胗洗净，切花刀，焯水沥干备用。

2 将马铃薯、鸭胗放入砂锅，加入姜片、柿子椒及适量盐和水；大火煮沸，小火炖约2小时；出锅时，撒上葱花即可。

平肝降压

芹菜

药典记载

《本草推陈》：治肝阳头痛，面红目赤，头重脚轻，步行飘摇等。《食鉴本草》：和醋食损齿，赤色者害人。

调食和药

芹菜是高纤维食物，它经肠内消化后会产生一种叫作木质素或肠内脂的物质，该物质是一种抗氧化剂。常吃芹菜，尤其是芹菜叶，对高血压、动脉硬化症患者都十分有益，并有辅助治疗的作用。一般人群均可食用，最好生吃或凉拌，连叶带茎一起嚼食，可以最大限度地保留其营养。

性味·功效

芹菜性微寒，味甘、苦；具有清热除烦、利水消肿、凉血止血等功效。

芹菜熟了

根据栽种季节不同，成熟期也不同。

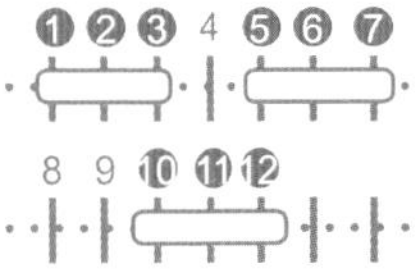

产地分布

主要分布在河北、四川、云南、广西、贵州等地区。

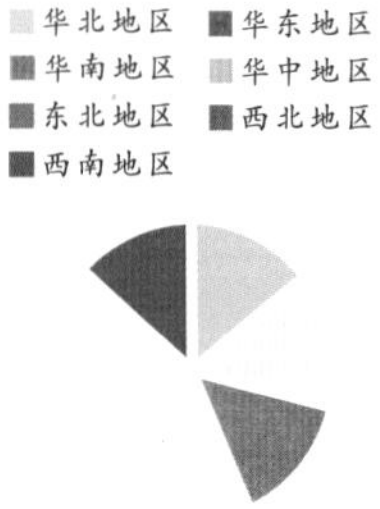

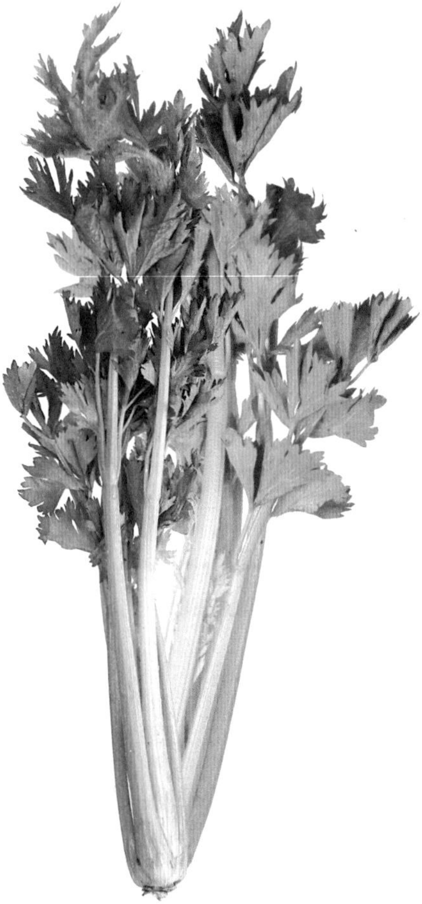

解析芹菜

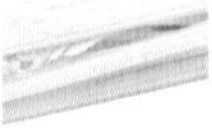

芹菜茎：

含有丰富的纤维素，有助于缩短粪便在肠内的滞留时间，预防结肠癌。

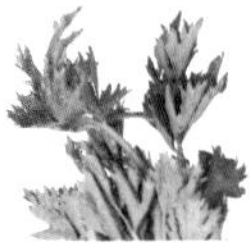

芹菜叶：

含有丰富的蛋白质、脂肪、碳水化合物等营养成分，其胡萝卜素、维生素C、蛋白质的含量是茎的多倍。

芹菜籽：

细小，含2%~3%的精油，具有与植株相似的香味，特别适宜做汤和腌菜的调味料，有镇静安神、消除烦躁的功效。

同源延伸

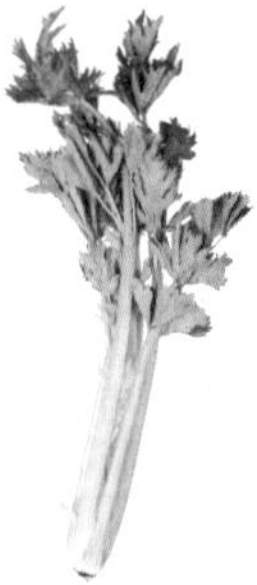

西芹

健胃益脾、润肺止咳

从国外引入的品种，营养丰富，富含蛋白质、碳水化合物、矿物质及多种维生素等营养物质，还含有芹菜油，具有降血压、镇静、健胃、利尿等功效，是一种保健蔬菜。与百合搭配做成的西芹百合，清凉爽口，具有润肺止咳、清心安神等功效。

温馨提示

不宜与西红柿、羊肉、核桃、豆腐、藕、虾、醋、黄瓜、南瓜、鸡肉、兔肉、黄豆等搭配食用。芹菜有杀精的作用，婚育期男士应少食；脾胃虚寒、肠滑不固、血压偏低者慎食。

营养成分

（以100克为例）

营养成分	含量
热量	20千卡
蛋白质	1.2克
脂肪	4.5克
碳水化合物	4.5克
膳食纤维	1.2克

挑选储藏

最常见的芹菜有青芹和白芹两种，选择青芹时，应选择叶柄细长，茎部色泽浅绿，无划痕、虫蛀，芹香浓郁的；挑选白芹时，应选择叶柄宽而厚，茎部色泽较白，无划痕、虫蛀，芹味较淡些的。无论什么品种的芹菜，都应选择叶片完整、嫩绿，不发黄，无叶斑、虫蛀的。

储藏时，将芹菜的根部向下，装入保鲜袋，并在保鲜袋的中低部扎几个小孔，放入冰箱；食用前，将芹菜从冰箱取出，降温后洗净，用开水焯一下即可。

药食两用

【偏方验方】

芹菜汁

► 有助于缓解高血压

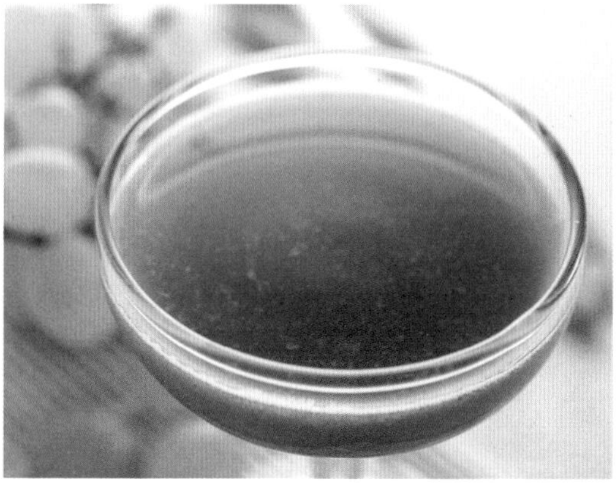

材料

材料	用量
鲜芹菜	150克
蜂　蜜	30克

做法

1 将芹菜洗净，切段备用。

2 芹菜段放入榨汁机中，搅拌成汁。

3 取汁，倒入杯中。

4 在芹菜汁中调入适量蜂蜜，搅拌均匀即可。

【养生食疗】

芹菜煲红枣

► 补血祛斑、润肠养颜

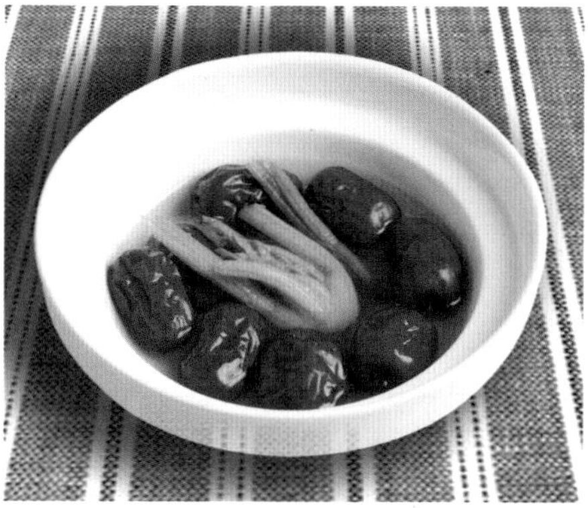

材料

材料	用量
芹　菜	200克
牛　奶	150克
红　枣	5～10颗
水淀粉	适量
食　盐	适量

做法

1 将芹菜洗净，切成段备用。

2 锅中放水煮沸后，放入红枣煮至熟烂时，再放入芹菜。

3 芹菜稍煮，倒入牛奶，煮至沸腾时放入盐和水淀粉勾芡即可。

滋补佳珍

莲藕

药典记载

研究发现，藕含有大量的单宁酸，有收缩血管的作用，可用来止血，且不留瘀，是热病血症的食疗佳品。

调食和药

莲藕，莲的地下茎，适宜在炎热多雨的季节生长，是我国较常食用的一种蔬菜，味甘多液，有一种独特的清香，含有鞣质，有助于增进食欲、促进消化、开胃健中等。莲藕既可生食，也可熟食，一般人群均可食用，尤其适宜高血压、缺铁性贫血、食欲不振及营养不良者食用。

性味·功效

莲藕性平，味甘；
具有益胃健脾、养血补益、消食止泻等功效。

适宜与莲子同食，有助于补脾益气、除烦止血。

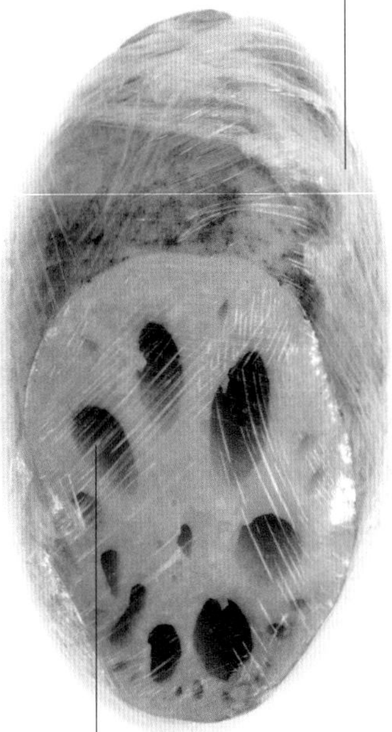

与猪肉同食，有助于健脾养胃。

莲藕熟了

3 4 5 6 7 8 9

产地分布

主要分布在湖北、浙江等地区。

华北地区 华东地区
华南地区 华中地区
东北地区 西北地区
西南地区

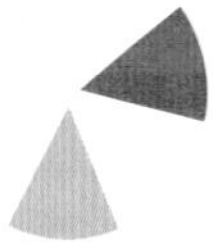

解析莲藕

莲藕：
含有黏液蛋白和膳食纤维，能与人体内胆酸盐，食物中的胆固醇及甘油三酯结合，使其从粪便中排出，从而减少脂类的吸收。莲藕还含有大量的单宁酸，有收缩血管的作用，可以用来止血、凉血、散血等，是热病血症的食疗佳品。莲藕散发的独特清香及含有的鞣质，有健脾止泻的作用，有助于增进食欲、促进消化、开胃健中等，适宜食欲不振者食用。

温馨提示

脾胃虚寒、消化不良及便溏者忌生食莲藕。莲藕忌与菊花同食，否则易导致肠胃不适。莲藕与百合同食，可以润肺止咳、清心安神；与糯米同食，可以补中益气、滋阴养血；与姜搭配，可以缓解心烦口渴、呕吐不止；与猪肉同食，可以健脾养胃。

同源延伸

藕粉

滋补养性、消食止泻

将莲藕加工制成粉，用水冲食，有助于消食止泻、开胃清热、滋补养性等，还可以预防内出血，是适宜女性、儿童、体弱多病者食用的流质食品和滋补佳品。

挑选储藏

挑选莲藕时，应选择外皮呈黄褐色，肉肥厚而白嫩的；藕节短，藕身粗，从藕尖数起第二节的藕最好；外形饱满、无伤的为好，不宜选择外形凹凸不平的；带有湿泥的莲藕较容易保存，置于阴凉处即可；还可以将莲藕切开，藕间的通气孔越大含汁量越多，藕的质量就越好。

储藏时，完整的莲藕可以放在通风阴凉处，或者将莲藕用清水泡起来，及时换水；切开的莲藕用保鲜膜包好后，放入冰箱即可。

营养成分

（以100克为例）

热量	70千卡
蛋白质	1.9克
脂肪	0.1克
碳水化合物	19.8克
膳食纤维	1.2克

药食两用

【偏方验方】

双枣莲藕炖排骨

► 有助于补心血、散瘀止泻、健脾生肌

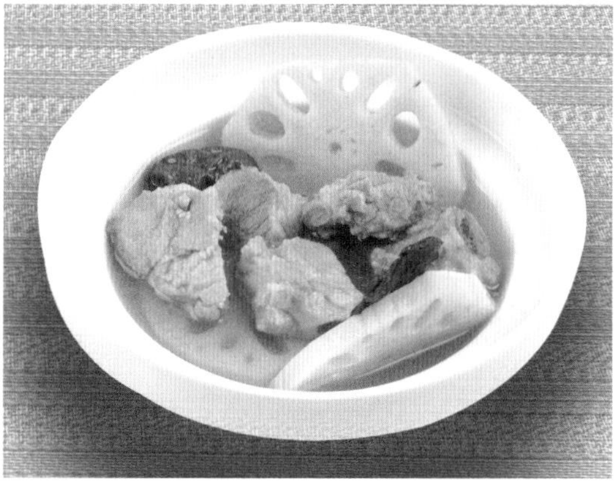

材料

莲　藕	600克
排　骨	250克
红　枣	20克
姜　片	适量
食　盐	适量

做法

1 排骨洗净，在沸水中焯一下，去除血水。

2 将莲藕冲洗干净，削皮，再切成块。红枣洗净，去掉核，备用。

3 将所有的材料放入煮锅中，加适量的清水至盖过所有的材料（约6碗水左右），煮沸后，转小火炖约40分钟左右。

4 快起锅前，加盐调味即可。

【养生食疗】

桂花糯米藕

► 温中益气、健脾养胃

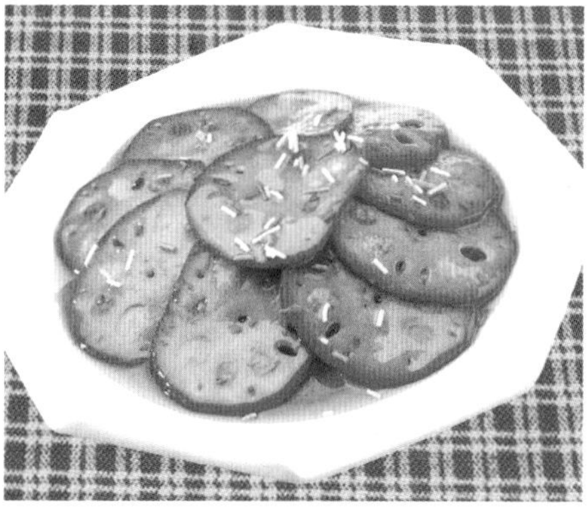

材料

莲　藕	200克
糯　米	120克
红　枣	30克
红　糖	适量

做法

1 糯米洗净，浸泡约2小时；莲藕洗净，去皮，从一头切开；将糯米灌入藕孔，充实；盖上盖，用牙签封口。

2 莲藕、红枣、红糖放入锅中，加适量水，炖约2小时；取出，晾凉后，切片即可。

补血滋阴 菠菜

药典记载

《本草纲目》：菠菜，通血脉，开胸膈，下气调中，止渴润燥。《食疗本草》：利五脏，通胃肠，解酒毒。

调食和药

菠菜，茎叶柔软滑嫩、味美色鲜，有圆叶和尖叶两种。含钙、铁及维生素A、维生素C等多种营养物质，可炒食、做汤和凉拌，还可与荤菜合炒或用来垫盘。菠菜易消化吸收，一般人群均可食用，尤其适宜老人、小孩及生病者，常在电脑前工作的人也宜经常食用。

性味·功效

菠菜性凉，味甘、辛；具有补血止血、止渴润肠、滋阴平肝等功效。

菠菜熟了

秋菠菜

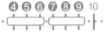

5 6 7 8 9 10 11

越冬菠菜

7 8 9 10 11 12 1

春菠菜及夏菠菜

4 5 6 7 8 9 10

产地分布

全国各地。

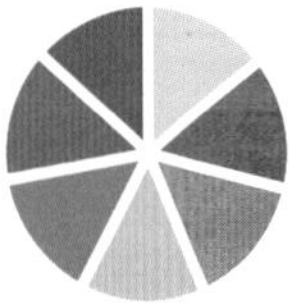

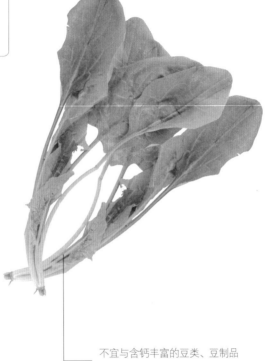

不宜与含钙丰富的豆类、豆制品类及木耳、虾米、海带等同食。

解析菠菜

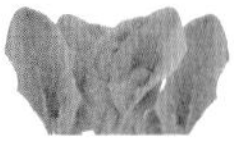

菠菜：含有丰富的β胡萝卜素，有助于防治夜盲症等维生素缺乏症；含有铬和一种类胰岛素样物质，其作用与胰岛素非常相似，都有助于保持血糖稳定；丰富的B族维生素有助于防止口角炎；大量的膳食纤维，还可以促进肠胃蠕动，有利于排便、助消化。菠菜中含有大量的抗氧化剂，具有抗衰老、促进细胞增殖的作用，既有助于激活大脑功能，又可以增强青春活力，经常食用，对防治大脑的老化及老年痴呆症也有一定的辅助疗效。

温馨提示

菠菜含有丰富的草酸，多食容易引起痛风、肾结石等；草酸会与钙反应，减少人体对钙的吸收，进而导致骨质疏松，甚至导致正铁血红蛋白血症，所以菠菜不宜与豆腐等含钙量高的食物同食。

同源延伸

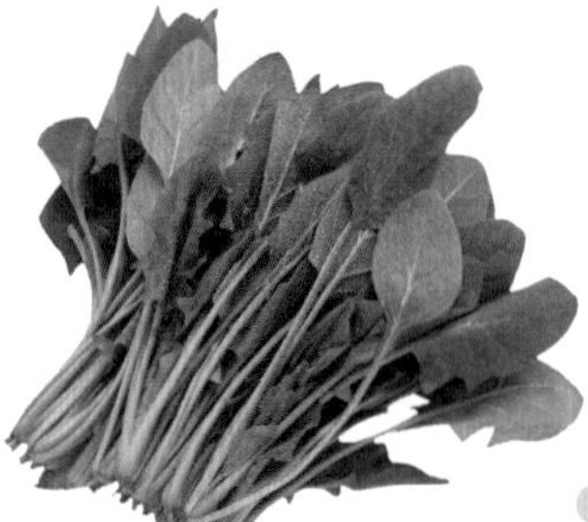

长春圆叶菠菜

止渴润肠、滋阴平肝

叶片肥大，有椭圆形或不规则形，多褶皱，叶柄较短。圆叶菠菜比尖叶菠菜含草酸量多，食用后可能影响人体对钙的吸收，因此，食用菠菜时应先将菠菜用热水焯一下，以减少草酸含量。

营养成分

（以100克为例）

热量	24千卡
蛋白质	2.6克
脂肪	0.3克
碳水化合物	4.5克
膳食纤维	1.7克

挑选储藏

挑选时，应选择叶子厚，伸张性好，叶面宽且有弹性；叶柄红短，用手指掐一下，易断且有绿色汁液溢出；色泽亮绿，茎叶不老，无抽苔开花，不带黄烂叶的菠菜。通常情况下，春季的菠菜比较短嫩，适宜凉拌；秋季的菠菜较粗大，适宜炒食或做汤。

储藏菠菜时，先用湿纸包好装入保鲜袋后放入冰箱，或用保鲜膜包好放入冰箱。存放时间不宜过长，最好在2天内吃完，以保证菠菜的新鲜，烹饪前，最好先用开水焯一下菠菜。

药食两用

【偏方验方】

菠菜猪肝汤

► 有助于缓解缺铁性贫血

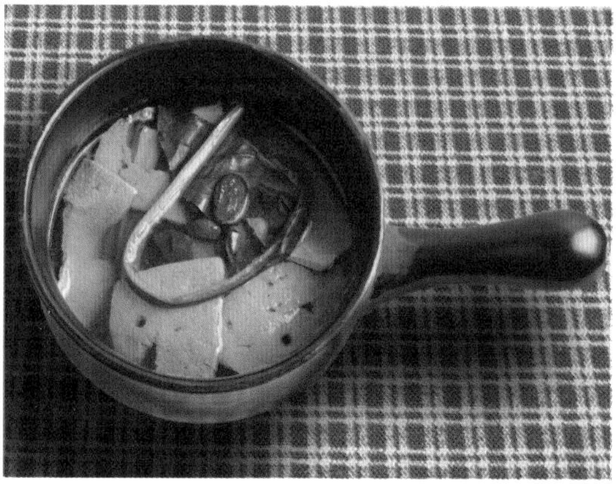

材料

菠　菜	250克
猪　肝	150克
猪肉丝	100克
食　盐	适量
葱　花	适量
味　精	少许
生　抽	适量
食　醋	少许
食用油	适量

做法

1 将保留根部的菠菜洗净，切成小段；在沸水中焯一下，捞出备用。

2 猪肝切片，用生抽、醋、盐、味精腌制。

3 锅中放油，油热后放猪肉丝、葱花炒出香味；放入菠菜和适量水，水开后放入猪肝、盐，煮至猪肝熟即可。

【养生食疗】

草莓蜜瓜菠菜汁

► 滋阴润燥、通利肠胃

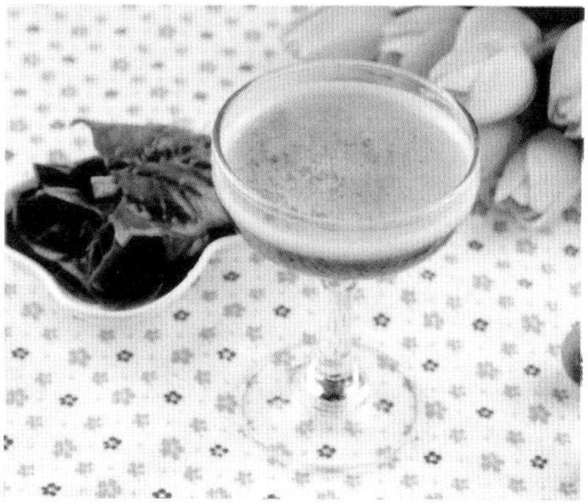

材料

草　莓	100克
菠　菜	100克
哈密瓜	80克
蜜　柑	80克

做法

1 将草莓洗净，去蒂；菠菜洗净，切成段。

2 哈密瓜去皮，切块。

3 蜜柑，去皮，分瓣。

4 将草莓、菠菜、蜜柑、哈密瓜放入榨汁机搅拌，取汁即可。

天然保健品 茼蒿

药典记载

《得配本草》：茼蒿，利肠胃、通血脉、除膈中臭气。《滇南本草》：行肝气，治偏坠气疼，利小便。

调食和药

茼蒿有大叶茼蒿和小叶茼蒿两种，其茎和叶可以同食。蒿之清气、菊之甘香，鲜香嫩脆，营养丰富，胡萝卜素的含量超过一般蔬菜，经常食用茼蒿，有助于养心安神、稳定情绪，降压补脑等，故有『天然保健品，植物营养素』之美称。一般人群均可食用，尤其适宜儿童和贫血者食用。

性味·功效

茼蒿性温，味甘、涩；具有清血养心、消食开胃、利小便等功效。

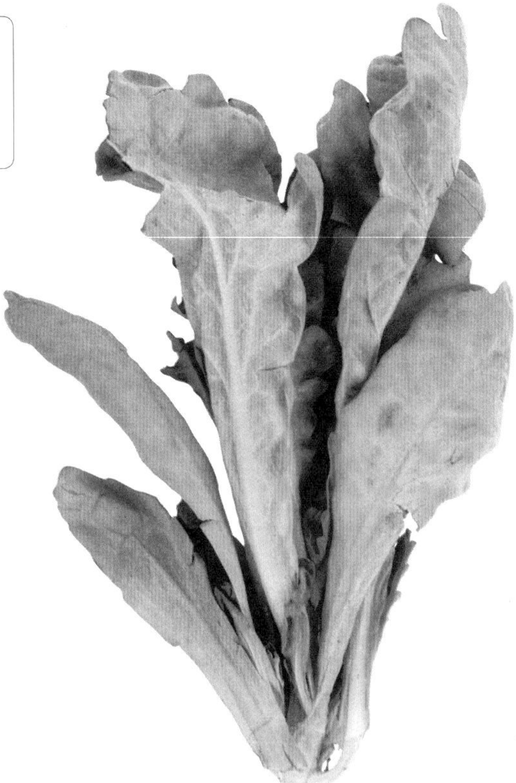

解析茼蒿

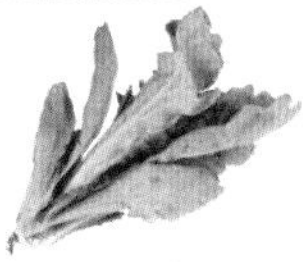

茼蒿：含有特殊香味的挥发油及胆碱等物质，具有降血压、补脑益智、消食开胃等功效，还有促进蛋白质代谢的作用，有助于脂肪的分解，适宜减肥者食用；含有多种氨基酸、脂肪、蛋白质及丰富的钠、钾等矿物盐，有助于调节体内水液代谢、通利小便、消除水肿等；茼蒿还含有一种挥发性的精油，以及胆碱等物质，具有降血压、补脑等作用，火锅中加入茼蒿，有助于促进鱼类或肉类蛋白质的吸收，对营养的摄取有益。

茼蒿熟了

5 ❻ ❼ ❽ 9 10 11

产地分布

主要分布在山东、河北、河南等地区。

华北地区　华东地区
华南地区　华中地区
东北地区　西北地区
西南地区

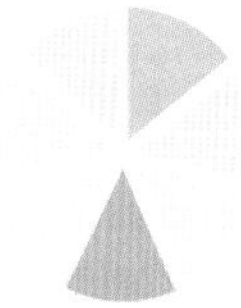

温馨提示

烹调茼蒿，不宜加热过久。茼蒿辛香滑利，脾胃虚寒、大便稀溏或腹泻者应慎食。茼蒿与猪心搭配食用，有助于开胃健脾、降压补脑、调节情绪、养心安神等。

同源延伸

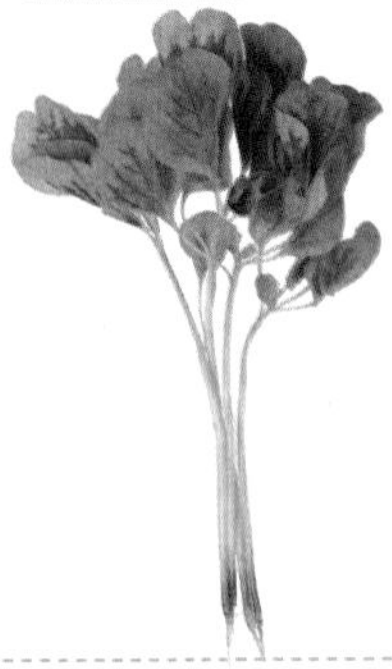

苋菜

清热利湿、凉血止血

性凉，味微甘；含有多种营养成分，其中富含的钙质，对牙齿和骨骼的生长有促进作用，并有助于维持正常的心肌活动，防止肌肉痉挛；丰富的铁、钙和维生素K，可以促进凝血，增加血红蛋白含量并提高携氧能力，促进造血等功能。发酵的苋菜汁是做臭豆腐的主要原料。苋菜不可与甲鱼同食，否则会造成中毒。

营养成分

（以100克为例）

热量	21千卡
蛋白质	0.8克
脂肪	0.3克
碳水化合物	1.9克
膳食纤维	0.8克

挑选储藏

因茼蒿有尖叶和圆叶两种，所以挑选时，应注意区分。尖叶茼蒿，叶片小、香味浓；圆叶茼蒿，叶宽大，有浓香味。茼蒿颜色以水嫩、深绿为佳，不宜选择叶子发黄、茎部切口为褐色的；茎部稍短的茼蒿为好；有花蕾的茼蒿不宜选择。

储藏茼蒿时，用水清洗一下并去除溃烂部分，沥干水分后装入塑料袋，然后竖直存放在冰箱中；若想长期保存，可用保鲜膜包起来，放入密闭容器并冷冻保存。

药食两用

【偏方验方】

凉拌茼蒿

► 可以辅助治疗食欲不振

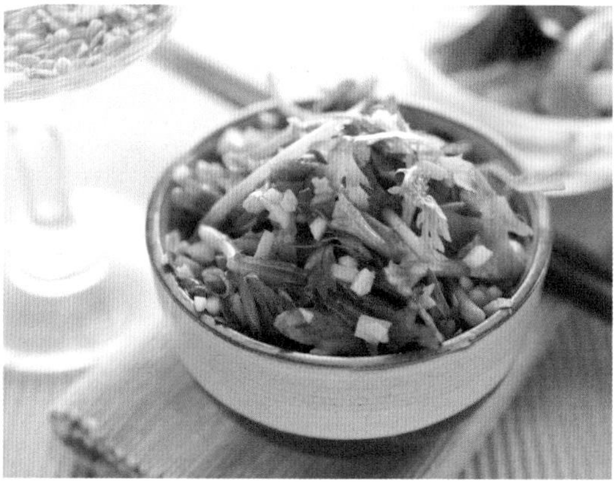

材料

茼　蒿	150克
麻　油	1匙
食　盐	适量
醋	适量

做法

1. 将茼蒿洗净备用。
2. 将茼蒿放入沸水中焯一下，捞出，沥干水分，装盘。
3. 淋上麻油、醋，调入适量盐，搅拌均匀即可。

【养生食疗】

茼蒿蛋白饮

► 降压、止咳、安神

材料

茼　蒿	100克
鸡　蛋	50克
食　盐	适量
香　油	少许

做法

1. 将茼蒿洗净，切碎；
2. 鸡蛋取蛋清备用。
3. 将茼蒿放入热水中稍煮，加入蛋清，不断搅拌；调入香油和盐，搅匀即可。

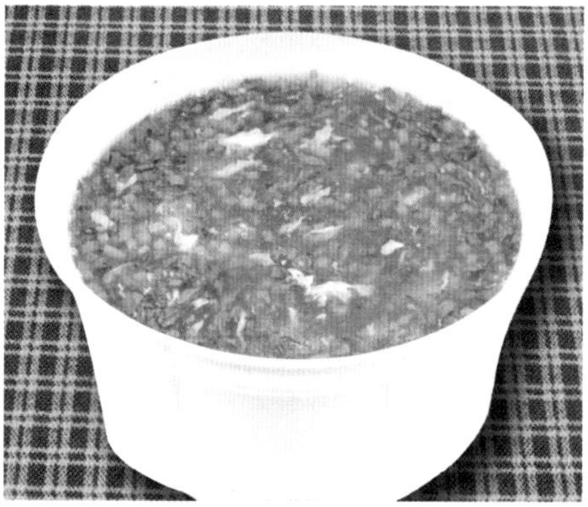

席上珍品 黄花菜

药典记载

《本草求真》：黄花菜，味甘，而微凉，能去湿利水，除湿通淋，止渴消烦，开胸宽膈，令人心平气和，无忧郁。

调食和药

黄花菜，含有多种营养成分，特别是胡萝卜素的含量很高。黄花菜具有利湿、消食、明目、安神等功效，是具有多种保健功能的花卉珍品蔬菜。黄花菜常与黑木耳、鸡蛋、肉等做汤或炒食，一般人群均可食用，尤其适宜孕妇、中老年人、过度劳累者食用。

性味·功效

黄花菜性平，味甘；具有养血平肝，利尿消肿、安神明目等功效。

解析黄花菜

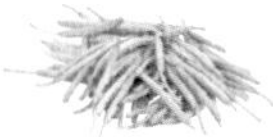

黄花菜：含有丰富的花粉、糖、蛋白质、维生素C、胡萝卜素、氨基酸等人体所需的营养成分，可以健脑抗衰，经常食用有助于滋润皮肤，增强皮肤的弹性，使皮肤细嫩润滑；还有抗菌免疫功能，辅有中轻度的消炎解毒功效。

丰富的膳食纤维，有助于促进大便的排泄，防治肠道癌等。

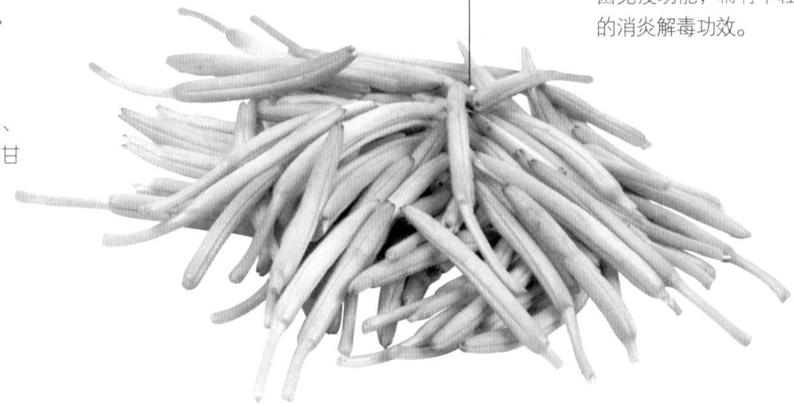

黄花菜熟了

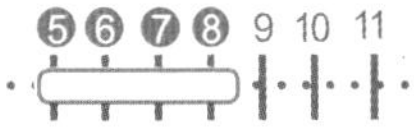

产地分布

主要分布在湖南、江苏、浙江、湖北、四川、甘肃、陕西等地区。

华北地区 华东地区
华南地区 华中地区
东北地区 西北地区
西南地区

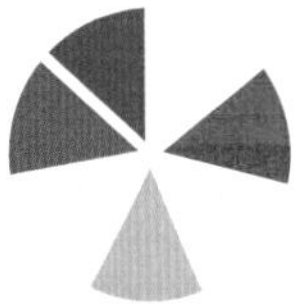

同源延伸

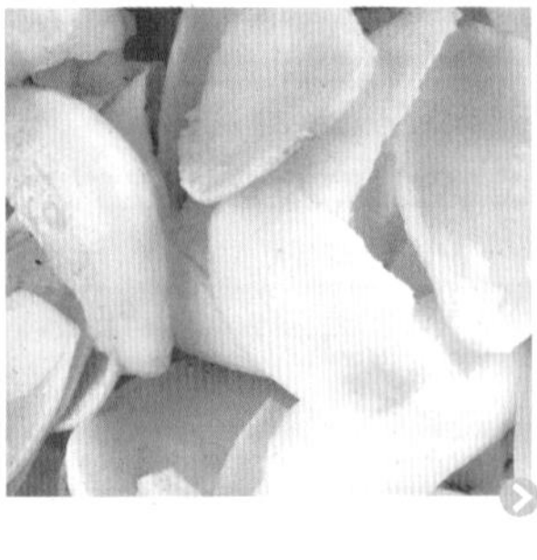

百合

养阴清热、滋补精血

百合性微寒、平，具有清火、润肺、安神的功效，花与鳞状茎均可入药。百合可以促进和增强细胞系统的吞噬功能，提高机体的免疫力。

百合富含多种维生素，可促进皮肤细胞新陈代谢，还含多种生物碱和营养物质，有良好的营养滋补之功，特别是对病后体弱、神经衰弱等症大有裨益。

温馨提示

患有皮肤瘙痒症、哮喘病者忌食；胃肠不和者慎食；鲜黄花菜含有秋水仙碱，直接食用后会引起咽干、呕吐、恶心等，可蒸煮、洗晒后再食用。

挑选储藏

挑选黄花菜，应选择色泽浅黄或金黄，质地鲜嫩，条身紧长均匀粗壮的；抓一把捏成团，手感柔软且有弹性，松手后每根黄花菜又能很快伸展开的；伴有清香气的。若选择袋装的干制品黄花菜，要看包装上是否标明QS标志、产品名称、净含量、生产企业及地址、生产日期及保质期、质量等级、产品标准号等内容。

储藏时，将黄花菜用热水焯一下，沥干，用保鲜膜包好后放入冰箱冷冻室。袋装黄花菜按照包装要求储存即可。

营养成分

（以100克为例）

热量	199千卡
蛋白质	19.4克
脂肪	1.4克
碳水化合物	34.9克
膳食纤维	7.7克

药食两用

【偏方验方】

黄花菜炖猪蹄

► 有助于缓解初期乳腺炎的症状以及乳汁不下

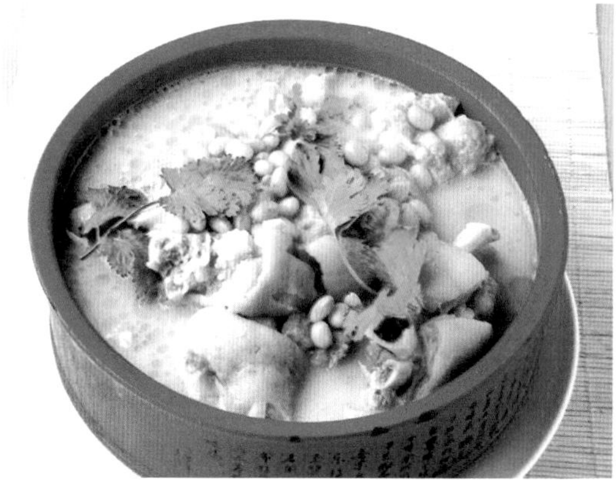

材料

猪蹄	200克
干黄花菜	30克
姜片	适量
食盐	适量
葱段	适量

做法

1. 将干黄花菜泡软，去蒂，洗净；猪蹄去杂毛，洗净，焯水沥干。
2. 将猪蹄、黄花菜放入砂锅中，大火煮沸后，改小火炖约2小时，加入葱段、盐即可。

【养生食疗】

黄花菜炒香菇

► 平肝利尿、补虚养血

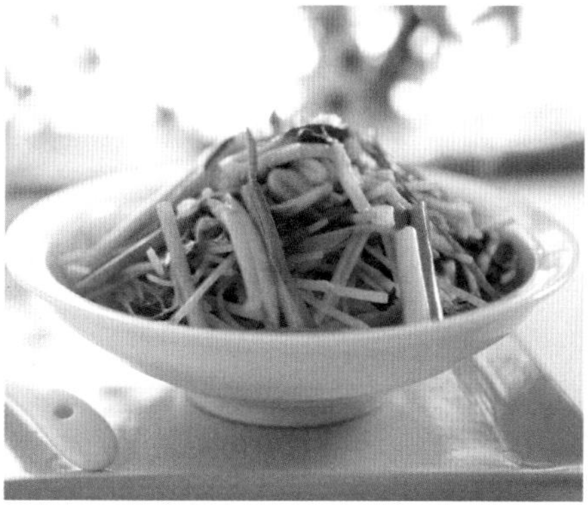

材料

香菇	250克
干黄花菜	30克
食用油	适量
食盐	适量
葱花	适量
姜丝	适量
味精	少许

做法

1. 将干黄花菜、香菇分别泡软，洗净。
2. 锅中放油，油热后放入葱花、姜丝爆香；下黄花菜、香菇翻炒至熟，起锅时加入盐、味精调味即可。

药典记载

《本草拾遗》：韭菜，温中、下气，补虚，调和腑脏，令人能食，益阳，止泄白脓、腹冷痛，并煮食之。

调食和药

韭菜，味道鲜美，富含维生素C、维生素B_1、维生素B_2、尼克酸、胡萝卜素、碳水化合物及矿物质等多种营养成分，具有健胃、提神、止汗固涩等功效。一般人群均可食用，尤其适宜手脚冰冷、下腹冷、腰酸或妇女月经迟来者食用。初春韭菜品质最好，但不宜多食，每餐控制在100克左右。

洗肠草

韭菜

性味·功效

韭菜性温，味甘、辛；具有健胃消食、杀菌消炎、补气壮阳等功效。

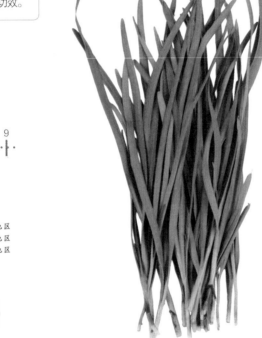

解析韭菜

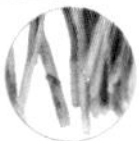

韭菜根：
性温，味辛；具有温中、行气、散瘀等功效。

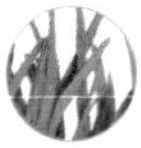

韭菜叶：
性温，味甘、辛；富含维生素A，长期食用，可以美容护肤、明目润肺，还有助于降低患伤风感冒、寒喘等疾病的概率。

韭菜籽：
有固精、助阳、补肾、治带、暖腰膝等作用，适用于阳痿、遗精，对治疗阳痿有一定的保健功效。韭菜籽粉和山药粉搭配食用，有补肾壮阳、补肺健脾的功效。

韭菜熟了

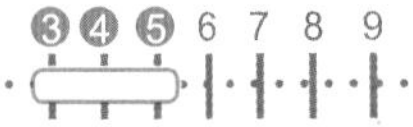

产地分布

全国各地。

■ 华北地区 ■ 华东地区
■ 华南地区 ■ 华中地区
■ 东北地区 ■ 西北地区
■ 西南地区

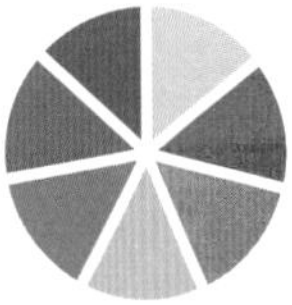

同源延伸

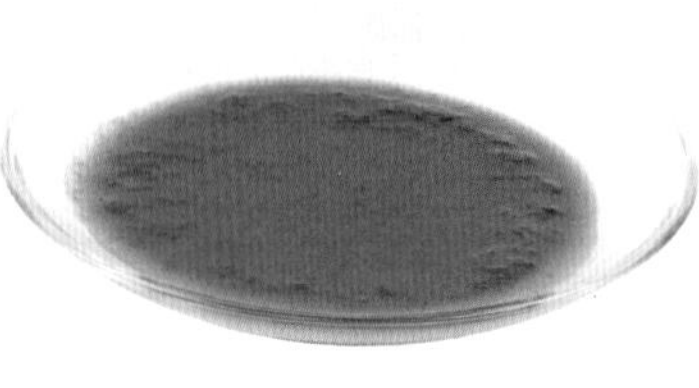

韭菜花酱

增进食欲、促进消化

将韭菜的花蕾和一些配料研碎后，制作而成的酱料。性温，味辛、甘；富含钙、磷、铁、胡萝卜素等有益成分，可以温肾壮阳、强腰膝，还有活血散瘀、除胃热、解药毒、生津开胃等功效。韭菜花中的纤维素含量比较高，有助于防治便秘；还含有蒜素，具有一定的杀菌作用。

温馨提示

韭菜有强精作用，但过食会败肾、流眼屎，故不宜天天吃。扁桃体炎、中耳炎者忌食。熟的韭菜不宜隔夜吃。肠胃功能较弱、阴虚火旺者慎食。

挑选储藏

挑选韭菜时，应选择根部截口处较齐，用手捏住根部叶片可以直立，叶末端没有黄尖，用手可以掐动的韭菜。韭菜有宽、细叶之分，宽叶韭菜叶色淡绿，纤维少；细叶韭菜叶片修长，叶色绿亮，纤维多，香味浓。

储藏韭菜时，将韭菜捆好，根部朝下放在冷水中；还可将韭菜捆好后，用大白菜的叶子包裹好，置于阴凉处，可保鲜3至5天。

营养成分

（以100克为例）

热量	26千卡
蛋白质	2.4克
脂肪	0.4克
碳水化合物	4.6克
膳食纤维	1.4克

药食两用

【偏方验方】

韭菜炒红薯叶

► 有助于改善习惯性便秘

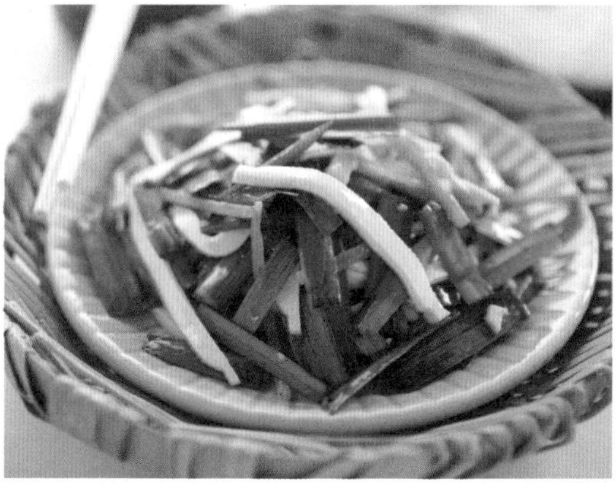

材料

- 韭　菜　100克
- 红薯叶　80克
- 食用油　适量
- 食　盐　适量

做法

1. 将韭菜洗净，沥干水分，切段备用。
2. 红薯叶洗净，沥干水分。
3. 锅中放油，油热放入韭菜和红薯叶，翻炒至熟，加盐调味即可。

【养生食疗】

地耳炒韭菜

► 消食开胃、益气补肾

材料

- 韭　菜　100克
- 地　耳　80克
- 食用油　适量
- 食　盐　适量

做法

1. 将韭菜洗净，沥干水分，切段。
2. 地耳用水泡发，撕成小块。
3. 锅中放油，油热后放入韭菜、地耳，翻炒至熟，加适量盐调味。

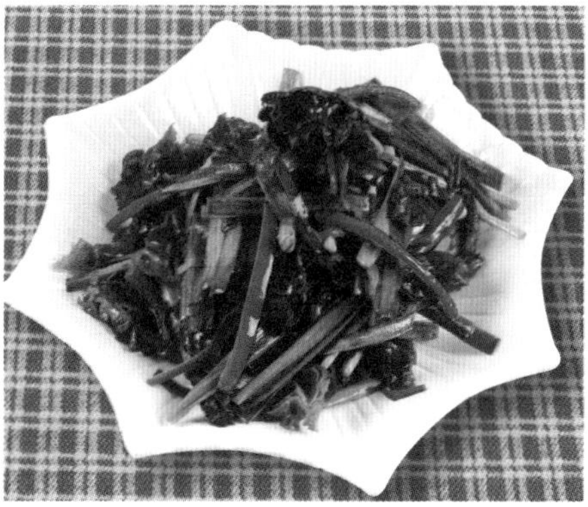

菜中珍品

竹笋

药典记载

现代营养学研究表明，竹笋富含蛋白质、胡萝卜素、维生素、铁、磷等无机盐和有益健康的多种氨基酸。

调食和药

竹笋，一年四季皆有，味道鲜美，以春笋、冬笋味道最佳，含有蛋白质、氨基酸、维生素B_1、维生素B_2、维生素C、胡萝卜素、钙、磷、铁等多种营养成分。竹笋可以炒、烧、拌、炝，也可做配料或馅、干制品或罐头。一般人群均可食用，尤其适宜肥胖和习惯性便秘者食用。

性味・功效

竹笋性微寒，味甘；具有开胃健脾、清热化痰、解渴除烦等功效。

竹笋熟了

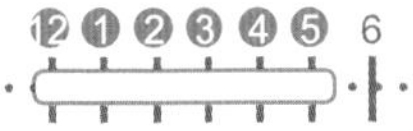

产地分布

主要分布在广东、广西、浙江、江苏、江西等地区。

■ 华北地区 ■ 华东地区
■ 华南地区 ■ 华中地区
■ 东北地区 ■ 西北地区
■ 西南地区

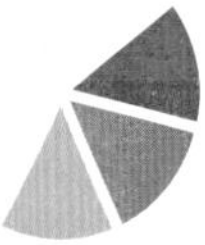

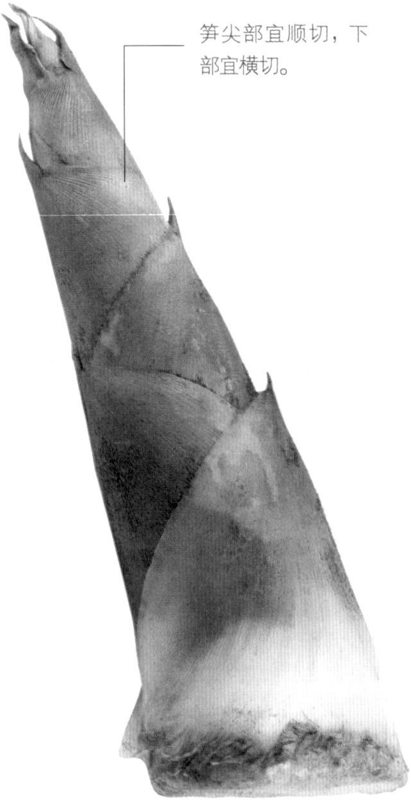

解析竹笋

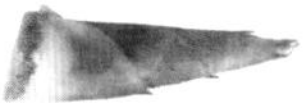

竹笋：含有的一种白色含氮物质，形成了竹笋的独特清香；竹笋具有低糖、低脂的特点，富含膳食纤维，有助于降低体内多余脂肪，消痰化瘀等，经常食用，可以辅助治疗高血压、高血脂、高血糖等病症，并对消化道肿瘤及乳腺癌有一定的预防作用；富含植物蛋白、维生素及多种微量元素，有助于增强机体的免疫功能，提高人体的防病抗病能力。

温馨提示

患有胃溃疡、胃出血、肾炎、肝硬化、尿路结石、骨质疏松、佝偻等病者慎食。竹笋与墨鱼搭配，会降低钙的吸收；与猪肉搭配，有助于降低血糖；与鸡肉搭配，低脂低糖、多纤维，适宜肥胖者食用；与牡蛎搭配，有助于促进伤口愈合，还可以预防感冒；与鸡蛋搭配，有益消化系统。

同源延伸

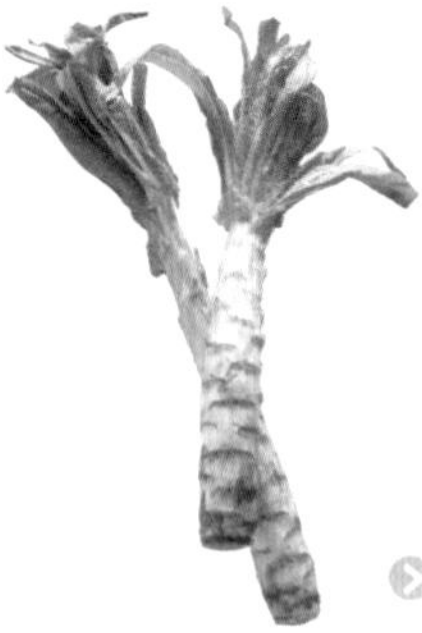

莴笋

清热利尿、消积下气

性凉，味甘、微苦；具有利五脏、通经脉、清胃热、利尿等功效。莴笋叶含有胡萝卜素、维生素B_1、维生素B_2、维生素C，食用时不应丢掉。此外，秋季易咳嗽者，多吃莴笋叶还可平咳。莴笋有烧、拌、炝、炒等烹调方法，还可以做汤和配料等。莴笋汁辅之以米酒服饮，可用于产后通乳。

营养成分

（以100克为例）

热量	19千卡
蛋白质	2.6克
脂肪	0.2克
碳水化合物	3.6克
膳食纤维	1.8克

挑选储藏

挑选竹笋时，春笋以质地鲜嫩，黄色或白色的最好；冬笋以黄中略显白的为好。另外，根部的“痣”红的鲜嫩；节与节之间距离越近，笋越鲜嫩；外壳色泽鲜黄或淡黄略带粉红，笋壳完整且饱满光洁的好；手感饱满，大小差不多，较重的好。加工的竹笋制品，要注意生产日期及保质期。

储藏竹笋时，为避免水分蒸发，先用纸包好，再用保鲜膜包好，放入冰箱；若为切开的竹笋，在其切面上涂抹一些盐，再放入冰箱。

药食两用

【偏方验方】

竹笋瘦肉粥

► 有助于缓解热咳、久泻

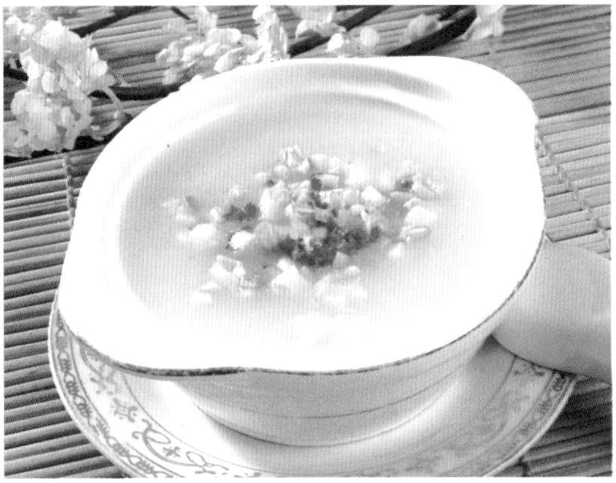

材料

大米	100克
竹笋	80克
猪肉	60克
食盐	适量

做法

1. 将竹笋去皮，洗净，过水后切丝备用。
2. 猪肉洗净，切丝；大米淘洗干净。
3. 大米放入锅中，加水煮沸；放入肉丝、竹笋，煮至粥熟；加适量盐即可。

【养生食疗】

炒双鲜

► 开胃健脾、清热益气

材料

竹笋	100克
鲜香菇	80克
食盐	适量
姜丝	适量
味精	少许
食用油	适量

做法

1. 将竹笋和香菇分别洗净，切条备用。
2. 将竹笋和香菇焯水，捞出沥干。
3. 锅中放油，油热后放入姜丝爆香；放入香菇和竹笋，翻炒至熟；调入盐、味精即可。

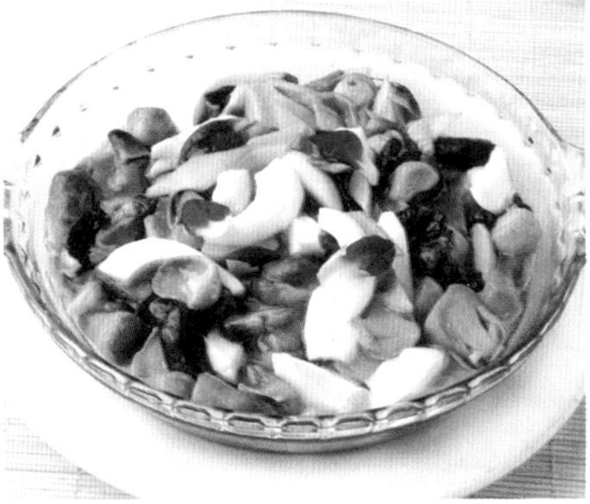

蔬菜之王

芦笋

调食和药

芦笋，世界十大名菜之一，在国际上享有「蔬菜之王」的美称。富含多种氨基酸、蛋白质和维生素等营养成分，以嫩茎供食用，味道鲜美，香嫩爽口，可以炒、煮、炖、凉拌等。一般人群均可食用，尤其适宜高血压、心脏病、白血病、膀胱炎等患者食用。

药典记载

国外一些医疗机构研究认为，芦笋可以使人体细胞生长正常化，对防止癌细胞扩散有一定的保健功效。

性味·功效

芦笋性寒，味甘；
具有清热除烦、利尿、降压等功效。

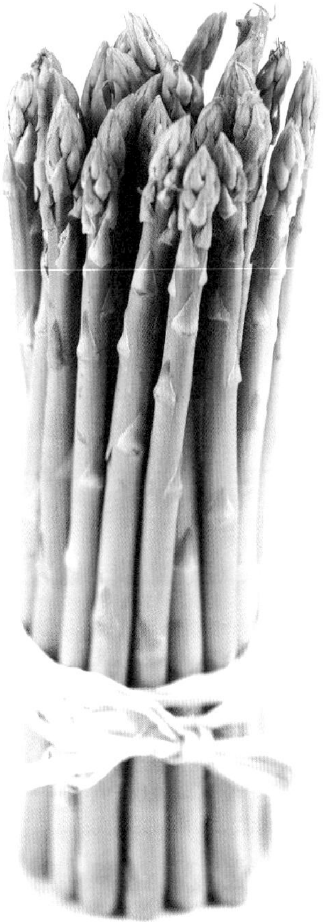

芦笋熟了

④⑤6 7 8⑨⑩

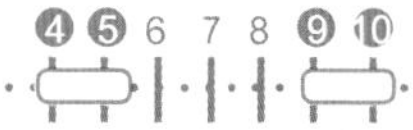

产地分布

主要分布在福建、河南、陕西、安徽、四川、山东等地区。

☐ 华北地区　■ 华东地区
■ 华南地区　☐ 华中地区
■ 东北地区　☐ 西北地区
■ 西南地区

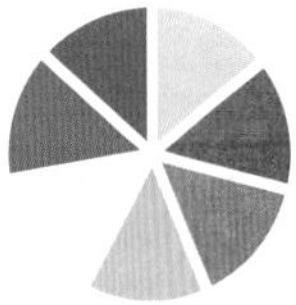

解析芦笋

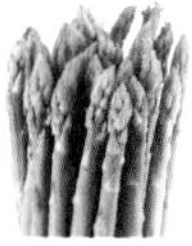

芦笋：
顶尖的嫩茎营养最为丰富，含有丰富的蛋白质、维生素、矿物质和人体所需的微量元素等。芦笋含有的天冬酰胺和微量元素硒、钼、铬、锰等，具有调节机体代谢，提高身体免疫力等功效，对高血压、心脏病、白血病、水肿、膀胱炎等有一定的预防和抑制作用，还有一定的辅助抗癌作用。经常食用芦笋，有益于脾胃，对人体许多疾病都有很好的辅助治疗效果。素炒芦笋、虾仁芦笋、芦笋熘肉片、芦笋煎鸡蛋等菜肴深受人们的喜爱。

同源延伸

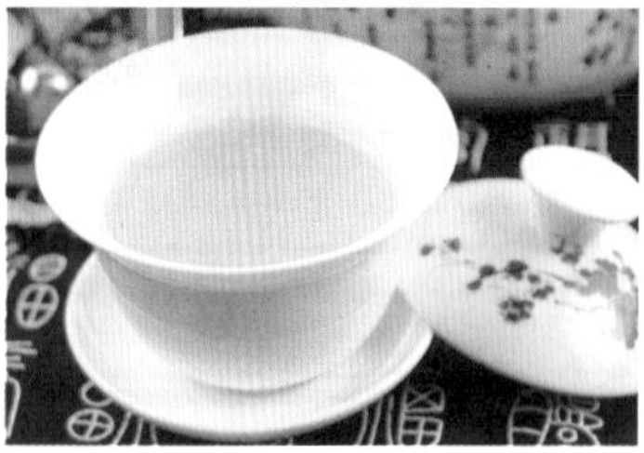

芦笋茶

清热解毒、去腻减肥

以新鲜绿芦笋为原料，不添加任何防腐物质，经现代科学技术精制而成。芦笋茶分芦笋红茶和芦笋绿茶，具有清热解毒、消食化痰、去腻减肥、清心除烦、生津止渴、降火明目等功效；还有助于防癌抗癌、降压降脂、抗衰老等。

温馨提示

脾胃虚寒者慎食芦笋。芦笋不宜生吃，也不宜长时间存放，最好一周内吃完；芦笋罐头能较好地将芦笋的营养保存下来，可长期食用。

营养成分

（以100克为例）

热量	19千卡
蛋白质	1.4克
脂肪	0.1克
碳水化合物	4.9克
膳食纤维	1.9克

挑选储藏

挑选芦笋时，笋尖鳞片包裹紧凑、色泽嫩绿，无收缩、萎黄的为好；芦笋直立挺直，用手折断茎部时，易断且较脆，笋皮无丝状物的为嫩；基部白色部分较少者较嫩。加工过的芦笋，要注意其QS标志、质量等级、产品标准号、净含量、生产日期及保质期等内容。

储藏时，用保鲜膜将芦笋包好，竖直置于冰箱中；还可以先用热水焯一下，晾干后装入保鲜袋中封好，放入冰箱冷冻。加工的芦笋，依据包装说明方式储存即可。

药食两用

【偏方验方】

芦笋炒肉丝

► 有助于改善食欲不振、大便秘结

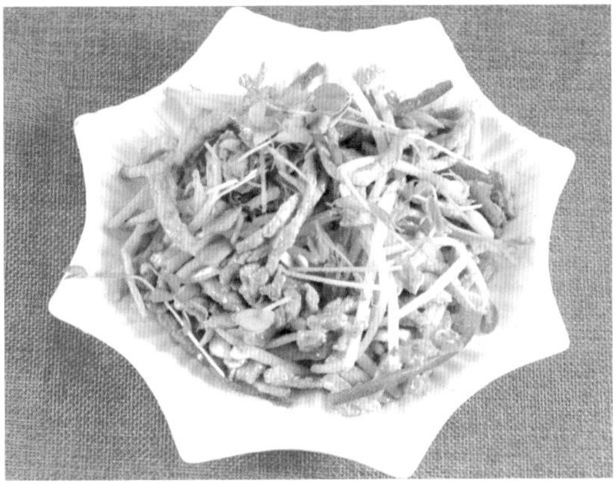

材料

瘦猪肉	200克
芦　笋	150克
姜　丝	适量
葱　花	适量
食　盐	适量
味　精	少许

做法

1. 将芦笋洗净，切段；瘦猪肉洗净，切丝。
2. 锅中放油，油热下姜丝、葱花爆香，倒入肉丝翻炒；放入芦笋，翻炒至熟；加盐、味精调味后即可装盘。

【养生食疗】

苹果西芹芦笋汁

► 利水消肿、护肝防癌

材料

苹　果	100克
西　芹	80克
芦　笋	60克
苦　瓜	30克
青　椒	30克

做法

1. 将苹果洗净，去核，切块。
2. 西芹、芦笋分别洗净，切段；青椒、苦瓜分别洗净，切块。
3. 将所有材料放入榨汁机中榨汁饮用。

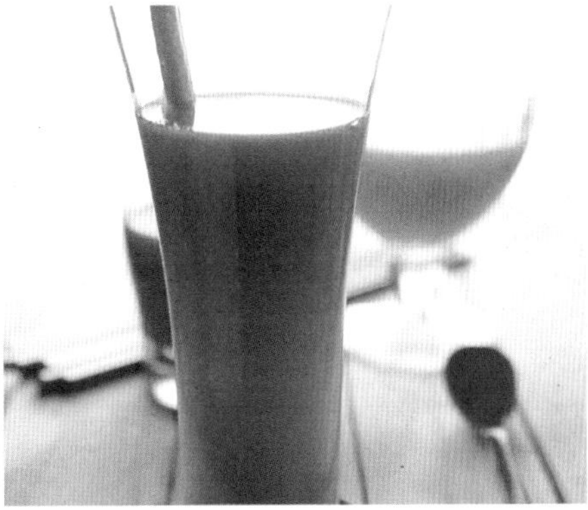

健脾益肾 山药

调食和药

山药，又名薯蓣，营养丰富，含有维生素、氨基酸、蛋白质等多种营养成分，自古以来就被视为物美价廉的补虚佳品。山药既可以做主粮，又可做蔬菜，还可制成糖葫芦之类的小吃，一般人群均可食用，尤其适宜糖尿病、腹胀、病后虚弱、慢性肾炎、长期腹泻者食用。

药典记载

《本草正》：能健脾补虚，滋精固肾，治诸虚百损，疗五劳七伤。《本草纲目》：益肾气，健脾胃，止泄痢，化痰涎，润皮。

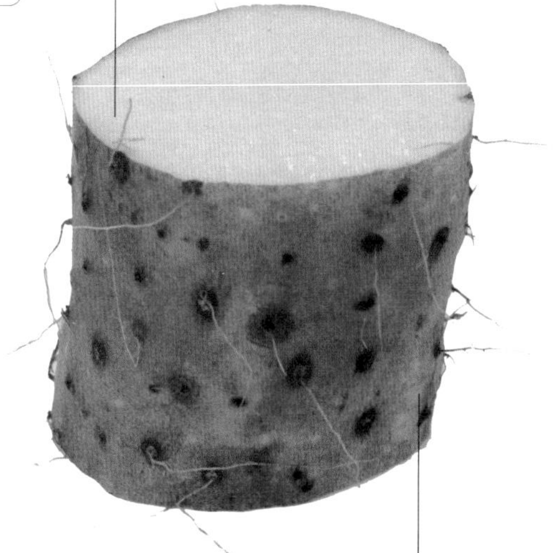

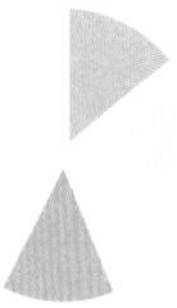

解析山药

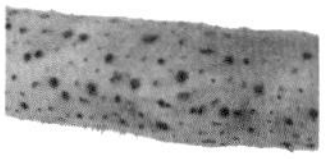

山药：含有大量的黏液蛋白、维生素及微量元素，可以有效阻止血脂在血管壁的沉淀，预防心血管疾病，还有助于益志安神、延年益寿等；含有的氨基酸及矿物质，可以防治人体脂质代谢异常及动脉硬化等，对增强人体免疫力、益心安神等有一定的帮助。山药乌鸡汤和龙眼山药羹均具有很好的补中益气、养血等功效，特别适宜女性及手脚发凉者食用。

性味 · 功效

山药性平，味甘；具有健脾补肺、益胃补肾、固肾益精等功效。

经常食用，有助于滋养皮肤、健美养颜。

山药熟了

4 5 6 7 **8 9 10**

产地分布

主要分布在河南、河北、山东、山西、江西、湖北、湖南等地区。

▧ 华北地区　■ 华东地区
▨ 华南地区　▧ 华中地区
■ 东北地区　▨ 西北地区
■ 西南地区

山药做汤时，先将其蒸熟，炖出来的汤会更爽口。

温馨提示

不论男女老少，山药都是很好的秋季滋补食品。大便燥结者、实邪者忌食山药。山药不宜与甘遂、猪肝、黄瓜、南瓜、胡萝卜、笋瓜等同食。削山药皮及切片时，在手上和水中滴几滴醋，以防止手滑和手痒。山药切片后，应放入水中，以防止氧化变黑。

同源延伸

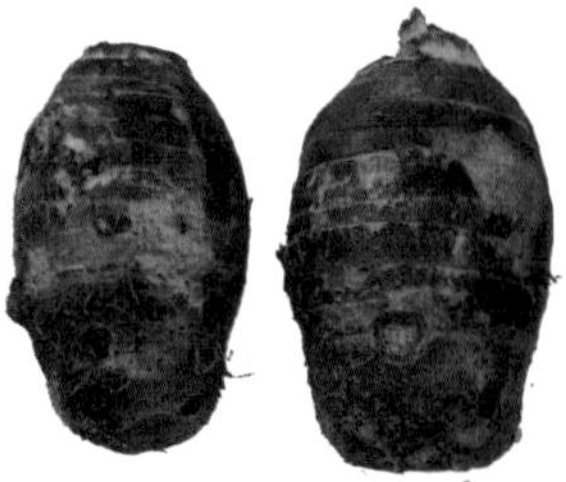

芋头

补中益气、洁齿防龋

性平，味甘、辛；含有蛋白质、淀粉、钙、磷、铁、皂苷、维生素等成分，具有益胃、宽肠、通便、解毒等多种功效。芋头可做主食，又可蒸食、做汤等，但芋头含淀粉较多，一次摄入50～100克为宜；忌生食，否则黏液会刺激咽喉。芋头和粳米煮粥，可以辅助治疗淋巴结核和慢性淋巴结炎。

挑选储藏

挑选山药时，首先要掂重量，大小相同的山药，较重的好；其次看须毛，同一品种的山药，须毛越多的口感越好，含山药多糖也越多，营养也更好；最后看横切面，新鲜的山药横切面的肉质应呈雪白色。因山药怕冻，冬季挑选时，可以将山药在手中握一会儿，若有“出汗”现象，则说明已受冻，不宜选择。

储藏时，将山药置于阴凉、通风处；还可以将山药洗净，去皮，切块或片后，装入保鲜袋，置于冰箱冷冻。

营养成分

（以100克为例）

热量	56千卡
蛋白质	0.9克
脂肪	0.1克
碳水化合物	12.4克
膳食纤维	0.6克

药食两用

【偏方验方】

山药小米粥

► 有助于改善体虚、气血不足

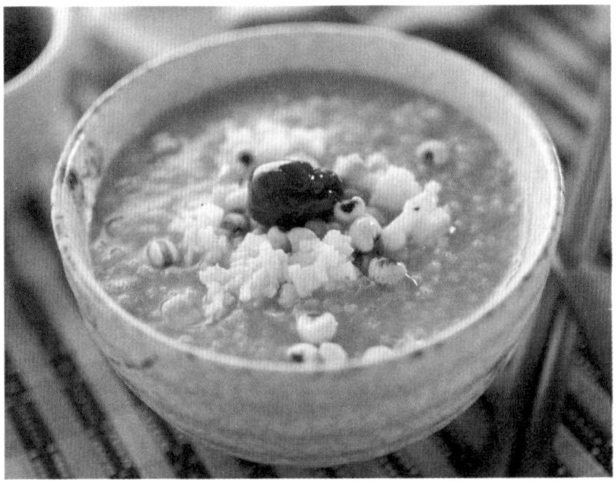

材料

小米	100克
山药	30克
薏米	30克
红枣	10枚
白糖	适量

做法

1. 将小米、薏米洗净，用清水浸泡，山药研磨成泥状，红枣洗净，去核。
2. 将小米、薏米、红枣、山药一同放入砂锅中，加适量水煮成粥。
3. 可根据个人喜好放入适量白糖。

【养生食疗】

山药苹果优酪乳

► 减肥消脂、抗衰老

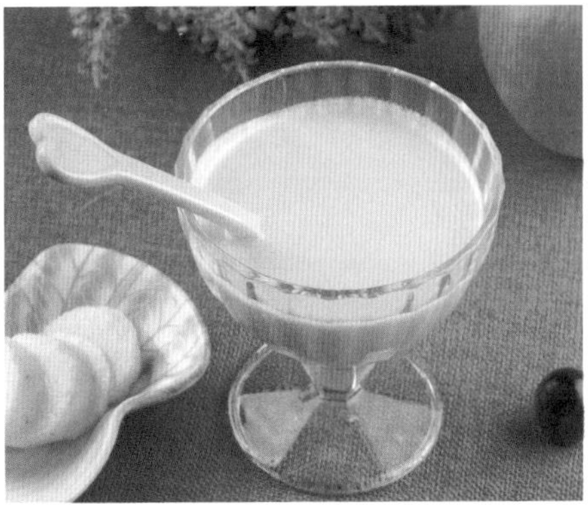

材料

山药	200克
酸奶	150克
苹果	120克
冰糖	适量

做法

1. 将山药洗净，去皮，切块。
2. 苹果洗净，去核，切块。
3. 将山药、苹果、酸奶放入果汁机搅拌，取汁放入冰糖，搅匀即可。

补虚通便 红薯

药典记载

《本草纲目》：补虚乏，益气力，健脾胃，强肾阴的功效，使人『长寿少疾』；还能补中、和血、暖胃、肥五脏等。

调食和药

红薯，含有丰富的淀粉、膳食纤维、维生素、微量元素和亚油酸等，营养价值很高，有助于保持血管弹性，防治便秘等，被营养界称为『营养最均衡的保健食品』。红薯生食、熟食均可，还可以制糖、酿酒、制酒精等，一般人群均可食用，尤其适宜便秘者食用。

性味·功效

红薯性平，味甘；
具有补脾益气、宽肠通便、生津止渴等功效。

红薯熟了

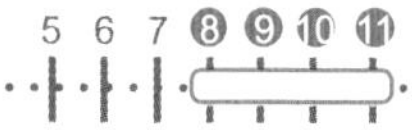

产地分布

主要分布在河南、四川、山东、湖南、湖北、安徽等地区。

- 华北地区
- 华东地区
- 华南地区
- 华中地区
- 东北地区
- 西北地区
- 西南地区

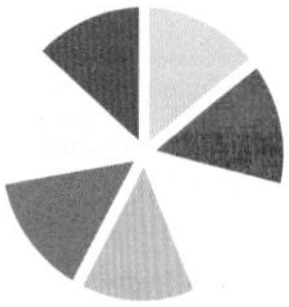

解析红薯

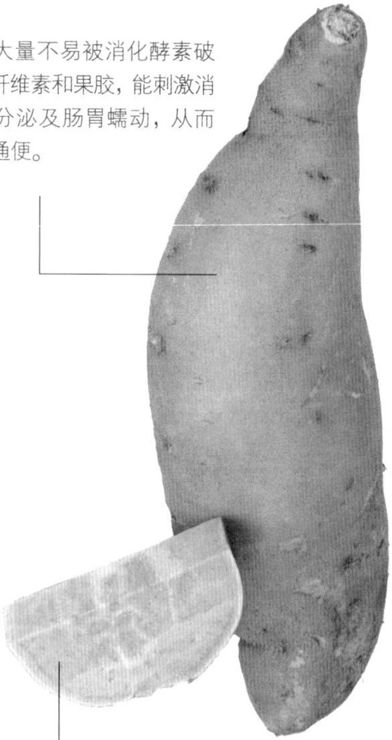

含有大量不易被消化酵素破坏的纤维素和果胶，能刺激消化液分泌及肠胃蠕动，从而促进通便。

含有的β-胡萝卜素，是一种有效的抗氧化剂，有助于清除体内的自由基。

红薯叶：
具有提高免疫力、止血、降糖、解毒、防治夜盲症等保健功能，经常食用有预防便秘、保护视力的作用，还能保持皮肤细腻、延缓衰老。

红薯：
含有大量膳食纤维，可以刺激肠道，增强蠕动，通便排毒，尤其对老年性便秘有较好的辅助疗效；含赖氨酸、绿原酸，可以抑制被认为能导致出现雀斑和老人斑的黑色素的产生。

温馨提示·

红薯最好在午餐时段吃。脾胃虚寒者，不宜生食红薯，一定要蒸熟煮透，且不宜过量，否则难以消化。红薯和柿子不宜同食。

同源延伸

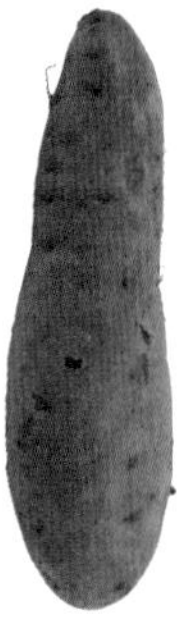

紫薯

抗氧化、补血

除具有普通红薯的营养成分外，还富含硒元素和花青素，花青素对100多种疾病有预防和辅助治疗作用，也是目前科学界发现的防治疾病、维护人类健康最直接、最有效、最安全的自由基清除剂。紫薯除煮食外，还可做成各式糕点、营养粥等。

营养成分

（以100克为例）

热量	99千卡
蛋白质	7.2克
脂肪	0.2克
碳水化合物	77克
膳食纤维	1.1克

挑选储藏

挑选红薯时，要选择外表干净、光滑、形状好（纺锤形），坚硬和发亮的。发芽、表面凹凸不平的红薯已不新鲜，不宜选择；表面有伤或有小黑洞的红薯也不宜选择，否则不容易保存。

红薯越放越甜，储藏时，先将红薯放在阳光处晒一下，然后再放在阴凉、通风处，或用纸包裹起来，置于阴凉处，还可以用沙土将红薯埋起来储藏。

药食两用

【偏方验方】

冬瓜红薯叶汤

► 有助于改善糖尿病症状

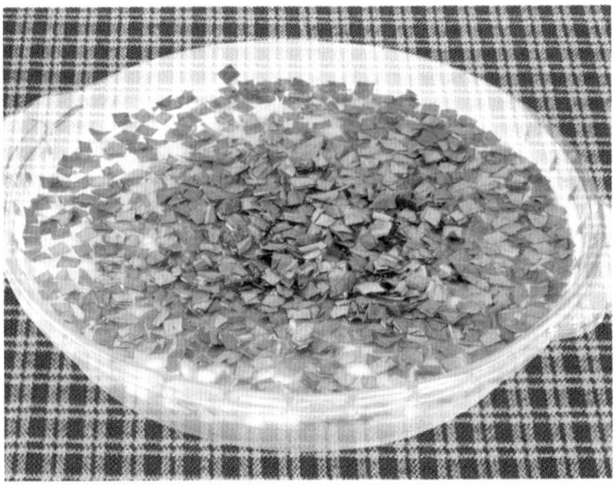

材料

冬　瓜	150克
红薯叶	100克
食　盐	少许

做法

1 将冬瓜去皮，切片。

2 红薯叶洗净。

3 将冬瓜和红薯叶放入砂锅中，加适量水将冬瓜煮熟，调入少许盐即可。

【养生食疗】

红薯大米粥

► 健胃益肾、乌发养颜

材料

大　米	100克
红　薯	60克
南　瓜	适量
红　枣	6颗

做法

1 红薯、南瓜洗净，去皮，切成大块，红枣洗净备用。

2 大米淘洗干净，浸泡约30分钟。

3 将红薯、大米、南瓜、红枣放入砂锅，加适量水；大火煮沸，小火炖至熟。

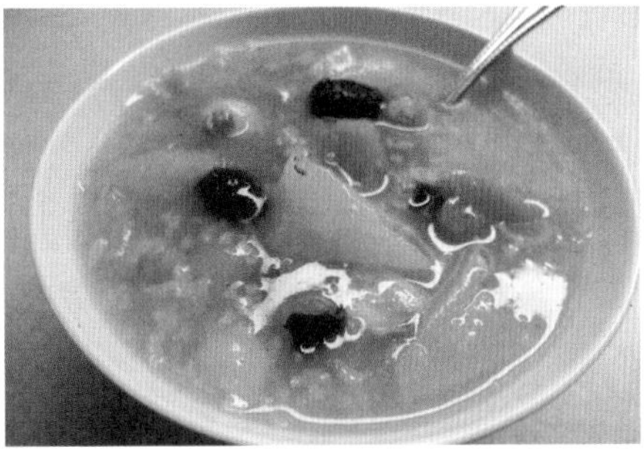

下气消食

白萝卜

药典记载

有研究指出，白萝卜含有木质素可吞噬癌细胞；还含有一种酶能分解致癌的亚硝胺，所以有抗癌作用。

调食和药

白萝卜，可生食，也可以熟食，还可腌制成咸菜。白萝卜营养丰富，含有的维生素C和微量元素锌，有助于增强机体的免疫功能，提高抗病能力，民间更是有『冬吃萝卜夏吃姜，一年四季保安康』的说法，一般人群均可食用，尤其适宜消化不良者食用。

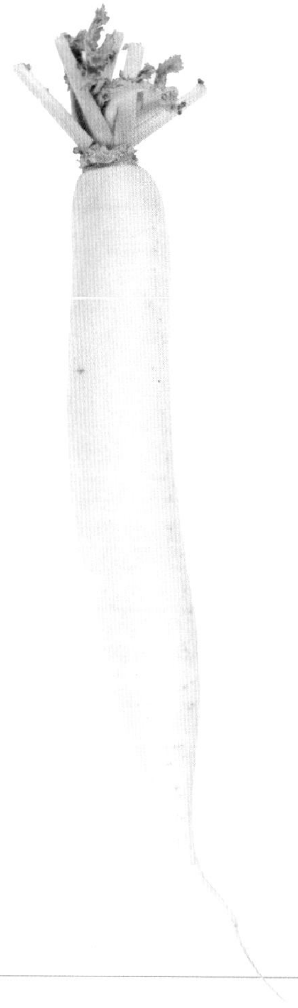

性味·功效

白萝卜性凉，味甘、辛；具有下气消食、润肺化痰、清热止渴等功效。

白萝卜熟了

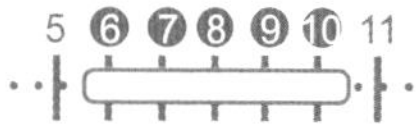

产地分布

主要分布在山东、安徽、福建等地区。

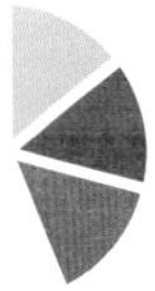

解析白萝卜

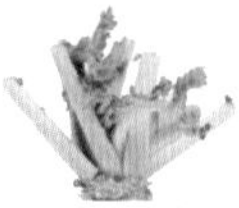

白萝卜叶： 性温，味苦、辛；具有清肺火、利肝脏的功效，对缓解消渴、咽干、胸闷、膈满、肝气郁结等有一定的辅助疗效。

白萝卜： 含有芥子油，经常食用，有助于促进肠胃蠕动，增进食欲，帮助消化，止咳化痰等；含有的淀粉酶，可以分解食物中的淀粉、脂肪，从而使营养得到充分吸收。白萝卜生吃，有助于促进消化，消炎，调理肠胃机能；煮食，有助于治疗脚气病；煎汤外洗，可以解毒、解酒、解煤气中毒等。

同源延伸

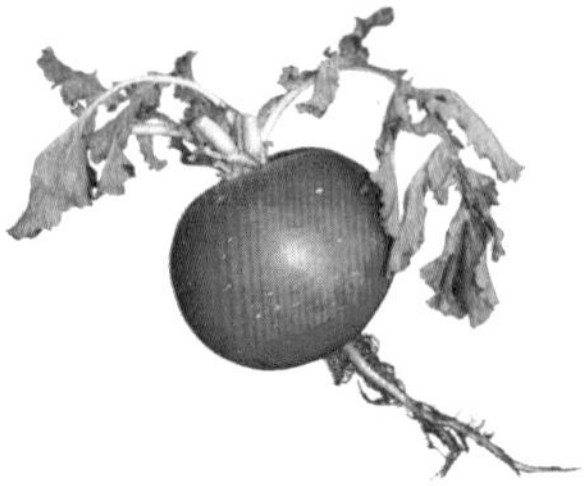

红萝卜

止咳化痰、健胃消食

性微温，味甘；富含萝卜硫素、维生素、糖化酵素、木质素等，含有防癌抗癌的特殊营养元素，还具有清热解毒、健胃消食、化痰止咳等功效。常生食红萝卜有降低血脂、胆固醇，软化血管、稳定血压的作用，还可预防冠心病、动脉硬化、肾结石等。红萝卜榨汁饮用，有助于解酒。

温馨提示

脾虚泄泻者慎食白萝卜；胃溃疡、十二指肠溃疡、慢性胃炎、单纯甲状腺肿、先兆流产、子宫脱垂等患者忌食。白萝卜忌与人参、西洋参同食。

挑选储藏

挑选白萝卜时，应选择色泽嫩白，大小均匀，较重，表面掐起来较硬实的；最下面的根须是直的。白萝卜表面的气眼排列均匀，并在一条直线上，则为甜心白萝卜，反之，可能会有些辣，可根据个人喜好或烹饪需要选择。若选择白萝卜腌制的咸菜，一定要注意生产日期及保质期。

储藏时，将白萝卜上面的叶子部分用刀削去，然后装进保鲜袋封好，放在阴凉的地方；或将白萝卜用沙土埋起来；也可直接放入冰箱冷藏。

营养成分

（以100克为例）

热量	21千卡
蛋白质	0.9克
脂肪	0.1克
碳水化合物	5克
膳食纤维	1克

药食两用

【偏方验方】

萝卜橄榄汁

► 有助于改善流行性感冒、白喉

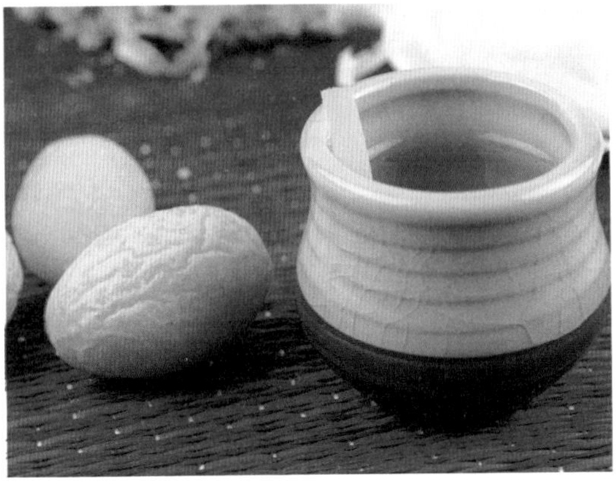

材料

白萝卜	150克
橄　榄	60克

做法

1. 将白萝卜洗净，去皮，切片。
2. 青橄榄洗净。
3. 将白萝卜和橄榄放入锅中，加适量水；小火煮约30分钟。

【养生食疗】

白萝卜牛腩汤

► 健胃消食、理气化痰

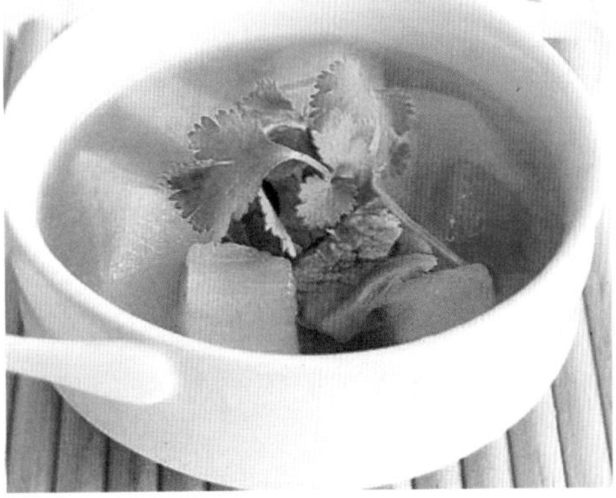

材料

牛　腩	300克
白萝卜	200克
姜　片	10克
葱/香菜	适量
食　盐	适量

做法

1. 白萝卜洗净，去皮，切块。
2. 牛腩洗净，焯水，捞出备用。
3. 将牛腩、姜片放入砂锅，加适量水和盐，大火煮沸；放入萝卜，炖约1小时；撒上葱花/香菜即可。

菜中之果

西红柿

药典记载

临床试验显示，西红柿所含的番茄红素有很强的抗氧化作用，可以有效减轻和预防心血管疾病，降低心血管疾病的危险性。

调食和药

西红柿营养丰富，含有胡萝卜素、维生素A、维生素C、B族维生素等多种营养成分，有『神奇的菜中之果』的美誉，可以生食、煮食，还可加工制成番茄酱、番茄汁等，一般人群均可食用，尤其适宜口渴、食欲不振、习惯性牙龈出血、贫血、头晕、夜盲症和近视者食用。

性味·功效

性微寒，味酸、微甘；具有降脂降压、消炎抗菌、健胃消食等功效。

含有的番茄红素，具有防晒的功效，从而起到保护皮肤的作用。

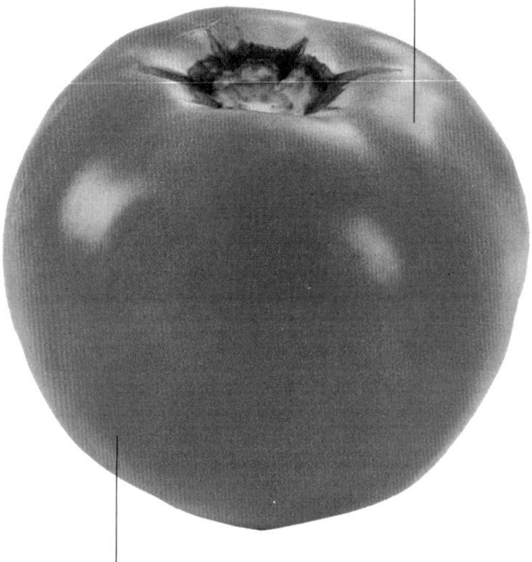

与酸奶榨出的西红柿酸奶汁，有助于铁元素的吸收，还可以起到补血的作用。

西红柿熟了

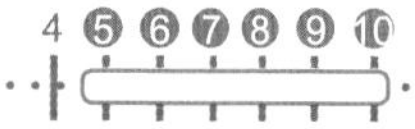

产地分布

全国各地。

■ 华北地区 ■ 华东地区
■ 华南地区 ■ 华中地区
■ 东北地区 ■ 西北地区
■ 西南地区

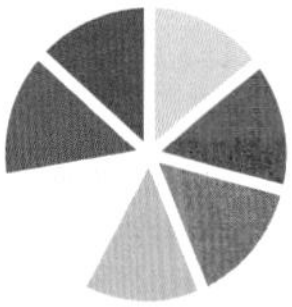

解析西红柿

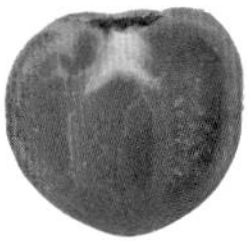

西红柿：

含有的胡萝卜素和维生素A、维生素C，具有祛除雀斑、美容护肤、抗衰老等功效，还有助于治疗真菌、感染性皮肤病；含有的番茄红素，具有抑制脂质过氧化的作用，有助于防止自由基的破坏，抑制视网膜黄斑变性，从而可以保护视力。每人每天食用50～100克鲜西红柿，即可满足人体对几种维生素和矿物质的需求。西红柿与猪肝煮食，有助于治疗夜盲症。西红柿汁与西瓜汁混合饮用，每小时1次，有助于退烧。

温馨提示

患有急性肠炎、菌痢及处于溃疡期的人忌食西红柿。不成熟的西红柿不宜吃，也不宜空腹吃。西红柿与黄瓜不宜同食，因为达不到补充营养的效果。

同源延伸

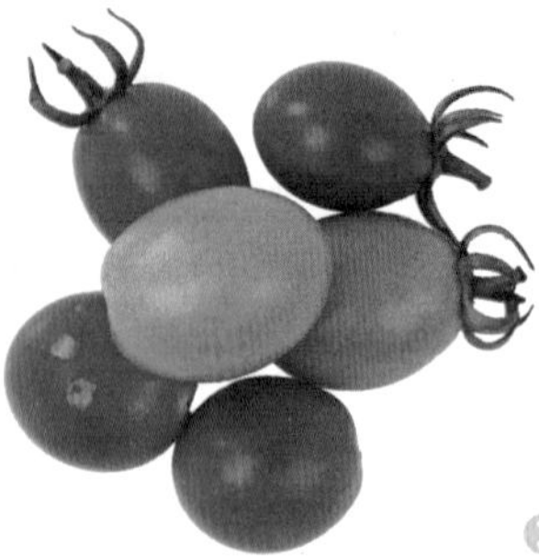

圣女果

抗衰老、强身健体

色泽艳丽、且味道可口，营养丰富，除含西红柿的所有营养成分外，维生素含量比普通西红柿高，有助于促进生长发育、增强身体的抵抗力、抗衰老等；圣女果可鲜食，还可做成果脯食用。

营养成分

（以100克为例）

热量	19千卡
蛋白质	0.9克
脂肪	0.2克
碳水化合物	3.3克
膳食纤维	1.9克

挑选储藏

挑选西红柿时，应选择表面有一层淡淡的粉，且蒂部圆润、有淡淡的青色的为佳；自然成熟的西红柿多汁，籽与果肉可明显区分，宜选择；整体看起来都比较光滑的、带尖的，一般是催熟的；催熟的西红柿少汁，肉与汁一体，结构不明显，不宜选择。若西红柿大小差不多，应选择较重的；若较轻，可能是催熟的。

储藏时，将西红柿放在阴凉处，或冰箱保鲜即可。

药食两用

【偏方验方】

腌拌西红柿

► 有助于改善牙龈出血

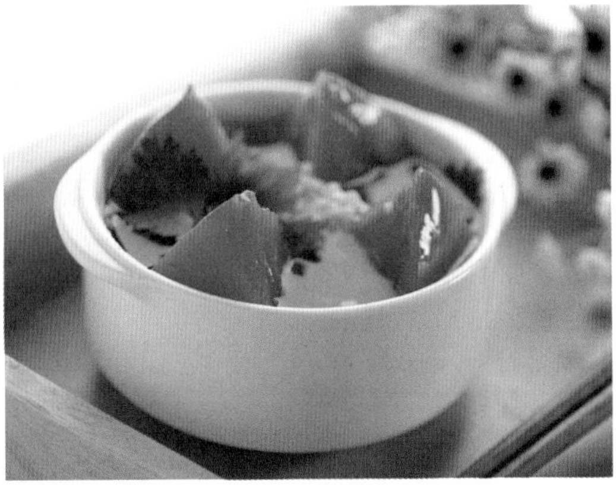

材料

西红柿	150克
大蒜	1瓣
茴香	半勺
红辣椒粉	半勺
老醋	适量
白糖	适量
橄榄油	适量

做法

1 将西红柿洗净，然后切块。

2 首先把橄榄油放在锅里加热，然后再加入大蒜、茴香、红辣椒粉。把老醋和糖倒入锅中，加热3分钟，至糖完全融化后，将其放凉备用。

3 将酱料装在一个罐子里，然后将切成块的西红柿放入，再放进冰箱里冷冻。4个小时后即可食用。

【养生食疗】

西红柿蜂蜜汁

► 润肠通便、强心健体

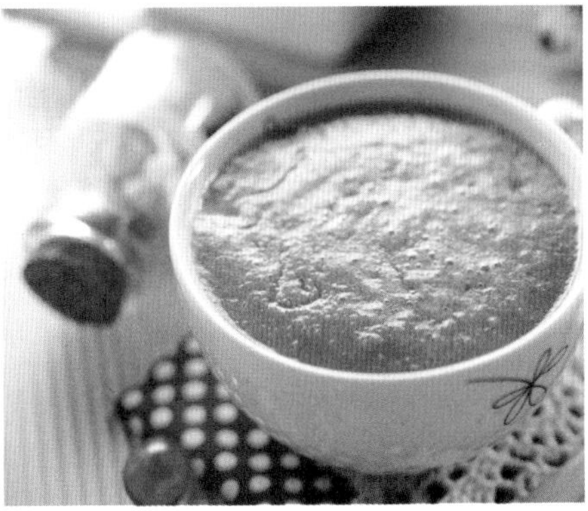

材料

西红柿	150克
蜂蜜	1匙
冰块	适量

做法

1 将西红柿洗净，切块备用。

2 将冰块、西红柿放入搅拌机，搅拌榨汁。

3 取西红柿汁，倒入杯中；调入适量蜂蜜，搅匀即可。

清热利水
黄瓜

药典记载

《滇南本草》：黄瓜，动寒痰，胃冷者食之，腹痛吐泻。《日用本草》：黄瓜，除胸中热，解烦渴，利水道。

调食和药

黄瓜，又称胡瓜，最早是汉代张骞出使西域时带回来的。黄瓜清脆爽口，富含维生素、胡萝卜素、钾等营养成分，具有利水消肿、清火解毒等多种功效。黄瓜多以生食为主，也可辅以黄豆酱、沙拉酱食用，但黄瓜加热后食用更有利于健康，一般人群均可食用，尤其适宜糖尿病患者食用。

性味·功效

性凉，味甘；
具有清热利水、解毒消肿、生津止渴等功效。

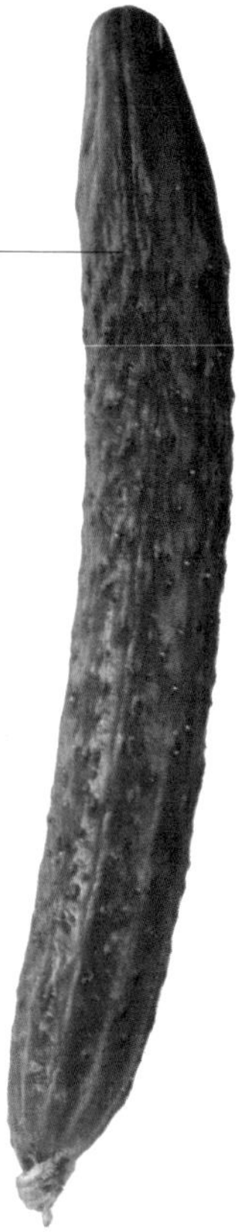

尾部含有较多的苦味素，有一定的抗癌作用，所以不要把黄瓜尾部全部丢掉。

黄瓜熟了

5 6 7 8 9 10 11

产地分布

全国各地。

华北地区 华东地区
华南地区 华中地区
东北地区 西北地区
西南地区

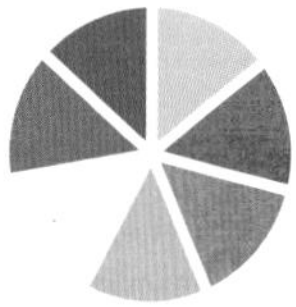

解析黄瓜

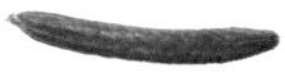

黄瓜：
富含维生素E和黄瓜酶，可以润肤、抗衰老，还有收缩毛孔的作用。白糖、香油、醋与黄瓜凉拌，可以辅助治疗高血压、冠心病。

黄瓜籽：
含多种游离氨基酸、胡萝卜素、木糖、果糖等，是民间接骨、壮骨、补钙的良方，对骨质疏松、腿脚抽筋、风湿病、关节炎、颈椎病等有恢复治疗和保健的功效。

温馨提示

黄瓜当水果生吃，不宜过多。黄瓜不宜与辣椒、菠菜、西红柿、花菜、小白菜、花生等同食。脾胃虚弱、腹痛腹泻、肺寒咳嗽者慎食黄瓜。患有肝病、心血管疾病、肠胃病以及高血压者忌食腌制的黄瓜。黄瓜面膜，有助于美白和收缩毛孔。

同源延伸

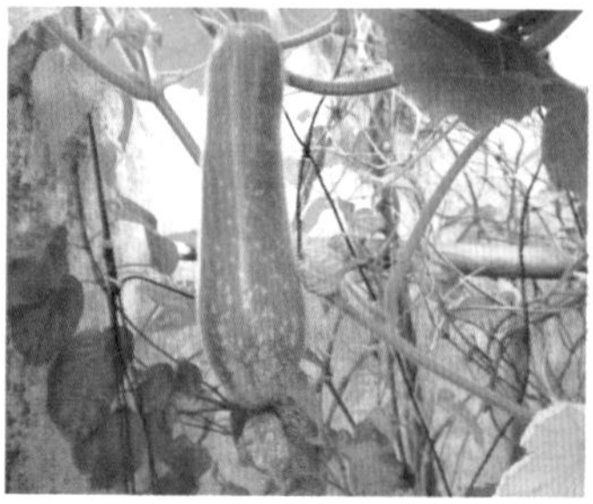

节瓜

清热消暑、解毒利尿

性平，味甘；含有蛋白质、多种维生素、果糖、胡萝卜素等，营养丰富。钠和脂肪含量低，常吃可以减肥，还有清热、解暑、解毒、利尿、消肿等功效。节瓜可炒食、煮食，还可以煲汤，一般人群均可食用，尤其适宜肾脏病、糖尿病、有水肿者食用。

营养成分

（以100克为例）

热量	15千卡
蛋白质	0.8克
脂肪	0.2克
碳水化合物	2.9克
膳食纤维	0.5克

挑选储藏

挑选黄瓜时，应选择鲜嫩带白霜，顶花带刺的；瓜体直，均匀整齐，无折断损伤，皮薄肉厚，清香爽脆，无苦味，无病虫害的为好。不宜选择大肚子的黄瓜，因为含籽多，黄瓜特有的香脆会大打折扣。

储藏时，最好用竹筐盛放黄瓜，不要排得太高太挤，置于阴凉、通风处；或者用保鲜膜包好，置于冰箱内。切开的黄瓜最好尽快吃掉，以免营养流失。

药食两用

【偏方验方】

黄瓜西瓜汁

► 有助于辅助治疗心胃火盛、口舌生疮、咽喉肿痛

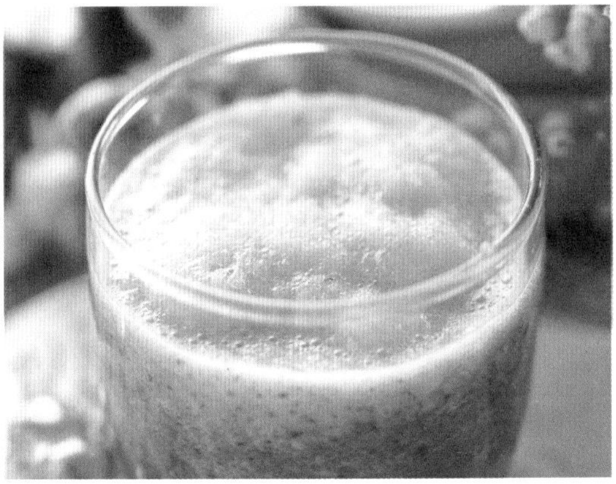

材料

西　瓜	200克
黄　瓜	150克
冰　块	适量

做法

1 将黄瓜洗净，切块备用。

2 西瓜洗净，去皮，切块。

3 西瓜、黄瓜放入榨汁机，搅拌。

4 取汁，倒入杯中；加入冰块即可。

【养生食疗】

黄瓜炒虾仁

► 健脾开胃、减肥美容

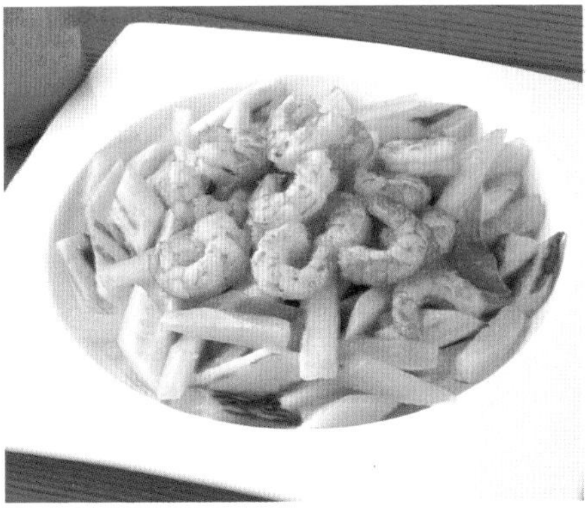

材料

黄　瓜	200克
虾　仁	100克
姜　丝	8克
食　盐	适量
味　精	少许
食用油	适量

做法

1 将黄瓜洗净，去皮，切条。

2 将虾仁在热水中焯一下，捞出，沥干水分。

3 锅中放油，油热后放入姜丝爆香；放黄瓜、虾仁翻炒；放盐、味精调味即可。

君子菜

苦瓜

药典记载

《滇南本草》：治丹火毒气，疗恶疮结毒，或遍身已成芝麻疔疮疼难忍；泻六经实火，清暑，益气，止渴。

调食和药

苦瓜，又名凉瓜，带有一种苦味，很难除掉，含有的苦瓜苷和苦味素能增进食欲、健脾开胃；苦瓜还被誉为『脂肪杀手』，能使摄取的脂肪和多糖减少，加之苦瓜良好的美容润肤功效，深得爱美女性的青睐，一般人群均可食用，尤其适宜肥胖、糖尿病、高血脂者食用。

性味·功效

苦瓜性寒，味苦；具有清热祛暑、明目解毒、降压降糖等功效。

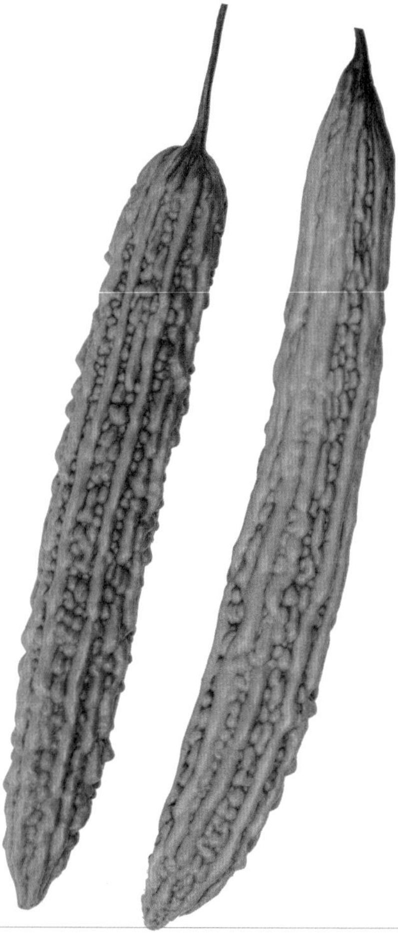

苦瓜熟了

5 6 7 8 9 10 11

产地分布

主要分布在广西、广东、云南、福建等地区。

华北地区 华东地区
华南地区 华中地区
东北地区 西北地区
西南地区

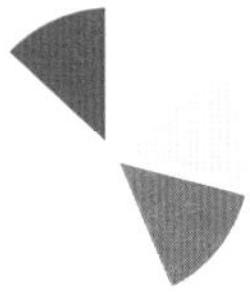

解析苦瓜

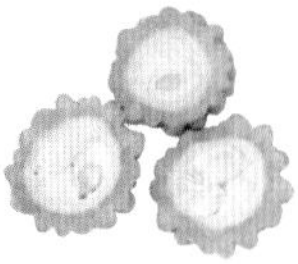

苦瓜：

富含维生素C，具有预防坏血病、保护细胞膜、防止动脉粥样硬化、提高机体应激能力、保护心脏、降血糖等作用；含有的维生素B_1及矿物质，有助于保持精力旺盛，还可以治疗青春痘。苦瓜和芹菜一起凉拌食用，有助于降低血压；与鸡蛋同食，可以为人体提供更全面的营养。

苦瓜籽：

可以益气壮阳。将其炒熟研末，每日用黄酒送服，有助于改善阳痿遗精。

温馨提示

苦瓜不宜多食，否则易引起恶心、呕吐等。脾胃虚弱者、孕妇慎食苦瓜。苦瓜与青椒同食，有助于美容养颜、抗衰老；与带鱼同食，可以保护肝脏。苦瓜与豆腐同食，会影响人体对钙质的吸收。

同源延伸

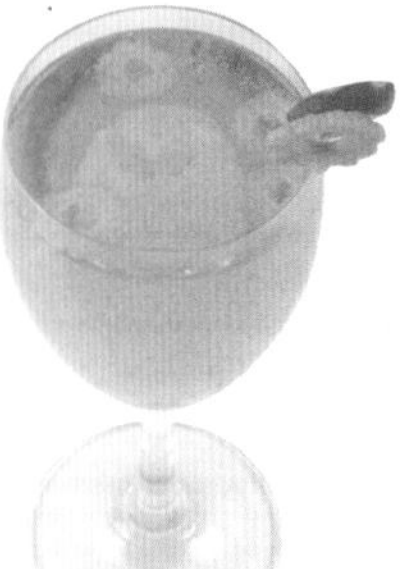

苦瓜茶

利尿除烦、清热解暑

以优质新鲜的苦瓜和莲子心为主要原料加工制成，保留了苦瓜的天然生物活性，易冲泡。苦瓜茶具有清热解暑、利尿除烦等功效。经常饮用可补充多种维生素、矿物质，还可以防治痢疾、解中暑发热、抗肿瘤、防治糖尿病等，是糖尿病患者的夏季佳饮。

营养成分

（以100克为例）

热量	19千卡
蛋白质	1克
脂肪	0.1克
碳水化合物	4.9克
膳食纤维	1.4克

挑选储藏

挑选苦瓜时，首选翠绿且纹路较密的，这样的苦瓜苦味浓，苦瓜素多；疙瘩颗粒越大，越饱满，瓜肉越厚；末端带有黄色者为佳，整体发黄者不宜选择。也就是说，翠绿、纹路密、疙瘩粒大的苦瓜较好。

储藏时，用纸或保鲜膜将苦瓜包好，置于冰箱或阴凉处，可避免瓜表面的水分散失，从而使瓜保持柔嫩。

药食两用

【偏方验方】

苦瓜炒百合

► 有助于缓解中暑

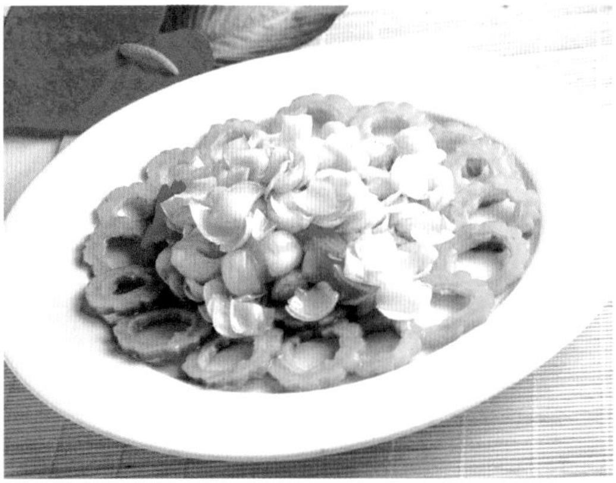

材料

苦 瓜	150克
百 合	50克
橄榄油	1匙
食 盐	适量
味 精	少许

做法

1. 将苦瓜洗净，去籽，切片，用盐水浸泡并用清水洗净；百合剥开，洗净。
2. 锅中放水，烧开后加少许盐，分别将苦瓜、百合焯一下。
3. 锅中放入橄榄油，油热倒入苦瓜、百合翻炒；加盐、味精调味即可。

【养生食疗】

苦瓜蜂蜜姜汁

► 清热降火、滋润皮肤

材料

苦 瓜	80克
柠 檬	30克
生 姜	7克
蜂 蜜	适量
冰 块	适量

做法

1. 将苦瓜洗净，去籽，切块；柠檬去皮，切块；生姜去皮，切片。
2. 将苦瓜、生姜、柠檬、冰块放入榨汁机，搅拌。
3. 取汁，倒入杯中，加入适量蜂蜜，搅匀即可。

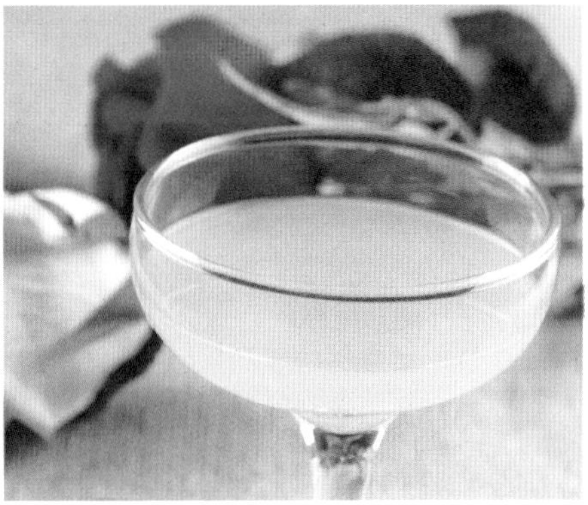

减肥美容 冬瓜

药典记载

《滇南本草》：冬瓜，治痰吼，气喘，姜汤下，又解远方瘴气，又治小儿惊风，润肺消热痰，止咳嗽。

调食和药

冬瓜，又称白瓜，营养丰富，全身是宝，含蛋白质、糖类、胡萝卜素、多种维生素等，具有清热解毒、利水消痰、除烦止渴、祛湿解暑、护肤美白等功效，可用于心胸烦热、小便不利、肺痈咳喘、高血压等症状，一般人群均可食用，尤其适宜水肿、肝硬化腹水、高血压、糖尿病患者食用。

性味·功效

性微寒，味甘、淡；
具有利尿消肿、清热解暑、减肥等功效。

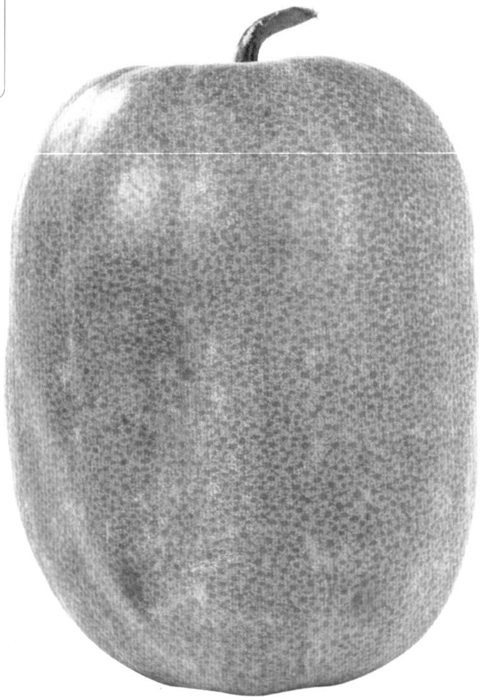

冬瓜熟了

5 ⑥ ⑦ ⑧ 9 10 11

产地分布

主要分布在四川、浙江、江苏、河南、河北、安徽等地区。

华北地区　华东地区
华南地区　华中地区
东北地区　西北地区
西南地区

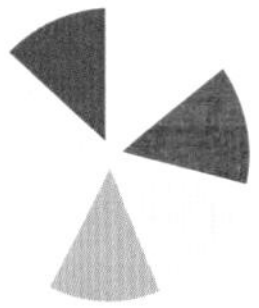

解析冬瓜

冬瓜皮：
性微寒，味甘；具有清热利水、消肿等功效，有助于治疗水肿、小便不利等。冬瓜皮用水煎煮，加蜂蜜服饮，有助于治疗咳嗽。

冬瓜籽：
性平，味甘；可以润肺、补肝明目、消痈排脓等，并以健脾养颜、止咳化痰见长。

冬瓜藤：
性寒，味苦；具有清肺化痰、通经活络等功效，有助于治疗肺热咳嗽等。

冬瓜叶：
性凉，味苦；具有清热、解毒、利湿等功效。

同源延伸

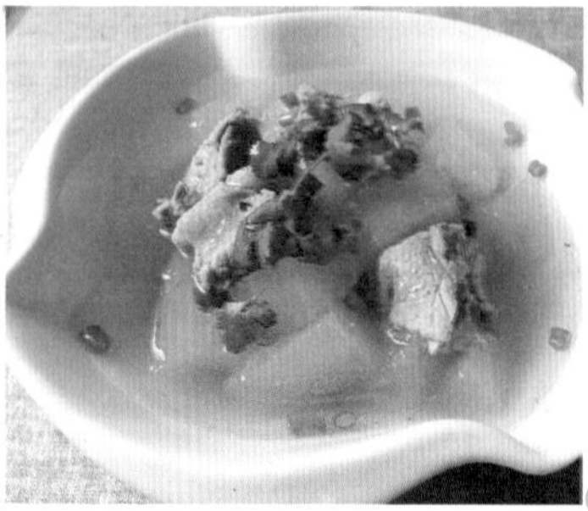

冬瓜汤

祛暑解渴、清热利尿

以冬瓜为主要食材制作的特色靓汤，口味清鲜，素淡，如冬瓜绿豆汤、荷叶冬瓜汤、虾仁冬瓜汤、羊肉冬瓜汤、冬瓜肉丸汤、蚕豆冬瓜汤、罗汉冬瓜羹、排骨冬瓜汤等，均有清热利尿、解渴、祛暑等功效，可以根据个人喜好煲汤煮羹。

温馨提示

脾胃虚寒易泄泻者慎食冬瓜；久病、阳虚肢冷者忌食冬瓜。冬瓜忌与鲫鱼搭配，否则尿量会增多；忌与醋搭配，否则会降低营养价值。

营养成分

（以100克为例）

热量	11千卡
蛋白质	0.4克
脂肪	0.2克
碳水化合物	2.6克
膳食纤维	0.7克

挑选储藏

挑选冬瓜时，以瓜身周正，绿色外皮坚挺且带有白霜，无疤痕，无畸形，肉质厚的为佳。可用手掂一下，分量重的水分足，肉厚瓤少为佳；分量轻的肉质疏松，水分不足，瓜瓤较多，不宜选择。还可用指甲掐一下，皮较硬，肉质紧密的好；切开后，种子为黄褐色的冬瓜口感好。

储藏时，整个冬瓜可以放在常温下保存；切开后，用保鲜膜包好，置于冰箱保存。

药食两用

【偏方验方】

冬瓜小麦粥

► 有助于治疗暑天感冒

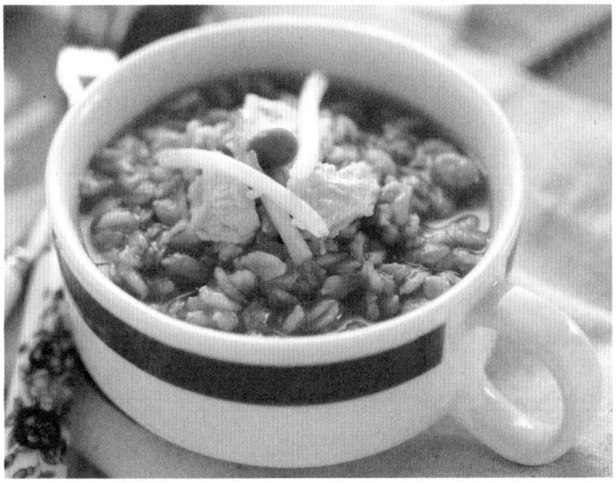

材料

冬　瓜	100克
小　麦	80克

做法

1. 冬瓜洗净，去皮、瓤，切片备用。
2. 小麦淘洗干净，浸泡约30分钟。
3. 将小麦连同浸泡水放入砂锅，大火煮沸。
4. 放入冬瓜，小火煮至小麦熟烂。

【养生食疗】

冬瓜排骨汤

► 美容减肥、消水肿

材料

排　骨	250克
冬　瓜	200克
大　葱	适量
生　姜	适量
食　盐	适量

做法

1. 将冬瓜洗净，去皮、瓤，切片；排骨洗净焯水，生姜切片；大葱切丝。
2. 砂锅加水，放入排骨和少许盐、姜片，大火煮沸后改小火，炖约1小时；放入冬瓜，煮约20分钟，出锅后撒上葱花即可。

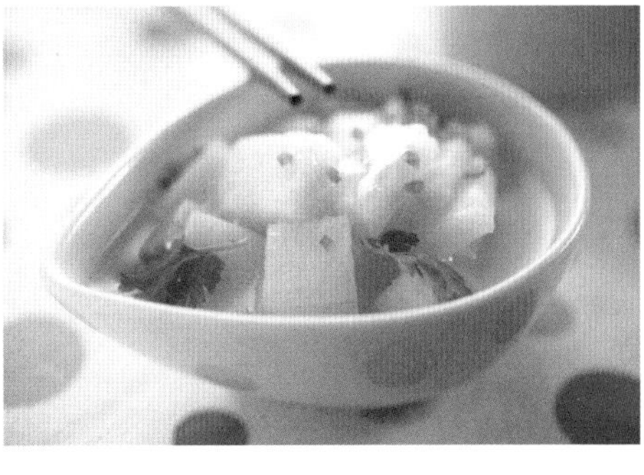

民间圣果 桑葚

药典记载

《本草拾遗》：利五脏关节，通血气，捣末，蜜和为丸。《本草纲目》：捣汁饮，解酒中毒，酿酒服，利水气。

调食和药

桑葚，味甜汁多，含有活性蛋白、维生素、氨基酸、胡萝卜素、矿物质等多种营养成分，被医学界誉为『21世纪的最佳保健果品』。经常吃桑葚，有助于提高人体免疫力，还可以延缓衰老、美容养颜等。一般人群均可食用，尤其适宜女性、中老年人及过度用眼者食用。

性味·功效

性微寒，味甘酸；
具有补血滋阴、生津止渴、养心益智等功效。

鲜食以紫黑色为佳，每日宜食20～30颗。

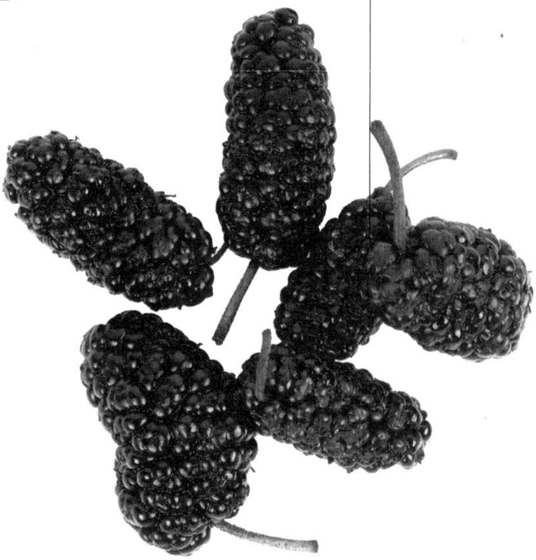

桑葚熟了

4 5 6 7 8 9 10

产地分布

主要分布在新疆、安徽、江苏、浙江、湖南等地区。

华北地区 华东地区 华南地区 华中地区 东北地区 西北地区 西南地区

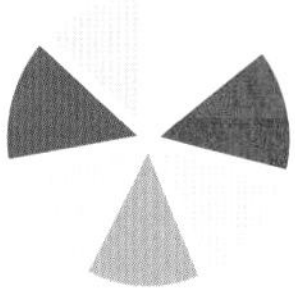

解析桑葚

桑葚：
含有多种营养成分，尤其含有丰富的磷和铁，可以益肾补血，使人面色红润，头发乌黑亮丽；与黑豆、红枣搭配，可以提供使头发变黑的黑色素及供头发生长所需的蛋白质。所含的脂肪酸，可以分解脂肪、降低血脂、防止血管硬化等。桑葚可以改善皮肤(包括头皮)的血液供应，营养肌肤，使皮肤白嫩，还有助于延缓衰老。桑葚和五味子煎服，有助于治疗自汗、盗汗；与桂圆搭配，可以辅助治疗贫血。桑葚与冰糖搭配，可补肝益肾、养阴润燥；忌与鸭蛋同食，否则易引起胃痛等。

同源延伸

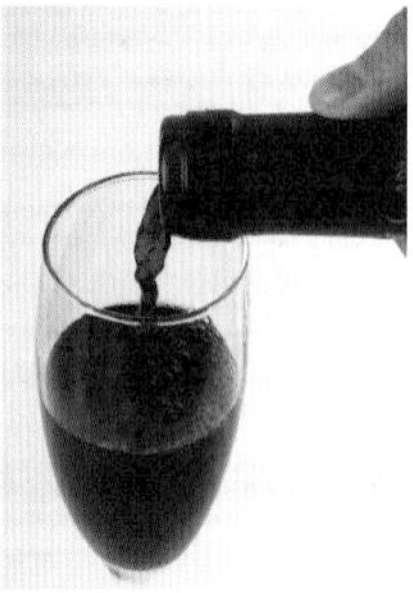

桑葚酒

润肤养肤、延缓衰老

桑葚酒是由新鲜桑葚经过一定的酿造工序酿制而成，是一种新兴的果酒。酒中含脂肪酸，具有分解脂肪、降低血脂、增强血管韧性等作用。桑葚酒还有滋养肌肤、延缓衰老、明目等诸多功效，深受人们的喜爱。

温馨提示

桑葚适宜病后体虚、习惯性便秘者食用；脾胃虚寒者慎食；未成熟的桑葚忌食。煮桑葚时，忌用铁器，因为桑葚与铁产生化学反应会导致中毒。

营养成分

（以100克为例）

热量	41千卡
蛋白质	1.6克
脂肪	0.4克
碳水化合物	9.6克
膳食纤维	3.3克

挑选储藏

挑选桑葚时，以个大、肉厚饱满、色紫红、糖分足，没有出水，较挺直者为佳；不要选择深红或颜色较浅的，一般这种桑葚较酸；若桑葚颜色较深，味道比较甜，而里面又比较生，说明颜色是染过的，不宜选择。选择桑葚加工制品，要注意生产日期及保质期。

因桑葚较嫩，含糖高，所以不宜长时间保存。储藏时，将桑葚放入保鲜袋内，抽空空气，放入冰箱，最好24小时内食用。若将桑葚做成桑葚酒，不仅酸甜适口，还易保存。

药食两用

【偏方验方】

桑葚桂圆汤

► 有助于改善贫血

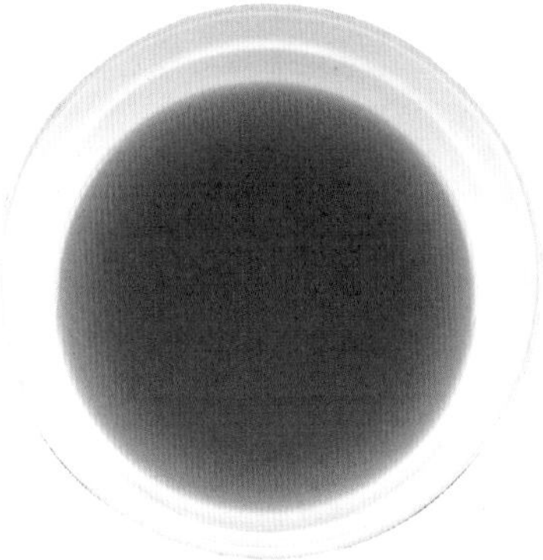

材料

- 桑　葚……60克
- 桂圆肉……50克
- 盐　水……适量

做法

1. 桑葚用盐水浸泡约5分钟，并用清水冲洗干净。
2. 将桑葚和桂圆肉放入砂锅，加适量水煎煮约20分钟。
3. 取汤汁食用，每日2次为宜。

【养生食疗】

猕猴桃桑葚奶

► 补充营养、缓解衰老

材料

- 牛　奶……150克
- 桑　葚……80克
- 猕猴桃……50克
- 盐　水……适量

做法

1. 将桑葚用盐水浸泡约5分钟，并用清水冲洗干净。
2. 猕猴桃去皮，切块。
3. 将桑葚、猕猴桃放入榨汁机，搅拌；取汁倒入杯中，加入牛奶，搅匀即可。

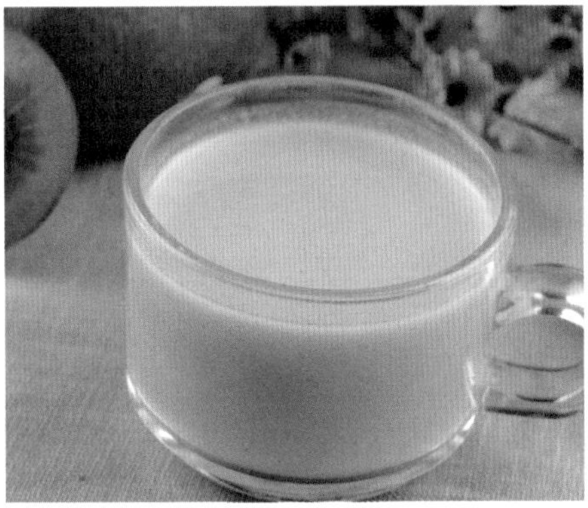

疗疾佳果
橙子

药典记载

《开宝本草》：瓤，去恶心，洗去酸汁，细切和盐蜜煎成，食之，去胃中浮风。《玉楸药解》：橙子，宽胸利气，解酒。

调食和药

橙子，颜色鲜艳，酸甜可口，含有丰富的维生素C、钙、β胡萝卜素、柠檬酸等营养成分，可以增强人体抵抗力，补充能量，将脂溶性有害物质排出体外，有助于美容养颜。一般人群均可食用，尤其适宜胸膈满闷、恶心欲吐者，饮酒过多、宿醉未醒者食用。

性味·功效

性微凉，味甘、酸；具有生津止渴、开胃下气、解油腻等功效。

橙子熟了

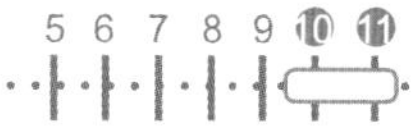

产地分布

主要分布在江苏、浙江、安徽、江西、湖北、四川、广东等地区。

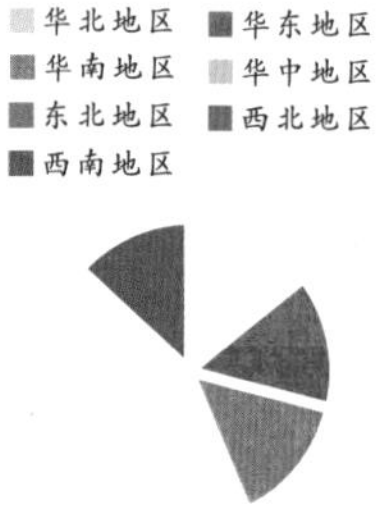

所含有机酸会刺激胃黏膜，饭前或空腹时不宜食用。

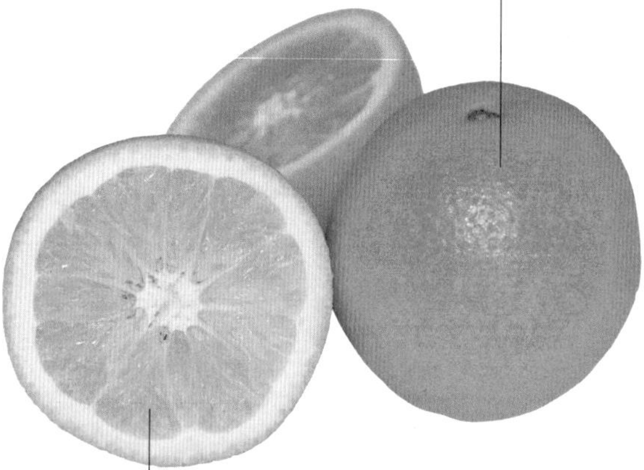

橙皮上常残留保鲜剂，且不易洗掉，所以不宜用橙子皮泡水喝。

解析橙子

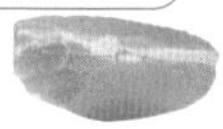

橙瓣：富含维生素等多种营养成分，能增强人体免疫力，加速伤口愈合；将其切成薄片敷在眼睛上，可以补充眼部水分，滋润眼部肌肤。

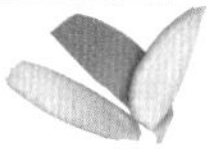

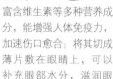

橙皮：又叫黄果皮，除含果肉中的成分外，胡萝卜素含量较多，可作为健胃剂、芳香调味剂；还含有橙皮油，对治疗慢性支气管炎有一定的辅助效果。

橙籽：将其磨成粉，混合蒸馏水制成面膜，可以提高皮肤毛细血管的抵抗力，达到紧肤的目的。将干橙籽放入锅中烘炒后，磨成粉，用开水冲服，饭后饮用，有助于缓解风湿。

同源延伸

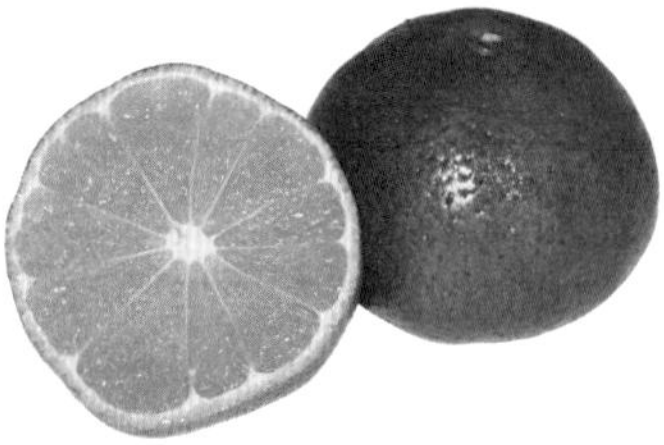

芦柑

增进食欲、理气健胃

性凉，味甘、酸；含有维生素C和柠檬酸等营养成分，具有理气健胃、燥湿化痰、促进食欲、醒酒等多种功效。芦柑可鲜食，也可加工做成罐头、果汁、果酱等；烧肉或排骨时，放几个芦柑皮，既鲜美又不油腻。

温馨提示

吃橙子前后1小时不宜喝牛奶，因为牛奶中的蛋白质遇到橙子中的果酸会凝固，从而影响消化吸收；橙子味美但不宜多吃。橙子忌与槟榔同食。

营养成分

（以100克为例）

热量	47千卡
蛋白质	0.8克
脂肪	0.2克
碳水化合物	10.5克
膳食纤维	0.6克

挑选储藏

挑选橙子时，如果发现橙皮上有一层厚厚的，且带有光泽、摸起来很黏的物质，则不宜选择。可以用湿纸巾在橙子表面擦一下，如果纸上留有颜色，则为上色橙不宜选择。自然成熟的橙子表面孔较多，也较粗糙；经过“美容”的橙子往往表皮非常光滑，几乎没有孔的不宜选择。

储藏时，将橙子置于阴凉干燥处；或装入保鲜袋，置于冰箱内。

药食两用

【偏方验方】

甜橙滋养面膜

► 有助于淡化细纹、延缓衰老

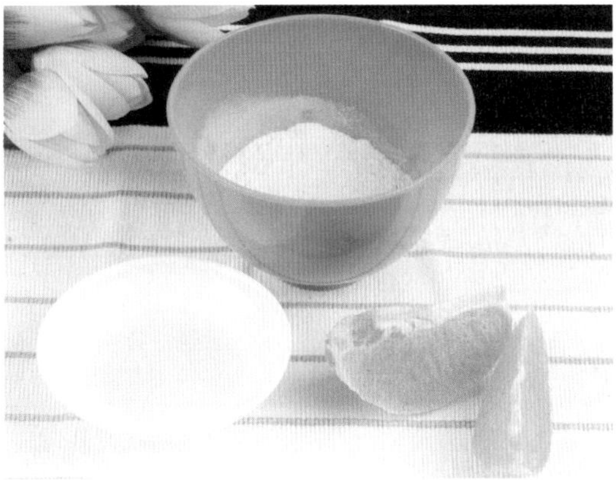

材料

- 橙子……100克
- 维生素E油……20克
- 面粉……适量

做法

1. 将甜橙洗净，去皮、籽，掰瓣，榨汁备用。
2. 将橙汁、维生素E油放入面膜碗中；加入适量面粉。
3. 充分搅拌，调和成黏稠状；将其敷在脸上，约15分钟揭去即可。

【养生食疗】

草莓柳橙汁

► 美白消脂、消食开胃

材料

- 橙子……150克
- 草莓……120克
- 冰块……适量

做法

1. 将草莓洗净，去蒂。
2. 橙子剥皮，去籽，掰瓣备用。
3. 将草莓、橙子放入榨汁机，搅拌。
4. 取汁，倒入杯中；加入适量冰块即可。

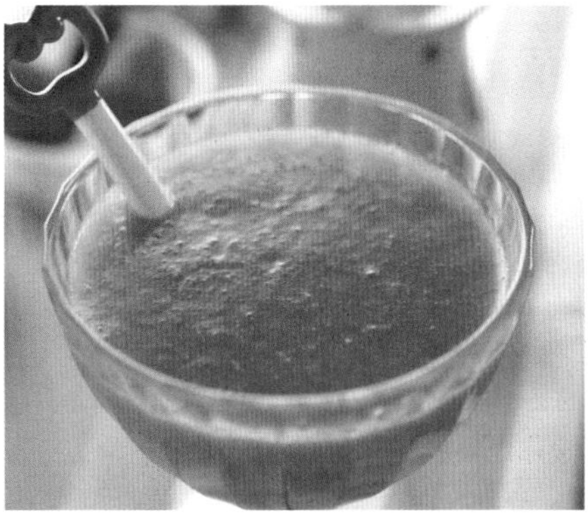

健脾消食

柚子

药典记载

现代医药学研究发现，柚肉含有丰富的维生素C以及类胰岛素等成分，有降血糖、降血脂、减肥、美肤养颜等功效。

调食和药

柚子外形浑圆，象征团圆，也是中秋节的应景水果。其皮厚耐藏，一般可保存三个月而不失香味，有『天然水果罐头』之称。我国柚子的主要品种有沙田柚、文旦柚、红心蜜柚等，一般人群均可食用，尤其适宜胃病、消化不良者，慢性支气管炎、咳嗽、痰多气喘者食用。

性味・功效

性寒，味甘、酸；
具有止咳平喘、清热化痰、解酒除烦等功效。

柚子熟了

5 6 7 8 9 10 11

产地分布

主要分布在广东、广西、福建、江西、湖南、浙江、四川等地区。

华北地区 华东地区
华南地区 华中地区
东北地区 西北地区
西南地区

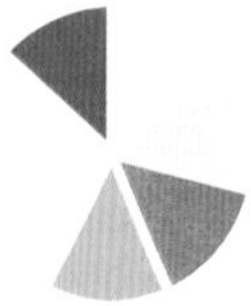

含有天然微量元素钾，心脑血管病及肾脏病患者可以经常食用。

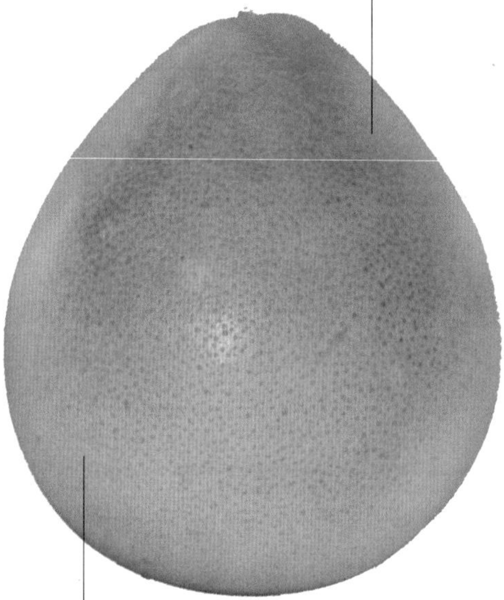

纤维含量多，食后易产生饱腹感，有助于减肥。

解析柚子

柚子皮：
有化痰、止咳、理气、止痛等功效，有助于缓解咳喘、气郁胸闷等。

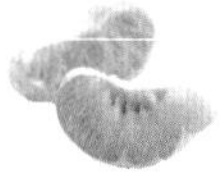

柚子肉：
含有丰富的维生素C及类胰岛素等，具有降血糖、降血脂、止咳、减肥、美容养颜等功效。经常食用，对糖尿病、血管硬化等疾病有辅助治疗作用；所含的果胶不仅可降低低密度脂蛋白，还可以降低动脉壁的损坏程度。

柚子叶：
含有挥发油，具有消炎、镇痛、利湿等功效。

同源延伸

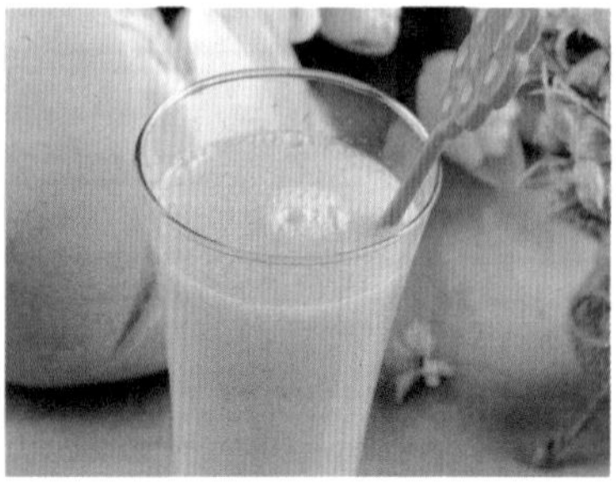

蜂蜜柚子茶

美白嫩肤、行气消食

在保留柚子原有营养成分的基础上，采用独特的恒温窖藏发酵工艺，去除柚子本身的苦涩味道，分解掉一些不利于人体的成分，调入适量蜂蜜而制成。性寒，味酸；具有行气、消食、美白祛斑、嫩肤养颜等保健功效。

温馨提示

不宜与牛奶、豆浆同食。脾虚便溏者慎食。服避孕药的女性应忌食；服药时不要吃柚子或饮柚子汁，尤其是老年人。柚子皮煮水，有助于治疗冻疮。

营养成分

（以100克为例）

热量	57千卡
蛋白质	0.3克
脂肪	0.6克
碳水化合物	12.2克
膳食纤维	0.4克

挑选储藏

挑选柚子时，要注意熟透的柚子味道清香，上尖下宽，表皮薄而光润，且色泽呈淡绿或淡黄色的为佳。可用手按压柚子皮，下陷且弹性好的质量好；用手叩打柚子，声音嘣嘣响的柚子是摘下来不久的，适宜放置一段时间再吃。购买沙田柚时，需要观察柚子底部是否有一个淡土红色的线圈，有圈的是正宗沙田柚。

储藏时，将柚子放在阴凉干燥处即可；如果是剥开的柚子，用保鲜膜封好置于冰箱即可。

药食两用

【偏方验方】

柚子梨汁

► 有助于改善肺热咳嗽

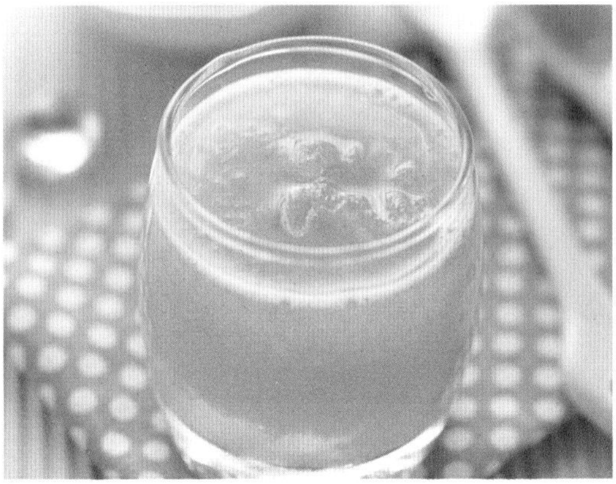

材料

柚　子	100克
鸭　梨	60克
蜂　蜜	适量

做法

1 将鸭梨洗净，切块；柚子去皮，掰成小块备用。

2 将柚子和梨放入砂锅中，加适量水，煎煮约30分钟。

3 取汁倒入杯中，调入适量蜂蜜，搅匀即可。

【养生食疗】

柚子萝卜蜜

► 健脾开胃、美容养颜

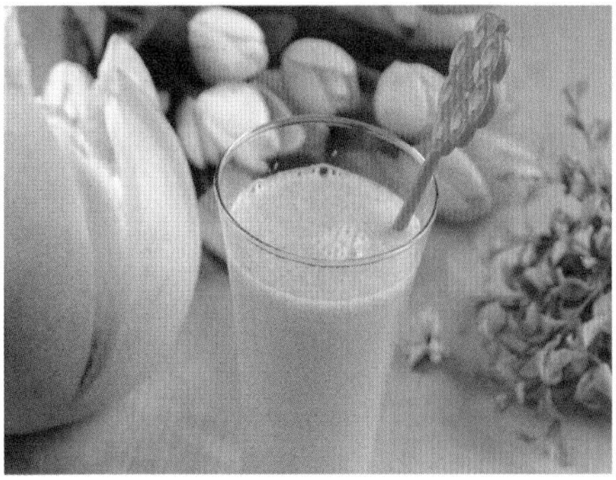

材料

柚　子	300克
白萝卜	100克
蜂　蜜	适量
冰　块	适量

做法

1 将柚子去皮、去核，皮的鲜嫩部分切成丝。

2 将白萝卜洗净，削皮，切成小块。

3 将柚子及皮丝、白萝卜和适量冰块一起放入榨汁机搅拌，调入适量蜂蜜，搅匀即可。

生命之树 椰子

药典记载

《本草纲目》：瓤，甘，平，无毒，益气，治风，食之不饥，令人面泽。《本草求原》：治夹阴风寒邪热。

调食和药

椰子素有『生命树』『宝树』之称，汁液多，营养丰富，可以解渴祛暑、生津利尿等；果肉有益气、祛风、驱毒、润颜等功效，常被制成罐头、椰干等。椰汁含钾量高，含镁量也高，经常食用，有助于增加机体对钾的耐受性，还可用来缓解胃肠炎脱水等，一般人群都可食用。

性味·功效

性平，味甘；
具有补虚强壮、益气祛风、消疳杀虫等功效。

椰子熟了

5 6 ⑦ ⑧ ⑨ ⑩ 11

产地分布

主要分布在广东、云南、海南等地区。

华北地区 华东地区
华南地区 华中地区
东北地区 西北地区
西南地区

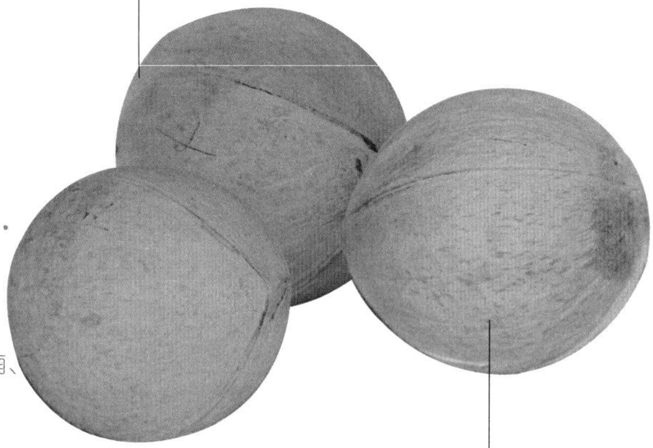

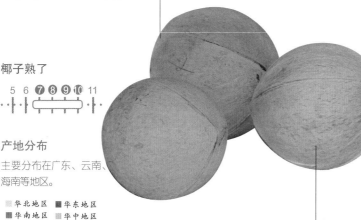

椰壳：质地坚硬，有助于治疗各种癣及杨梅疮等。

取灵芝、石榴各2个与椰子肉、冰糖做成的灵芝三果汤，有助于滋养补血、乌黑头发。

解析椰子

椰肉：
性平，味甘；含有蛋白质、碳水化合物等，具有补虚强壮、益气祛风、消疳杀虫等功效，经常食用，可以令人面部润泽，益人气力、耐受饥饿等，可以制成椰干、椰奶粉、椰蛋白、椰汁、椰蓉及椰油等。与鸡肉、糯米炖汤，均有很好的补益功效。

椰汁：
性温，味甘；含有B族维生素和维生素C、蛋白质、葡萄糖、蔗糖等，具有滋补、美容养颜、清暑解渴等功效，有助于改善暑热口渴等，是天然的清凉饮料。

同源延伸

椰子油

润肤养发、祛暑气

源于椰子肉，为白色或淡黄色。食用椰子油可以使皮肤、头发柔润光滑，但其作用需要较长时间才能显现。

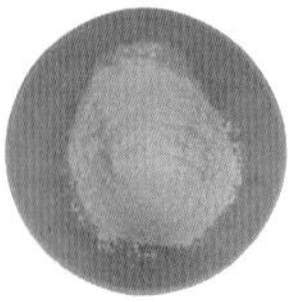

椰子粉

活血通气、养颜润肤

由新鲜椰肉榨取的新鲜椰浆，再以喷干法制成粉状而成。含有氨基酸、钙、维生素C等多种营养成分，有助于均衡人体的营养所需，提高营养摄入量，增强人体免疫力。

温馨提示

体内热盛者不宜吃椰子；爱吃煎炸食物，容易发脾气，口干舌燥者忌食椰子。再老的椰子，取其果肉，配上红糖食用，也会别有风味。

营养成分

（以100克为例）

营养成分	含量
热量	231千卡
蛋白质	4克
脂肪	12.1克
碳水化合物	26.6克
膳食纤维	4.7克

挑选储藏

椰子有青椰子和黄椰子两种，青椰子适宜喝椰汁，汁液甘甜，清凉爽口；黄椰子适宜吃椰肉、榨椰子油、磨椰子粉等。选择时，要选择外皮完整的椰子，否则椰子容易变得不新鲜；将椰子在耳边摇晃一下，有清晰水响声，说明椰子已老或存放时间较长，椰汁也会变得不爽口，不宜选择；椰汁呈乳白色，汁液浓稠，香味四溢者为佳。

储藏时，去皮的椰子放在阴凉、干燥处；椰汁置于容器内，放入冰箱，但应尽快食用。

药食两用

【偏方验方】

椰子糯米炖鸡

► 有助于改善四肢乏力、食欲不佳

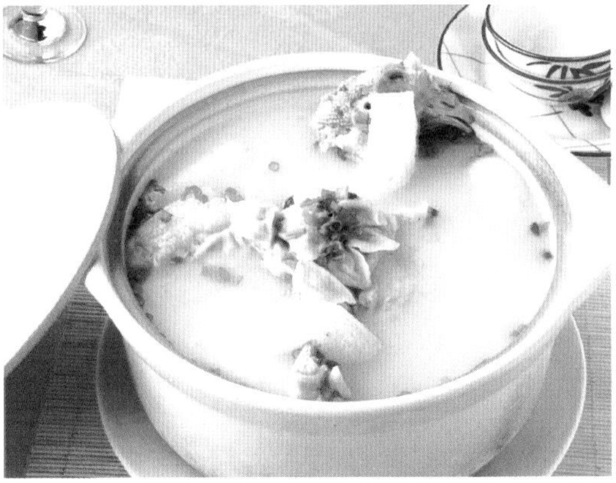

材料

- 糯米　200克
- 椰肉　100克
- 鸡肉　100克
- 食盐　适量
- 味精　适量
- 姜丝　适量

做法

1. 将椰肉洗净，切成块状；鸡肉洗净，切成丝；糯米淘洗干净，浸泡约1小时。
2. 将椰肉、糯米、鸡肉放入炖锅中，加入适量食盐、姜丝和水。
3. 大火煮沸后，改小火炖至粥熟时加入味精即可。

【养生食疗】

雪蛤椰子鹌鹑汤

► 强壮身体、益气补血

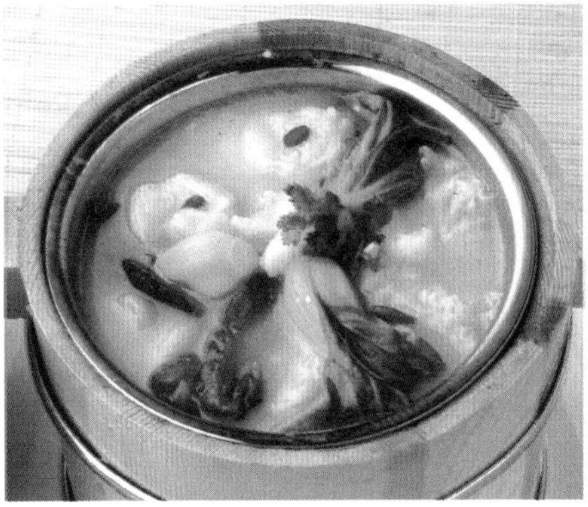

材料

- 油菜　30克
- 椰子　200克
- 鹌鹑肉　200克
- 党参　20克
- 雪蛤膏　20克
- 大枣　15克
- 食盐、姜　适量

做法

1. 将雪蛤膏用水泡发，清洗干净；椰子取椰肉、椰汁；油菜、鹌鹑肉、党参、枣、姜分别洗净；枣去核；姜切片。
2. 往锅中加入清水和椰汁煮沸，放入椰肉、雪蛤膏、鹌鹑肉、党参、大枣、姜片、油菜。
3. 中火煲1小时，加入适量盐即可食用。

补脾益肝

荔枝

药典记载

《泉州本草》：壮阳益气、补中清肺、生津止渴、利咽喉。治产后水肿、脾虚下面、咽喉肿痛、呕逆等症。

调食和药

荔枝是我国岭南佳果，色、香、味俱佳，富含糖分、维生素、胡萝卜素等多种营养成分，深受人们的喜爱，有『果王』之称。荔枝除鲜食、干制外，还可以加工做成罐头、酿酒等，是食品工业领域的重要原料之一，一般人群均可食用，尤其适宜产妇、老人及病后调养者食用。

性味·功效

性平，味甘；
具有理气补血、改善失眠、消肿解毒等功效。

荔枝熟了

4 ⑤⑥⑦ 8 9 10

产地分布

主要分布在广东、广西、云南、海南、福建等地区。

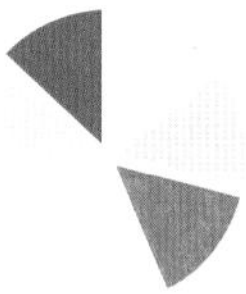
华北地区
华东地区
华南地区
华中地区
东北地区
西北地区
西南地区

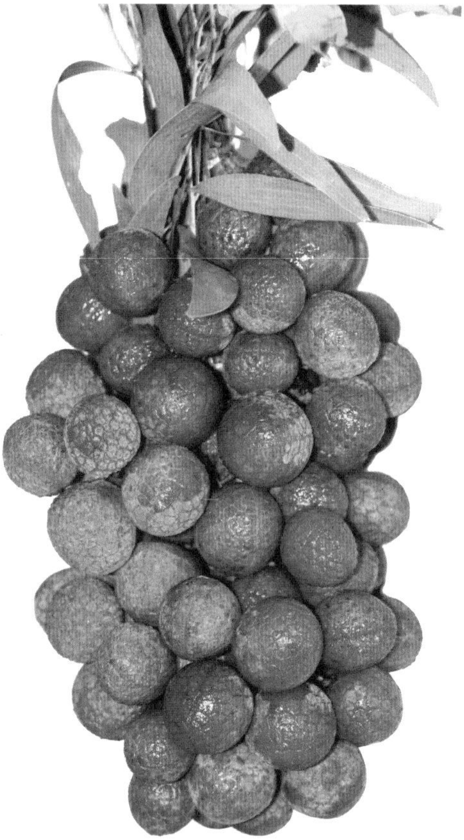

解析荔枝

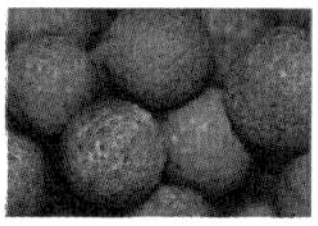

荔枝：含有丰富的糖分，具有补充能量、增加营养的作用；富含维生素C和蛋白质，有助于增强机体免疫力，提高抗病能力，还可以消肿解毒、止血止痛等；含有的其他维生素成分，可以促进毛细血管的血液循环，防止雀斑生成等。用荔枝和大枣煎水服用，有助于改善女性虚弱贫血。

荔枝核：性温，味甘、微苦；其晒干后可以入药，具有行气散结、祛寒止痛等功效。

同源延伸

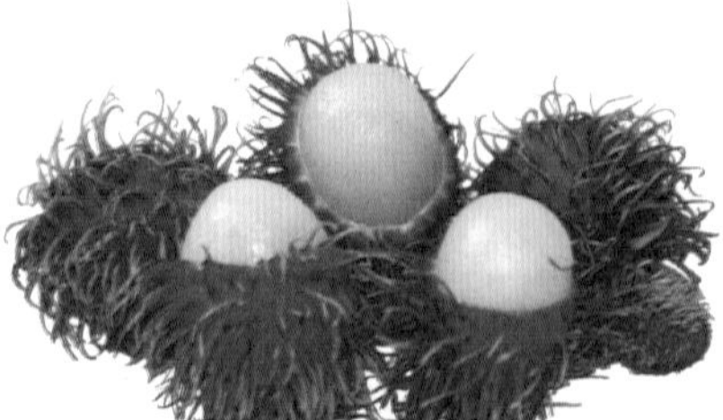

红毛丹

清热解毒、润肤养颜

性温，味甘。有毛荔枝的别称，果肉含葡萄糖、蔗糖，还有维生素C、氨基酸、碳水化合物和多种矿物质；甘甜多汁，可鲜食或加工制成罐头、蜜饯、果酱、果冻或酿酒等。常食可以润肤养颜、清热解毒、增强机体的免疫力。

温馨提示

荔枝不宜多食，否则易引起内热、胀满及低血糖等；不宜空腹吃。贫血、胃寒、身体虚弱者宜食。咽喉干疼、牙龈肿痛、鼻出血、糖尿病者忌食。

营养成分

（以100克为例）

热量	70千卡
蛋白质	0.9克
脂肪	0.2克
碳水化合物	16.6克
膳食纤维	0.5克

挑选储藏

挑选荔枝时，以色泽鲜艳、个大均匀、鲜嫩多汁、皮薄肉厚、气味香甜的为佳；好的荔枝轻捏时手感发紧且有弹性；如果荔枝外壳的龟裂片平坦、缝合线明显，说明味道较甜；荔枝头部比较尖，且表皮上的"钉"密集程度较高，说明还不够成熟。

储藏荔枝时，将长的枝剪掉，装入保鲜袋内，扎紧口，置于阴凉处；或者把装有荔枝的袋子泡在水中；也可以放入冰箱储藏。

药食两用

【偏方验方】

荔枝酒饮

► 有助于缓解风寒感冒

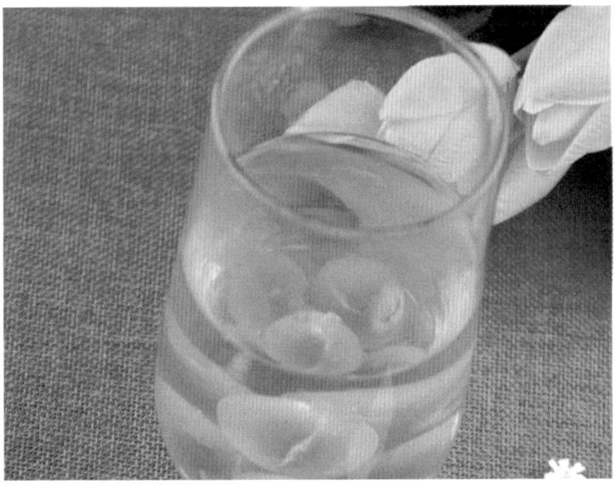

材料

黄酒	200克
荔枝	50克

做法

1 荔枝去皮，取果肉，切丁备用。

2 锅中加入适量水，将荔枝肉和黄酒放入砂锅中，煮至沸腾，稍凉即可饮用。

【养生食疗】

荔枝炒虾仁

► 健脾开胃、壮腰补肾

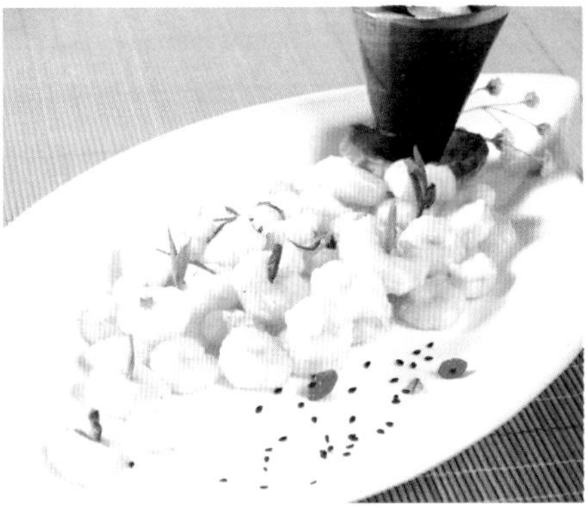

材料

虾仁	150克
荔枝	50克
鸡蛋清	30克
淀粉	适量
葱、姜	适量
油、盐	适量
味精	少许

做法

1 将虾仁洗净、切丁，加入淀粉、蛋清搅匀；荔枝去皮，取肉，切丁。

2 锅中放油，油热放葱、姜爆香，倒入虾仁、荔枝翻炒至熟；调入盐、味精即可。

健胃消食 菠萝

药典记载

据国外专家二十多年实验，长期食用菠萝皮，能使心脑血管疾病、糖尿病的发病率显著降低，并有一定的抗癌效果。

调食和药

菠萝，汁多味美，富含果糖、葡萄糖、维生素A、B族维生素、维生素C、柠檬酸和蛋白酶等，具有解暑止渴、消食止泻等功效。菠萝除鲜食外，还可以制成罐头等；放在室内有助于清除室内异味。一般人群均可食用，尤其适宜身热烦躁、肾炎、高血压、支气管炎、消化不良者食用。

性味·功效

性温，味甘、微酸；具有健脾解渴、消肿祛湿、醒酒益气等功效。

菠萝熟了

春果　夏果

3 ④ ⑤ ⑥ ⑦ 8 9

秋果　冬果

⑩ ⑪ ⑫ ① 2 3 4

产地分布

主要分布在广东、广西、福建、海南、云南等地区。

- 华北地区
- 华东地区
- 华南地区
- 华中地区
- 东北地区
- 西北地区
- 西南地区

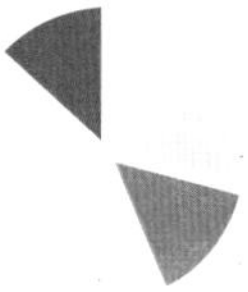

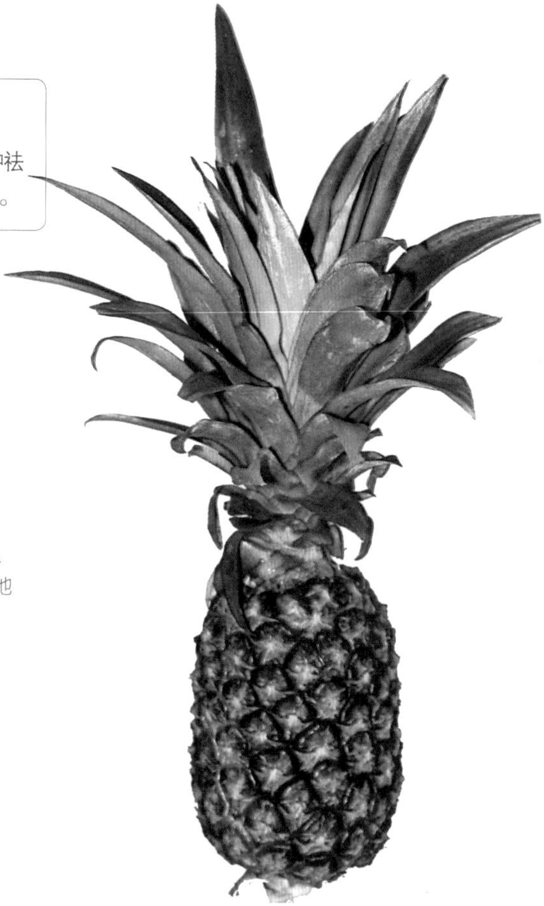

解析菠萝

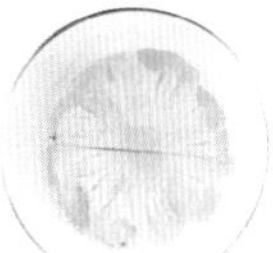

菠萝：含有丰富的B族维生素，可以滋养肌肤，滋润头发；经常食用，还有助于消除身体的紧张感和增强机体的免疫力。含有一种酵素，可以分解蛋白，帮助消化，有助于减肥消脂。所含的菠萝蛋白酶，可以有效分解食物中的蛋白质，增加肠胃蠕动，从而有助于缓解便秘。

温馨提示

患有溃疡病、肾脏病、凝血功能障碍者忌食菠萝；发烧及患有湿疹疥疮者慎食。菠萝中含有刺激作用的苷类物质和菠萝蛋白酶，可在稀盐水或糖水中浸渍，浸出苷类物质后，方可食用。菠萝忌与鸡蛋同食，因为鸡蛋中的蛋白质与菠萝中的果酸结合，易使蛋白质凝固，从而影响消化。

同源延伸

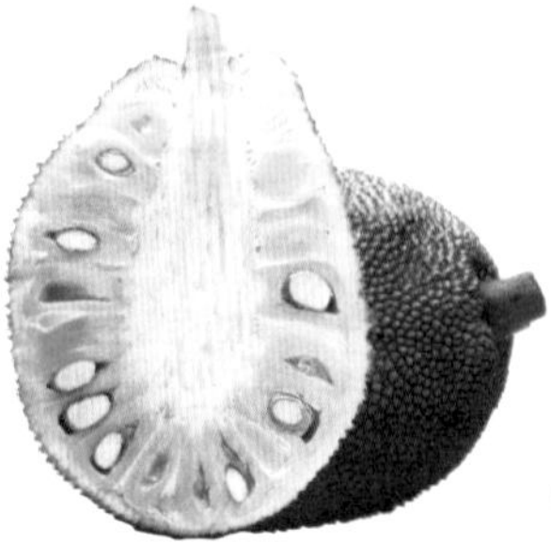

菠萝蜜

生津益胃、补中益气

性平，味甘；其营养价值很高，果实肥厚柔软，清甜可口，香味浓郁，被誉为“热带水果皇后”。菠萝蜜中含有丰富的糖类、蛋白质、多种维生素、矿物质、脂肪油等，具有益胃生津、止渴、补中益气等功效，可改善胃阴不足、口干舌燥等症状。

营养成分

（以100克为例）

热量	42千卡
蛋白质	0.4克
脂肪	0.3克
碳水化合物	9克
膳食纤维	0.4克

挑选储藏

挑选菠萝时，应选择外形呈圆柱形或两头稍尖的卵圆形，大小均匀、端正，芽眼数量少的；表皮呈淡黄色或亮黄色，两端稍有青绿，上顶冠芽呈青褐色的成熟度较好。随买随吃最好选择九成熟的菠萝，其果汁多、糖分高、香味浓，表现为顶部充实、果皮黄、果肉软；不是即食，可选果身尚硬，浅黄带有绿色，约七八成熟的。

储藏菠萝时，未削皮的可常温保存；已削皮的用保鲜膜包好，放入冰箱，吃时用盐水浸泡，但不宜超过两天。

药食两用

【偏方验方】

菠萝汁

► 有助于舒缓咽喉疼痛和咳嗽

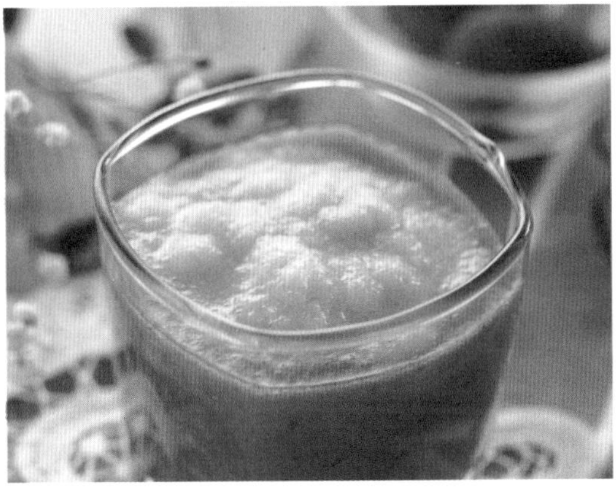

材料

- 菠　萝……200克
- 冰　糖……适量
- 盐　水……适量

做法

1. 菠萝去皮，用盐水浸泡约15分钟；洗净，切块备用。
2. 将洗好的菠萝放入榨汁机，搅拌。
3. 将菠萝汁倒入杯中，加入适量糖，搅匀即可。

【养生食疗】

苹果菠萝牛奶饮

► 健胃润肠、消除疲劳

材料

- 牛　奶……150克
- 苹　果……100克
- 菠　萝……100克
- 冰　糖……适量

做法

1. 苹果洗净，去核，切块；菠萝去皮，洗净，切块。
2. 将苹果、菠萝一起放入榨汁机，取汁，加入牛奶搅拌。
3. 将汁倒入杯中，加入适量冰糖，搅拌均匀即可。

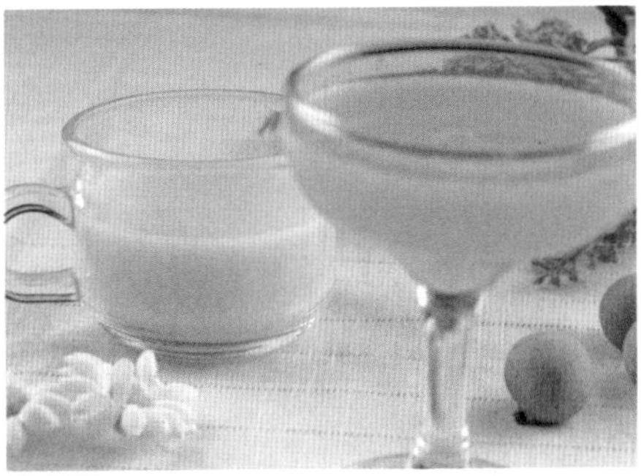

开胃消食 山楂

药典记载

《滇南本草》：消肉积滞，下气；治吞酸，积块。

《日用本草》：化食积，行结气，健胃宽膈，消血痞气块。

调食和药

山楂，又名山里红，含糖类、蛋白质、维生素等物质，自古以来就被视为养生食疗的佳品，具有消食化滞、活血化瘀等功效。山楂分酸山楂和甜山楂两种，除鲜食外，还可以做成山楂片、果丹皮、红果酱、果脯、冰糖葫芦等。一般人群均可食用，尤其适宜消化不良、肥胖者食用。

性味·功效

性微温，味酸、甘；
具有消食健胃、活血化瘀、收敛止痢等功效。

山楂熟了

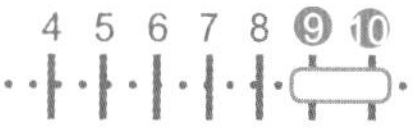

4 5 6 7 8 9 10

产地分布

主要分布在山东、河北、河南、山西、辽宁等地区。

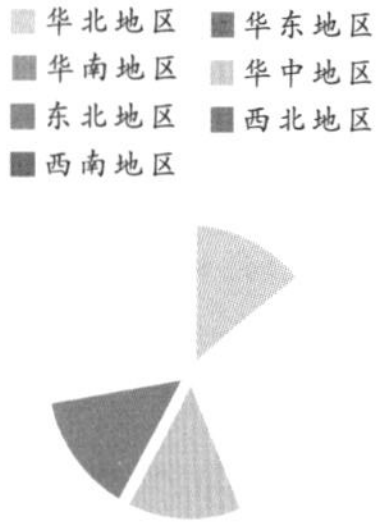

华北地区
华东地区
华南地区
华中地区
东北地区
西北地区
西南地区

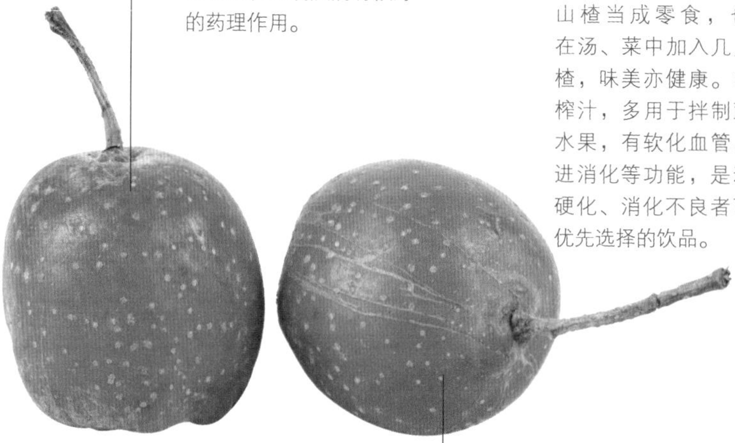

主要成分是黄酮类物质，对心血管系统疾病有很好的药理作用。

所含脂肪酶可以促进脂肪分解；山楂酸有助于提高蛋白分解酶的活性，帮助消化。

解析山楂

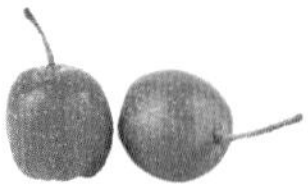

山楂：含有牡荆素的化合物，具有防癌、抗癌的作用。日常生活中可把山楂当成零食，也可在汤、菜中加入几片山楂，味美亦健康。山楂榨汁，多用于拌制蔬菜水果，有软化血管、促进消化等功能，是动脉硬化、消化不良者可以优先选择的饮品。

温馨提示

山楂不宜多食，否则会伤牙齿，食后最好刷牙或漱口；糖尿病者、孕妇，胃酸过多、消化性溃疡和龋齿者及服用各种补药期间不宜食用。山楂不宜与海鲜、人参、柠檬同食。忌用铁、铜器具煮食山楂。

同源延伸

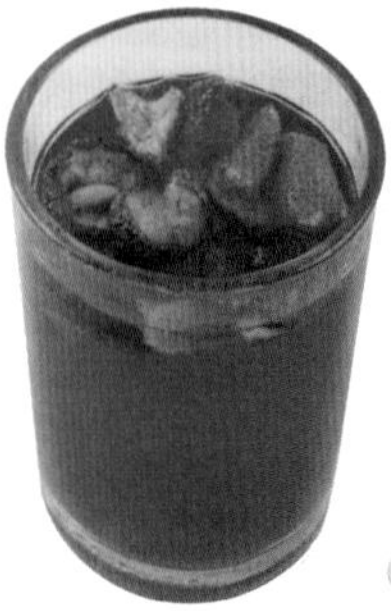

山楂茶

健脾开胃、降脂减肥

由山楂和茶叶冲泡而成，具有健脾开胃、消食化积、降脂减肥等功效；还可以扩张血管、降低血糖和血压。常饮山楂茶，对于缓解高血压具有明显的辅助疗效，但脾胃虚弱、病后体虚者不宜饮用。

挑选储藏

挑选山楂时，不同品种的山楂以肉厚籽少，酸度适宜为好；同一品种的个大均匀，肉厚核小，色泽深红鲜艳，无虫蛀，无溃烂的为好。在酸甜的判断上：扁圆的山楂偏酸，近似正圆则偏甜；表皮果点密而粗糙的酸，小而光滑的甜；果肉呈白色、黄色或红色的甜，绿色的酸；软而面的甜，硬而质密的偏酸。可以根据个人口味及食用需要选择酸或甜山楂。

储藏时，将山楂放入保鲜袋中，挤出袋里的空气，密封放入冰箱即可。

营养成分

（以100克为例）

热量	95千卡
蛋白质	1.5克
脂肪	0.5克
碳水化合物	20.7克
膳食纤维	2.9克

药食两用

【偏方验方】

山楂红枣饮

► 有助于改善消化不良、小儿疳积

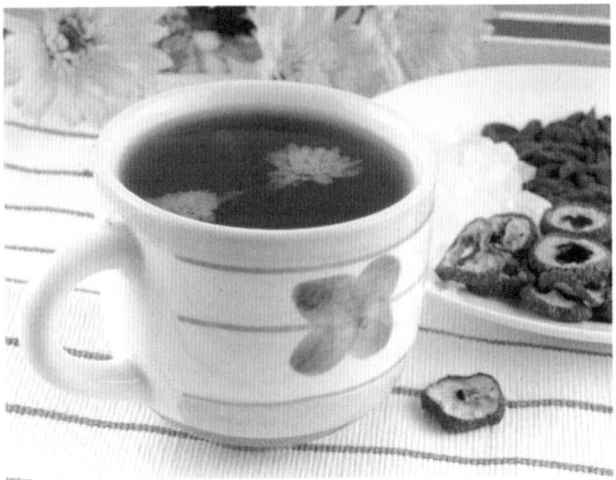

材料

山　楂	50克
红　枣	50克
陈　皮	10克
白　糖	适量

做法

1. 将山楂、红枣分别洗净，去核；陈皮洗净。
2. 山楂、红枣、陈皮，放入砂锅中，加适量水，煎煮约30分钟；去渣取汁，调入适量白糖，搅匀即可。

【养生食疗】

糯米山楂粥

► 开胃消食、化滞消积

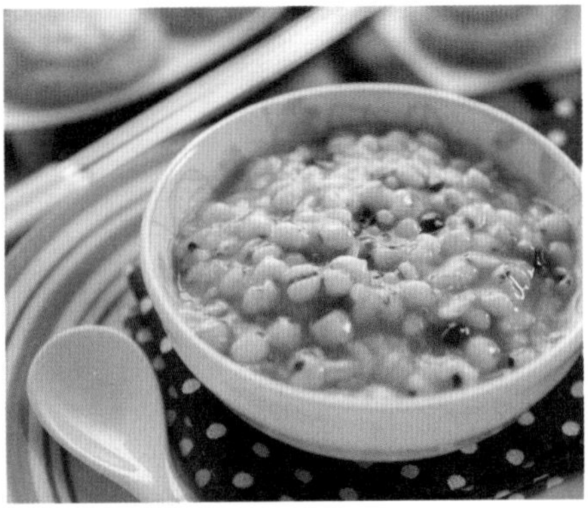

材料

糯　米	150克
山　楂	20克

做法

1. 将山楂洗净，去核。
2. 糯米淘洗干净，浸泡约1小时。
3. 糯米和山楂放入锅中，加适量水，大火煮沸；小火煮至糯米熟透即可。

美容减肥

杨桃

药典记载

《本草纲目》：主治风热，生津止渴。《岭南采药录》：止渴解烦，除热，利小便，除小儿口烂，治蛇咬伤。

调食和药

杨桃是岭南水果之一，富含维生素、糖类、有机酸等营养成分，外形美观，果肉脆滑，爽嫩多汁。杨桃有酸杨桃和甜杨桃两大类，一般甜杨桃做水果吃；酸杨桃果实大而味酸，多用作烹调配料或蜜饯原料。一般人群均可食用，尤其适宜患有心血管疾病或肥胖者食用。

性味·功效

性寒，味甘酸；
具有促进食欲、帮助消化等功效。

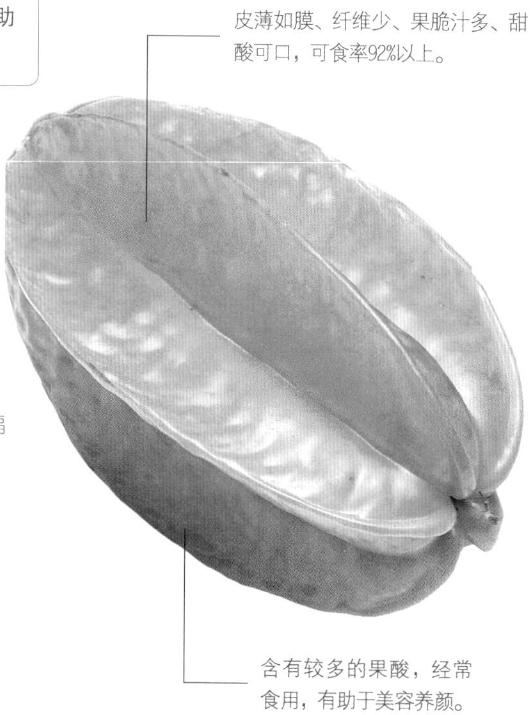

皮薄如膜、纤维少、果脆汁多、甜酸可口，可食率92%以上。
含有较多的果酸，经常食用，有助于美容养颜。

杨桃熟了

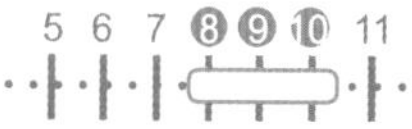

5 6 7 8 9 10 11

产地分布

主要分布在广东、广西、福建、海南等地区。

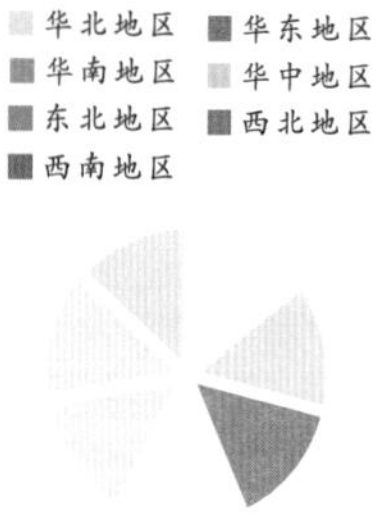

华北地区
华东地区
华南地区
华中地区
东北地区
西北地区
西南地区

解析杨桃

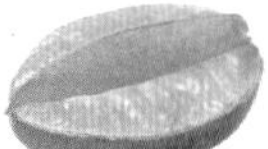

杨桃：
富含草酸、柠檬酸、苹果酸等，有助于提高胃液的酸度，促进食物的消化；含有大量的挥发性成分、胡萝卜素类化合物、糖类、有机酸及B族维生素、维生素C等，有助于改善咽喉炎症及口腔溃疡，防治风火牙痛等；糖类、维生素C及有机酸含量丰富，果汁充沛，可以迅速补充人体水分，生津止渴，有助于使体内的热毒或酒毒随小便排出体外，消除疲劳感。

同源延伸

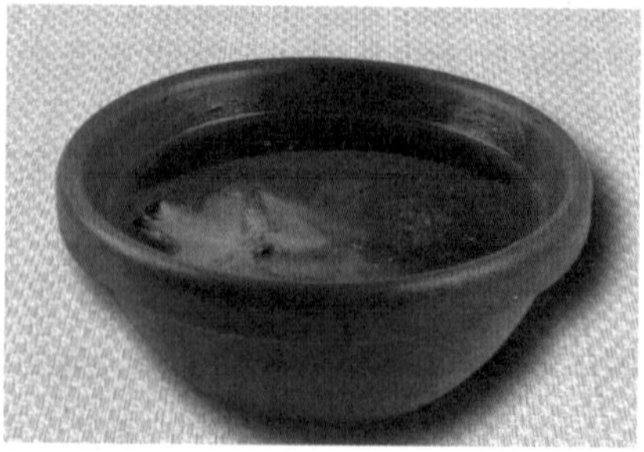

杨桃汤

助消化、清热解毒

将杨桃切片后用砂糖腌制；再将腌好的杨桃片加水煮沸，后加入白酒和红茶，搅拌均匀即为杨桃茶。具有生津止渴、清热解毒、助消化等功效。

温馨提示

杨桃每次不宜多吃，1～2个为宜，多食易使脾胃湿寒，便溏泄泻，有碍消化吸收。患有心血管疾病者、肥胖者适宜食用；肾脏病或尿毒症患者忌食。酸杨桃配鲜鱼同煮，其汤既甜中带酸，又有助于去除腥味。杨桃还可以解酒毒、消积滞。

营养成分

（以100克为例）

热量	30千卡
蛋白质	0.7克
脂肪	0.1克
碳水化合物	7.5克
膳食纤维	1.8克

挑选储藏

挑选杨桃时，应选择整体质地较硬的，如果已变软，应马上食用。从外形看，表面清洁，果色金黄，体形饱满，无伤痕，末端隐有绿色的好；如果棱边变黑，皮色接近橙黄，表明已熟透；皮色太青可能过酸。大小均匀，不宜选择个头过大的；用手掂一下，重的汁多。

储藏时，将杨桃装在保鲜袋里，放入阴凉通风处即可。生食时，最好切成条状，可以保证每块甜度均匀，由果头吃到果尾，会越吃越香甜。

药食两用

【偏方验方】

杨桃马蹄草汁

► 有助于缓解风热咳嗽、咽喉疼痛

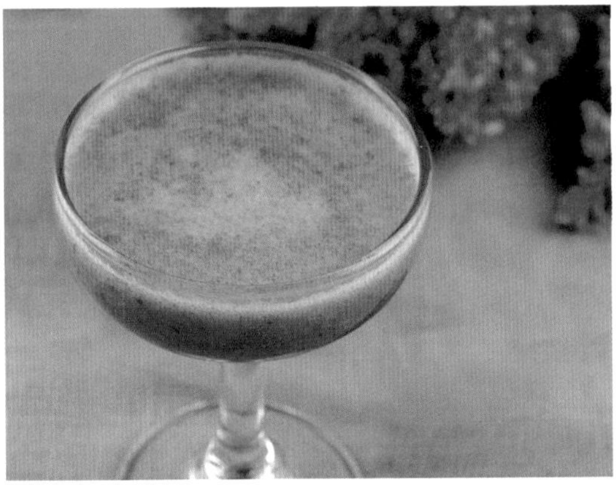

材料

杨　桃	150克
马蹄草	60克

做法

1 将杨桃洗净，去籽，切片；马蹄草洗净，切段。

2 将杨桃、马蹄草分别放入榨汁机，搅拌成汁。

3 将两种汁液倒入杯中混合，搅匀即可。

【养生食疗】

杨桃香蕉牛奶饮

► 美白肌肤、淡化皱纹

材料

香　蕉	150克
牛　奶	150克
杨　桃	100克
柠　檬	10克
蜂　蜜	适量

做法

1 杨桃洗净，切块；香蕉去皮，切块；柠檬切片。

2 杨桃、香蕉、柠檬、牛奶放入榨汁机，搅拌；将汁倒入杯中，调入蜂蜜，搅匀即可。

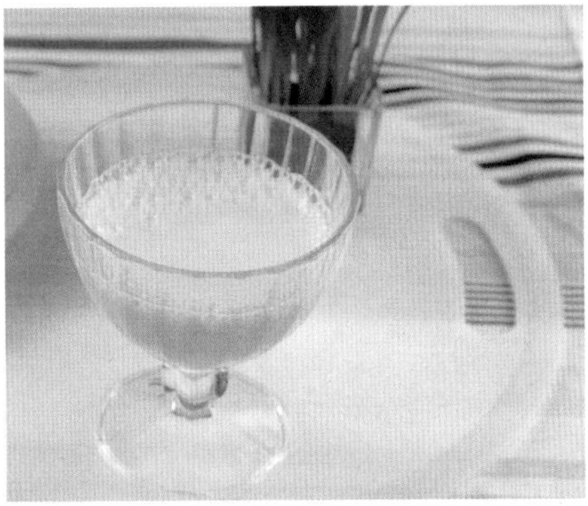

百果之宗 梨

药典记载

《本草经疏》：梨，能润肺消痰，降火除热。《本草通玄》：生者清六腑之热，熟者滋五脏之阴。

调食和药

梨，被称为『百果之宗』，梨肉脆而多汁，酸甜可口，有『天然矿泉水』的美誉，富含糖类、蛋白质、脂肪及多种维生素，对人体健康有重要的作用，一般人群均可食用，尤其适宜咳嗽痰稠或无痰、咽喉发痒干疼者，高血压、心脏病、肝炎、肝硬化患者食用。

性味·功效

性凉，味甘、微酸；具有生津润燥、消痰止咳、润肺清心等功效。

梨熟了

5 6 7 8 9 10 11

产地分布

主要分布在安徽、河北、山东、辽宁、江苏、四川、云南等地区。

华北地区 华东地区 华南地区 华中地区 东北地区 西北地区 西南地区

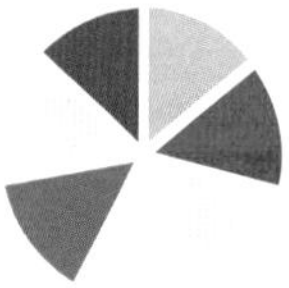

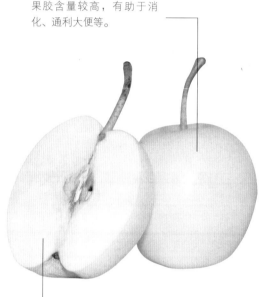

果胶含量较高，有助于消化、通利大便等。

含有的B族维生素，可以保护心脏，减轻疲劳，增强心肌活力，降低血压。

解析梨

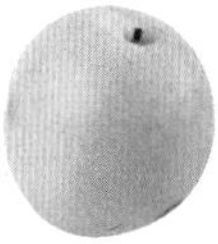

梨：所含的维生素C是心血管的保护神，是心脏病患者的健康元素。梨还有生津、润燥、清热化痰等功效，适用于热咳、痰热惊狂、消渴、消化不良等。

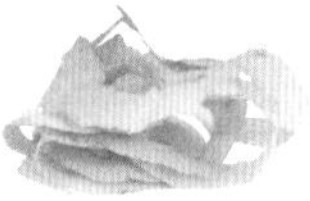

果皮：具有清心、润肺、降火、生津、补肾等功效。

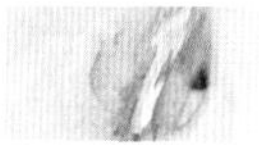

梨籽：含有木质素，是一种可溶性纤维；含有硼，可以预防骨质疏松症，硼充足时记忆力、注意力、心智敏锐度等均会提高。

同源延伸

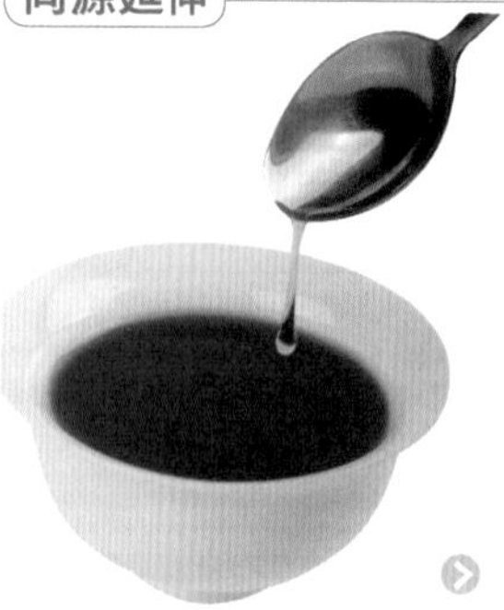

秋梨膏

润肺止咳、生津利咽

以雪花梨为主料，配以其他止咳、祛痰、生津、润肺的药物，如生地、麦冬、贝母等药材，精心熬制而成，具有润肺止咳、生津利咽、解秋燥等功效，还可以通便清火、美容暖身等。

温馨提示

慢性肠炎、胃寒、糖尿病患者忌食生梨。梨含果酸多，不宜与碱性药物同用，如氨茶碱、小苏打等。梨不应与螃蟹同食，以防引起腹泻。

营养成分

（以100克为例）

热量	44千卡
蛋白质	0.4克
脂肪	13.3克
碳水化合物	0.2克
膳食纤维	3.1克

挑选储藏

挑选梨时，首先看梨的皮色，皮细薄，没有虫蛀、破皮、疤痕及变色的为好；其次，形状饱满，大小适中，没有畸形和损伤的为好；最后，肉质细嫩且脆，果核较小的为好。

梨易失水，储藏时相对湿度最好保持在90%以上，装箱储藏时要加聚乙烯薄膜衬里，不挽口或在衬上开孔，以防止二氧化碳浓度过高引起变质。如果冷藏要注意采用缓慢、循序渐进的降温措施，不可一降到底，否则会引起变质。

药食两用

【偏方验方】

胡萝卜梨汁

► 有助于利尿、改善便秘

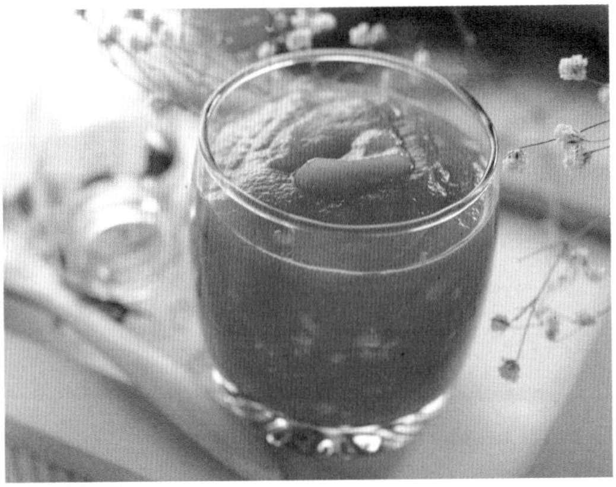

材料

雪　梨	100克
胡萝卜	80克
柠　檬	30克
冰　块	适量

做法

1. 梨洗净，去核，切块；胡萝卜洗净，去皮，切块；柠檬洗净，切片。
2. 将胡萝卜、梨、柠檬一起放入榨汁机，榨汁。
3. 取汁，倒入杯中，加适量冰块即可。

【养生食疗】

雪梨豌豆炒百合

► 清肺润燥、化痰止咳

材料

豌豆荚	100克
雪　梨	80克
南　瓜	60克
鲜百合	30克
柠　檬	30克
盐、油	适量

做法

1. 梨洗净，去核，切块；柠檬洗净，榨汁。
   豌豆荚洗净，切段；百合洗净；南瓜切片；豌豆荚、百合、南瓜分别用开水焯一下。
2. 锅中放油，油热倒入豌豆荚、百合翻炒；倒入梨块略炒，调入盐、柠檬汁即可。

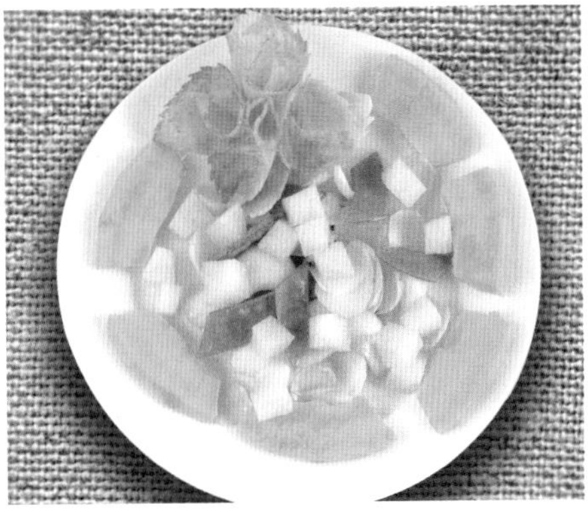

瓜中之王 西瓜

调食和药

西瓜，瓜瓤脆甜，味美多汁，清爽解渴，除不含胆固醇、脂肪外，含有维生素A、维生素C、维生素E、番茄素、蛋白质、葡萄糖、苹果酸等营养成分，是夏季的主要水果，素有『天生白虎汤』之称。一般人群均可食用，尤其适宜高血压、急慢性肾炎、胆囊炎、高热不退者食用。

药典记载

《本经逢原》：西瓜，甘寒降泻。《相感志》：食西瓜后食其子，即不噫瓜气，其温散之力可知。

性味·功效

性寒，味甘；
具有消烦止渴、清热解暑、利尿除烦等功效。

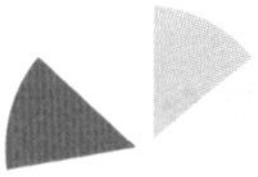

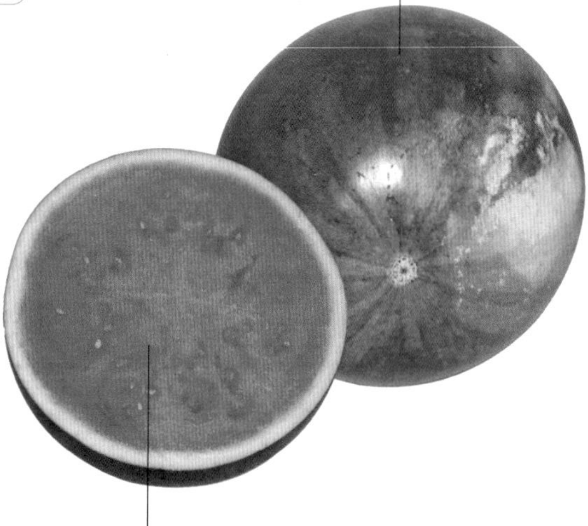

西瓜皮中含有一种粗脂肪，具有去油污的功效。

西瓜熟了

5 6 7 8 9 10 11

产地分布

主要分布在山东、河北、甘肃、海南等地区。

■ 华北地区　■ 华东地区
■ 华南地区　■ 华中地区
■ 东北地区　■ 西北地区
■ 西南地区

西瓜皮与鲜荷叶煎水饮用，有助于改善便秘，还有一定的减肥功效。

解析西瓜

西瓜果肉：
富含葡萄糖、苹果酸、果糖及维生素C等多种营养物质，具有清热解暑、解烦渴、利小便、解酒毒等功效，用来辅助治疗暑热烦渴、小便不利、咽喉疼痛、口腔发炎、酒醉等。

西瓜籽：
含油量达50%，可以榨油、炒食或做糕点配料等，具有清肺润肺、和中止渴、助消化等功效，籽壳可以用来辅助治疗肠风下血、血痢。

西瓜皮：
富含维生素C，可以凉拌、腌渍、做果酱等，具有清热解暑、泻火除烦、降血压等功效，对缓解肾炎水肿、肝病黄疸、糖尿病等有一定的辅助作用。

温馨提示

不宜吃刚从冰箱取出的西瓜，也不宜饭前饭后吃西瓜。忌食变质的西瓜，否则容易引起胃肠病而下痢。肾功能不全、糖尿病、口腔溃疡者及孕妇忌食西瓜。

同源延伸

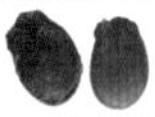

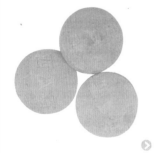

西瓜霜

消肿止痛、清咽利喉

成熟的西瓜果实与芒硝经加工而制成的白色结晶粉末，是一种咽喉类用药，拥有两百多年的历史，被誉为"喉科圣药"，具有清热解毒、消肿止痛等功效，可用于治疗咽喉肿痛、牙龈肿痛、口腔炎、口腔溃疡等症状，一般人群均可食用，但脾胃虚寒者忌食。

营养成分

（以100克为例）

热量	25千卡
蛋白质	0.6克
脂肪	0.4克
碳水化合物	8.1克
膳食纤维	0.3克

挑选储藏

挑选西瓜，一观色听声，即熟瓜表面光滑、花纹清晰、纹路明显、底部发黄，手指弹下有“嘭嘭”声；二看瓜柄，即瓜柄呈绿色为熟瓜；三看瓜头瓜尾，即两端匀称，脐部和瓜蒂凹陷较深、四周饱满的为好瓜；四比弹性，即瓜皮较薄，用手指压易碎的为好瓜；五掂，即有空飘感的是熟瓜；六看大小，即同一品种，大比小好；七观形状，即瓜体整齐匀称的为好瓜。

储藏时，将西瓜放在阴凉通风处即可；如果是切开的瓜，要用保鲜膜包好后，放入冰箱储藏。

药食两用

【偏方验方】

双瓜汤

► 辅助治疗暑热咳嗽

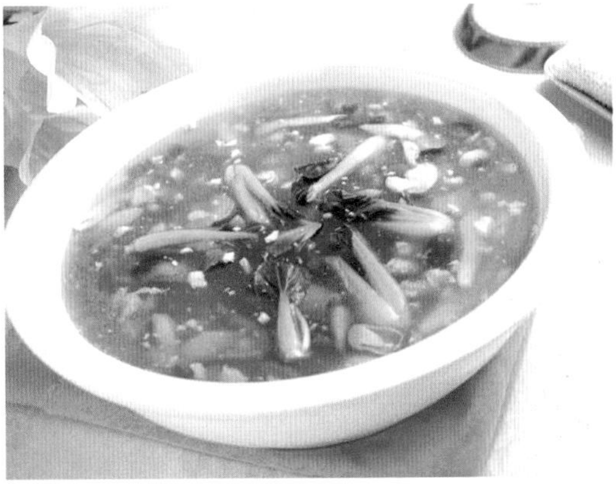

材料

西瓜皮	150克
丝　瓜	80克
海　蜇	40克
鲜荷叶	30克
扁　豆	30克
橄榄油	1匙
食　盐	适量

做法

1. 西瓜皮、海蜇洗净，切块；丝瓜刮皮，洗净，切块；荷叶、扁豆洗净，浸泡。
2. 将西瓜皮、海蜇、扁豆、荷叶、丝瓜放入砂锅，加适量水，大火煮沸；小火煲30分钟；调入食盐、橄榄油即可。

【养生食疗】

西瓜香蕉蜜汁

► 利尿泄水、补体健身

材料

西瓜瓤	100克
菠　萝	80克
苹　果	60克
香　蕉	50克
蜂　蜜	适量
盐　水	适量
冰　块	适量

做法

1. 菠萝去皮，盐水浸泡，洗净，切块；苹果洗净，去核，切块；香蕉去皮，切块。
2. 西瓜、香蕉、菠萝、苹果、冰块放入榨汁机，搅拌；取汁，倒入杯中，调入蜂蜜，搅匀。

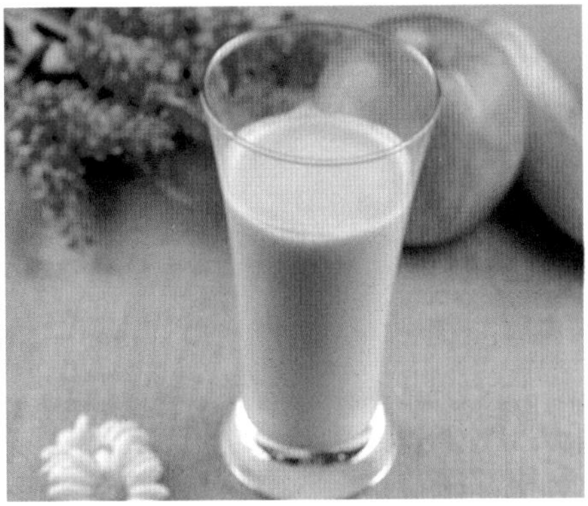

黄金浆果

蓝莓

药典记载

据美国、日本、欧洲科学家研究，经常食用蓝莓制品，可消除眼睛疲劳，营养皮肤等。

调食和药

蓝莓，一种蓝色小浆果，色泽通透，果肉细腻，甜酸适口，含有维生素、蛋白质、花青素、食用纤维等多种营养成分，具有很好的保健功效，深受人们的喜爱。蓝莓除鲜食外，还可加工做成蓝莓果酱、饮料、香料，还可用来酿酒。一般人群均可食用，尤其适宜心脏病患者食用。

性味·功效

性平，味甘；
具有缓解视疲劳、抗氧化、维护心脑血管健康等功效。

蓝莓熟了

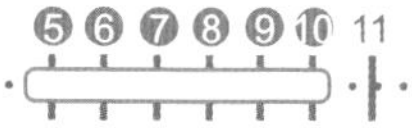

产地分布

主要分布在山东、吉林、辽宁、江苏、贵州、云南等地区。

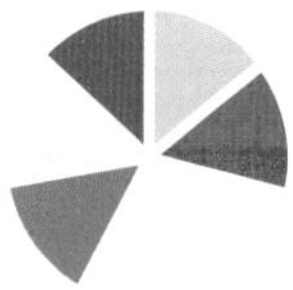

由蓝莓、糖、水与果胶所制成的果酱，与面包切片搭配食用，味美可口。

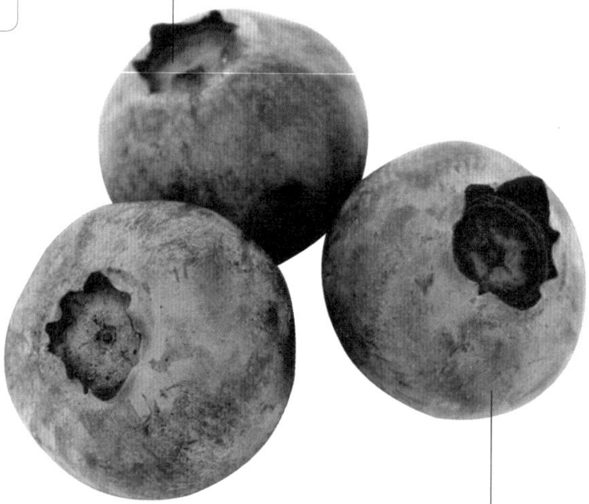

所含花青素，有助于延缓记忆力衰退和预防心脏病，被视为“超级水果”。

解析蓝莓

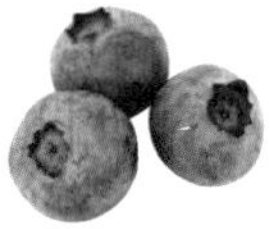

蓝莓：
含有大量的果胶和维生素C，可以有效降低胆固醇、促进心血管健康等。富含花青素，具有抗视力退化及抗动脉硬化和血栓形成的作用，还有助于改善睡眠质量，减少过敏和过敏反应等。含有一种紫檀芪，是一种抗氧化剂和抗炎剂。含有大量生理活性物质，被称为果蔬中“第一号抗氧化剂”，有助于保护细胞，避免受过氧化物的破坏，还有防止功能失调、改善短期记忆、提高老年人的平衡性和协调性等作用。

同源延伸

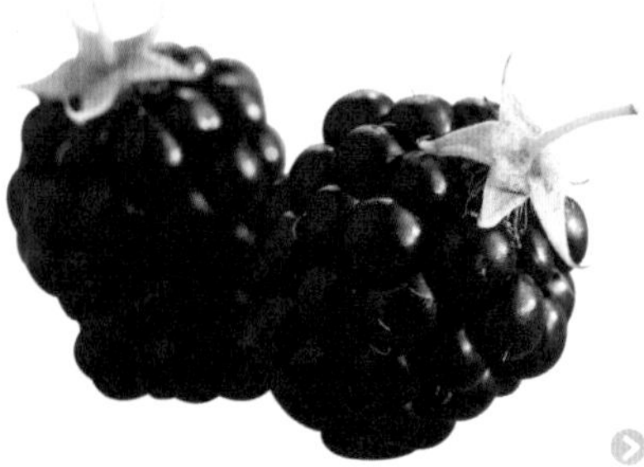

黑莓

延缓衰老、降压降脂

欧美地区广泛栽培的“新兴小果类”水果，营养丰富，富含人体所需的各类氨基酸和微量元素，具有延缓衰老、提高免疫力、降压、降血脂等功效；黑莓花是一种很好的蜜源。

温馨提示

学生、司机等用眼过度者可以经常食用蓝莓及蓝莓制品，有助于缓解视觉疲劳、增进视力、改善睡眠质量。新鲜蓝莓有轻泻作用，腹泻者应慎食。

营养成分

（以100克为例）

热量	49千卡
蛋白质	0.5克
脂肪	0.1克
碳水化合物	12.9克
膳食纤维	3.3克

挑选储藏

挑选蓝莓时，以果实紧致、干净、饱满、表皮细滑、不带叶梗的为佳；一般成熟的蓝莓在深紫色和蓝黑色之间，红色的蓝莓并没有成熟，但可以用于菜肴中。挑选蓝莓果酱等蓝莓制品时，一定要注意生产日期及保质期。

储藏时，新鲜蓝莓不易保存，最好冷藏。用塑料保鲜膜把盛放蓝莓的盘子完全裹住，真空包装，然后放入冰箱，存放时间不宜过长，最好在一周内食用。蓝莓制品储藏方法，按照其包装的标示即可。

药食两用

【偏方验方】

蓝莓汁

► 有助于缓解眼睛疲劳

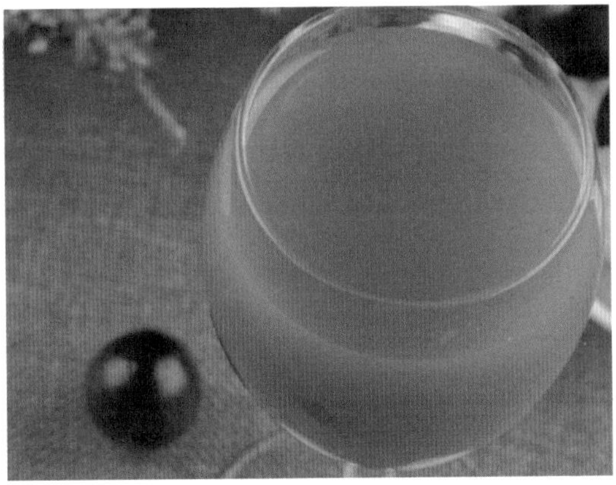

材料

蓝　莓 ………… 100克

做法

1 将蓝莓洗净，放入榨汁机，搅拌。

2 蓝莓汁倒入杯中，可直接饮用。

3 还可在蓝莓汁中加入适量凉开水稀释后饮用。

【养生食疗】

蓝莓抗衰老祛痘面膜

► 消炎祛痘、延缓衰老

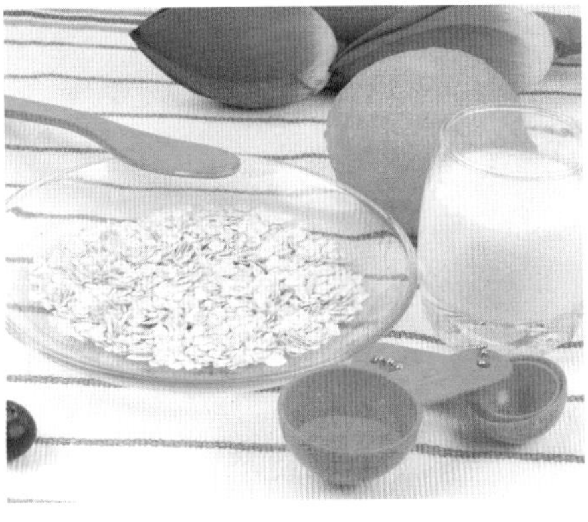

材料

蓝　莓 ………… 60克
柠　檬 ………… 10克
蜂　蜜 ………… 适量
酸　奶 ………… 适量
燕麦片 ………… 适量

做法

1 将柠檬、蓝莓分别洗净，放入榨汁机搅拌，取汁备用。

2 榨好的汁及蜂蜜、酸奶放入燕麦片，搅拌至黏稠状。

3 将其敷在脸上，约15分钟揭去；脸上留有的汁液，拍至吸收。

健脾益胃
苹果

药典记载

《医林纂要》：苹果，止渴，除烦，去瘀。《随息居饮食谱》：润肺悦心，生津开胃。《千金·食治》：能益心气。

调食和药

苹果，味甜或略酸，营养丰富，素有『一天一苹果，医生远离我』之说，含有多种维生素、矿物质、糖类等营养成分。苹果除生食外，还可加工成苹果醋、果脯、点心馅等。一般人群均可食用，尤其适宜肥胖、高血压、高血脂者食用。

性味·功效

性平，味甘、酸；
具有生津润肺、平胃醒酒、除烦解暑等功效。

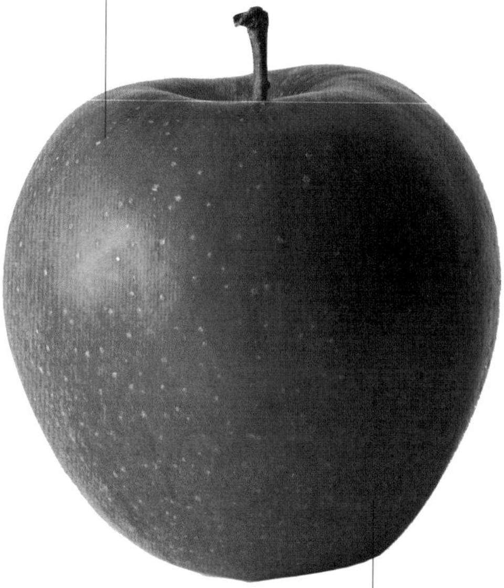

含有的纤维素，可促进胃肠的蠕动。

所含的锌，有助于增强儿童的记忆力。

苹果熟了

5 6 ⑦⑧⑨⑩⑪

产地分布

主要分布在东北、华北、华东、西北和四川、云南等地区。

华北地区 华东地区
华南地区 华中地区
东北地区 西北地区
西南地区

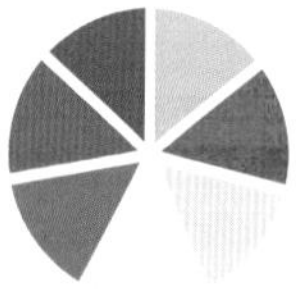

解析苹果

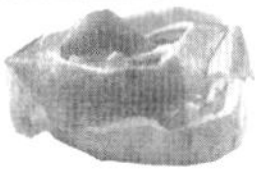

苹果皮：
含抗氧化成分及生物活性物质，所以吃苹果时最好不要削皮，榨汁时也最好连皮一起榨。

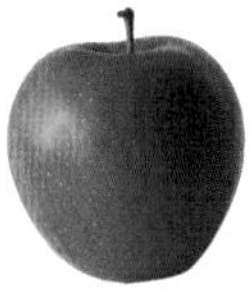

苹果：
富含多种营养物质，其中维生素C是心脑血管的保护神；所含的膳食纤维能促进肠胃蠕动，帮助人体顺利排出毒素；含有的果胶和鞣酸，具有收敛功效，可以将肠道内积聚的毒素和废物排出体外。苹果会增加饱腹感，饭前吃可以减少进食量，从而有利于减肥。

同源延伸

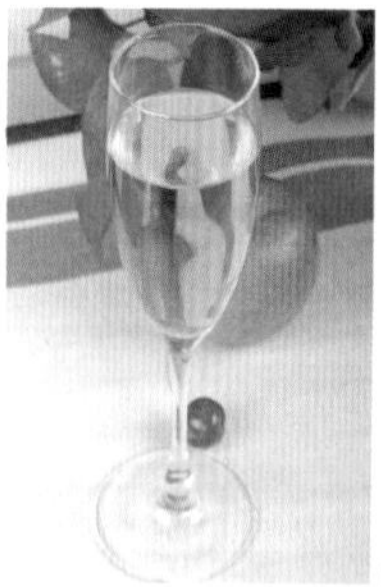

苹果醋

美容养颜、降低血脂

苹果汁经发酵而成的苹果原醋，再兑以苹果汁等原料制成的饮品，果香浓郁，酸甜适口，长期适量饮用可以改善消化系统功能，调节内分泌，具有降低血脂、改善疲劳、排毒、美容养颜等保健功效。

温馨提示

准妈妈每日吃1个苹果可以减轻孕期反应。肾炎、糖尿病患者应慎食苹果；苹果忌与水产品同食，否则易导致便秘。吃苹果最好在饭前或饭后半小时，每天1~2个为宜。

挑选储藏

因苹果的品种不同，在挑选上也存在着一些差异：在挑选红富士的时候，果柄有同心圆，颜色较红且身上有较多条纹的会比较甜；挑选秦冠时，要选择大小、颜色均匀，用手能按得动的较甜；黄元帅要选择黄色，身上小斑点多的，重量较轻的口感比较绵，稍重的会较脆，可以根据个人喜好选择。

储藏时，用柔和且薄，大小适宜的白纸将苹果包好，整齐地码放在纸箱或木箱中，放置于阴凉干燥处即可。

营养成分

（以100克为例）

热量	57千卡
蛋白质	0.1克
脂肪	13.4克
碳水化合物	0.2克
膳食纤维	0.5克

药食两用

【偏方验方】

苹果泥

► 有助于改善小儿腹泻

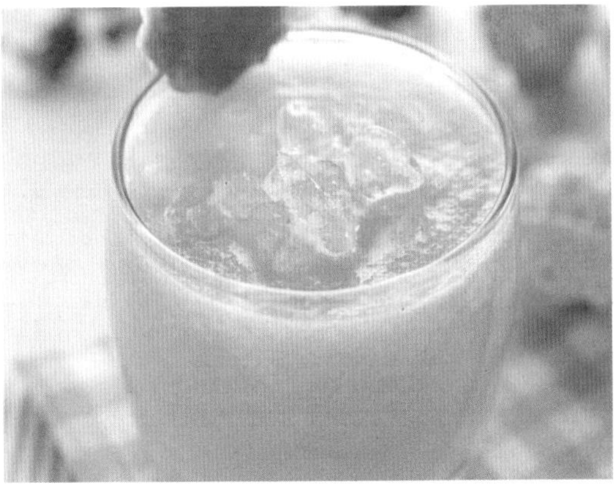

材料

苹　果 …… 100克

做法

1 将苹果洗净，削皮，去核备用。

2 锅中加水，将苹果放在篦子上，隔水蒸熟。

3 取出后，将蒸好的苹果捣烂成泥状。

4 让小孩坚持食用，每日食用2～3次。

【养生食疗】

柠檬苹果醋饮

► 紧致肌肤、减肥

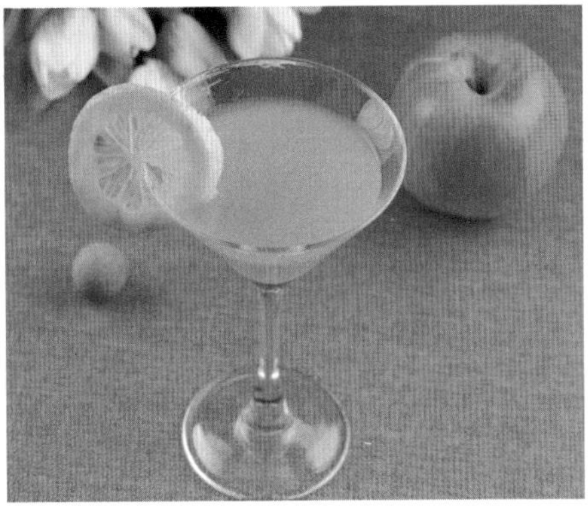

材料

苹果醋 …… 250克
柠　檬 …… 80克
冰　糖 …… 适量
蜂　蜜 …… 适量
开　水 …… 适量

做法

1 柠檬洗净，切薄片后放入玻璃罐中。

2 加入冰糖、苹果醋，用保鲜膜封口，拧紧盖子后可存放约6个月。

3 饮用时，加入适量开水、蜂蜜调匀即可。

水果之王 榴梿

药典记载

《本草纲目》：榴梿，可供药用，味甘温，无毒，主治暴痢和心腹冷气。

调食和药

榴梿，肉色淡黄、肉质柔软、多汁、有淡淡的苦味，有一种特殊的气味，不同的人感受不同，有的人认为其臭如猫屎，有的人认为其香气馥郁，其味还可开胃、促进食欲。果肉营养丰富，含有多种维生素，具有强身健体、健脾补气、补肾壮阳等功效。一般人群均可食用，尤其适宜贫血女性食用。

性味·功效

性热，味辛、甘；
具有活血散寒、滋阴强壮、疏风清热等功效。

榴梿熟了

4 5 6 7 8 9 10

产地分布

主要分布在广东、海南等地区。

华北地区 华东地区
华南地区 华中地区
东北地区 西北地区
西南地区

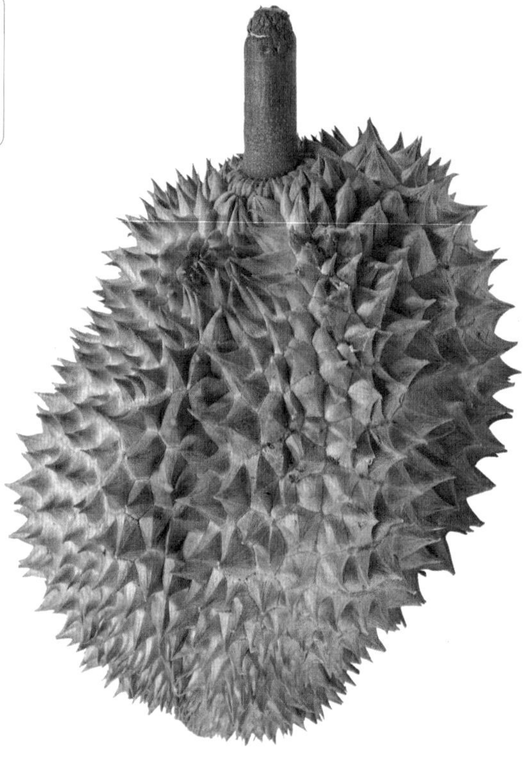

解析榴梿

果肉：
含有丰富的蛋白质、脂肪和纤维素，具有很好的补养作用。所含维生素A可以维持上皮细胞组织健康，促进生长发育，增强抗病能力；B族维生素可以参与氧化还原反应和能量代谢；维生素C有助于增强人体免疫能力，预防和治疗缺铁性贫血、恶性贫血及坏血病等。

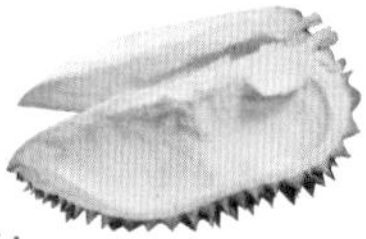

果壳：
煮骨头汤时，放入几块，是很好的滋补品。

同源延伸

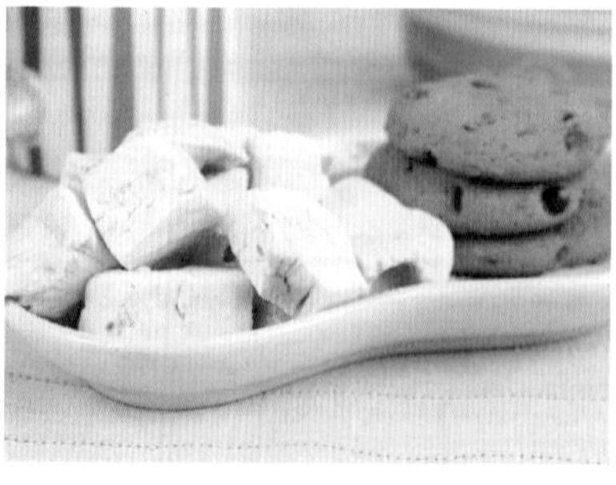

榴梿干

增强免疫力、帮助消化

真空急冻干燥榴梿果肉而制成，不含添加物，保留了榴梿香甜原味及营养价值，是现代都市人理想的绿色食品。高蛋白质、高碳水化合物及维生素和微量元素，适宜于发育期青少年、病后体虚及怀孕女性食用，更是素食极品。

温馨提示

肾脏病、心脏病者以及燥热者不可多食；皮肤病者忌食；癌症或疾病初愈者忌食，以免导致病情恶化。吃榴梿9个小时内忌饮酒。每天食入的榴梿不宜超过100克。

营养成分

（以100克为例）

热量	1333千卡
蛋白质	2.3克
脂肪	3.3克
碳水化合物	27.1克
膳食纤维	2.1克

挑选储藏

挑选榴梿时，首先看颜色，黄色为熟；其次，用手按住榴梿的刺，往内挤一下，如果两根刺相靠拢，说明榴梿熟了；再就是闻起来清香的为熟，有点酒味则说明熟透了。

储藏时，未剥壳的榴梿可用报纸包起来，以防果刺伤人，置于通风干燥的地方；如果是果肉部分，可用保鲜膜包好后放入冰箱，冰镇后会有雪糕的口感，但不宜久藏；还可以吃一瓣开一瓣，剩下的连果皮一起放入冰箱。

药食两用

【偏方验方】

榴梿乌鸡汤

► 有助于改善体虚、贫血、病后体弱

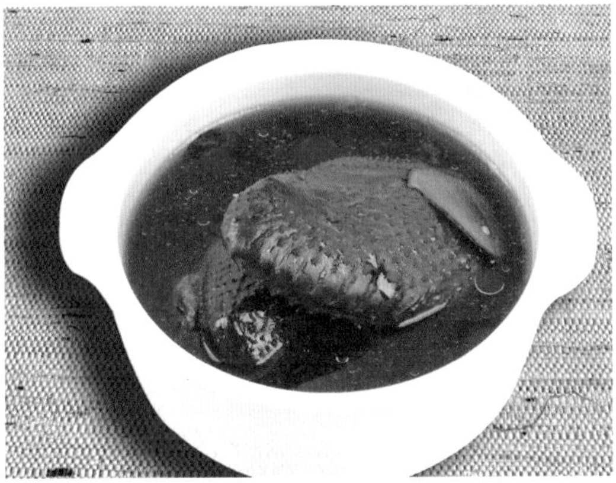

材料

乌　鸡	250克
榴　梿	50克
黄　芪	20克
桂　圆	20克
枸　杞	10克
姜　片	适量
料　酒	适量
食　盐	适量

做法

1. 将乌鸡洗净，焯水（加适量料酒）去掉鸡肉的腥味。
2. 将乌鸡和其他材料一起放入砂锅中，加适量水，炖约2小时即可。

【养生食疗】

榴梿炖猪骨

► 健筋骨、壮气力

材料

猪　骨	250克
榴　梿	50克
食　盐	适量
姜　片	适量
料　酒	适量

做法

1. 将猪骨洗净，用开水焯一下。
2. 榴梿冲洗一下，切成小块。
3. 将榴梿、猪骨和其他材料一起放入砂锅中，加适量水；大火煮沸，小火煲约2小时即可。

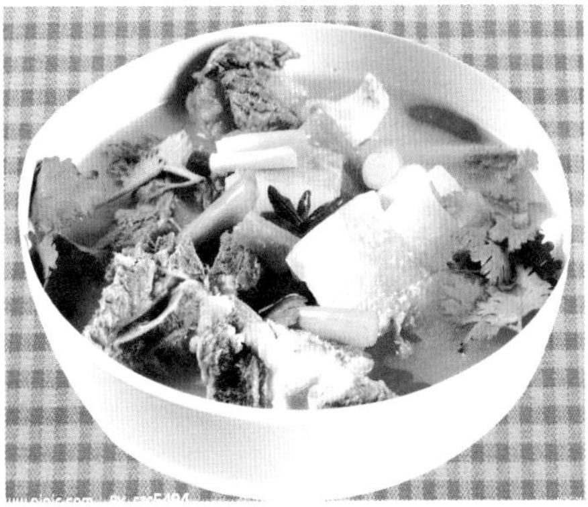

快乐水果
香蕉

药典记载

《本草求原》：止渴润肺解酒，清脾滑肠；脾火盛者食之，反能止泻止痢。

调食和药

香蕉，营养丰富，香甜可口，含有蛋白质、维生素A、维生素C和膳食纤维、糖、钾等成分，是很好的营养和美容水果。香蕉不仅可以鲜食，还可加工做成罐头、果脯、香蕉干、果汁等。一般人群均可食用，尤其适宜大便干燥、痔疮、大便带血、上消化道溃疡者食用。

性味·功效

性寒，味甘、涩；
具有清热解毒、利尿消肿、润肠通便等功效。

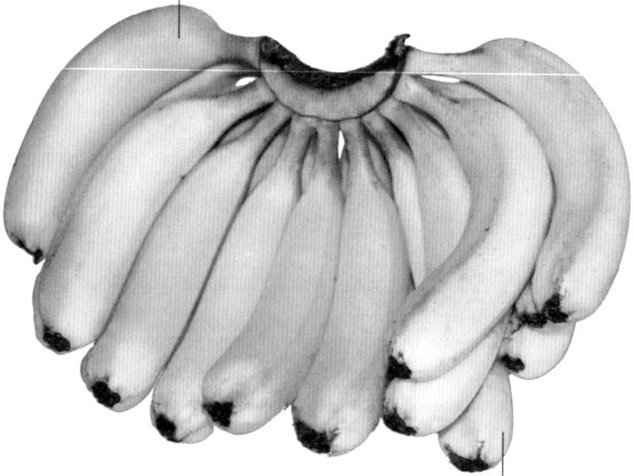

与燕麦同食，有助于提高人体血清素含量，改善睡眠。

属于高钾食品，钾可以强化肌力及肌耐力，适宜运动量较大者食用。

香蕉熟了

6 7 8 9 10 11 12

产地分布

主要分布在广东、广西、福建、云南、海南等地区。

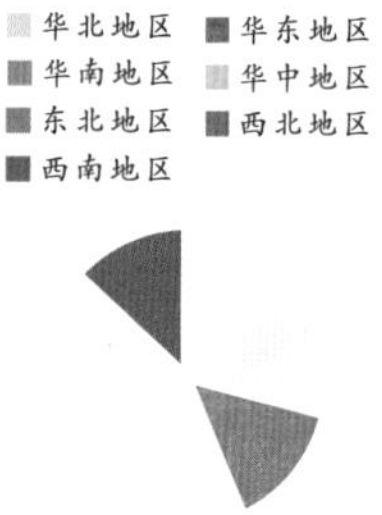

解析香蕉

香蕉：
营养丰富，是一种低脂肪、低胆固醇和低盐的食物。香蕉含有的维生素B_2与柠檬酸具有互补效果，它们能形成分解疲劳因子的乳酸和丙酮酸，从而有助于消除人体疲劳感。没有熟透的香蕉含较多鞣酸，会抑制胃肠液分泌并抑制胃肠蠕动，因此也就起不到润肠通便的作用。

温馨提示

香蕉不宜空腹食用；忌与芋头同食，否则易导致胃部不适、腹部胀满疼痛。脾胃虚寒、便溏腹泻者不宜多食、生食香蕉，急慢性肾炎及肾功能不全者忌食香蕉。香蕉因碰撞挤压受冻而发黑，常温下易滋生细菌，不宜再食用。

同源延伸

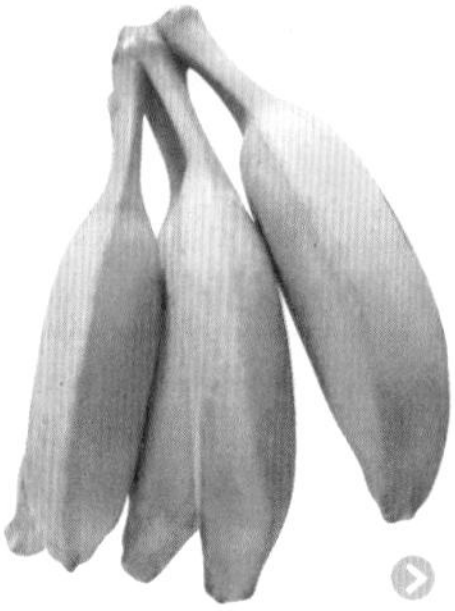

芭蕉

开胃消食、润肠通便

和香蕉外形相似，营养成分也差不多，都有润肠通便、开胃消食等功效。芭蕉全身是宝，芭蕉叶可以预防瘟疫，对多种病毒和细菌有抑制和杀灭的作用，还有助于防治呼吸系统疾病等；芭蕉根也有很高的药用价值，将其捣烂涂于患处，有助于治疗无名肿毒。

营养成分

（以100克为例）

热量	89千卡
蛋白质	1.5克
脂肪	0.2克
碳水化合物	20.3克
膳食纤维	0.5克

挑选储藏

挑选香蕉时，首先应选择果皮黄黑泛红，稍带黑斑且表皮有皱纹的；其次，用手捏香蕉有软熟感的较甜，适宜选择；最后，果肉淡黄，纤维少，口感细嫩，还会带有一股桂花香，适宜选择。

储藏香蕉时，若置于冰箱容易变黑，应把香蕉放进塑料袋内，再放一个苹果，尽量排出袋子中的空气，扎紧袋口，置于家中不靠近暖气的地方，这样至少可以保存一周。

药食两用

【偏方验方】

香蕉茶

► 对改善冠心病、高血压有一定的辅助疗效

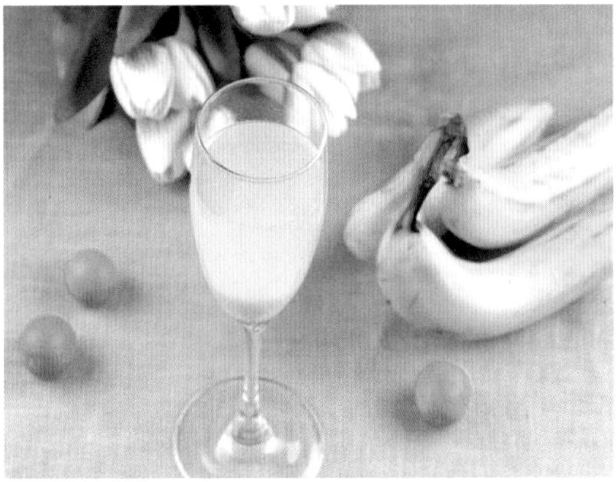

材料

香　蕉	150克
茶　叶	10克
白　糖	适量

做法

1. 将香蕉剥皮后，捣烂。
2. 将茶叶泡好，取汁，倒入杯中。
3. 将捣碎的香蕉放入茶汁中，调入适量白糖即可饮用。

【养生食疗】

香蕉牛奶饮

► 美白肌肤、淡化细纹

材料

香　蕉	150克
牛　奶	150克
柠　檬	30克
冰　糖	适量

做法

1. 将香蕉剥皮，捣烂。
2. 柠檬洗净，切片；放入榨汁机，搅拌；取汁备用。
3. 将柠檬汁、香蕉、牛奶混合；加入适量冰糖，搅匀后即可饮用。

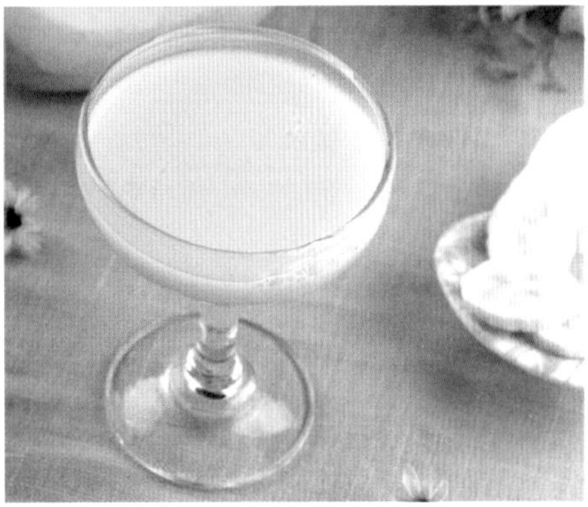

润肺之果 桃子

药典记载

《滇南本草》：通月经，润大肠，消心下积。《随息居饮食谱》：补血活血，生津涤热，令人肥健，好颜色。

调食和药

桃子，性味平和，营养价值高，含有多种维生素、果酸以及钙等，其中含铁量尤为高，为梨的6倍，有很好的食疗作用，被人们冠以『寿桃』和『仙桃』的美誉。桃子除鲜食外，还可做成罐头、果脯等，一般人群均可食用，尤其适宜老年体虚、肠燥便秘、身体瘦弱、阳虚肾亏者食用。

性味·功效

性平，味甘、酸；
具有补益气血、养阴生津、润肠燥等功效。

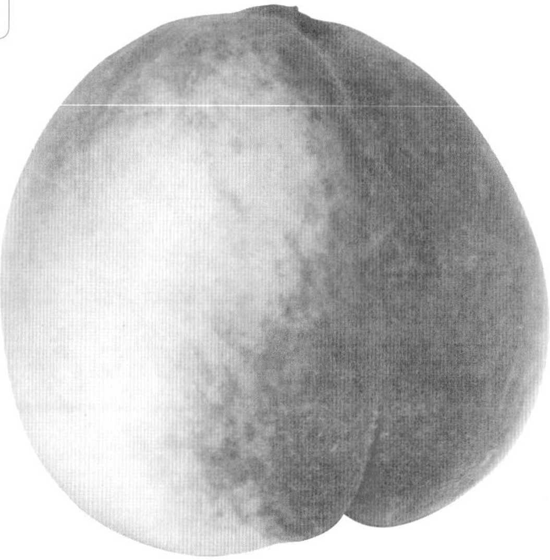

桃子熟了

6 ⑦ ⑧ ⑨ 10 11 12

产地分布

主要分布在山东、河南、山西、河北、陕西、甘肃、新疆、江苏、浙江等地区。

华北地区 华东地区
华南地区 华中地区
东北地区 西北地区
西南地区

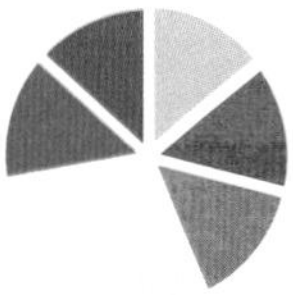

解析桃子

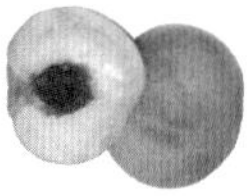

桃：
含钾多，含钠少，适宜水肿患者食用，有补益气血、养阴生津的作用；可用于大病后气血亏虚、面黄肌瘦、心悸气短者。

桃仁：
有活血化瘀、润肠通便的作用，可辅助治疗闭经、跌打损伤等；桃仁提取物有抗凝血作用，并能抑制咳嗽中枢而止咳，同时还有助于降低血压，可用于高血压患者的辅助治疗。

温馨提示

桃含钾多，含钠少，适宜水肿患者食用。未成熟的桃子不宜食用，否则易引发腹胀或生疖痈；成熟的桃子也不宜多吃，否则会令人生热上火；烂桃应忌食；桃子忌与甲鱼同食。在清水中放入食盐，将桃子浸泡约3分钟，搅动，桃毛就会自动脱落。

同源延伸

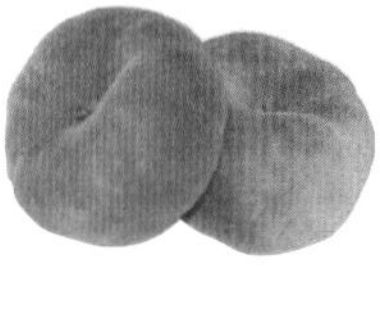

蟠桃

预防便秘、防治贫血

肉质细嫩，甘甜可口，含铁量较高，经常食用可以防治贫血；还富含果胶，常食有助于预防便秘。

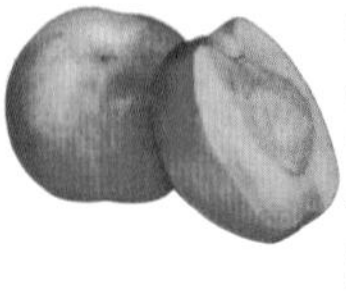

油桃

增智健体、延年益寿

我国的新型果品，含多种维生素，营养丰富，有止咳化痰、补气健肾等功效，有助于降血压、延年益寿，少儿食用还可以促进发育、提高智力。

营养成分

（以100克为例）

热量	48千卡
蛋白质	0.9克
脂肪	0.1克
碳水化合物	12.2克
膳食纤维	1.3克

挑选储藏

挑选桃子时，首先可闻一下桃子的味道，如果没有桃味，则为催熟桃，不宜选择；其次，颜色红润，没有青色的桃子较好，适宜选择；最后，要仔细看一下桃子的底部，若核与果肉间有空隙，则里面很可能已被虫子侵蚀，不宜选择；还有，发蔫的桃子口感会降低，不宜选择。

桃子的适宜储藏温度为零摄氏度，适宜相对湿度为90%～95%，在这种储藏条件下，可以储藏一个月左右。

药食两用

【偏方验方】

桃果汁

► 有助于改善高血脂、动脉硬化

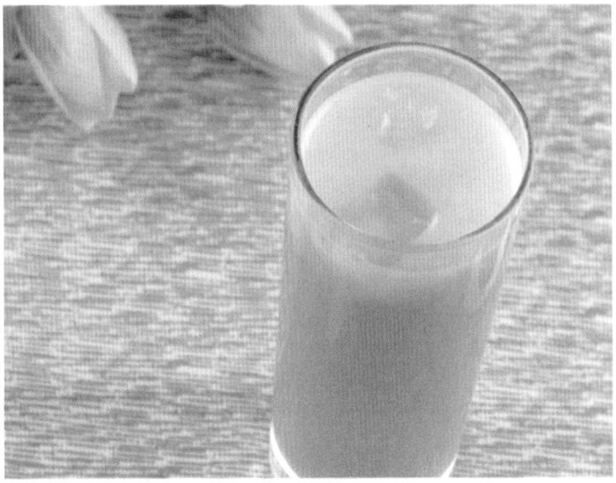

材料

- 桃　子　150克
- 苹　果　120克
- 葡　萄　100克
- 白　糖　适量

做法

1. 将桃子、苹果分别洗净，去核，切块；葡萄洗净，去皮、去籽。
2. 将桃子、苹果、葡萄放入榨汁机，搅拌。
3. 取汁，倒入杯中，放入白糖，搅匀即可。

【养生食疗】

桃子香瓜汁

► 利尿、缓解便秘

材料

- 桃　子　150克
- 香　瓜　120克
- 柠　檬　30克
- 冰　块　适量

做法

1. 将桃子洗净，去核，切块；香瓜洗净，去籽，切块。
2. 柠檬洗净，切片。
3. 将桃子、香瓜、柠檬放入榨汁机，搅拌。
4. 取汁，倒入杯中，放入冰块即可饮用。

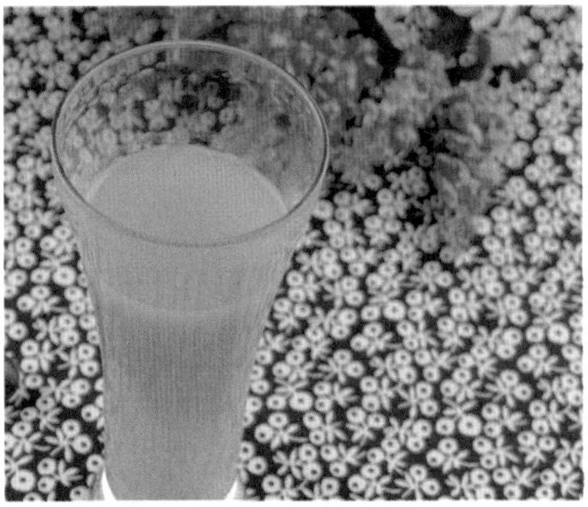

止泻止血 石榴

药典记载

研究发现，石榴皮中所含的有效成分对伤寒杆菌、痢疾杆菌、结核杆菌及各种皮肤真菌均有抑制作用。

调食和药

石榴，营养丰富，含有维生素C、B族维生素、有机酸、蛋白质及钙、磷、钾等矿物质，又是多子多福的象征，也是馈赠亲友的吉祥佳品，一直以来都受人们的喜爱。一般人群均可食用，尤其适宜口干舌燥、腹泻、扁桃体发炎者食用。

性味·功效

性温，味甘、酸涩；具有生津止渴、收敛固涩、健胃提神等功效。

石榴熟了

6 7 8 9 10 11 12

产地分布

主要分布在陕西、安徽、山东、江苏、河南、四川、云南、新疆等地区。

华北地区 华东地区
华南地区 华中地区
东北地区 西北地区
西南地区

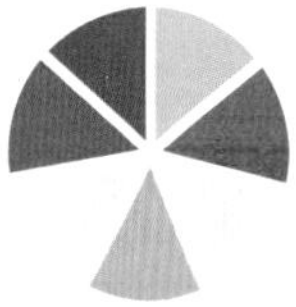

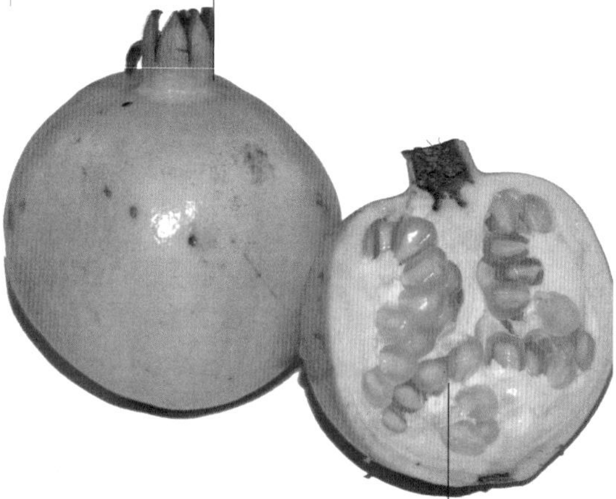

一次不宜多食，否则会损伤牙齿，还会助火生痰。

吃石榴时，注意不要把果汁染到衣物上，否则很难洗掉。

解析石榴

石榴：
含多种氨基酸和微量元素，有促进消化、软化血管、降血脂和血糖等功效；含有生物碱、熊果酸等，具有明显的收敛、抑菌功效，还可涩肠止血，有助于缓解痢疾、泄泻、便血及遗精、脱肛等。

石榴花：
性平，味酸涩；将其晒干研末，有止血之功；石榴花泡水，洗眼可以明目，服用有助于缓解吐血、咯血或久泻不止。

温馨提示

感冒、大便秘结、急性盆腔炎、尿道炎患者慎食石榴。石榴忌与西红柿、螃蟹、西瓜、土豆等搭配食用；若与土豆同时食用，可用韭菜泡水喝来解毒。石榴果粒捣烂，开水浸泡，取汁含漱，有助于治疗口舌生疮及口腔溃疡。

同源延伸

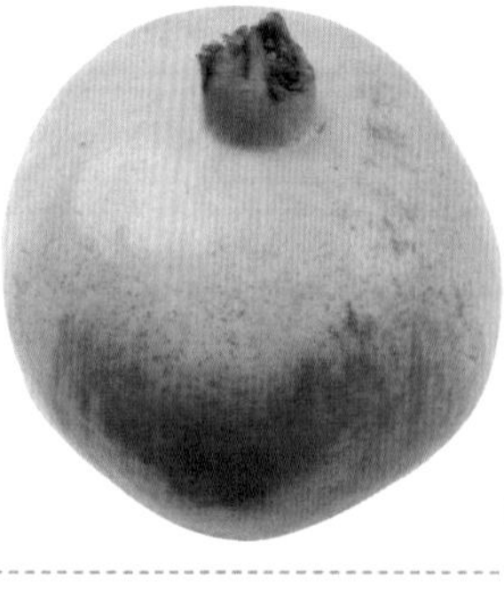

石榴皮

抗菌驱虫、收敛

性温，味酸涩；含有鞣质、树脂、甘露醇、树胶、苹果酸等，具有收敛、抗菌、抗病毒、驱虫等作用。临床证明，石榴皮煎服有助于改善多种感染性炎症，对细菌性痢疾等也有很好的效果。石榴皮和槟榔煎水，早晨空腹饮用，有助于驱除绦虫。

营养成分

（以100克为例）

热量	63千卡
蛋白质	1.6克
脂肪	0.2克
碳水化合物	13.7克
膳食纤维	4.7克

挑选储藏

挑选石榴时，首先，要看其光泽，颜色亮且为黄白色的为佳；其次，掂重量，大小差不多的石榴，较重的成熟度好；最后，要选择表皮看上去比较饱满的；再就是，有正常裂口的石榴成熟度好，也较甜，一般十月份成熟的石榴最好。

储藏时，将石榴放入冰箱，或装入保鲜袋后放在阴凉处；无开口及损伤的石榴可以长时间保存。

药食两用

【偏方验方】

冰糖石榴汤

► 有助于改善失眠多梦

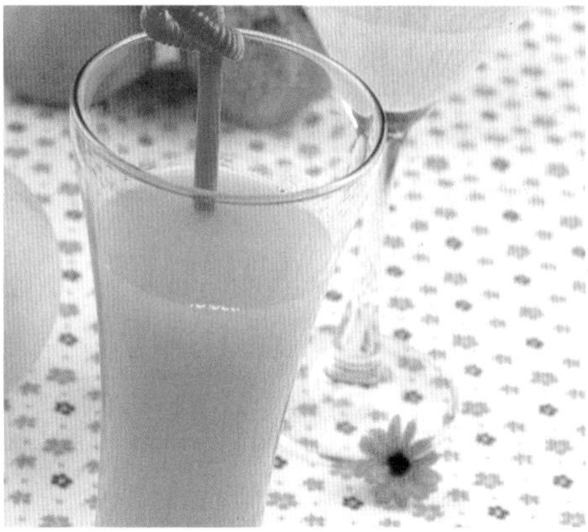

材料

石　榴	200克
冰　糖	适量

做法

1. 将石榴去皮，取果粒备用。
2. 锅中加水，放入石榴果粒，煮沸。
3. 取汁，倒入杯中。
4. 加入适量冰糖，搅拌溶化即可饮用。

【养生食疗】

石榴苹果汁

► 提神健胃、美容养颜

材料

石　榴	150克
苹　果	100克
柠　檬	30克
冰　块	适量

做法

1. 将石榴去皮，取果粒备用。
2. 苹果洗净，去核，切块。
3. 柠檬洗净，切片。
4. 将苹果、石榴、柠檬及适量冰块，放入榨汁机，搅拌；取汁，倒入杯中即可。

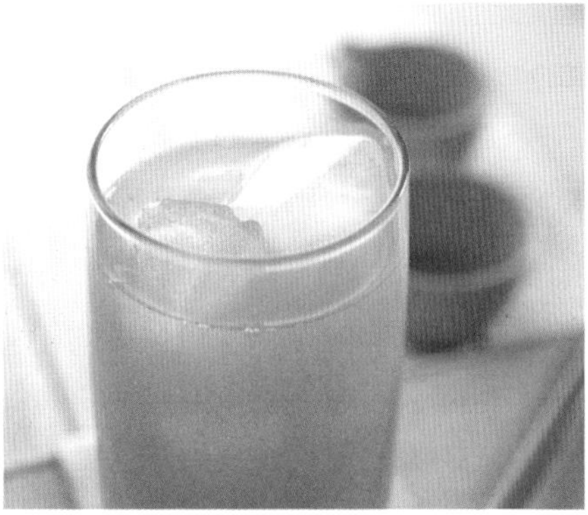

水晶明珠 葡萄

药典记载

《药性论》：葡萄，除肠间水气，调中治淋，通小便。《本草图经》：治时气发疮疹不出者，研酒饮。

调食和药

葡萄，果色艳丽，汁多味美，营养丰富，含有维生素B_1、维生素C、维生素P、葡萄糖、蛋白质、磷、钙、钾等营养成分，一般人群均可食用，尤其适宜高血压、水肿患者，神经衰弱、过度疲劳、体倦乏力、未老先衰者，肺虚咳嗽、盗汗者，风湿性关节炎、四肢筋骨疼痛者食用。

性味·功效

性平，味甘、酸；
具有止咳除烦、补益气血、通利小便等功效。

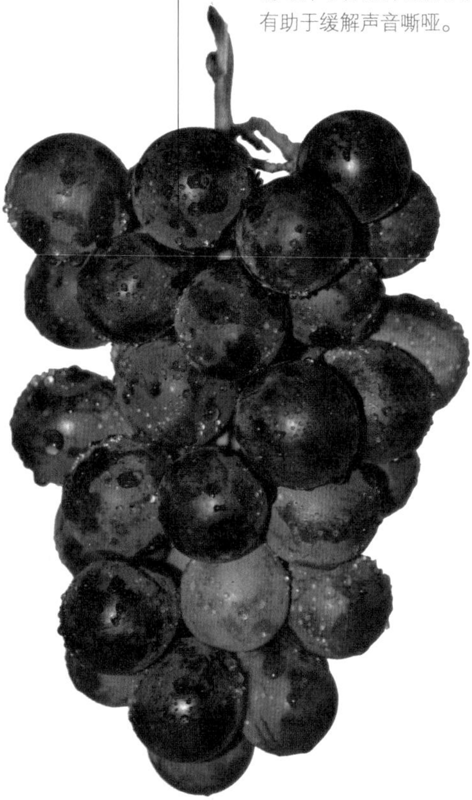
葡萄汁与甘蔗汁混合饮用，有助于缓解声音嘶哑。

葡萄熟了

6 7 8 9 10 11 12

产地分布

主要分布在新疆、甘肃、山西、河北、山东等地区。

华北地区 华东地区
华南地区 华中地区
东北地区 西北地区
西南地区

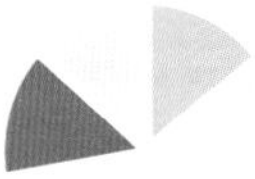

解析葡萄

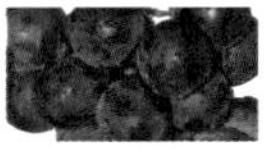

葡萄：
含有的类黄酮，是一种强力抗氧化剂，有助于抗衰老，还可清除体内自由基。含有一种抗癌微量元素白藜芦醇，有助于防止健康细胞癌变，阻止癌细胞扩散。葡萄汁还可以帮助器官移植手术患者减少排异反应。

葡萄籽：
具有很好的抗氧化功能。

葡萄叶：
对缓解婴儿腹泻有一定的辅助疗效。

同源延伸

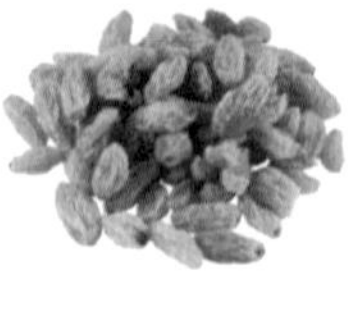

葡萄干

补肾益气、生津利尿

葡萄经晒干或晾干而制成，具有补肝肾、益气血、生津液、利小便的功效，是一种补诸虚不足的健康食品；可作为零食直接食用或放在糕点中食用。

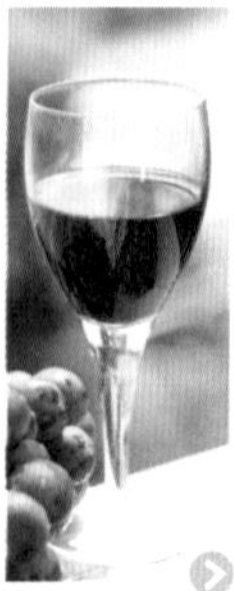

葡萄酒

美容养颜、助睡眠

含多种氨基酸、矿物质和维生素等，能直接被人体吸收。适度饮用，有助于调节人体生理机能，尤其对身体虚弱、患有睡眠障碍者及老年人效果更明显。

温馨提示

糖尿病患者、便秘者、脾胃虚寒者应少食葡萄。葡萄忌与海鲜、鱼、萝卜等同食。孕妇要慎食，因为吃太多葡萄会影响钙的吸收，且葡萄含糖高，会使羊水增多不利生产。

营养成分

（以100克为例）

热量	41千卡
蛋白质	0.3克
脂肪	0.4克
碳水化合物	0.2克
膳食纤维	1.8克

挑选储藏

挑选葡萄时，首先应选色泽鲜艳，颗粒均匀且密实的，若葡萄表面有白粉，则新鲜度很好。其次可用手按一下，太硬的葡萄往往味淡，苦涩；太软的可能很酸或已变质，应选择软硬适中的。

储藏时，在纸箱底垫上两三层纸，然后将葡萄一排排紧密地放入箱内，并将箱子放在阴凉处，温度保持在零摄氏度左右，可存放一个月左右。对于少量的未吃完的葡萄，可以将其装入保鲜袋，置于冰箱内，但存放时间不宜过长。

药食两用

【偏方验方】

葡萄椰菜梨汁

► 有助于改善便秘、缓解胃肠疾病

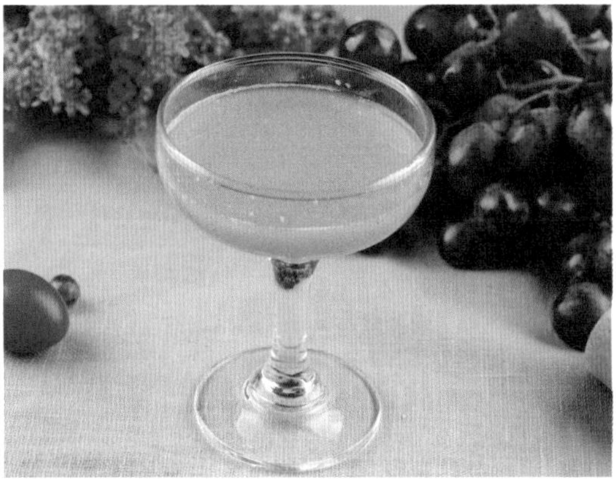

材料

葡　萄……150克
圆白菜……80克
雪　梨……80克
柠檬汁……20克
冰　块……适量

做法

1 葡萄洗净，去皮和籽；圆白菜洗净，切段；梨洗净，去核，切块。

2 将葡萄、圆白菜、梨放入榨汁机，搅拌。

3 取汁，倒入杯中；加入柠檬汁和冰块搅匀即可。

【养生食疗】

猕猴桃葡萄汁

► 调节肠胃、稳定情绪

材料

葡　萄……120克
青　椒……1个
菠　萝……100克
猕猴桃……1个

做法

1 葡萄去皮去籽；猕猴桃去皮切小块。菠萝去皮切小块；青椒洗净切小块。

2 将所有材料放入果汁机内搅打成汁即可。

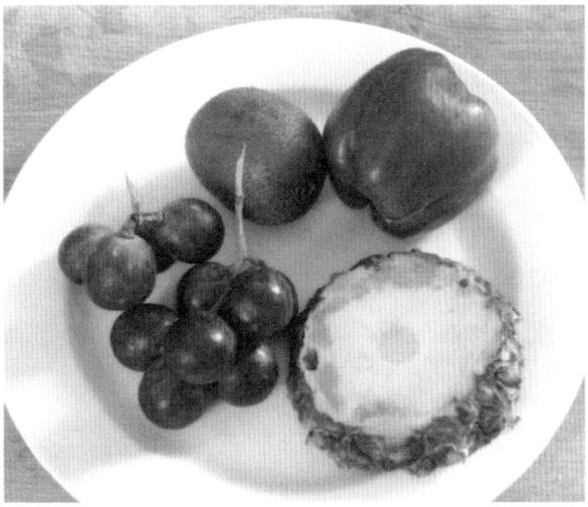

开胃理气

橘子

药典记载

《本草纲目》：柑橘，甘味甘者润肺，酸者聚痰止渴、消渴开胃、除胸中隔气。

调食和药

橘子，色彩鲜艳，酸甜可口，是秋冬季常见的美味佳果。橘子营养丰富，全身是宝，一个橘子几乎可满足人体一天所需的维生素C，果肉、皮、核、络均可入药。橘子除鲜食外，还可加工成罐头、蜜饯、果糕、果冻、果糖，还可以制成果汁、果酒等饮料，一般人群均可食用。

性味·功效

性温，味甘酸；
具有开胃理气、止渴润肺、补血健脾等功效。

富含维生素C与柠檬酸，具有美容、消除疲劳等功效。

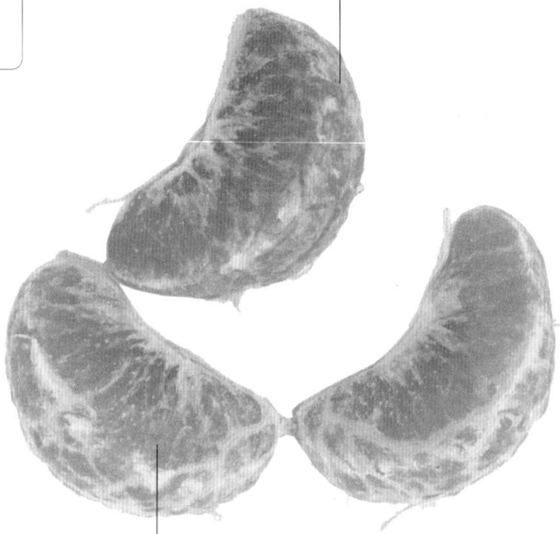

橘皮用火烤焦，研成末；用植物油调和均匀，涂在患处，有助于治疗冻疮。

橘子熟了

5 6 7 8 9 10 11

产地分布

主要分布在安徽、浙江、江苏、江西、湖北、湖南、四川、福建等地区。

华北地区 华东地区
华南地区 华中地区
东北地区 西北地区
西南地区

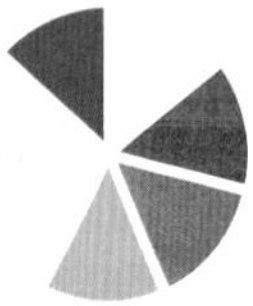

解析橘子

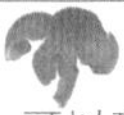

橘皮：又称陈皮，可以理气、除燥、利湿、化痰止咳、健脾和胃等。

橘络：富含维生素P等营养成分，具有通经络、消痰积的功效，可辅助治疗胸闷肋痛、肋间神经痛等。

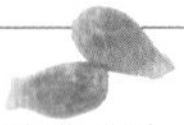

橘核：有散结、止痛的功效；临床上常用来治疗睾丸肿痛、乳腺炎性肿痛等。

橘叶：具有疏肝作用，可辅助治疗肋痛或用于乳腺炎初期等。

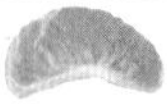

橘肉：具有开胃理气、止咳润肺的功效，常吃橘子，有助于缓解急慢性支气管炎、老年咳嗽气喘、津液不足等。

同源延伸

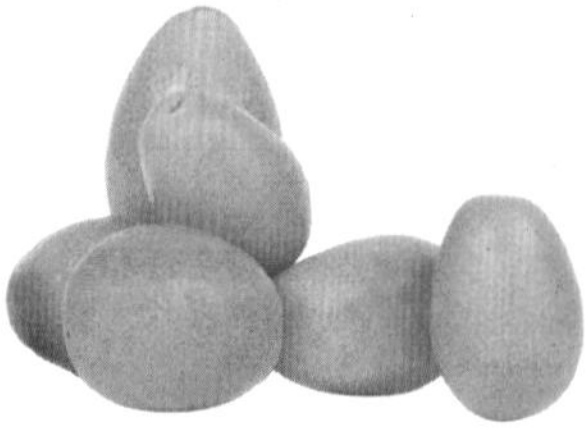

金桔

补中益气、消食开胃

果肉虽少，但可带皮吃。果皮营养价值很高，含维生素C，不仅对肝脏有解毒功能，还能养护眼睛、保护免疫系统等。中医认为，金桔具有理气、补中、解郁、消食、散寒、解酒等功效。金桔去核，加适量白糖用水煎煮服饮，对治疗咳嗽、哮喘有一定的辅助功效。

温馨提示

风寒咳嗽、痰饮咳嗽者，肠胃功能欠佳者慎食橘子。橘子不宜多吃，否则易“上火”，进而诱发口腔炎、牙周炎等。橘子忌与螃蟹、獭肉、槟榔同食。

营养成分

（以100克为例）

热量	42千卡
蛋白质	0.8克
脂肪	0.4克
碳水化合物	8.9克
膳食纤维	1.4克

挑选储藏

挑选橘子时，首先看大小和颜色，大小均匀，颜色越深熟得越好，味道越甜。其次看光滑程度，酸甜适中的橘子大都表皮光滑。最后看其弹性，皮薄肉厚的橘子弹性较好，捏一下会立刻弹回原状；看上去松软的，很可能橘瓣和橘皮已分离，说明橘子不新鲜，则不宜选择。

储藏橘子时，可以在水中放一些小苏打，搅匀后放入橘子，浸泡十分钟，取出后自然晾干，然后放入保鲜袋封好后，放入冰箱即可。

药食两用

【偏方验方】

银耳橘子汤

► 有助于缓解肺热干咳、虚劳咳嗽

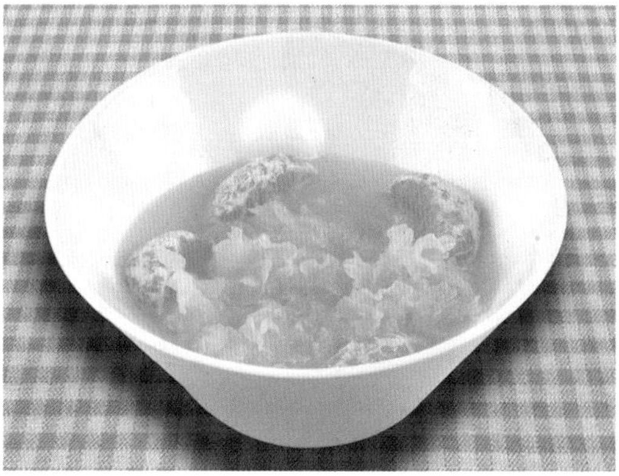

材料

橘子	60克
红枣	30克
银耳	6克
冰糖	适量

做法

1. 将银耳泡发，洗净，去蒂，撕小瓣备用；红枣洗净，去核；橘子剥开，取橘瓣。
2. 锅中放水，加入银耳、红枣，大火煮沸；小火炖约30分钟。
3. 待红枣入味后，加入冰糖搅拌；最后放入橘瓣，稍煮即可。

【养生食疗】

草莓橘汁

► 滋润肌肤、消斑去皱

材料

草莓	120克
橘子	80克
柠檬	20克
紫苏叶	10克
冰块	适量

做法

1. 将草莓洗净，去蒂；橘子、柠檬剥皮，切块。
2. 将柠檬、草莓、橘子放入榨汁机，搅拌，取汁；紫苏叶和冰块放入榨汁机，搅拌，取汁。
3. 将两种果汁混合在一起，搅拌均匀即可饮用。

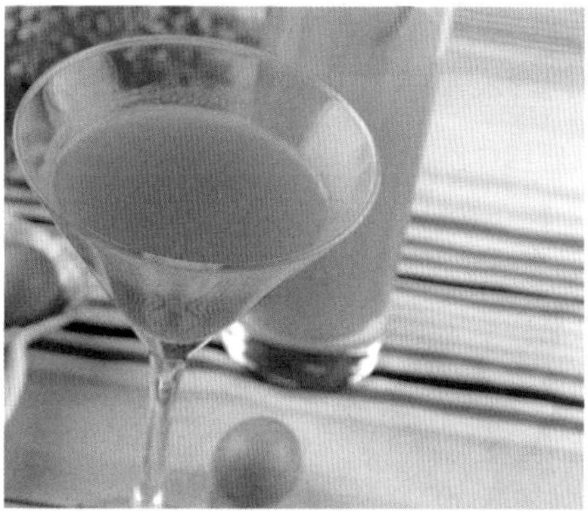

维生素王 大枣

药典记载

《日华子本草》：润心肺、止嗽、补五脏，治虚劳损，除肠胃癖气。《本草再新》：补中益气、滋肾暖胃。

调食和药

大枣，富含蛋白质、B族维生素、维生素C、维生素P等多种营养成分，具有『天然维生素丸』的美誉，民间也有『一日吃三枣，终生不显老』之说，可见大枣有很好的补益养颜功效。大枣的食用方式很多，一般人群均可食用，尤其适宜贫血头晕、白血球减少、血小板减少者食用。

性味·功效

性温，味甘；
具有补中益气、养血安神、补脾和胃等功效。

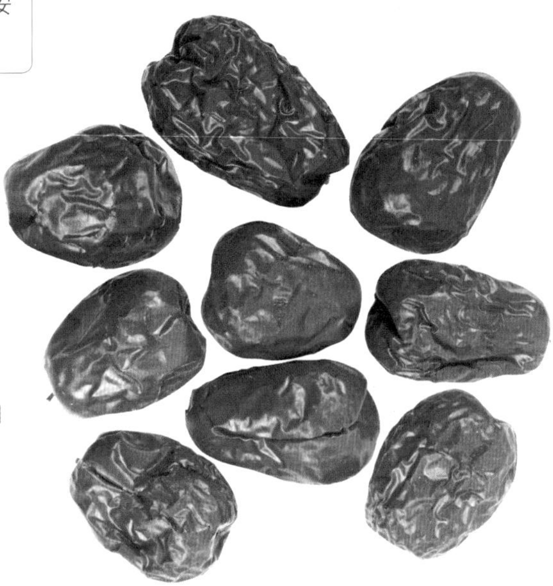

大枣熟了

5 6 7 8 9 10 11

产地分布

主要分布在山西、河北、河南、山东、四川、贵州等地区。

华北地区 华东地区
华南地区 华中地区
东北地区 西北地区
西南地区

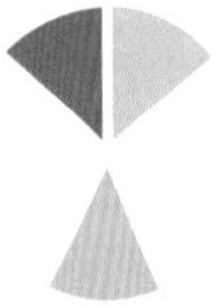

解析大枣

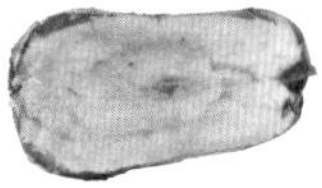

红枣：
含维生素E，有抗氧化、抗衰老等作用。还有增强人体耐力和抗疲劳的作用。大枣对防治心脑血管病有一定的保健功效。所含维生素C有很强的抗氧化活性及促进胶原蛋白合成的作用，经常食用，有助于促进生长发育、增强体力、减轻疲劳。大枣与益母草、红糖煎煮饮服，每日两次；或者与生姜、桂圆肉煎煮服用，每日一次，有助于治疗女性月经不调。

同源延伸

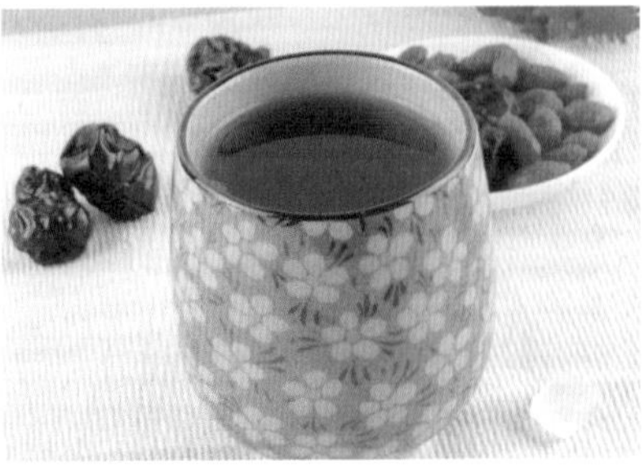

大枣茶

驱寒保暖、润肠补血

大枣、姜片、蜂蜜，加水冲制的大枣茶，具有驱寒、保暖、润肠补血、美容养颜、舒缓压力等功效，是上班族女性的保健佳饮。

温馨提示

痰浊偏盛、腹部胀满、舌苔厚腻者，肥胖病者，糖尿病者不宜多食大枣；急性肝炎、湿热内盛者忌食。慢性肝病、肝硬化、心血管疾病患者宜食。

营养成分

（以100克为例）

热量	139千卡
蛋白质	1.4克
脂肪	0.4克
碳水化合物	33.1克
膳食纤维	2.4克

挑选储藏

优质的大枣皮色紫红且有光泽，颗粒大小均匀，果实圆紧且皱纹少；如果带有穿孔或粘有咖啡色、深褐色的粉末，说明已被虫蛀，不应选择。选择袋装大枣时，可以将袋子来回晃一下，不应选择碎渣多的大枣；同时还要注意其生产日期及保质期。

储藏大枣时，将其放入保鲜袋并抽空袋子里的空气，放在阴凉干燥处即可。要注意，经常将大枣取出晒晒太阳，以防止潮湿而被虫蛀。袋装大枣，按照袋装标示的储藏方式储存。

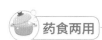

药食两用

【偏方验方】

大米红枣粥

► 有助于改善贫血、体弱

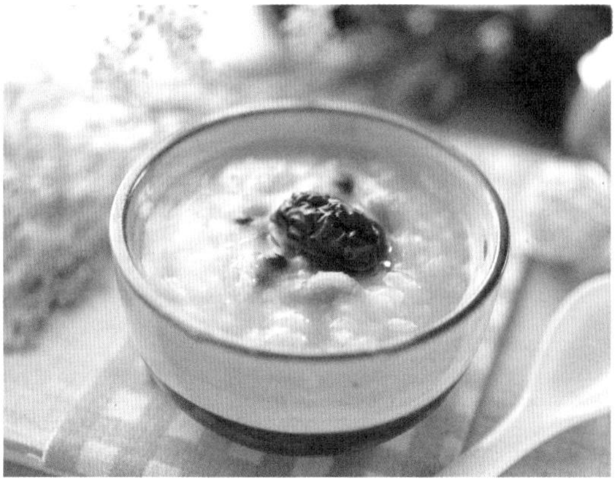

材料

大米	100克
大枣	15克
红糖	适量

做法

1. 将大米洗净，备用。
2. 大枣洗净，去核。
3. 将大米、红枣放入砂锅中，加适量水熬煮；粥熟后，放入红糖搅匀即可。

【养生食疗】

红枣排骨汤

► 补肾肺、益精血

材料

排骨	250克
莲藕	100克
大枣	适量
食盐	适量

做法

1. 将排骨洗净，在沸水中焯一下，捞出备用。
2. 莲藕洗净，切片；大枣洗净，去核。
3. 将莲藕、排骨、大枣放入砂锅中，加入适量水和盐，大火煮沸，小火炖约1小时即可。

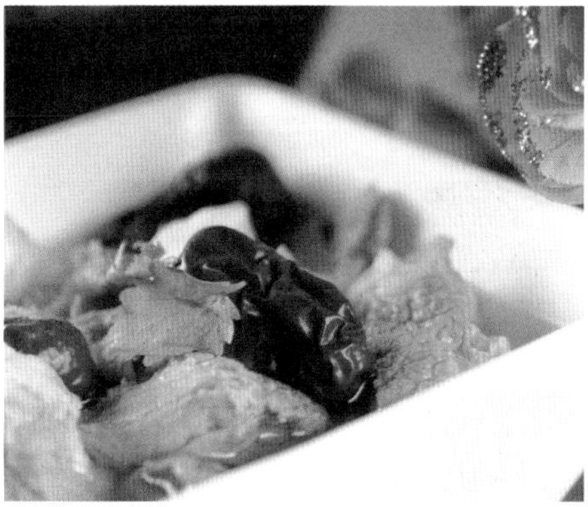

果中玛瑙 杨梅

药典记载

《本经逢原》：止渴除烦，烧灰则断痢，盐藏则止呕哕消酒；血热火旺人不宜多食，恐动经络之血而致衄。

调食和药

杨梅，含有纤维素、维生素等多种营养成分，是天然的绿色保健食品，在我国种植广泛，品种也多，靖州、温州、仙居、余姚等都是盛产杨梅的地方。杨梅除鲜食外，还可加工制成杨梅罐头、果酱、蜜饯、果汁、果干、果酒等食品，尤其深受女性朋友的喜爱。一般人群均可食用。

性味·功效

性平，味酸、甘；
具有生津止渴、和胃止呕、解毒祛寒等功效。

杨梅熟了

5 ❻ ❼ 8 9 10 11

产地分布

主要分布在云南、贵州、浙江、江苏、福建、广东、湖南、广西、江西、四川、安徽等地区。

- 华北地区
- 华东地区
- 华南地区
- 华中地区
- 东北地区
- 西北地区
- 西南地区

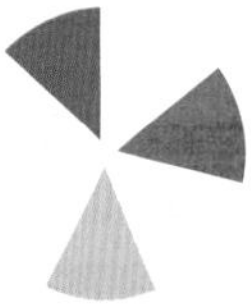

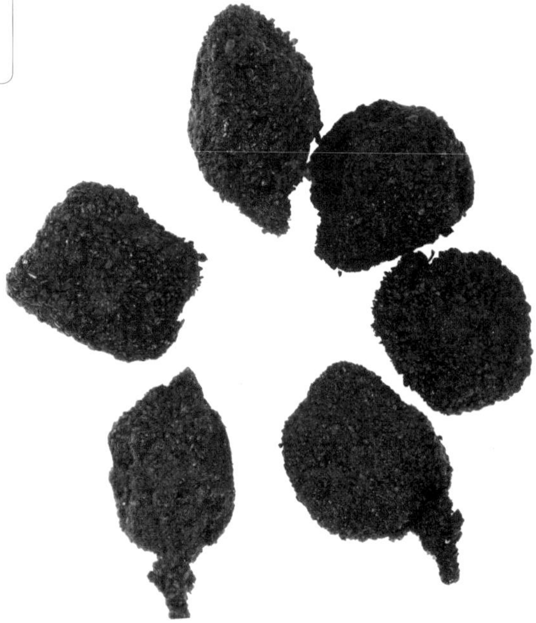

解析杨梅

杨梅：
富含蛋白质、铁、镁、维生素C等多种有益成分，具有养胃健脾、排毒养颜等功效，并能理气活血、抗衰老、提高机体免疫力。将杨梅、糯米、绿豆一起熬粥，可以清热解毒、健脾开胃。

根、树皮：
有助于散瘀止血、止痛。用于跌打损伤，骨折，痢疾，胃、十二指肠溃疡，牙痛；外用可以辅助治疗创伤出血，烧、烫伤。

核仁：
含有维生素B_{17}，这是一种抗癌物质，还含粗蛋白、粗脂肪，被称为高蛋白、高植物油脂食品，可供炒食或榨油。

同源延伸

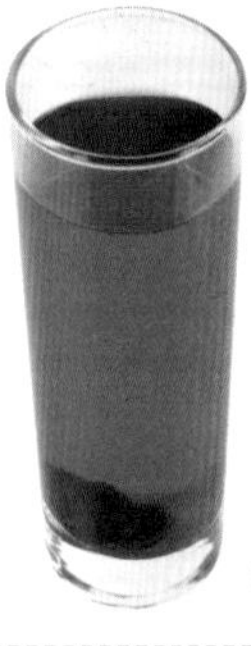

杨梅酒

生津止渴、预防中暑

新鲜杨梅和白酒经过一定的酿造工序酿制而成，口味香醇，口感独特，香味浓郁。炎炎夏日喝一杯杨梅酒，有助于解暑，还可以起到益气、养阴的作用。

温馨提示

杨梅忌与生葱同食；溃疡病及内热火旺者慎食；糖尿病者忌食。煮绿豆粥时加些杨梅，有助于清热解毒、健脾开胃，是夏季防暑养生的美味佳肴。

营养成分

（以100克为例）

营养成分	含量
热量	28千卡
蛋白质	0.8克
脂肪	0.2克
碳水化合物	1克
膳食纤维	5.7克

挑选储藏

挑选杨梅时，应选择果面干燥、无水痕、个大浑圆、核小、汁多的；过于黑红或边缘有很深的红色水印的杨梅，最好不要选。好的杨梅吃到嘴里，汁多、鲜嫩甘甜、没有余渣；吃起来比较干涩、汁少、吃完有余渣的不宜选择。好的杨梅闻起来有清香味；有一股酒味的杨梅，说明存放不当或时间较长，不宜选择。

因杨梅易腐烂，所以储藏前不要清洗，装入保鲜袋，置于冰箱内保存。

药食两用

【偏方验方】

杨梅蜂蜜汁

► 有助于改善肺燥干咳、虚劳久咳、预防中暑等

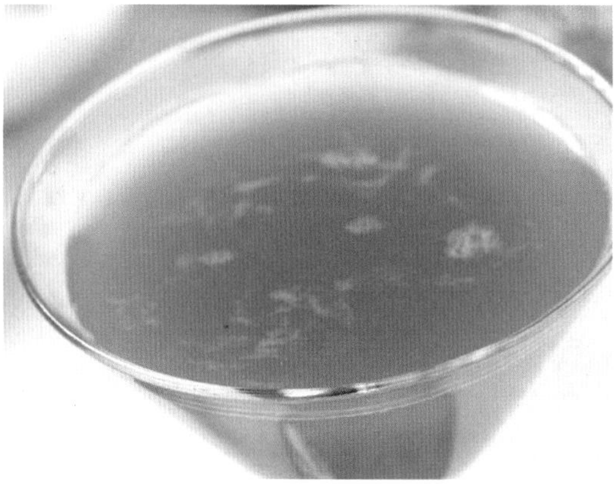

材料

- 杨　梅 ………… 200克
- 蜂　蜜 ………… 适量

做法

1. 杨梅用盐水浸泡，并用清水洗净，去核；放入榨汁机榨汁。
2. 将杨梅汁倒入锅中，加适量水煎煮。
3. 取汁倒入杯中，加适量蜂蜜，搅匀即可。

【养生食疗】

杨梅香蕉汤

► 生津止渴、帮助消化

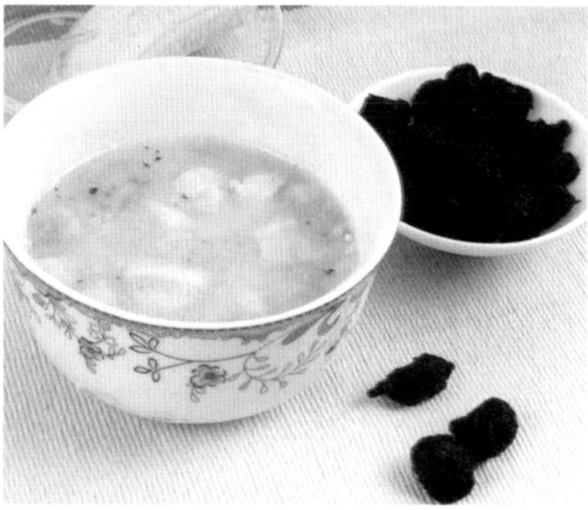

材料

- 香　蕉 ………… 150克
- 杨　梅 ………… 60克
- 砂　糖 ………… 适量

做法

1. 将香蕉去皮，切成小段。
2. 杨梅用盐水浸泡，并用清水洗净。
3. 锅中加水，加入砂糖煮沸；放入香蕉和杨梅，稍沸即可。

果中之皇
枇杷

药典记载

《本草新编》：枇杷叶，味苦，气平，无毒。入肺经，止咳嗽，下气，除呕哕不已，亦解口渴。

调食和药

枇杷，富含蛋白质、膳食纤维、碳水化合物及维生素和矿物质等。中医认为，减肥应以健脾、利水、化痰为本，而枇杷具有此类功效，所以被视为很好的减肥佳果。除鲜食外，还可制成罐头，酿酒等。一般人群均可食用，尤其适宜肺痿咳嗽、胸闷多痰、劳伤吐血者及坏血病患者食用。

性味·功效

性平，味甘、酸；
具有祛痰止咳、生津润肺、清热健胃等功效。

枇杷熟了

4 ⑤ ⑥ 7 8 9 10

产地分布

主要分布在湖北、湖南、陕西、甘肃、江苏、安徽、浙江、江西、福建、广东、四川、贵州、云南等地区。

华北地区 华东地区
华南地区 华中地区
东北地区 西北地区
西南地区

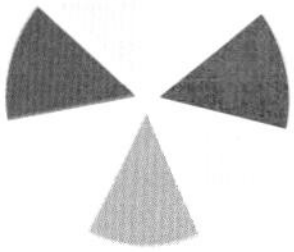

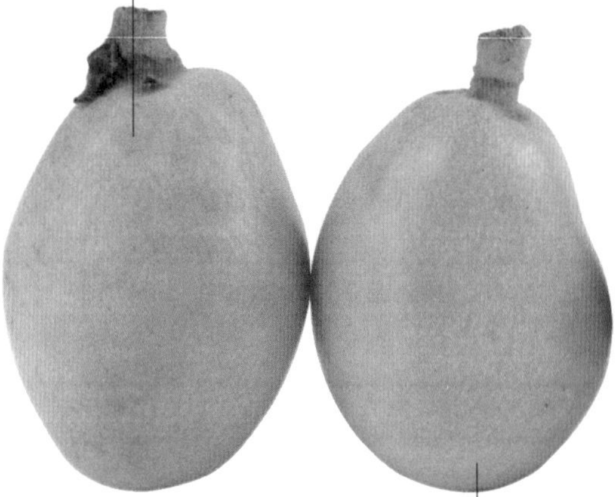

枇杷核可以辅助治疗疝气，消除水肿等。

果肉柔软多汁，味道鲜美，酸甜适度。

解析枇杷

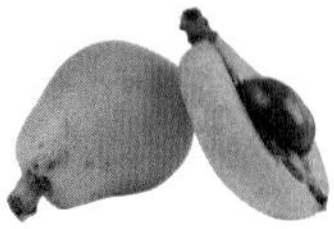

枇杷：
含有机酸，可增进食欲、帮助消化；含有的苦杏仁苷，有润肺、止咳、祛痰等功效，每日吃8枚左右鲜枇杷，有助于治疗肺燥咳嗽；含有B族维生素、胡萝卜素，可以保护视力，保持皮肤健康润泽等；所含的维生素B_{17}，有助于防癌。

枇杷叶：
可以清肺热、降胃气，对烦躁、口渴也有助益。枇杷叶、粳米加冰糖熬粥，可辅助治疗肺热性咳嗽、咳浓痰与咯血。

同源延伸

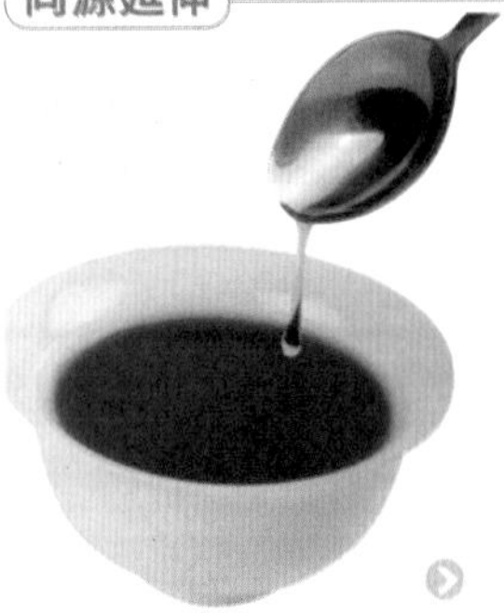

枇杷膏

清肺润燥、止咳化痰

由枇杷肉和冰糖熬制而成，有清肺润燥、止咳化痰等功效。可用于肺热燥咳、痰少咽干等。

温馨提示

脾虚泄泻者、糖尿病患者忌食枇杷。鲜吃枇杷，有助于治疗口干烦渴等。鲜枇杷肉与冰糖煮食，可以辅助治疗扁桃体发炎引起的咽喉红肿疼痛。

营养成分

（以100克为例）

热量	39千卡
蛋白质	0.4克
脂肪	0.1克
碳水化合物	7克
膳食纤维	0.8克

挑选储藏

挑选枇杷时，一是选外形匀称的，畸形枇杷可能会因发育不良，导致口感较差。二是要选表皮茸毛不易脱落、表皮颜色均匀且金灿灿有些微红的；颜色深浅不一的，可能已变质，不宜选择。三是大小要均匀，过大的往往糖度不够，过小的可能会比较酸。四是包装好的枇杷，最好买知名品牌的，且要注意其生产日期及保质期。

储藏时，将枇杷用保鲜膜包好，放入冰箱，但存放时间不宜过长；包装枇杷，按照标示的要求存放即可。

药食两用

【偏方验方】

枇杷银耳汤

► 有助于缓解烦热、肺癌

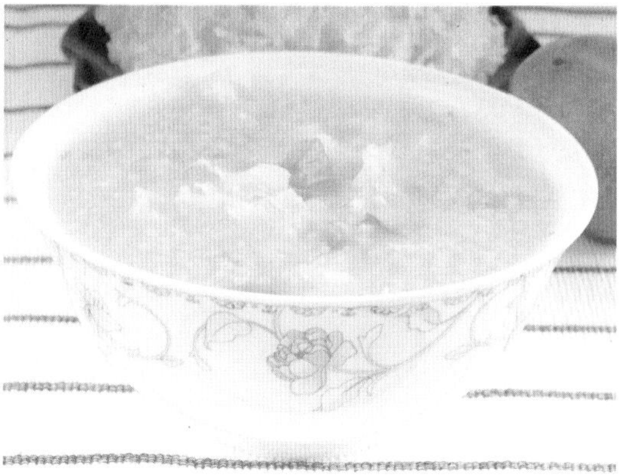

材料

枇杷	100克
银耳	50克
红枣	15克
白糖	适量

做法

1 将银耳泡发、洗净，撕成小块；红枣洗净、去核；枇杷取果肉，切成块。

2 将所有材料放入砂锅，加适量水；大火煮沸，小火煮约30分钟。

【养生食疗】

甜桃枇杷酱

► 祛痰止咳、生津润肺

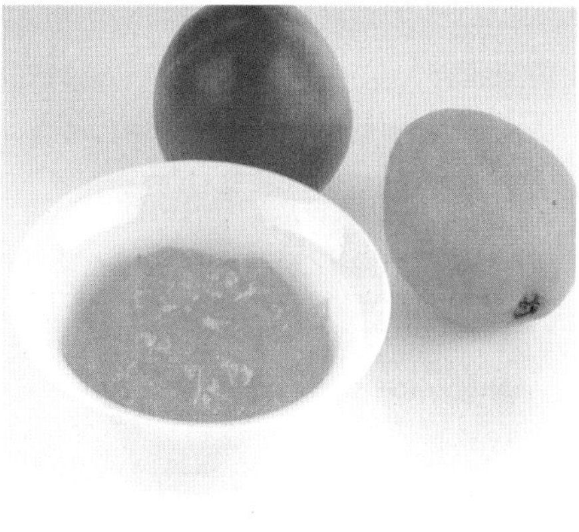

材料

枇杷	200克
桃子	150克
麦芽糖	适量
柠檬汁	适量

做法

1 将枇杷洗净，剥皮，去核，切成块；桃子洗净，去核，切成块；

2 将枇杷和桃子放入搅拌机，打成果泥备用。

3 锅中加水，煮沸；放入麦芽糖至溶化；加入果泥和柠檬汁，不断搅拌，煮至液体黏稠即可。

热带果王 杧果

药典记载

《开宝本草》：杧果，食之止渴；动风气，天行病后及饱食后俱不可食，又不可同大蒜辛物食，令人患黄病。

调食和药

杧果，著名热带水果之一，色、香、味俱佳，深受人们的喜爱。含有糖、蛋白质、膳食纤维、多种维生素等，除鲜食外，还可加工制成果酱、果汁、果粉、蜜饯及各种腌制品。经常食用杧果，有助于治疗头晕、尿少、恶心呕吐、咳嗽气喘、牙龈出血等症状，一般人群均可食用。

性味・功效

性温，味甘、酸；
具有益胃止呕、解渴利尿、防癌抗癌等功效。

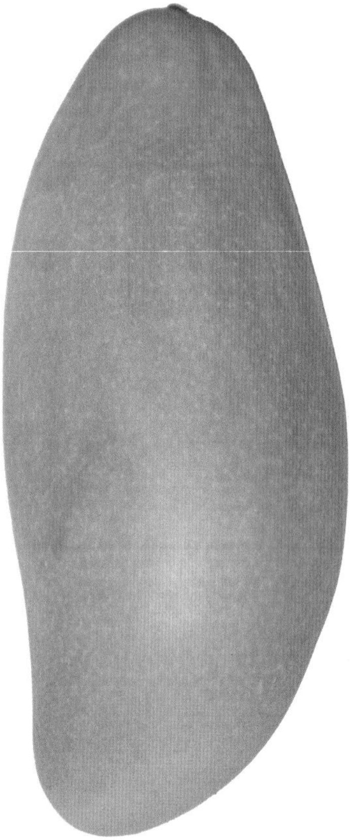

杧果熟了

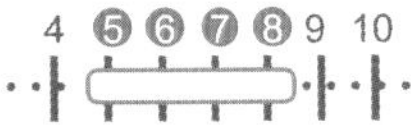

产地分布

主要分布在广东、广西、海南、四川、福建、云南等地区。

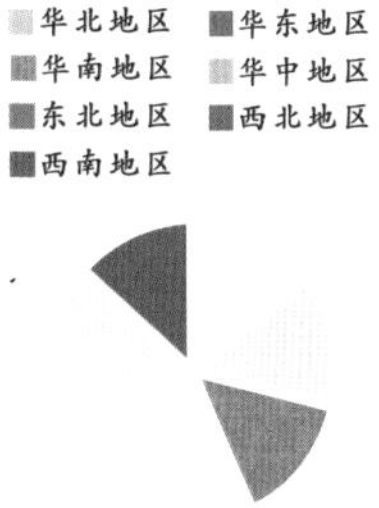

解析杧果

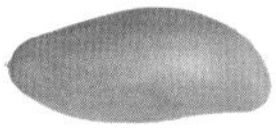

杧果：
含有营养素及维生素C、矿物质等，是防治动脉硬化及高血压的食疗佳品；含有多种维生素，经常食用，可以润肤美颜、防癌抗癌等；大量的纤维，有助于改善便秘。杧果叶中的提取物，有助于抑制脓球菌、大肠杆菌、绿脓杆菌等，对流感病毒也有一定的抑制作用。杧果有提高性激素的作用，未成年人应少吃；杧果肉煎水，代茶饮用，有助于治疗慢性咽喉炎、声音嘶哑等症状。

温馨提示

患有皮肤病、肿瘤、糖尿病者忌食杧果；过敏体质者食用后易引起皮炎，要慎食；杧果忌与大蒜等辛辣食物同食。每天吃杧果最好不要超过200克，因为杧果是富含蛋白的水果，多吃易饱。

同源延伸

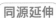

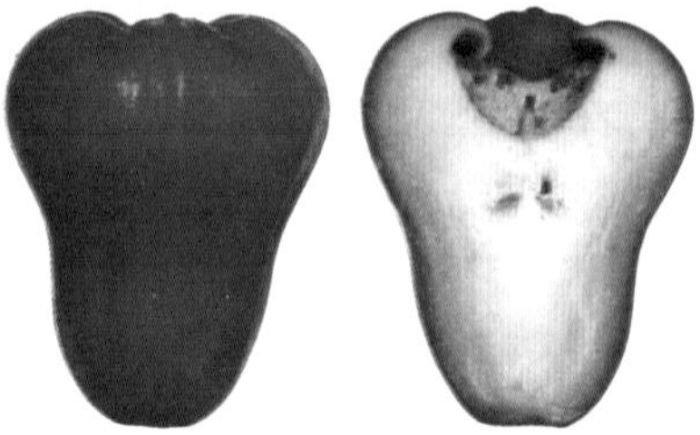

莲雾

解热利尿、润肺止咳

性平，味甘；含蛋白质、膳食纤维、糖类、多种维生素等，具有润肺止咳、解热利尿、宁心安神等功效，台湾民间有“吃莲雾清肺火”之说。用其果核烧炭研末后，有助于治疗外伤出血、下肢溃疡等。

挑选储藏

挑选杧果时，一般以果实较大，色泽鲜艳均匀，表面无黑斑、无伤疤者为佳。首先闻味道，好的杧果味道浓郁；其次掂重量，较重的杧果水分多，口感好；第三轻按果肉，不要选择太硬或太软的，近蒂头处较硬实，富有弹性。如果杧果果皮有少许皱褶，会更甜，因为杧果放置一段时间，多余的水分会蒸发，而糖分会留在果肉中。

储藏时，将杧果用报纸包好，放在凉爽通风的地方即可。杧果一般不存放在冰箱中，因为易变质。

营养成分

（以100克为例）

热量	32千卡
蛋白质	0.6克
脂肪	0.2克
碳水化合物	7克
膳食纤维	1.3克

药食两用

【偏方验方】

杧果姜汁

► 对改善恶心呕吐、晕船有一定的疗效

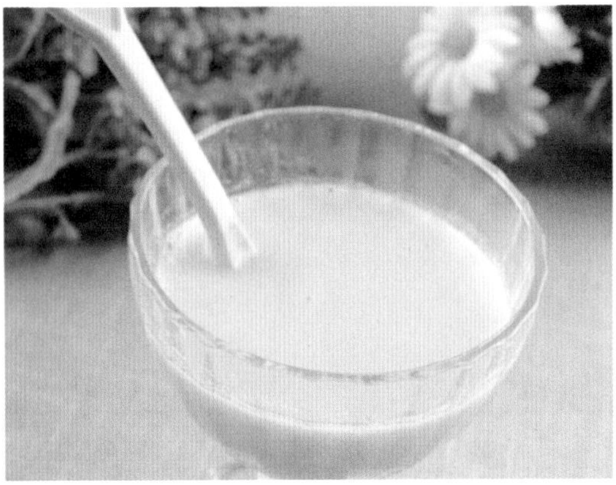

材料

杧果	150克
生姜	20克

做法

1. 杧果洗净，去皮、核，切成小块。
2. 姜洗净，切成丝。
3. 将杧果和姜放入锅中，加入适量清水；煎煮约20分钟，取汁即可。

【养生食疗】

杧果茭白牛奶

► 促进胃肠蠕动、利大小便

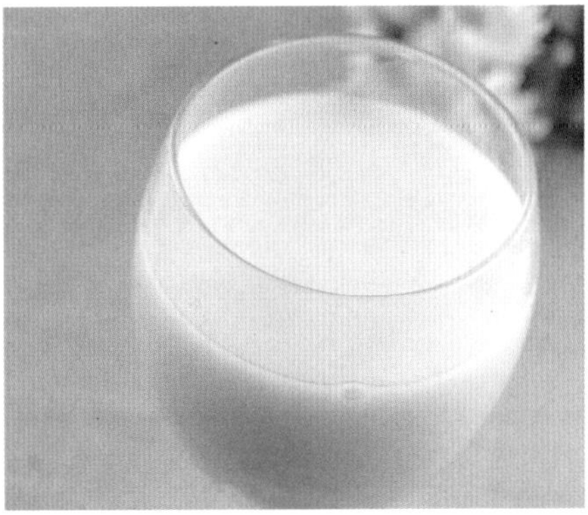

材料

杧果	150克
牛奶	150克
茭白	100克
柠檬	20克
蜂蜜	适量

做法

1. 将杧果洗净，去皮、核。
2. 茭白洗净，柠檬洗净，切成片。
3. 把杧果、茭白、牛奶、柠檬放入榨汁机搅拌；取汁，调入蜂蜜即可。

神秘药果

柠檬

药典记载

两广地区中医著述《粤语》记载：怀孕女性可以放置一些柠檬在床边，早上起来嗅一嗅，有消除晨吐的作用。

调食和药

柠檬，富含维生素C、糖类、果酸等，芳香浓郁，果汁较酸，有青柠檬和黄柠檬两种。柠檬一般不鲜食，多配制成饮料或提炼成香料；柠檬香气，可以祛除肉类、水产海鲜的腥膻之气，并能使肉质更加细嫩。一般人群均可食用，尤其适宜暑热口干烦躁、消化不良、维生素C缺乏者食用。

性味·功效

柠檬性平，味甘、酸；具有化痰止咳、美白祛斑、安胎止呕等功效。

柠檬汁配温水和少量食盐，具有清热化痰的功效。

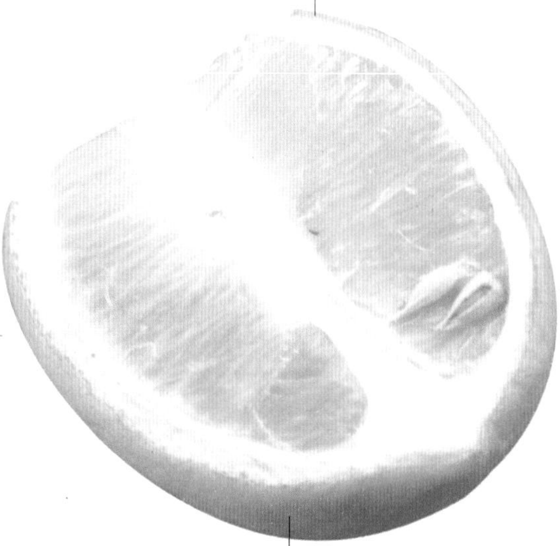

富含维生素C和维生素P，可以增强血管弹性和韧性，预防和辅助治疗高血压和心肌梗死等。

解析柠檬

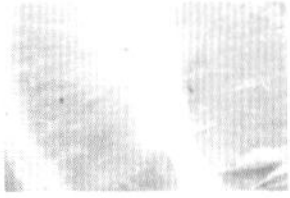

柠檬：富含维生素C、糖类、钙、磷、铁、柠檬酸、苹果酸等营养成分，对人体十分有益。柠檬的酸味源于所含的维生素C和柠檬酸，它们都有美白肌肤的功效，并能有效促进皮肤的新陈代谢，预防黑斑或雀斑的生成，是女性的美容佳品。

柠檬熟了

5 6 7 8 9 10 11

产地分布

主要分布在福建、广东、广西、四川等地区。

华北地区　华东地区
华南地区　华中地区
东北地区　西北地区
西南地区

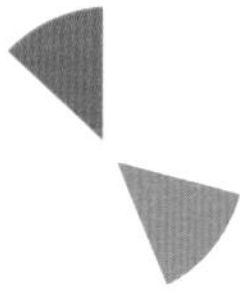

同源延伸

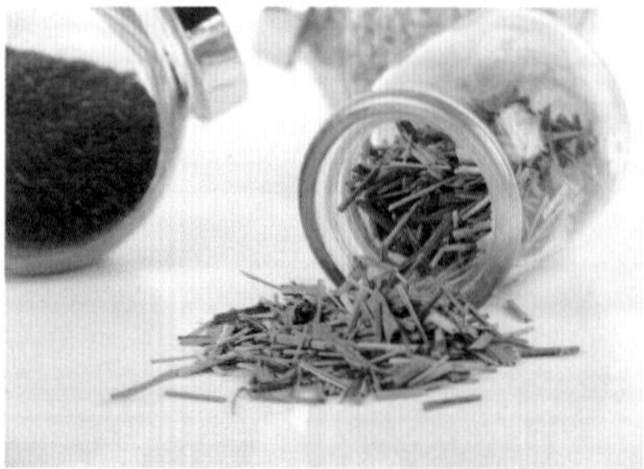

柠檬草

生津止渴、利尿解毒

有一股柠檬清凉淡爽的香味，通常用来作为腌菜的香料或汤、甜酒的配香，是东南亚料理的一大特色，具有利尿解毒、杀菌抗病毒、帮助消化等多种功效；柠檬草还可以泡茶喝，清淡爽口，香气怡人，生津止渴。

温馨提示

胃溃疡、胃酸分泌过多，患有龋齿者和糖尿病患者慎食柠檬。柠檬有很好的减肥功效，但早上不宜空腹食用，否则会因胃酸分泌过多导致腹泻。

营养成分

（以100克为例）

热量	35千卡
蛋白质	1.1克
脂肪	1.2克
碳水化合物	4.9克
膳食纤维	1.3克

挑选储藏

挑选柠檬，应以大小中等，色泽鲜亮滋润，果形端正、两端均突起而稍尖、似橄榄球，果蒂新鲜完整，果面清洁无色斑、疤痕，有浓郁的柠檬清香者为佳。

储藏时，完整的柠檬在常温下可以保存一个月左右；食后剩余的柠檬可用保鲜膜包好放入冰箱；将柠檬放入密封容器，加入蜂蜜后，置于冰箱储藏，可以保存一个月。不管采用什么方式保存柠檬，时间长了都会不新鲜，所以建议随买随吃。

药食两用

【偏方验方】

柠檬茶

► 有美白、润肤的功效

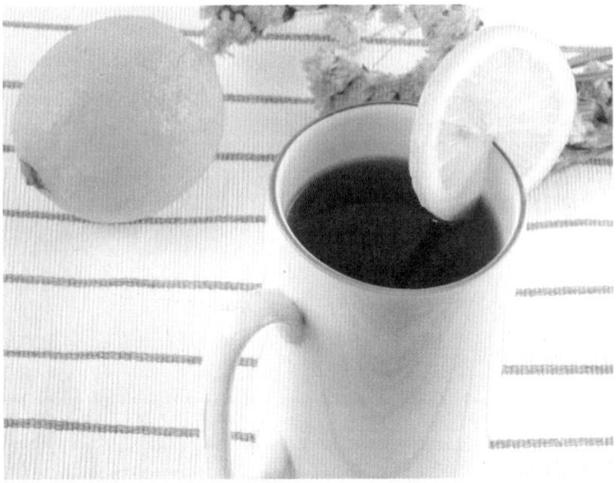

材料

柠　檬	10克
红　茶	1袋
蜂　蜜	适量

做法

1. 将柠檬洗净，切成薄片备用。
2. 红茶放入杯中用开水冲泡，放入柠檬片，加入适量蜂蜜即可饮用。

【养生食疗】

柠檬汁

► 祛斑美白、开胃健脾

材料

柠　檬	150克
蜂　蜜	1匙
凉开水	适量

做法

1. 将柠檬洗净，切片。
2. 柠檬片放入榨汁机，搅拌。
3. 取汁，倒入杯中，调入适量蜂蜜；或者再加些凉开水，搅匀即可。

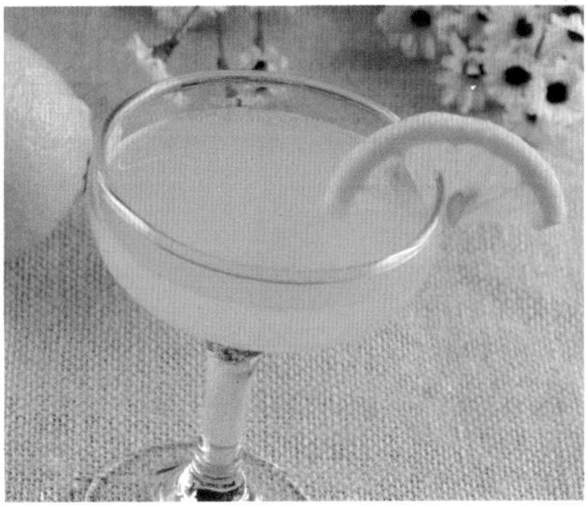

维C之王 猕猴桃

药典记载

《本草拾遗》：主骨节风，瘫缓不随，痔病，调中下气。《食疗本草》：取瓤和蜜煎，去烦热，止消渴。

调食和药

猕猴桃营养丰富，美味可口，鲜果酸甜适度，含有的维生素C和维生素E，能有效提升人体内抗氧化能力，使女性的肌肤持久水润，远离皱纹和黑色素的侵袭。一般人群均可食用，尤其适宜情绪低落、便秘、癌症、高血压、冠心病者以及食欲不振、消化不良者食用。

性味·功效

性凉，味甘、酸；
具有解热除烦、止渴利尿、帮助消化等功效。

猕猴桃熟了

6 7 8 9 10 11 12

产地分布

主要分布在四川、陕西、湖南、河南、安徽、江苏、浙江、江西、福建、广东、广西等地区。

华北地区 华东地区
华南地区 华中地区
东北地区 西北地区
西南地区

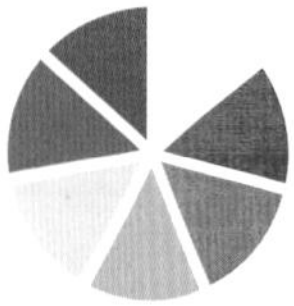

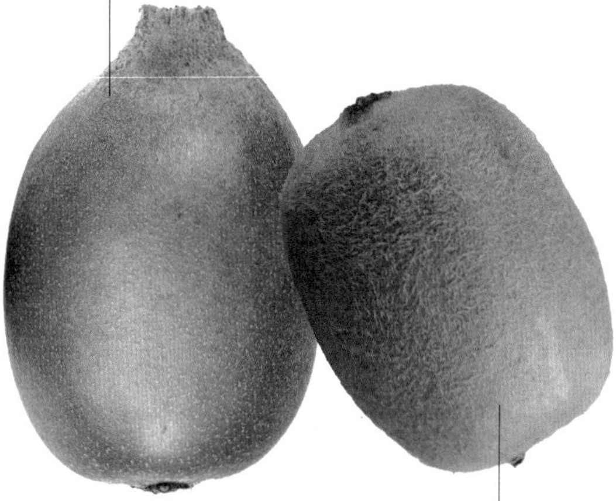

富含抗氧化剂，具有抗炎、抗癌、抗过敏等功效。

含有多种维生素成分，经常食用，有助于减肥健美、美容养颜等。

解析猕猴桃

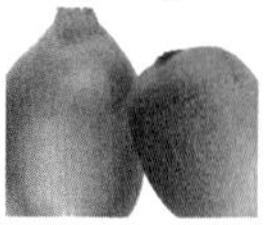

果：
富含维生素C，可以强化免疫系统，促进伤口愈合；含有肌醇及氨基酸，有助于改善抑郁症；低钠高钾，有助于补充熬夜加班所耗的体力。

根、根皮：
有助于清热解毒、活血消肿等，可用于风湿性关节炎、跌打损伤、肝炎、痢疾、淋巴结核、痈疖肿毒等。

同源延伸

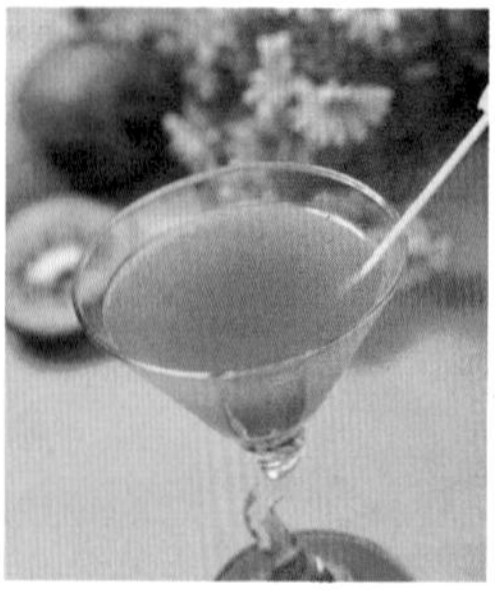

猕猴桃柳橙汁

调理肠胃疾病

猕猴桃2个、柳橙半个、糖水30毫升、蜂蜜15克、碎冰100克。

做法：

猕猴桃洗净，对切，挖出果肉。柳橙洗净，切开压汁。将碎冰以外的其他材料加入果汁机内，以高速搅打30秒，加入碎冰即可。

温馨提示

脾虚便溏者，风寒感冒、疟疾、寒湿痢、慢性胃炎者，痛经、闭经者，小儿腹泻等忌食猕猴桃。猕猴桃于饭后1～3小时食用较为合适，不宜空腹吃。

挑选储藏

挑选猕猴桃时，应选择大小均匀、头尖的，头扁的猕猴桃一般是使用了激素催熟，不宜选择；颜色略深，接近土黄色的光照充足，相对较甜；绒毛整齐，外皮散发自然光泽，无斑痕、伤痕的为佳；如果选择现吃的猕猴桃，可以挑选手感软一些的。

储藏时，将猕猴桃置于阴凉处；或放入箱子内，置于阴凉处，有助于保护其水分；还可以将猕猴桃置于冰箱内。

营养成分

（以100克为例）

营养成分	含量
热量	53千卡
蛋白质	1克
脂肪	0.1克
碳水化合物	13.5克
膳食纤维	2.5克

药食两用

【偏方验方】

猕猴桃蜜枣汤

► 有助于改善肺热燥咳

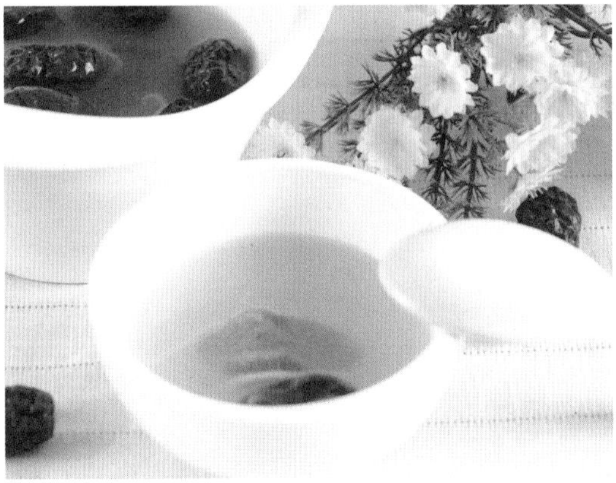

材料

猕猴桃	100克
胡萝卜	50克
蜜　枣	10克
水	适量

做法

1 将猕猴桃、胡萝卜分别洗净，去皮，切块；蜜枣洗净，去核。

2 猕猴桃、胡萝卜、蜜枣放入砂锅，加入适量清水，煮沸；改小火煲约30分钟即可。

【养生食疗】

猕猴桃柠檬柳橙汁

► 滋润皮肤、防治过敏

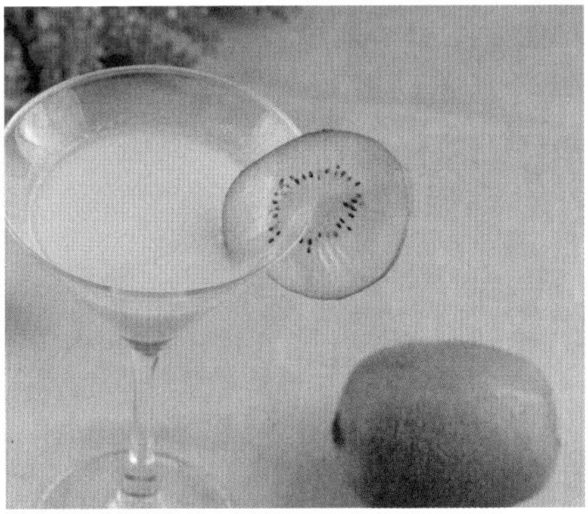

材料

猕猴桃	150克
柳　橙	120克
柠　檬	30克
冰　块	适量
蜂　蜜	适量

做法

1 猕猴桃洗净，去皮，切块；柳橙去皮，掰瓣；柠檬洗净，切片。

2 将猕猴桃、柳橙、柠檬放入榨汁机，榨取果汁。

3 取汁，倒入杯中；调入适量蜂蜜、冰块，搅匀即可。

长寿水果 火龙果

药典记载

现代科学研究分析成果表明，火龙果有诸多对人类有益的成分，还有更多促进健康、美容、防病强身的元素。

调食和药

火龙果，营养丰富，功能独特，含有水溶性膳食纤维，具有减肥、降低胆固醇、预防便秘、大肠癌等功效。盆栽火龙果被誉为『吉祥果』。火龙果除鲜食外，其花和果均可加工做成各种营养保健食品，如果汁、果酱、果脯等，风味独特，深受大众喜爱，一般人群均可食用。

性味·功效

性平，味甘；
具有排毒养颜、润肠通便、减肥等功效。

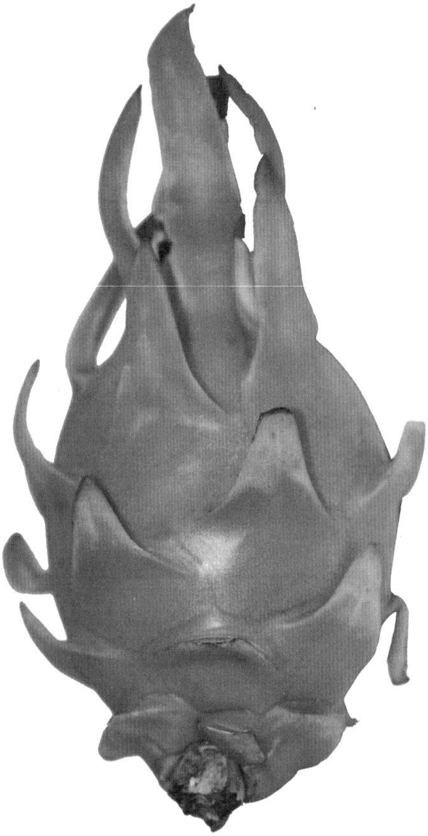

解析火龙果

火龙果的花：
可用来清炒、煲汤或做蔬菜沙拉；烘干后可长期保存，香脆可口；泡水煮沸，加冰糖，冷冻后饮用，口感香醇，对治疗高血压、糖尿病、肺结核、支气管炎等有一定的辅助疗效。

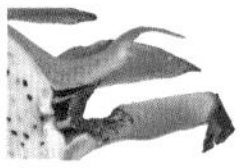

果茎及果皮：
煮沸饮服，对治疗尿酸过高、胆固醇过高、便秘等有一定的辅助疗效。

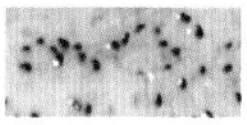

黑色籽粒：
含有各种酶和不饱和脂肪酸及抗氧化物质，有助于促进胃肠蠕动、润肠等，可以改善便秘。

火龙果熟了

3 4 5……10 11 12

产地分布

主要分布在广东、广西、海南等地区。

华北地区 华东地区
华南地区 华中地区
东北地区 西北地区
西南地区

同源延伸

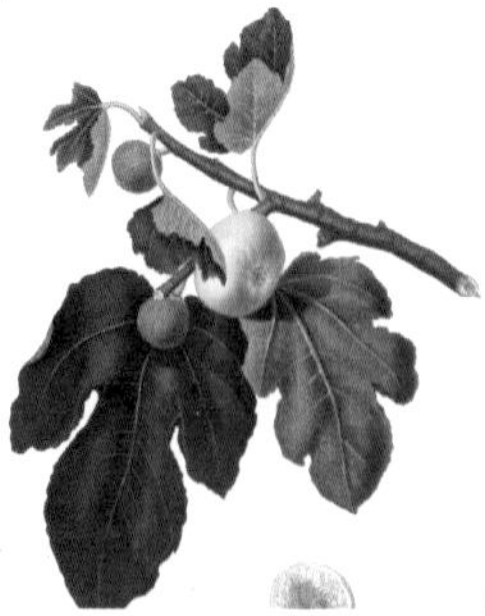

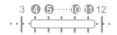

无花果

清热止咳、健脾益胃

性平，味甘；味道浓厚、甘甜，含有较高的果糖、果酸、蛋白质、维生素等营养成分，具有健脾益肠、清热止咳等功效，有助于缓解食欲不振、腹泻、乳汁不足等。无花果除鲜食、药用外，还可加工制成果脯、果酱、果汁、果茶、果酒、罐头等。

温馨提示

身体虚冷、胃寒、糖尿病患者慎食火龙果；火龙果内层粉红色的果皮有很高的营养价值，食用时不应丢弃。火龙果与西米、枸杞煮食，可以健脾养胃。

营养成分

（以100克为例）

热量	59千卡
蛋白质	1.4克
脂肪	0.3克
碳水化合物	13.9克
膳食纤维	1.62克

挑选储藏

挑选火龙果时，要选择外表光滑鲜亮，果身饱满，大小均匀，略发软的；果皮的红色部分越红越好，绿色部分越绿越好；大小差不多的火龙果，要选择较重的，说明汁多、果肉丰满；不宜选择瘦长型的，越丰满的火龙果越甜。

储藏时，将火龙果置于阴凉处；或将火龙果装入保鲜袋，置于五至九摄氏度的冰箱内，保存时间会更长一些。

药食两用

【偏方验方】

火龙果银耳雪梨

► 帮助吸烟、饮酒者排除体内毒素

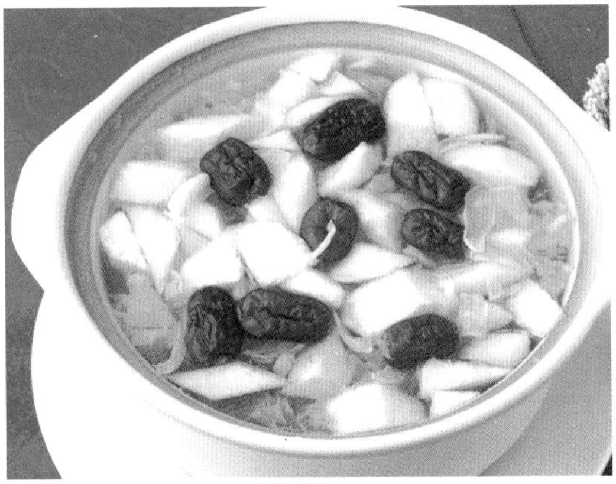

材料

火龙果	80克
雪　梨	50克
银　耳	10克
青　豆	10克
枸　杞	适量
冰　糖	适量
红　枣	适量

做法

1. 将银耳泡发，洗净；火龙果取果肉，切块，果壳待用；梨洗净，切块；青豆洗净、浸泡。
2. 火龙果、雪梨、银耳、红枣、冰糖放入锅中，加水煮约1小时。
3. 青豆、枸杞煮熟；与煮好其他食材放入火龙果壳中即可。

【养生食疗】

火龙果酸奶汁

► 美容养颜、排毒、助消化

材料

酸　奶	150克
火龙果	100克
柠　檬	20克

做法

1. 将火龙果去皮，切成小块。
2. 柠檬洗净，切片。
3. 将柠檬、火龙果放入榨汁机，搅拌。
4. 取汁，倒入杯中；加入酸奶，搅拌均匀即可。

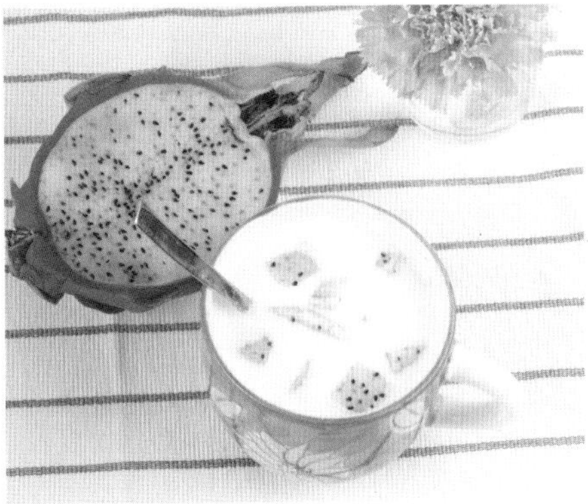

百果第一枝 樱桃

药典记载

《滇南本草》：治一切虚症，能大补元气，滋润皮肤；浸酒服之治左瘫右痪，四肢不仁，风湿腰腿疼痛。

调食和药

樱桃，果实较小，色泽红润光洁，玲珑剔透，营养丰富，尤其是含铁量高，具有『令人好颜色，美志性』的功效。樱桃除鲜食外，还可以腌制或作为其他菜肴食品的点缀，深受大众喜爱。一般人群均可食用，尤其适宜消化不良、风湿腰腿痛、体质虚弱、面色无华者食用。

性味·功效

性温，味甘、微酸；
具有收涩止痛、祛风胜湿、美白祛斑等功效。

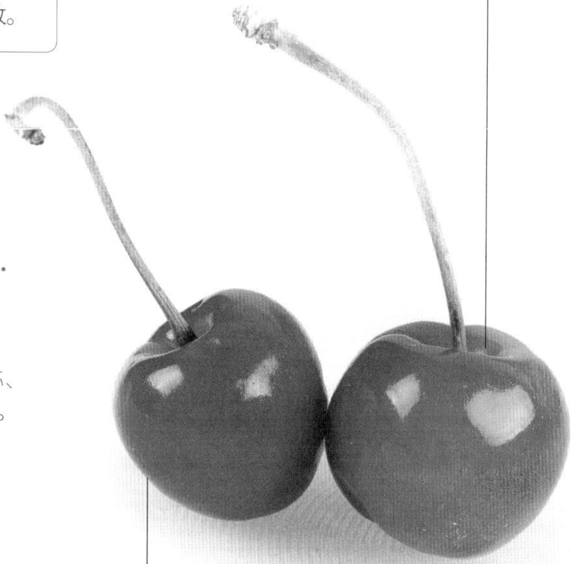

经常食用，有助于调中益气、健脾和胃、祛风湿。

可以补充铁元素，有助于促进血红蛋白再生，防治缺铁性贫血，增强体质，健脑益智。

樱桃熟了

2 3 4 5 6 7 8

产地分布

主要分布在四川、江苏、浙江、山东、安徽等地。

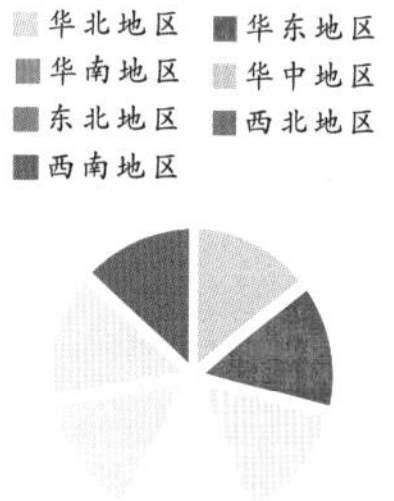

解析樱桃

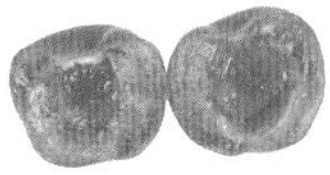

樱桃：
富含蛋白质、糖、磷、胡萝卜素、维生素C等，常用樱桃汁涂搽面部及皱纹处，能使面部肌肤红润嫩白、去皱消斑。

樱桃核：
呈扁卵形，表面白色或淡黄色，上面有不明显的小凹点。可以入药，具有透疹、解毒的作用。

同源延伸

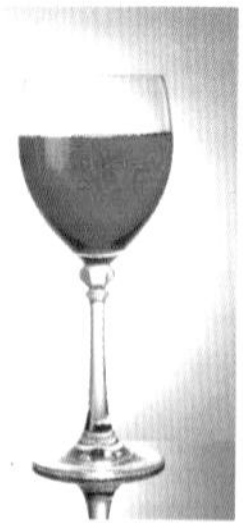

樱桃酒

补肝益肾、强筋健骨

将鲜樱桃放入白酒中浸泡制成樱桃酒，可用于改善筋骨不健、腰膝酸软、肝肾虚弱等症状，同时具有一定的保健功效。

温馨提示

樱桃不宜多食；有溃疡症、上火者慎食；糖尿病、热性病及虚热咳嗽者忌食。樱桃与白糖、柠檬汁做成的樱桃酱，有助于调中益气、生津止渴。

营养成分

（以100克为例）

热量	66千卡
蛋白质	1.4克
脂肪	0.3克
碳水化合物	14.4克
膳食纤维	0.5克

挑选储藏

挑选樱桃时，要选择果实新鲜、色泽亮丽、个大均匀的，最好挑选表皮光滑、颜色均匀一致的。选择盒装樱桃时，最好打开包装看一下樱桃的品相及包装的完整度，还应特别注意其生产日期及保质期。

储藏樱桃时，用保鲜膜包好或装入保鲜袋中，置于冰箱，但樱桃不宜长时间保存，最好现买现食；盒装樱桃按照包装上的要求储藏即可。

药食两用

【偏方验方】

樱桃甜汤

► 辅助改善缺铁性贫血

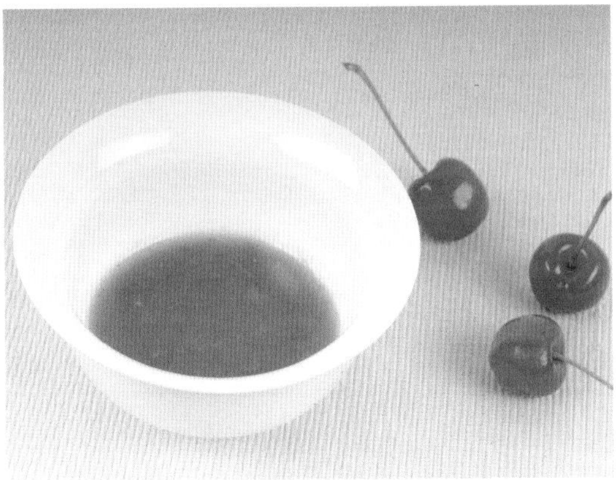

材料

- 樱　桃 ………… 250克
- 白　糖 ………… 适量

做法

1. 将樱桃洗净，备用。
2. 樱桃放入锅中，加适量水，煮约20分钟。
3. 加入适量白糖，继续煮约20分钟即可。

【养生食疗】

樱桃龙眼羹

► 补中益气、美容养颜

材料

- 樱　桃 ………… 80克
- 龙眼肉 ………… 60克
- 枸杞子 ………… 20克
- 白　糖 ………… 适量

做法

1. 樱桃洗净备用。
2. 枸杞子、龙眼肉放入锅中，加适量水，煮至充分膨胀。
3. 放入樱桃，继续煮约20分钟；加入适量白糖，搅匀即可。

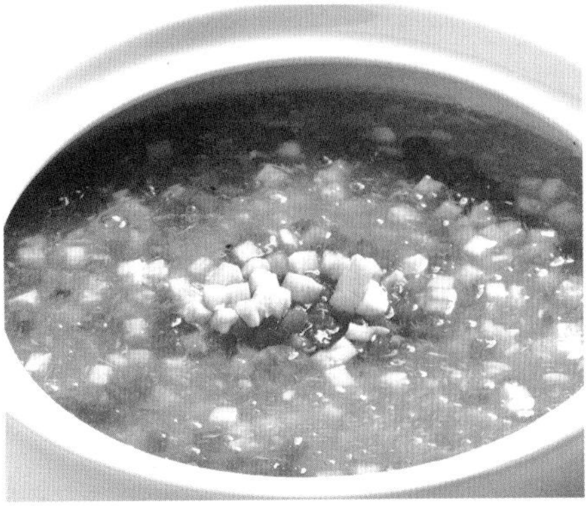

果中皇后 山竹

药典记载

现代研究发现，山竹的果皮或外皮都含有丰富的Xanthone（呫吨酮），不仅可以抗氧化，还有助于增进免疫系统健康。

调食和药

山竹，壳厚呈深紫色，果肉雪白嫩软，味道清甜、微酸，滑润可口，含有丰富的蛋白质、糖类、脂类、纤维素等，经常食用，可以解乏止渴、生发补身，对人体有很好的补养作用，与榴梿合称为『夫妻果』，一般人群均可食用，尤其适宜体弱、病后的人食用。

性味·功效

性凉，味甘、微酸；
具有解乏止渴、生发补身、清凉解热等功效。

解析山竹

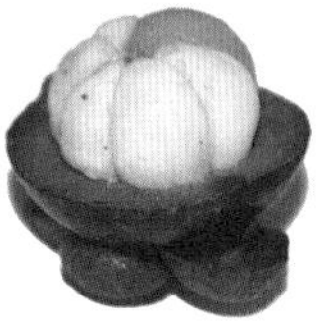

山竹：
富含纤维素，食后在肠胃中易吸水膨胀，过多食用会引起便秘，若不慎吃过量，可用红糖煮姜茶解之；含有的多种维生素和矿物质，具有降火降燥、清凉解热的作用，如果因为吃多榴梿上了火，可以吃几个山竹来缓解一下。山竹的果皮晒干，研末后内服，有助于治疗腹泻、赤痢；外敷有助于改善皮肤病。山竹与生菜、西红柿、苹果做成沙拉，食用后有助于净化血液，降低胆固醇。

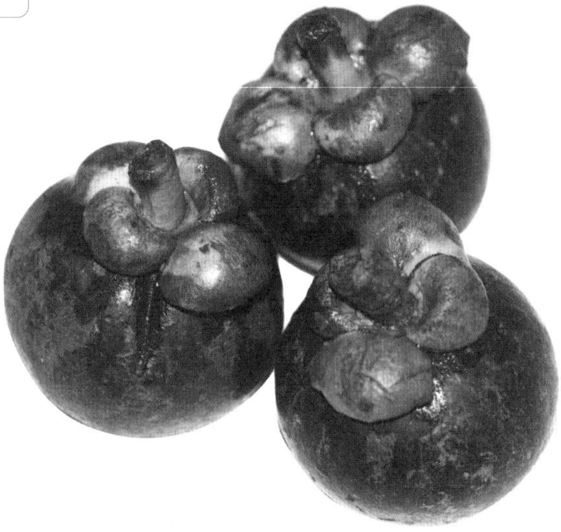

山竹熟了

4 5 6 7 8 9 10

产地分布

主要分布在山西、福建、湖南、广东、广西等地区。

华北地区　华东地区
华南地区　华中地区
东北地区　西北地区
西南地区

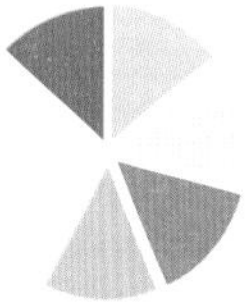

同源延伸

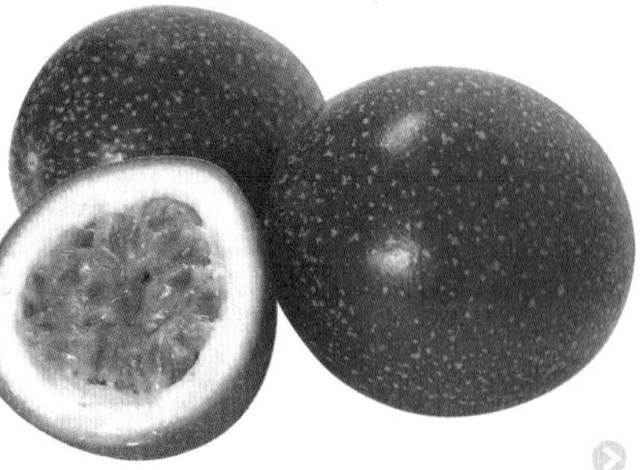

百香果

美容养颜、提神醒脑

其果汁具有番石榴、杧果、香蕉等多种水果的香气，有“果汁之王”的美誉。百香果富含人体所需的多种氨基酸、维生素、类胡萝卜素、超氧化物歧化酶、硒及多种微量元素，可以提神醒脑、养颜美容、生津止渴、延缓衰老等。

温馨提示

山竹不宜和西瓜、豆浆、啤酒、白菜、芥菜、苦瓜等寒凉食物同食。剥山竹果皮时，不要将紫色或红色的汁液染在肉瓣上，会影响口感；粘到衣服上也难以洗掉。

营养成分

（以100克为例）

热量	67千卡
蛋白质	0.6克
脂肪	0.2克
碳水化合物	17.5克
膳食纤维	1.4克

挑选储藏

挑选山竹时，要选蒂绿、果软的新鲜果。可用手轻按表皮，如果很硬，手指用力仍没有凹陷，说明山竹太老；表皮软表示山竹新鲜。如果山竹有六个蒂瓣，表示果实甘甜、核小。另外，连着果的茎越绿，说明山竹越新鲜。

因山竹见风后果皮容易变干，所以储藏时，可把山竹装入保鲜袋中封好，置于冰箱冷藏。但冷藏时间久了会损害山竹的味道，故存放时间不宜超过十天。

药食两用

【偏方验方】

山竹橘子姜蜜汁

► 清凉解热、生津止咳

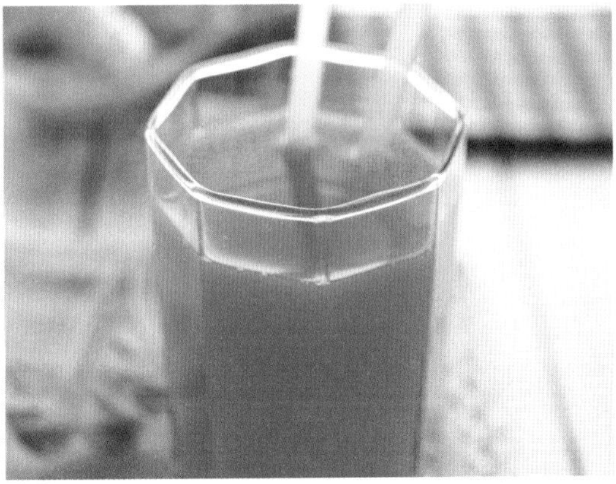

材料

- 山　竹……150克
- 橘　子……150克
- 生　姜……10克
- 蜂　蜜……15克

做法

1. 将山竹洗净分瓣，并和剥了皮的橘子一起放入榨汁机内榨成汁。
2. 把生姜切成片，再拍扁，加水煮沸后，凉至温热。
3. 在榨好的橘子汁中，加入刚刚煮过姜片的温水，再加入蜂蜜拌匀即可。

【养生食疗】

山竹哈密瓜汁

► 益智醒脑、改善健忘

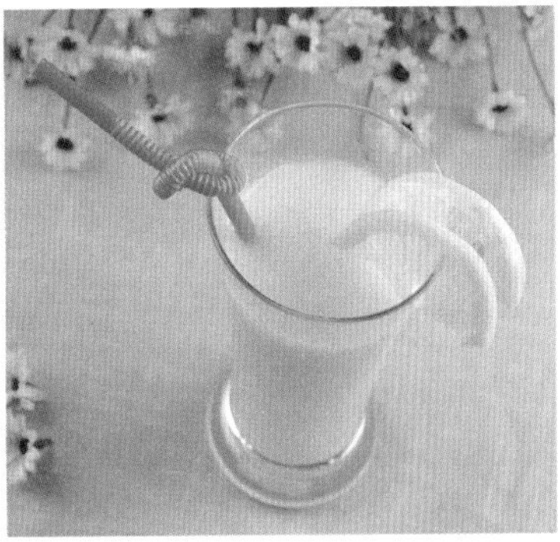

材料

- 山　竹……200克
- 哈密瓜……250克
- 碎　冰……适量

做法

1. 将山竹去皮，分瓣备用。
2. 哈密瓜洗净，去皮、去籽，切成小块。
3. 将山竹、哈密瓜和适量碎冰放入榨汁机搅拌；取汁倒入杯中即可。

肺胃之果 橄榄

药典记载

《滇南本草》：橄榄，治一切喉火上炎，大头瘟症，能解湿热、春温，生津止渴，利痰，解鱼毒、酒、积滞。

调食和药

橄榄，初食味涩，久嚼后香甜可口，余味无穷，所以又称谏果、忠果，比喻忠谏之言虽逆耳，但有益。橄榄营养丰富，含有人体所需的多种氨基酸、钙、维生素等，除鲜食外，还可加工做成咸橄榄、玫瑰橄榄、橄榄油、橄榄茶等，一般人群均可食用，尤其适宜女性及儿童食用。

性味·功效

性凉，味甘、酸；
具有清肺利咽、生津止渴、清热解毒等功效。

橄榄熟了

5 6 7 8 9 10 11

产地分布

主要分布在广东、广西、四川、浙江、福建等地区。

■ 华北地区 ■ 华东地区
■ 华南地区 ■ 华中地区
■ 东北地区 ■ 西北地区
■ 西南地区

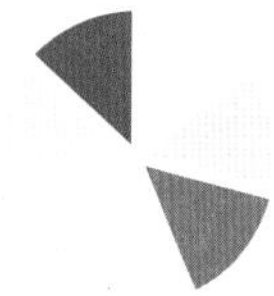

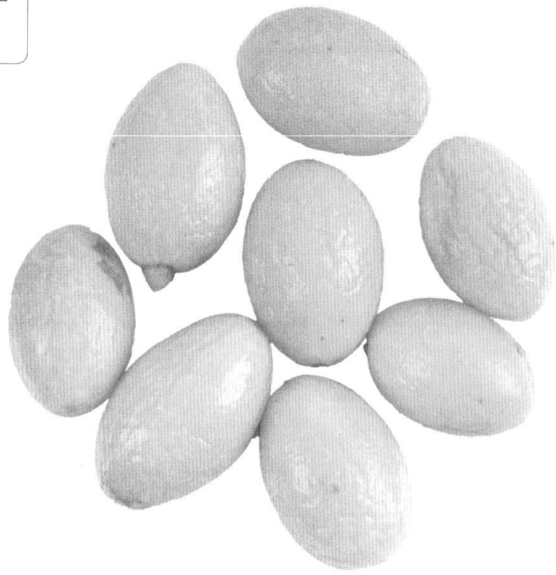

解析橄榄

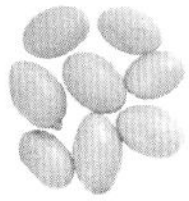

青橄榄：含蛋白质、碳水化合物、脂肪、维生素C以及钙、磷、铁等矿物质，有清热解毒、利咽化痰、除烦醒酒、化刺除鲠等功效，还有助于缓解咽炎、喉咙不适等。中医素来称橄榄为“肺胃之果”，对于肺热咳嗽、咯血等有一定的改善功效。冬春季节，每日嚼食2～3枚鲜橄榄，有助于改善上呼吸道感染；儿童常食，有助于骨骼发育。橄榄与肉类炖汤食用，具有舒筋活络的保健功效。

同源延伸

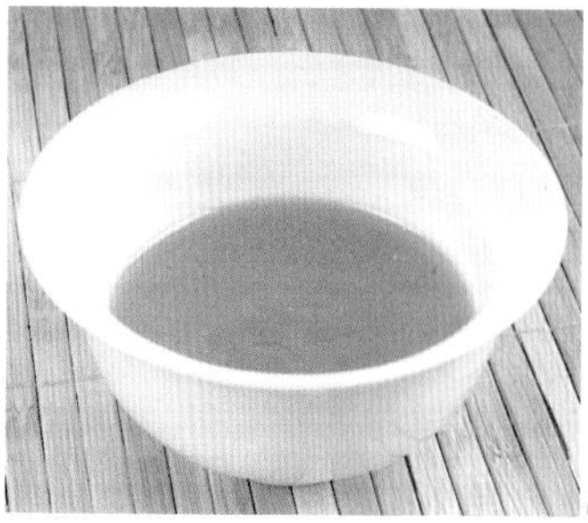

橄榄油

美容防老、防辐射

用初熟或成熟的油橄榄鲜果通过物理冷榨工艺提取的天然果油汁，素有“液体黄金”“植物油皇后”的美誉。橄榄油黄中透绿，清香诱人，烹饪时既不会破坏蔬菜的颜色，也无油腻感，具有天然的保健功效。长期食用，有助于促进血液循环、抗衰老、防辐射、美容等。

温馨提示

食用新鲜橄榄有助于解煤气、酒精、鱼蟹等中毒现象。冬季干燥，经常食用橄榄可以润喉利咽。橄榄与萝卜煮汤，代茶服饮，可以辅助治疗咳嗽。

营养成分

（以100克为例）

热量	49千卡
蛋白质	0.8克
脂肪	0.2克
碳水化合物	4克
膳食纤维	15克

挑选储藏

橄榄的品种不同，挑选方法也各异。檀香橄榄以果实圆形，果皮光滑，绿色或深绿色，香味浓郁的为佳；惠圆橄榄以果实椭圆，果皮平滑，果肉厚、粗硬的为佳；汕头白榄以果皮绿中带黄，肉质细嫩，味甜而凉爽的为佳。注意色泽青绿没有一点黄色的橄榄，多是为了美观而用矾水浸泡过的，不宜选择。选择橄榄制品时，要注意其生产日期及保质期。

储藏时，将橄榄放入保鲜袋后，置于冰箱或者阴凉、通风的地方即可。

药食两用

【偏方验方】

橄榄萝卜饮

► 有助于改善咳嗽、咳痰等

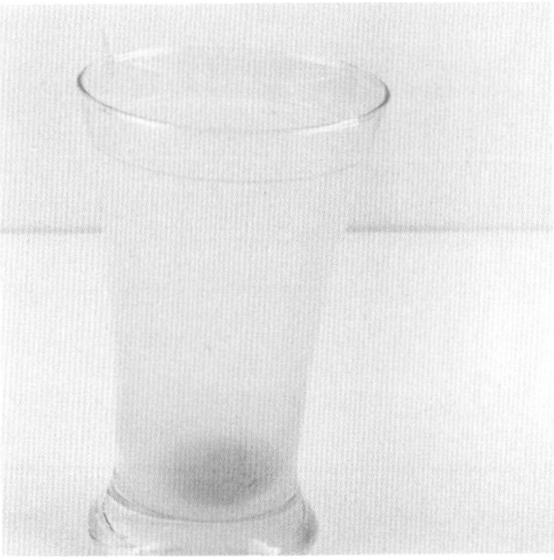

材料

- 白萝卜 150克
- 橄　榄 50克

做法

1. 橄榄洗净；萝卜洗净，去皮，切块备用。
2. 将橄榄、白萝卜放入锅中，加适量水，大火煮沸后改小火再煮30分钟。
3. 取汁，倒入杯中，代茶服饮，每日1次，连服数日。

【养生食疗】

橄榄润喉茶

► 清热解毒、利咽润喉

材料

- 橄　榄 30克
- 胖大海 8克
- 绿　茶 5克

做法

1. 将橄榄洗净，放入锅中，加入适量清水，大火煮沸。
2. 将绿茶和胖大海放入锅中，加盖闷约3分钟，取汁饮用即可。

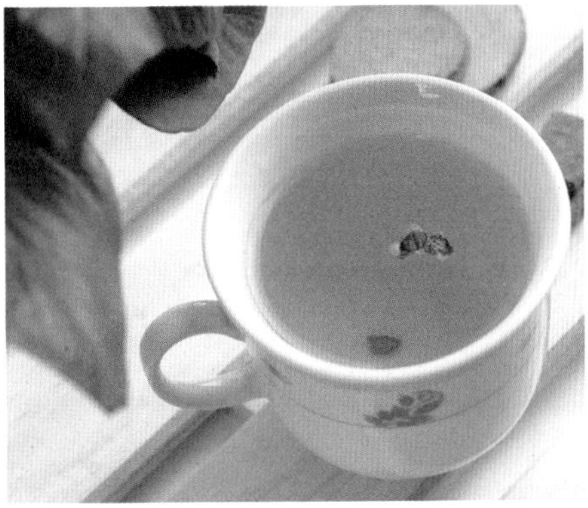

百益果王 木瓜

药典记载

《本草正》：木瓜，用此者用其酸敛，酸能走筋，敛能固脱，得木味之正，故尤专入肝益筋走血。

调食和药

木瓜，又称番木瓜，岭南四大名果之一，与香蕉、菠萝统称为『热带三大草本果树』。木瓜外形美观，味道鲜美，含有维生素、蛋白质、胡萝卜素、木瓜酶等多种营养成分，既可以生食，也可以炖食，有『百益之王』的美誉。一般人群均可食用，尤其适宜消化不良者食用。

性味·功效

性平、微寒，味甘；
具有舒筋通络、滋补催乳、健胃消食等功效。

不宜在冰箱中储存太久，否则会长斑点或变黑。

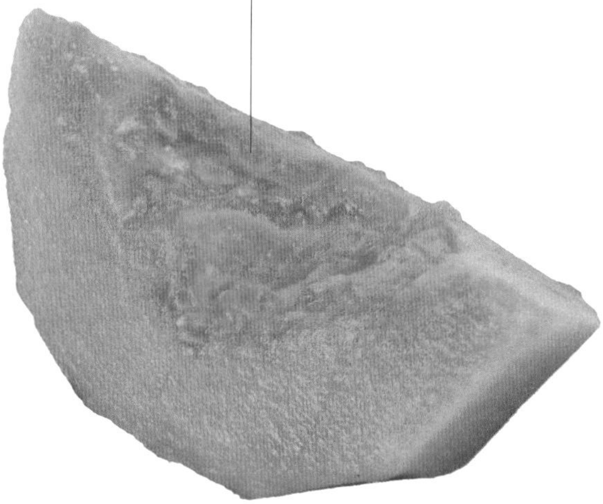

木瓜熟了

6 7 8 9 10 11 12

产地分布

主要分布在广东、广西、云南、福建、海南等地区。

华北地区 华东地区
华南地区 华中地区
东北地区 西北地区
西南地区

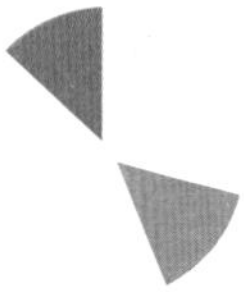

解析木瓜

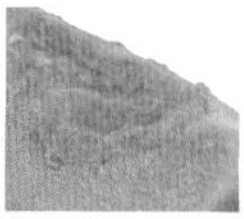

木瓜：特有的木瓜酵素，可以清心润肺、促进消化，还可以辅助治疗胃病；经常食用，可以保持青春活力，延缓衰老等。木瓜独有的木瓜碱，具有抗肿瘤的功效，可以辅助对抗淋巴性白血病细胞。木瓜与牛奶搭配，可以消除疲劳、润肤养颜；与莲子搭配，可以清心润肺、健胃益脾；与玉米搭配，有助于预防慢性肾炎和冠心病；与带鱼搭配，可以补气、养血；与猪肉搭配，有助于蛋白质的吸收。木瓜忌与南瓜同食，否则会降低其营养价值。

同源延伸

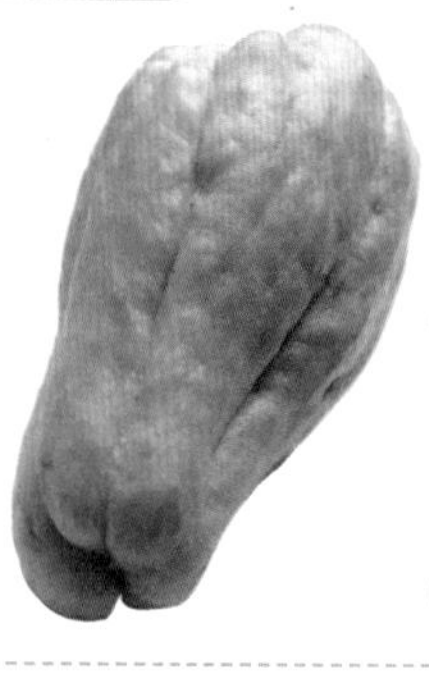

宣木瓜

舒筋活络、和胃化湿

性温，味酸、涩，一般不鲜食，多为药用，主要产于安徽、四川、湖北、云南等地区。含有多种氨基酸、矿物质、维生素C等，具有舒筋活络、祛风湿痹、和胃化湿等功效。宣木瓜不宜多食，湿热偏盛、小便淋闭者慎食。

温馨提示

孕妇和过敏体质者应慎食木瓜。木瓜不宜与海螺、虾、鳗鱼等搭配食用，否则易引起腹痛、头晕或食物中毒。不宜过食木瓜，否则对牙齿与骨骼有害。

营养成分

（以100克为例）

热量	27千卡
蛋白质	0.4克
脂肪	0.1克
碳水化合物	6.2克
膳食纤维	0.8克

挑选储藏

挑选木瓜时，应选择长椭圆形且尾端稍尖，表面无伤痕、凹陷的；果皮应该光滑洁净；气味香甜。另外，木瓜有公母之分，公瓜呈椭圆形，较重，籽少肉多，味道香甜；母瓜整体稍长，籽多肉松，味道稍逊。熟木瓜宜鲜食，半生木瓜宜煲汤。

储藏时，整个木瓜可放在阴凉通风处，待果蒂处渐软即可食用；若想加快番木瓜的成熟，可以将其埋在米中。如果是切开的木瓜，要用保鲜膜包好，置于冰箱，并尽快食用。

药食两用

【偏方验方】

木瓜冰糖燕窝

► 有助于改善便秘，可用于减肥

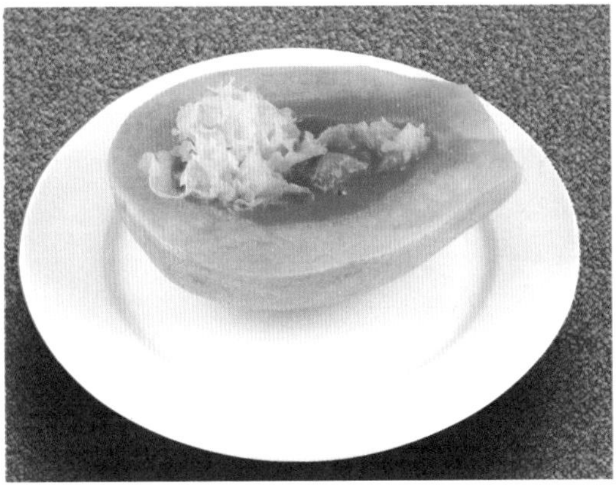

材料

木瓜	100克
燕窝	50克
红枣	15克
枸杞	适量
冰糖	适量

做法

1 将木瓜洗净，切两半后去籽，一半切成小块，一半备用；燕窝用水泡发。

2 将燕窝、木瓜块、枸杞、红枣、冰糖放入砂锅大火煮沸后，小火炖约45分钟。

3 将炖好的木瓜、冰糖、燕窝放入备好的半个木瓜中即可。

【养生食疗】

木瓜银耳羹

► 润肺止咳、生津降火

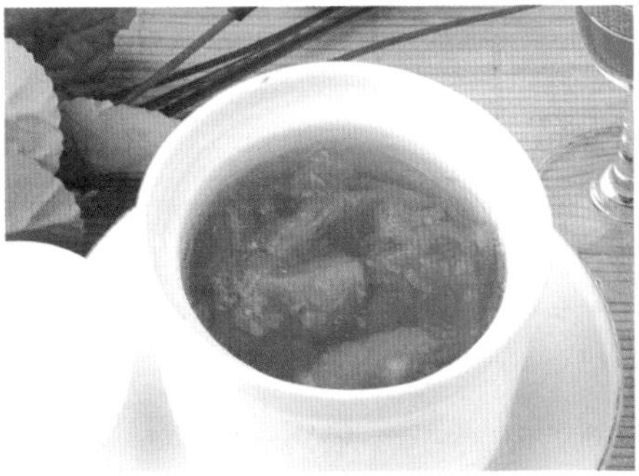

材料

木瓜	100克
银耳	10克
杏仁	10克
蜂蜜	适量

做法

1 将木瓜洗净，去皮、籽，切块；银耳泡发，洗净；杏仁洗净，浸泡约30分钟。

2 将木瓜、银耳、杏仁放入砂锅，加入适量水，炖约1小时。

3 将煮好的羹，盛入碗中，加适量蜂蜜搅匀即可。

人体卫士

青梅

药典记载

《本草纲目》：味最酸，有下气、安心、止咳止嗽，止冷热痢疾，消肿解毒之功效，可治三十二种疾病。

调食和药

青梅，营养全面、丰富，具有多种保健功效。因其鲜果太酸，除少量鲜食外，大多被加工制成话梅、乌梅、咸水梅、蜜饯、梅酒、梅脯、梅酱等，均具有开胃消滞、增进食欲的功效，还可加工做成药材和保健食品、美容品等。一般人群均可食用，尤其适宜减肥者食用。

性味·功效

性平，味酸；
具有生津解渴、刺激食欲、消除疲劳等功效。

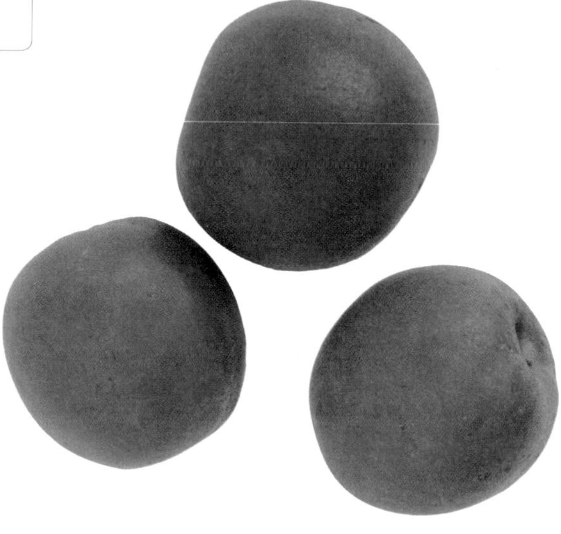

青梅熟了

5 6 7 8 9 10 11

产地分布

主要分布在福建、广东、安徽、海南等地区。

- 华北地区
- 华东地区
- 华南地区
- 华中地区
- 东北地区
- 西北地区
- 西南地区

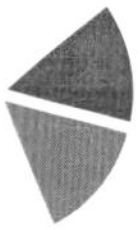

解析青梅

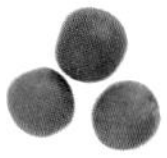

青梅：
富含的柠檬酸等有机酸，具有增进食欲、恢复体力、消除疲劳等功效，还有助于改善便秘、安神解烦等；所含的儿茶酸可以促进肠胃蠕动和调理肠胃，还有助于收缩肠壁；青梅的酸味可以刺激唾液腺、胃腺等分泌消化液，从而有助于促进消化、滋润肠胃、改善肠胃功能、促进肠道吸收等；含有的丙酮酸和齐墩果酸等活性物质对肝脏有保护作用，可以提高肝脏的解毒功能，增强人体解毒能力，有“人体卫士”之称。

同源延伸

乌梅

抗衰防老、软化血管

青梅的近成熟果实，经烟火熏制或置于笼内蒸而制成，因其色乌黑而得名。乌梅能收缩胆囊，促进胆汁分泌，并有抗蛋白过敏的作用；其对大肠杆菌、痢疾杆菌、绿脓杆菌、伤寒杆菌等均有显著的抗菌作用，对各种皮肤真菌也有很好的抑制作用。

温馨提示

胃酸过多、外感咳嗽、湿热泻痢者应忌食青梅。青梅经加工制成的梅醋，具有开胃健脾、美容养生、抗衰老等功效，可作为日常保健饮用。

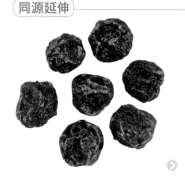

营养成分

（以100克为例）

营养成分	含量
热量	33千卡
蛋白质	0.9克
脂肪	0.9克
碳水化合物	6.2克
膳食纤维	1克

挑选储藏

挑选青梅时，要选择大小均匀、圆润、无伤痕、无斑点的。如果用来浸泡梅酒，需挑选翠绿色的；如果用来浸渍咸梅，应选择成熟的梅子。青梅制品的加工方式，一直受到人们的关注，选择青梅制品时，最好是选择品牌较好的，以保证食品安全，还要注意生产日期及保质期。

储藏时，将青梅放在保鲜袋中，放入冰箱或阴凉、通风的地方；若为青梅制品，按照其包装的标示储藏即可。

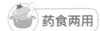

药食两用

【偏方验方】

乌梅大枣调养饮

► 改善睡眠质量、防治神经衰弱

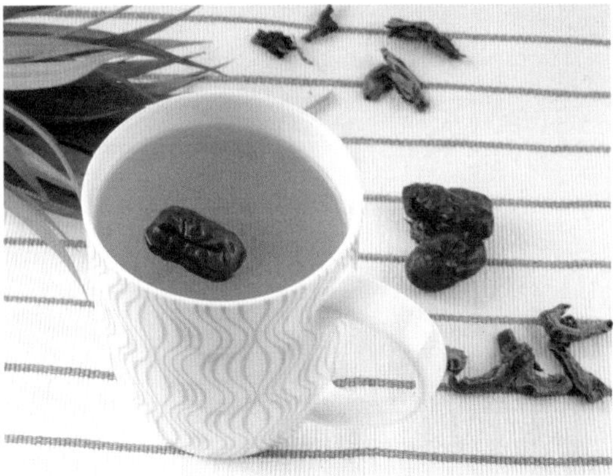

材料

材料	用量
酸枣仁	30克
乌梅	20克
茯苓	18克
党参	15克
干姜	15克
大枣	20克
当归	12克
黄连	6克
肉桂	6克

做法

1. 将所有材料放入砂锅煎煮约30分钟。
2. 去渣取汁，坚持每日服饮。

【养生食疗】

桑葚青梅杨桃汁

► 帮助消化、解除疲劳

材料

材料	用量
桑葚	80克
青梅	40克
杨桃	20克
蜂蜜	适量

做法

1. 将桑葚洗净；青梅洗净，去核；杨桃洗净，切块。
2. 将桑葚、青梅、杨桃放入榨汁机，搅拌。
3. 取汁，倒入杯中；调入适量蜂蜜，搅匀即可。

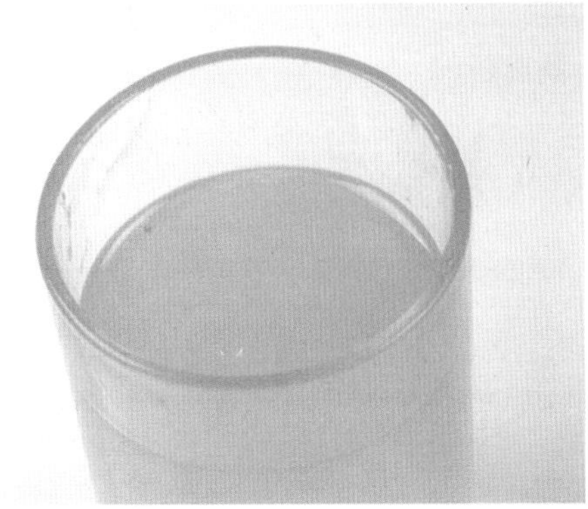

春天第一果 草莓

药典记载

《本草纲目》：补脾气，固元气，制伏亢阳，扶持衰土，壮精神，益气，宽痞，消痰，解酒毒，止酒后发渴，利头目，开心益志。

调食和药

草莓，呈心形，色彩鲜艳，果肉多汁，酸甜适口，营养丰富，深受人们的喜爱。对女性而言，常吃草莓，对头发、皮肤均有很好的保健功效。草莓除鲜食外，还可加工做成草莓酱、草莓汁、草莓酒等，一般人群均可食用，尤其适宜风热咳嗽、咽喉肿痛、声音嘶哑者食用。

性味·功效

性凉，味甘、酸；
具有清暑解热、生津止渴、利咽止咳等功效。

草莓熟了

2 3 4 5 6 7 8

产地分布

主要分布在江苏、上海、安徽、辽宁、河北、山东、四川等地区。

华北地区　华东地区
华南地区　华中地区
东北地区　西北地区
西南地区

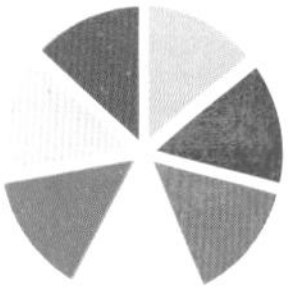

解析草莓

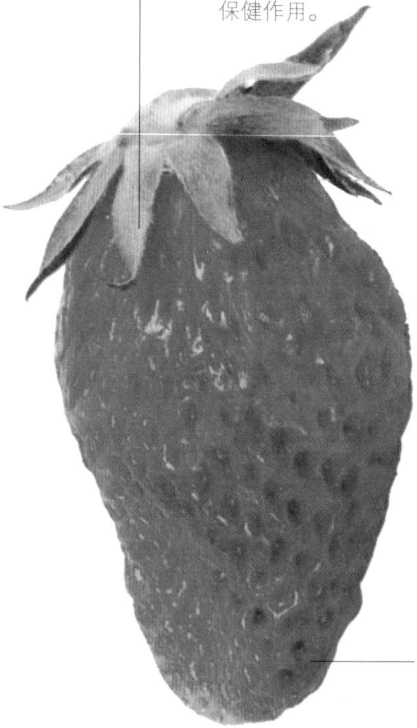

常吃草莓，对皮肤、头发、牙齿等均有很好的保健作用。

鞣酸含量丰富，在体内可以吸附和阻止致癌化学物质的吸收，具有防癌的作用。

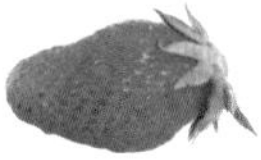

草莓：
富含丰富的维生素C，可产生骨胶原，促进铁质的吸收，有抗菌抑癌的作用。草莓还富含水溶性膳食纤维与果胶，可以降低血液中的胆固醇含量，改善动脉硬化等症。特别是对于女性来说，维生素C能促进肌肤的新陈代谢，改善黑斑、雀斑、粉刺等肌肤问题。

同源延伸

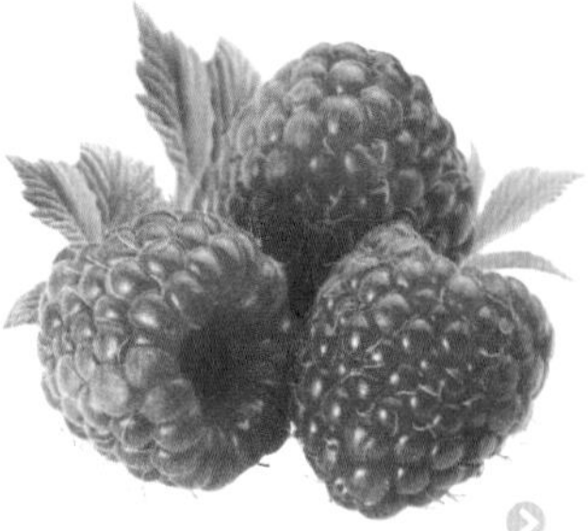

树莓

醒酒止渴、补肾益阳

中药中所说的覆盆子，是一种聚合果，有红色、金色和黑色之分，味道酸甜。在欧美作为水果食用；在中国大量分布但鲜为人知，仅在东北地区有少量人工栽培，市场上较少见。树莓有多种药用价值，其果实性温，味甘、酸；具有补肾益阳、醒酒止渴、化痰解毒等功效。树莓和水煎煮，取汁加蜂蜜服饮，有助于缓解肺虚寒。

温馨提示

痰湿内盛、尿路结石、肾虚火旺、小便短赤者以及怀孕初期的女性慎食。夏季烦热口干或腹泻如水者宜食。癌症，特别是鼻咽癌、肺癌、扁桃体癌、喉癌患者宜食。

挑选储藏

挑选草莓时，看形状，形状奇怪的畸形草莓或者太大的都不宜选择；应选大小适中，形状均匀的。看颜色，选择色泽鲜亮均匀，有光泽，表面类似『白芝麻』的籽粒为金黄色的。再就是，选择时用手或纸巾轻轻擦拭草莓，染有大量红色；或清洗时，水变成浅红色，都说明是经过染色的。最后，选择叶蒂鲜绿，有细小的茸毛，表面光亮，无损伤的草莓。

储藏时，将草莓用保鲜膜包好，放入冰箱；还可以将清洗后的草莓覆一层白砂糖，置于冰箱。

营养成分

（以100克为例）

热量	30千卡
蛋白质	1克
脂肪	0.2克
碳水化合物	7.1克
膳食纤维	5.2克

药食两用

【偏方验方】

草莓红枣粥

► 有助于改善气虚贫血

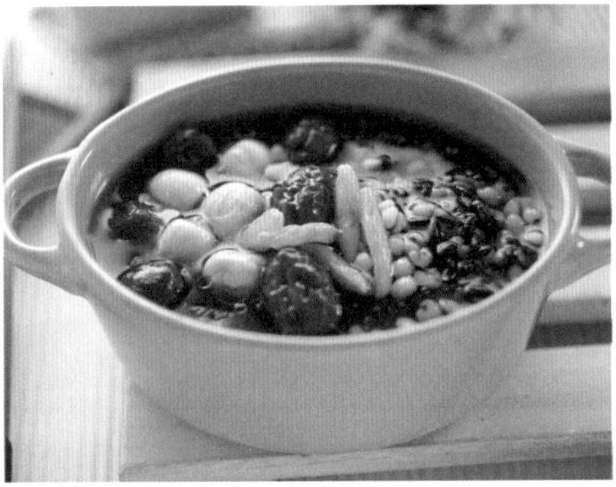

材料

糯　米	100克
草　莓	80克
红　枣	50克
荔枝干	30克

做法

1 将草莓洗净、去蒂；红枣洗净、去核；糯米洗净，浸泡约30分钟。

2 糯米放入锅中，加适量水煮沸；放入红枣、荔枝干，煮至八成熟；放入草莓，煮至熟。

【养生食疗】

草莓橘子汁

► 美容养颜、预防过敏

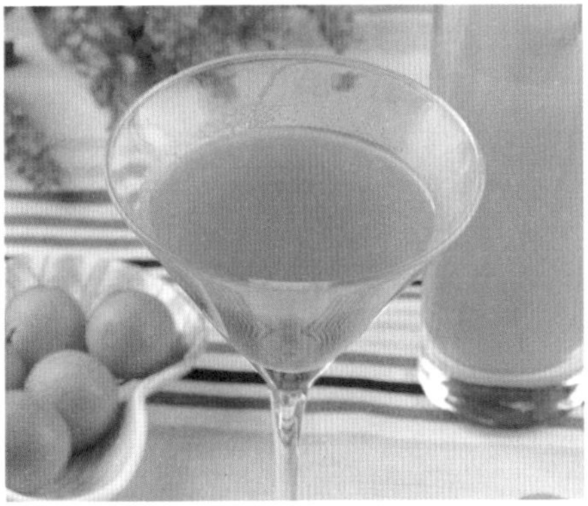

材料

草　莓	200克
橘　子	100克
蜂　蜜	适量

做法

1 将草莓洗净，去蒂。

2 橘子剥皮、分瓣。

3 将草莓、橘子放入榨汁机，搅拌。

4 取汁，倒入杯中，调入适量蜂蜜，搅匀即可。

健康心脏果
柿子

药典记载

《本草纲目》中记载：柿乃脾、肺、血分之果也。其味甘而气平，性涩而能收，故有健脾涩肠，治嗽止血之功。

调食和药

柿子，甜腻可口，营养丰富，含有蔗糖、葡萄糖、果糖、蛋白质、胡萝卜素、维生素C、碘、钙、磷、铁等营养成分，具有降血压、润肺生津等功效。不少人还喜欢在冬季吃冻柿子。柿子可做成柿饼等，一般人群均可食用。

性味·功效

性寒，味甘、涩；
具有清热去燥、润肺化痰、止渴生津等功效。

柿子熟了

6 7 8 9 10 11 12

产地分布

主要分布在河北、山东、陕西等地区。

华北地区 华东地区
华南地区 华中地区
东北地区 西北地区
西南地区

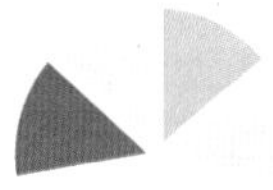

解析柿子

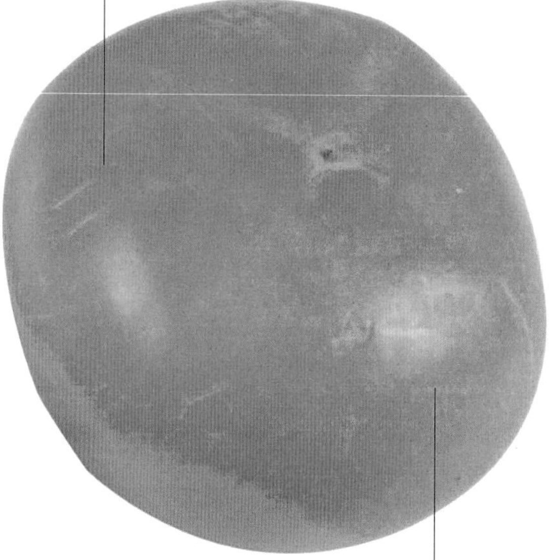

富含果胶和维生素，有清热、润肠通便的作用，有助于改善便秘。

柿子做成的柿饼，具有润肺涩肠、止血、和胃等功效。

柿子叶：
煎服或冲开水当茶饮，具有促进机体新陈代谢、降低血压、增加冠状动脉血流量及镇咳化痰的作用。

柿子：
含有丰富的糖分、果胶和维生素，有很好的清热和润肠作用，是慢性支气管炎、高血压、动脉硬化患者的天然的保健食品。但柿子中含有大量的单宁酸，易影响身体对铁质的吸收，所以不宜多吃。

温馨提示

柿子忌与螃蟹、红薯、菠菜等同食；不宜空腹吃柿子，且吃柿子前后1小时不宜喝牛奶、凉水、食醋等；柿子皮不宜吃；外感风寒、体弱多病、脾胃泄泻、胃动力功能低下者，糖尿病、便溏、贫血患者以及产妇忌食柿子。

同源延伸

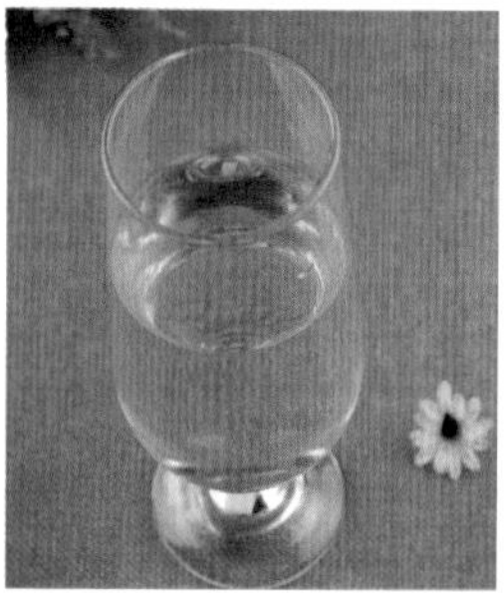

柿子醋

防癌抗癌、降糖降脂

柿子经过一定的工序酿造而成的一种醋。柿子醋含有醋酸、乳酸、葡萄酸、苹果酸、氨基酸等，经常饮用，可有效地维持人体pH的平衡，从而起到防癌抗癌的作用；柿子醋还有降低血糖、血压，美容养颜等功效。

营养成分

（以100克为例）

热量	71千卡
蛋白质	0.4克
脂肪	0.1克
碳水化合物	17.1克
膳食纤维	1.4克

挑选储藏

挑选柿子时，首先看其外形，以个大、颜色鲜艳，无斑点、无裂痕者为佳。其次看手感，如果是硬柿，手感硬实为佳；如果是软柿，应整体同等柔软，有硬有软者不佳。挑选柿饼时，因为柿霜直接影响柿饼的口感，所以主要看柿霜，人工"打粉"的柿饼，柿霜层次松散、容易脱落、还很黏；自然上霜的柿饼，霜层分布自然且不易脱落。

储藏时，将柿子或柿饼均置于阴凉、通风处即可。

药食两用

【偏方验方】

大米柿子粥

► 有助于改善肺燥干咳、咯血

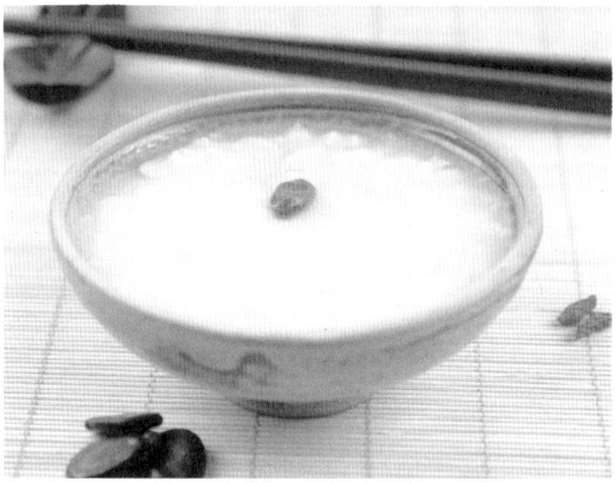

材料

大　米	100克
柿　子	80克
白　糖	适量

做法

1. 柿子洗净，去蒂，切成块；大米淘洗干净。
2. 大米放入锅中，加适量水，煮沸。
3. 加入柿子块，煮至粥熟；调入适量白糖，搅匀即可。

【养生食疗】

柿子胡萝卜汁

► 缓解宿醉、增强体力

材料

甜　柿	80克
胡萝卜	60克
柠　檬	10克
蜂　蜜	适量

做法

1. 将胡萝卜洗净，去皮，切块。
2. 甜柿洗净，去蒂、皮。
3. 柠檬洗净，切成片。
4. 甜柿、胡萝卜、柠檬放入榨汁机，搅拌；取汁，倒入杯中，调入适量蜂蜜，搅匀即可。

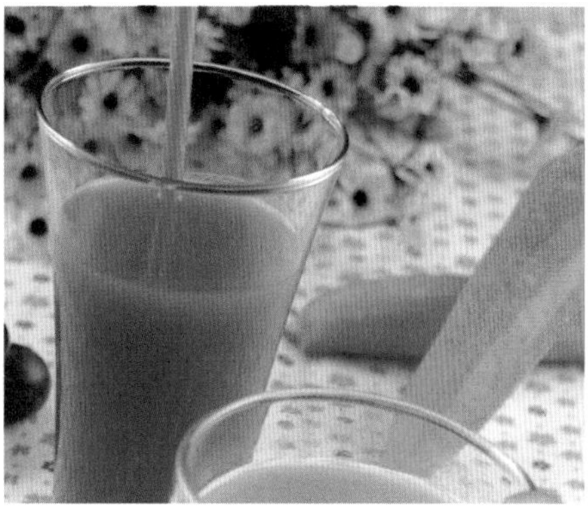

香瓜

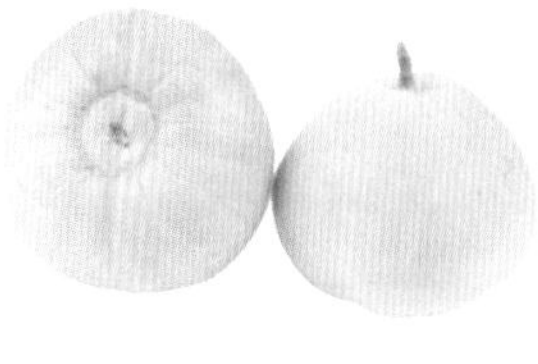

【性　　味】性寒，味甘。
【功　　效】消暑热、解烦渴、利小便等。
【主 产 地】全国各地。
【药食两用】香瓜、芹菜、苹果榨汁，调入适量蜂蜜饮用，可以使皮肤白嫩。

温馨提示

出血及体虚者，脾胃虚寒、腹胀便溏者忌食。甜瓜不宜与田螺、螃蟹、油饼等同食。

槟榔

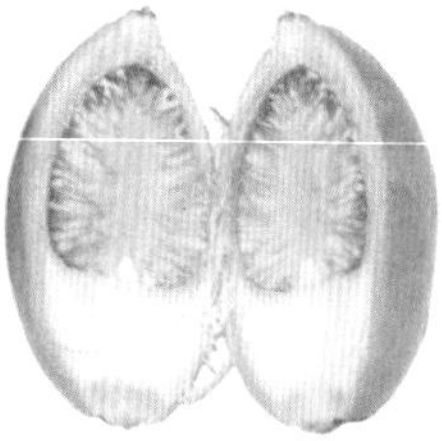

【性　　味】性温，味苦、辛。
【功　　效】驱虫消积、下气、行水等。
【主 产 地】云南、海南等地区。
【药食两用】槟榔与麦冬煮水饮用，有助于改善大小便不通等。

温馨提示

脾虚便溏、气虚下陷者，孕妇忌食槟榔。槟榔与马齿苋、粳米煮粥，食用，具有清热、益胃、止痢等功效。

海棠果

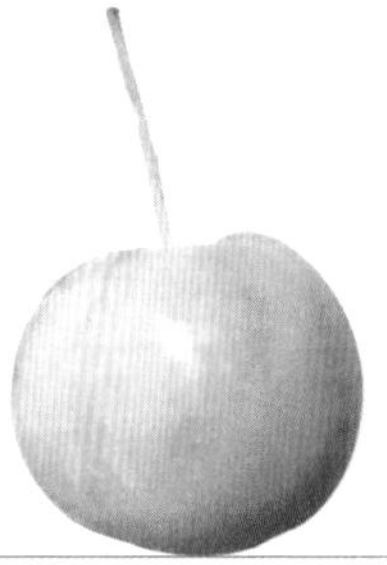

【性　　味】性平，味酸、甘。
【功　　效】清凉泻火、健脾开胃、平肝舒筋等。
【主 产 地】内蒙古、河北、四川、云南等地区。
【药食两用】海棠果做成的海棠蜜饯，有助于健脾开胃。

温馨提示

将海棠果切成片，晾至含水量达30%时，储藏时间更长。海棠果味酸，胃溃疡及胃酸过多的患者忌食。

甘蔗

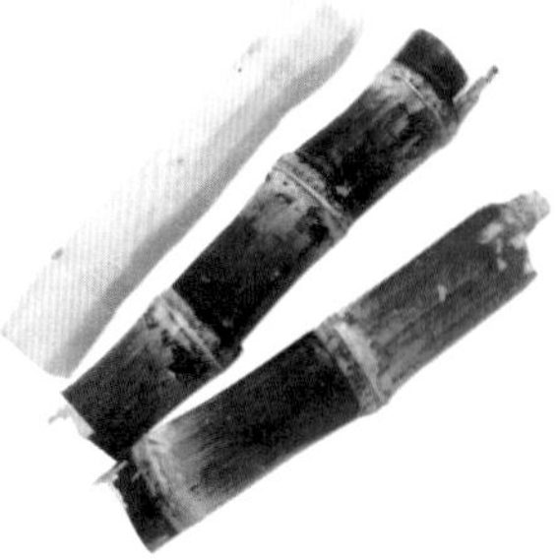

【性　　味】性凉，味甘。
【功　　效】清热润肺、生津止渴等。
【主 产 地】广西、广东、福建等地区。
【药食两用】与西红柿、卷心菜榨汁饮用，可以清热解毒。

温馨提示

被真菌感染的甘蔗不能食用，食用后会引起呕吐、抽搐、昏迷等中毒症状；脾胃虚寒、胃腹寒疼者忌食。

佛 手

[性　　味] 性温，味辛、苦、酸。

[功　　效] 舒肝理气、开胃健脾、提神醒脑。

[主 产 地] 四川、福建、广东、江苏、浙江等地区。

[药食两用] 与玫瑰花冲泡的佛手玫瑰花茶，可以疏肝理气。

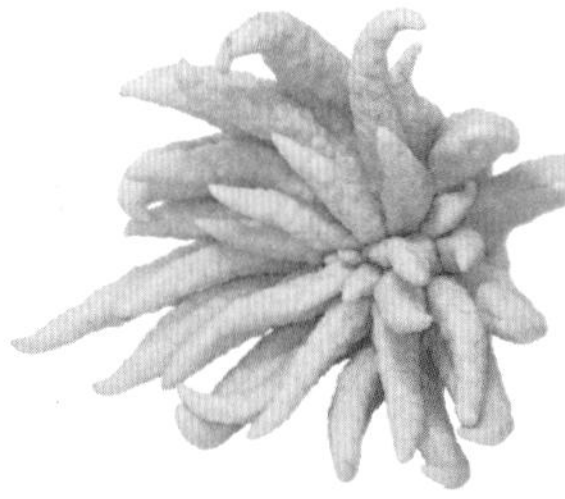

温馨提示

阴虚有火、无气滞症状者慎服。佛手全身是宝，其花可以作为熬粥的配料，有助于理气化痰；佛手柑精油，是美容护肤品。

哈密瓜

[性　　味] 性寒，味甘。

[功　　效] 清凉消暑、除烦热、生津止渴等。

[主 产 地] 新疆等地区。

[药食两用] 与柳橙榨汁饮用，可以清热解燥、利小便。

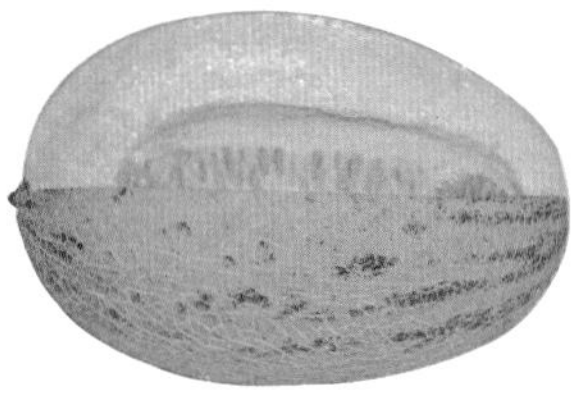

温馨提示

患有脚气病、黄疸、腹胀、便溏、寒性咳嗽及产后者、糖尿病者应慎食。哈密瓜应轻拿轻放，不要碰伤瓜皮，否则易变质腐烂。

枸杞子

[性　　味] 性平，味甘。

[功　　效] 滋阴补肾、益气安神、延缓衰老等。

[主 产 地] 宁夏、青海、河北等地区。

[药食两用] 与红茶、白菊花泡茶饮用，有助于改善视力。

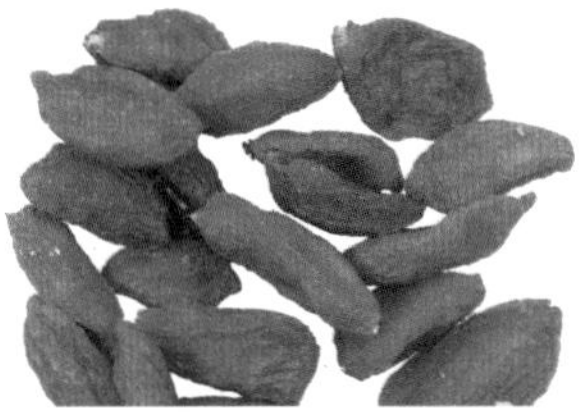

温馨提示

枸杞子一般不宜与桂圆、红参同食，可与大枣共食。枸杞子外邪实热，脾虚有湿及泄泻者忌食。

葡萄柚

[性　　味] 性平，味甘、苦。

[功　　效] 增进食欲、美白、利尿等。

[主 产 地] 浙江、广东、四川等地区。

[药食两用] 柠檬、西芹、葡萄柚榨汁饮用，有助于消除疲劳。

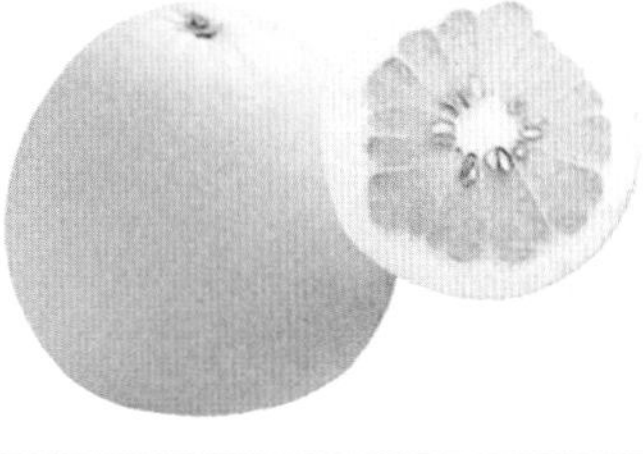

温馨提示

葡萄柚适宜高血压患者食用，但它会影响高血压药物的代谢，所以食用葡萄柚者应注意血压变化，服药前后不宜食用葡萄柚。

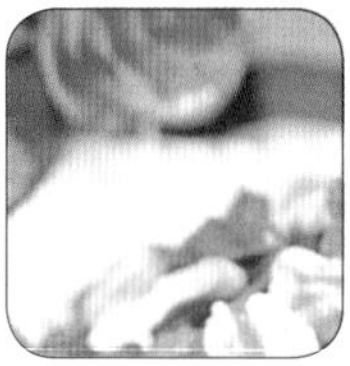
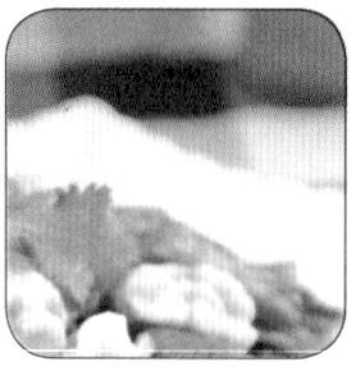
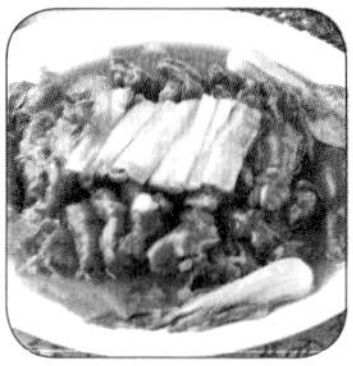
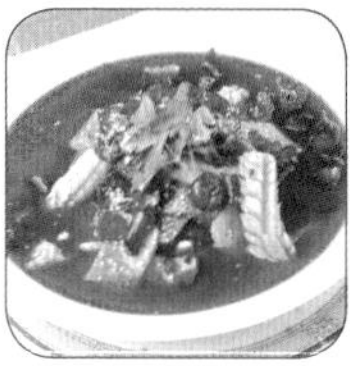
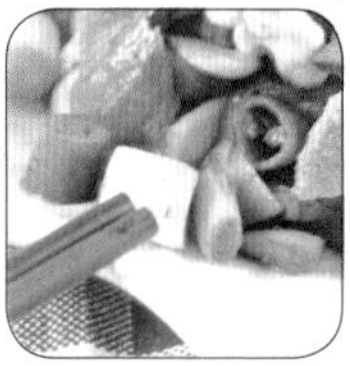
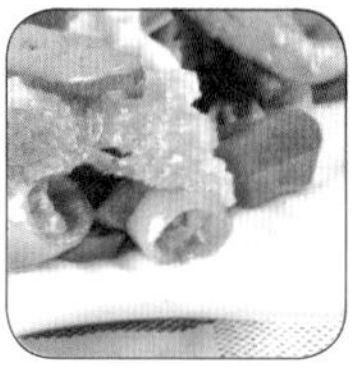
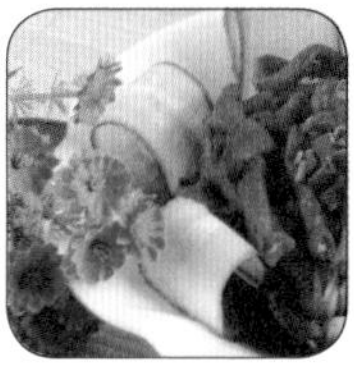
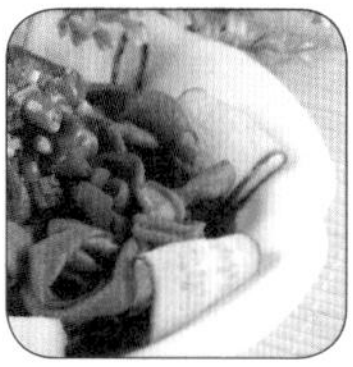
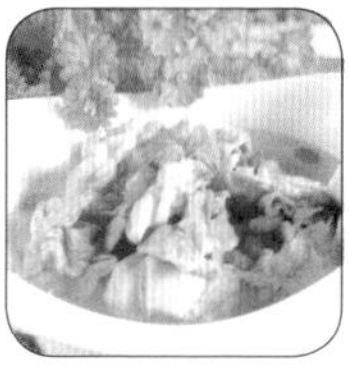
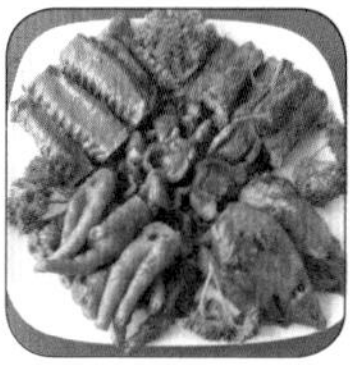
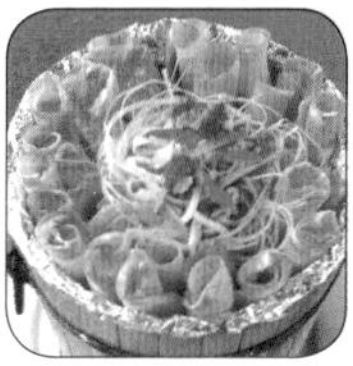
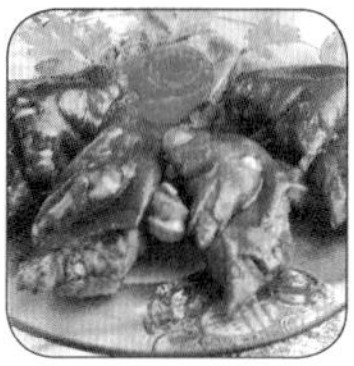

第三章 肉类食物强壮益气

肉类含有丰富的蛋白质、脂肪及高热量，食肉可以使人更能耐饥饿，长期食用，还有助于身体变得更加强壮。人们日常食用最多的是畜肉和禽肉，畜肉主要是猪肉、牛肉以及羊肉；禽肉主要是鸡肉、鸭肉以及鹅肉。禽肉和畜肉应合理食用，使营养均衡吸收，从而更有利于人体健康。

肉中骄子 牛肉

药典记载

《本草拾遗》：牛肉，消水肿，除湿气，补虚，令人强筋骨、壮健。《滇南本草》：水牛肉，能安胎补血。

调食和药

牛肉，味道鲜美，营养丰富，含有肌氨酸、维生素B_6、维生素B_{12}、肉毒碱等多种营养成分，具有强身健体、增强机体免疫力、抗氧化等功效，古有『牛肉补气，功同黄芪』之说，可见牛肉的营养价值之高。一般人群均可食用，尤其适宜气短体虚、筋骨酸软、贫血久病及面黄目眩者食用。

性味・功效

性平，味甘；
具有补脾胃、益气血、强筋健骨等功效。

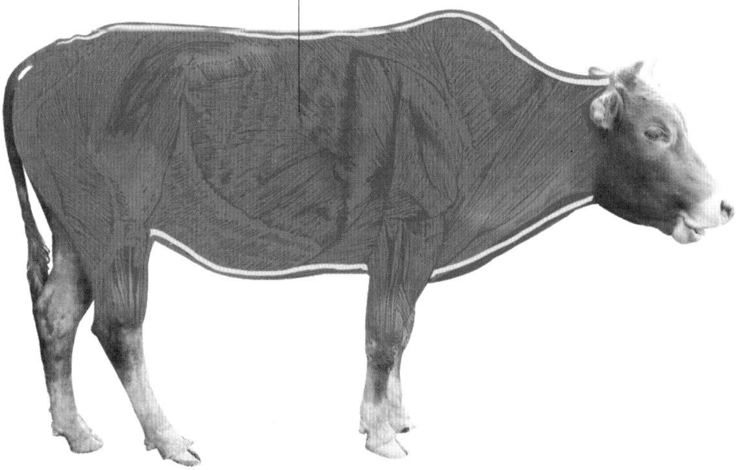

牛里脊：富含锌，可以增强人体免疫力，预防癌症等。

解析牛肉

牛筋：
性平，味甘；有助于补肝强肾、益气力，适宜血虚、骨折患者食用。

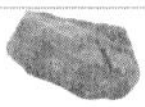

牛肺：
性平，味甘；富含蛋白质、铁、磷及多种维生素等，可以化痰止咳、补血益气、补充身体能量等。

牛肾：
性平，味甘、咸；含有多种营养成分，具有补肾益精、强腰膝等功效，可用于缓解虚劳肾亏、阳痿气乏、腰膝酸软、湿痹疼痛等症状。

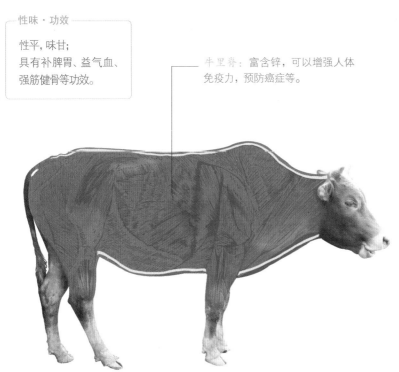

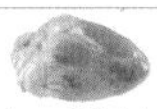

牛心：
性平，味甘；可以养血补心，有助于改善健忘、惊悸等。

同源延伸

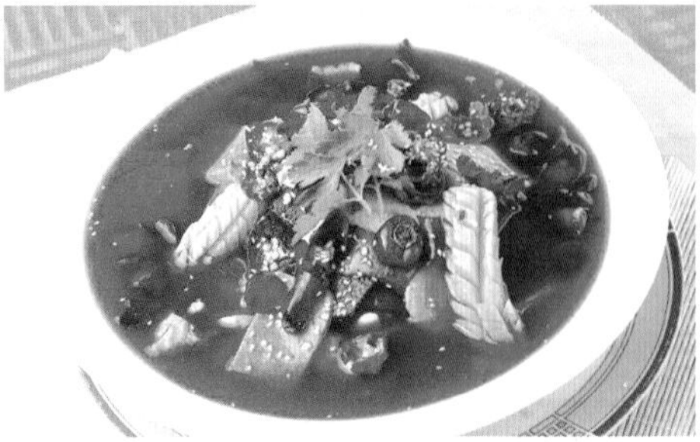

牛血

美肤益颜、理血通经

性平，味咸；可以养血理气、滋阴润肤。桃仁和牛血煲汤饮服，可以破瘀行血、理血通经、美肤益颜等，适用于闭经、血燥、便秘等症状。

温馨提示

牛肉忌与板栗、红糖、鲶鱼、田螺、白酒、橄榄等同食；皮肤病、肝病、肾病患者慎食；内热者忌食。牛肉加红枣炖服，有助于肌肉生长和促进伤口愈合。

营养成分

（以100克为例）

热量	106千卡
蛋白质	20.2克
脂肪	2.3克
碳水化合物	1.2克
钙	23微克

挑选储藏

新鲜牛肉，肉质较为坚实且有弹性，并呈大理石纹状；肌肉呈棕红色、有光泽，脂肪多为淡黄色或深黄色，筋为白色；气味正常。选择袋装牛肉时，要注意包装上是否有相关部门出具的动物检疫合格证明或检疫合格标志，还需注意生产日期及保质期。

储藏时，把牛肉用保鲜膜包好，放入冰箱冷冻室，但保存时间不宜过长；也可将牛肉做成酱牛肉后，置于冰箱冷冻，因含有盐分，保存时间稍长；袋装牛肉按包装标示储藏。

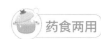

药食两用

【偏方验方】

牛肉枸杞粥

► 有助于改善脾胃虚弱、体虚浮肿

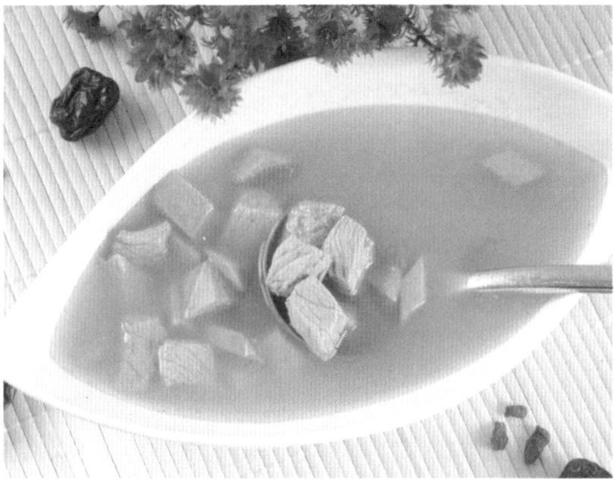

材料

大　米	100克
牛　肉	80克
枸　杞	适量
姜　末	适量
食　盐	少许

做法

1 将大米淘洗干净；牛肉洗净切丝。

2 大米放入锅中，加适量水、姜末、枸杞煮沸；放入牛肉煮至熟；调入少许盐即可。

【养生食疗】

材料

菠　萝	300克
牛　肉	200克
竹　笋	100克
山　楂	10克
甘　草	2克
姜　末	适量
食用油	3匙
食　盐	适量

做法

1 将牛肉切片；菠萝切成两半，挖出果肉，壳做容器；菠萝肉榨汁；山楂、甘草煮汁。

2 锅中放油，油热后放入姜末爆香；放入竹笋、牛肉和适量盐翻炒至熟。

红烧牛肉

► 强心开胃、活血化瘀

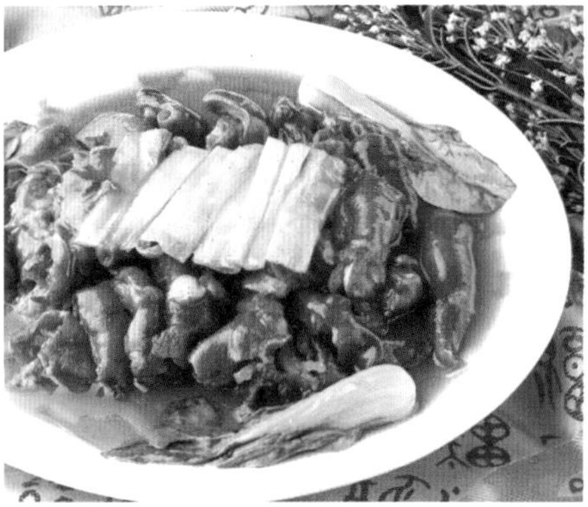

养胃益肾 鸭肉

药典记载

《本草纲目》：鸭肉，主大补虚劳，最消毒热，利小便，除水肿，消胀满，利脏腑，退疮肿，定惊痫。

调食和药

鸭肉，餐桌上的上品菜肴，营养丰富，蛋白质含量较高，脂肪含量适中，适于滋补，是各种养生进补食谱的主要材料。用鸭子做成的特色菜有北京烤鸭、南京盐水鸭等，深受人们的喜爱。鸭肉的吃法多样，鸭肉与鸡肉一起煮食，有助于缓解血虚头晕等症状。一般人群均可食用。

性味・功效

性凉，味甘、咸；
具有清热健脾、养胃生津、补阴益血等功效。

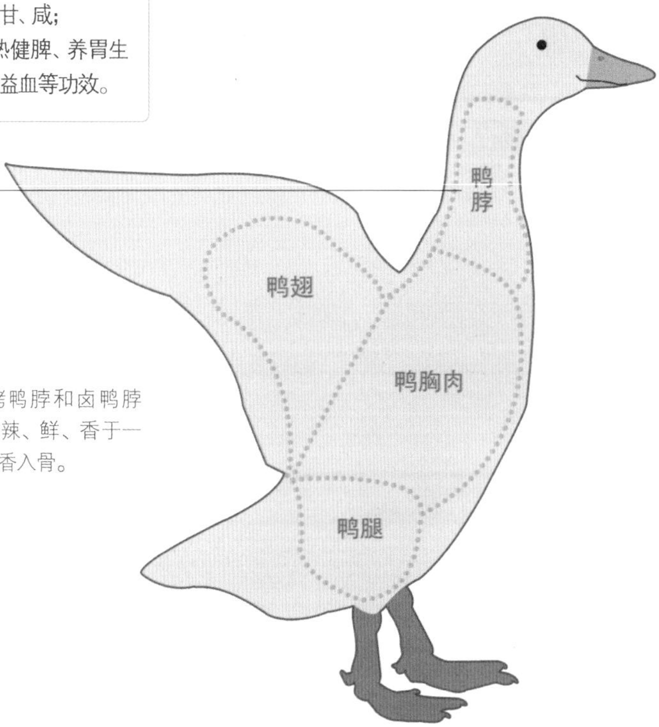

正宗烤鸭脖和卤鸭脖集麻、辣、鲜、香于一体，味香入骨。

解析鸭肉

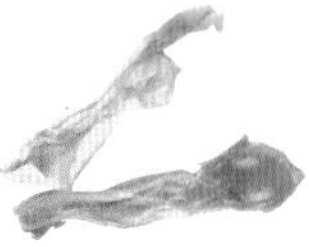

鸭肉：B族维生素和维生素E的含量较其他肉类多，能有效抵抗脚气病、神经炎和多种炎症，还能抗衰老；较丰富的烟酸是构成人体内两种重要辅酶的成分之一，对心肌梗死等心脏疾病患者有保护作用。

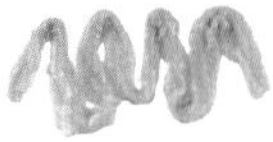

鸭肠：富含蛋白质、B族维生素、维生素C、维生素A和钙、铁等微量元素，对人体的新陈代谢，及神经、心脏、消化和视觉的维护都有很好的作用，一般人群均可食用。

温馨提示

鸭肉不宜与鳖肉、兔肉、鸡蛋、板栗、杨梅、核桃、木耳、胡桃、大蒜、荞麦等同食。胃部冷痛、腹泻、腰痛、寒性痛经及肥胖、动脉硬化、慢性肠炎者应慎食；感冒、脾胃虚寒、腹泻者忌食。

同源延伸

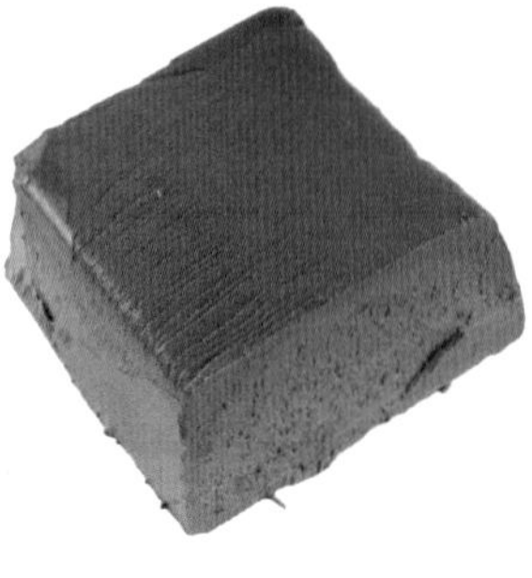

鸭血

补血养血、清热解毒

性寒，味咸；含有蛋白质、氨基酸、维生素等多种人体所需的营养物质，有补血和清热解毒作用。海带搭配鸭血烹饪制成的汤肴，对白血病患者有很好的滋补养血作用。

营养成分

（以100克为例）

热量	240千卡
蛋白质	15.5克
脂肪	19.7克
碳水化合物	0.2克
B族维生素	10毫克

挑选储藏

挑选优质鸭肉，第一，看刀口，刀口应是弯曲且有血渍；第二，看眼球，饱满而有光泽，呈全开或半开的状态；第三，看鸭蹼，有弹性，用手指触压会反弹，表皮饱满且有光泽；第四，看肉质，肉质不黏手且无异味；第五，看鸭屁股，干净且无其他颜色；第六，要有相关部门出具的动物检疫合格证明或检疫合格标志。袋装鸭肉还要注意其生产日期及保质期。

储藏时，将鸭肉用保鲜膜包好，放入冰箱冷冻室即可，存放时间不宜过长。

药食两用

【养生食疗】

酱鸭

► 可祛除暑热、保健强身

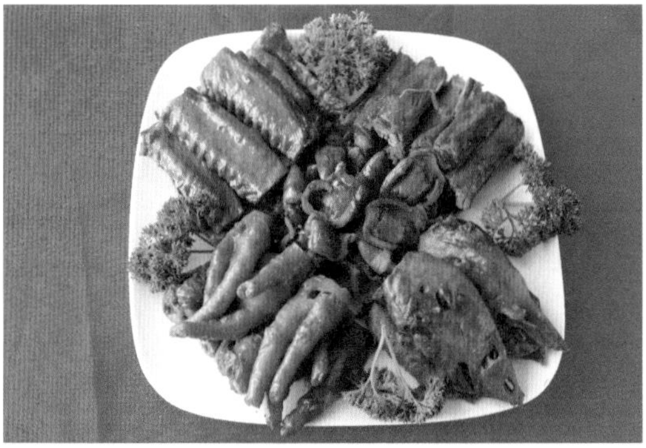

材料

白条鸭	1只
大葱	20克
姜片	20克
肉桂	20克
茴香	13克
红曲米	8克
黄酒	130克
酱油	适量
食盐、麻油	适量

做法

1. 锅里烧水，水沸腾后放入光鸭，放入葱、姜、料酒，煮出血水后盛出。
2. 锅里放各种调料后再放入酱油和足量的水。
3. 大火煮沸后转小火，慢慢煮，煮到筷子能轻松地插入鸭身内即可。

【养生食疗】

玉竹沙参焖老鸭

► 滋阴润燥、清肺祛痰

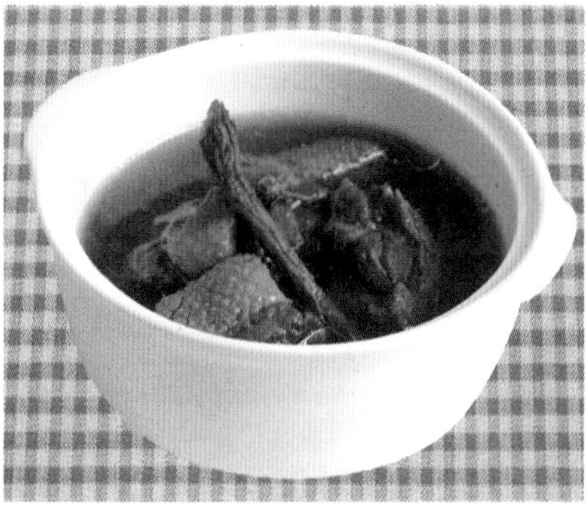

材料

鸭子	250克
玉竹	50克
沙参	50克
大葱	适量
生姜	适量
食盐	适量

做法

1. 将鸭子去杂，洗净，切块；姜切片；葱切丝。
2. 将鸭、玉竹、沙参、姜片放入锅中，加适量水、盐；大火煮沸，改小火炖约1小时；煮熟后撒上葱花即可。

和胃止渴

鹅肉

药典记载

现代药理研究发现，鹅血含较高的免疫球蛋白，对艾氏腹水癌的抑制率达40%以上，可增强机体的免疫功能。

调食和药

鹅肉，鲜嫩松软，香而不腻，含有人体所需的各种氨基酸、多种蛋白质及不饱和脂肪酸等营养成分，经常口渴、乏力、气短、食欲不振者，可常喝鹅汤，吃鹅肉，还可补充老年糖尿病患者的营养，起到一定的保健功效；鹅肉还有熏、蒸、烤、酱等食用方式，一般人群均可食用。

性味·功效

性平，味甘；
具有益气补虚、和胃止渴、止咳化痰等功效。

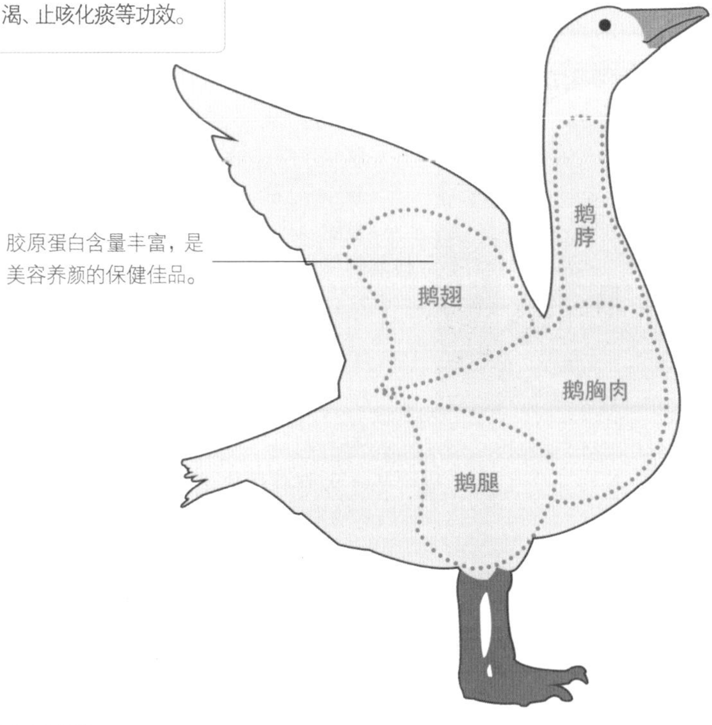

解析鹅肉

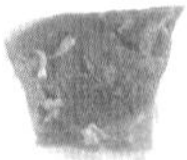

鹅肉：
可辅助治疗和预防咳嗽病症，对治疗感冒和急慢性气管炎、慢性肾炎、老年水肿、肺气肿也有一定的辅助作用。

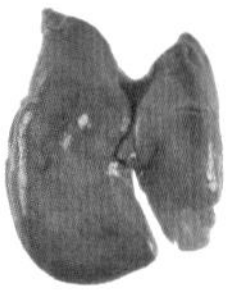

鹅肝：
富含蛋白质、维生素、铁、钾、铜等多种营养成分，具有养肝明目、补血养颜等功效。

同源延伸

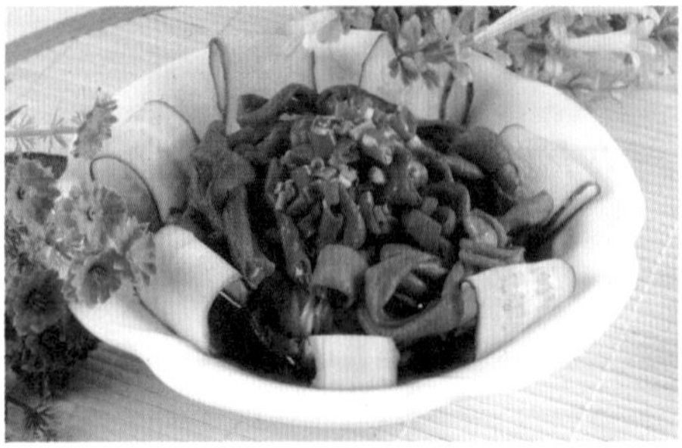

鹅肠

延缓衰老、帮助消化

含有多种营养成分，有助于益气补虚、温中散血、行气解毒等，常吃可帮助消化、预防疾病、延缓衰老、增强脑力、降低血压等。

温馨提示

五月是品尝鹅肉的最佳时节。鹅肉忌与鸭梨、鸡蛋、茄子同食；温热内蕴者，皮肤疮毒、瘙痒症者，痼疾者忌食鹅肉。与土豆搭配，有助于改善食欲不振。

营养成分

（以100克为例）

热量	251千卡
蛋白质	17.9克
脂肪	20克
维生素A	42毫克
钙	4毫克

挑选储藏

挑选鹅肉时，应选择肉色为新鲜红色，血水没有渗出太多的；如果肉色为暗红，说明是不新鲜的鹅肉。白鹅肉的口感相对更好，以翼下肉厚，尾部肉多而柔软，表皮有光泽的为佳。袋装鹅肉要注意其是否有相关部门出具的动物检疫合格证明或标有检疫合格标志，还需注意其生产日期及保质期。

储藏时，将鹅肉用保鲜膜包好，放入冰箱冷冻室，但存放时间不宜过长；或者将鹅肉煮熟，放入保鲜盒，置于冰箱冷藏。

药食两用

【偏方验方】

鹅肉补中汤

► 有助于改善气血不足、头晕目眩

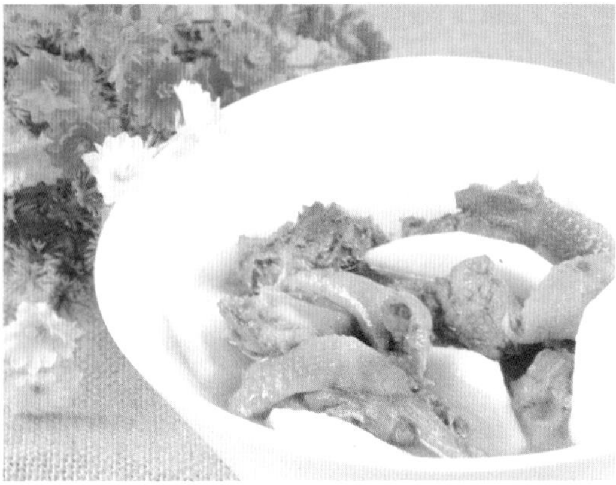

材料

鹅　肉	200克
党　参	20克
黄　芪	20克
淮　山	20克
当　归	15克
枸　杞	15克
食　盐	适量

做法

1 将鹅肉洗净，切块，焯水；当归、枸杞、党参、黄芪、淮山用纱布包好。

2 锅中加水，放入鹅肉、纱布包和适量盐，炖至鹅肉熟烂，取出纱布包装盘即可。

【养生食疗】

鹅肉炖冬瓜

► 利水消肿、补虚益气

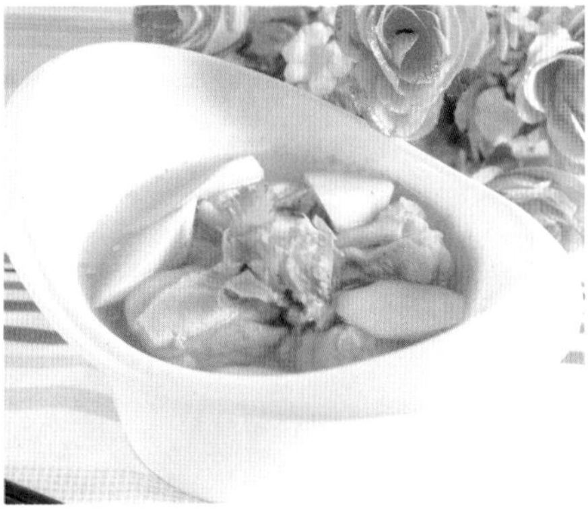

材料

鹅　肉	250克
冬　瓜	150克
食　盐	适量
姜　丝	适量

做法

1 将鹅肉洗净，切块，焯水。

2 冬瓜洗净，去皮，切块。

3 锅中加水，放入鹅肉、姜丝、盐，煮至约八成熟；放入冬瓜，继续煮至鹅肉熟烂。

补虚强身 猪肉

药典记载

《随息居饮食谱》：补肾液，充胃汁，滋肝阴，润肌肤，止消渴。《金贵要略》：驴、马肉合猪肉食之成霍乱。

调食和药

猪肉，含有丰富的蛋白质、脂肪等营养成分，不同部位肉质不同，口感也不一样，进而烹制方法也不同。猪里脊肉最嫩，猪肉后臀尖肉相对老些。猪肉吃法多样，一般人群均可食用。一般情况下，炒着吃买前后臀尖；炖着吃买五花肉；炒瘦肉最好是里脊；包饺子、包子的馅要买前臀尖。

性味·功效

性平，味甘、咸；
具有补虚强身、滋阴润燥、丰肌泽肤等功效。

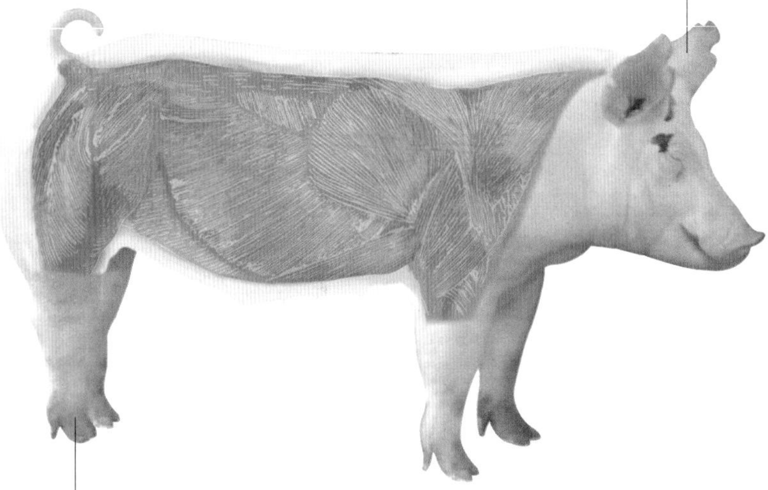

猪耳朵：含蛋白质、维生素等，适于身体虚弱者食用，常做凉菜食用。

猪蹄：含有胶原蛋白，具有增加肌肤弹性、促进生长发育、延缓衰老等功效。

解析猪肉

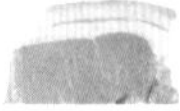

里脊肉：脊骨下面一段与大排骨相连的瘦肉。无筋，肉质细嫩，可以炒、炸、爆等，口感极佳。

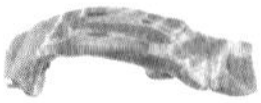

猪排骨：猪剔肉后剩下的肋骨和脊椎骨，上面附有少量肉，除含蛋白质、脂肪、维生素外，还含有磷酸钙、骨粘连蛋白等，可为青少年及老人提供钙质。

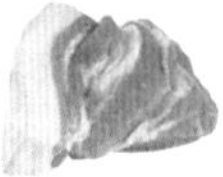

五花肉：肥瘦相间，柔嫩多汁，适于红烧、清炖、粉蒸等，可做成东坡肉、回锅肉、粉蒸肉等。

温馨提示

服用降压、降脂药时慎食；猪油渣忌食；猪肉食用前不宜用热水浸泡，烧煮时忌加冷水；猪肉忌与鹌鹑、鲫鱼、虾、乌梅、桔梗、荞麦、黄连、豆类、蕨菜、菱角、香菜、牛肉、驴肉、羊肝等同食。

同源延伸

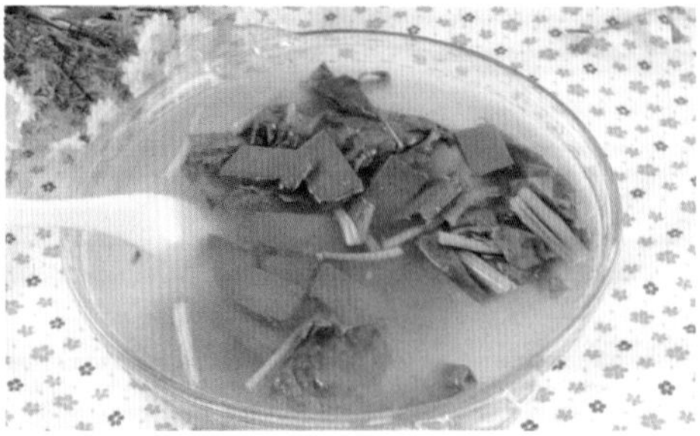

猪血

补血美容、解毒清肠

性温，味甘、苦；含维生素B_2、维生素C、蛋白质、铁、磷、钙等营养成分。具有解毒清肠、补血美容等功效。不宜与黄豆、海带、地黄、首乌等同食。

营养成分

（以100克为例）

热量	320千卡
蛋白质	17克
脂肪	28克
碳水化合物	1.5克
维生素A	44微克

挑选储藏

新鲜猪肉，皮呈乳白色，肥肉部分洁白且有光泽；瘦肉呈均匀红色，表面微干或稍湿，但不粘手，弹性好，指压凹陷立即复原；有猪肉固有的鲜、腥气味。正常冻肉有坚实感，解冻后肉的色泽、气味、含水量等均正常，无异味。袋装猪肉，要注意包装上是否有相关部门出具的动物检疫合格证明或检疫合格标志，及生产日期及保质期。

储藏时，将肉包上保鲜膜，放入冰箱冷冻室，不宜久藏；袋装猪肉，按照包装的标示储藏。

药食两用

【养生食疗】

猪肉炖粉条

► 有助于改善气虚血瘀、肤色萎黄

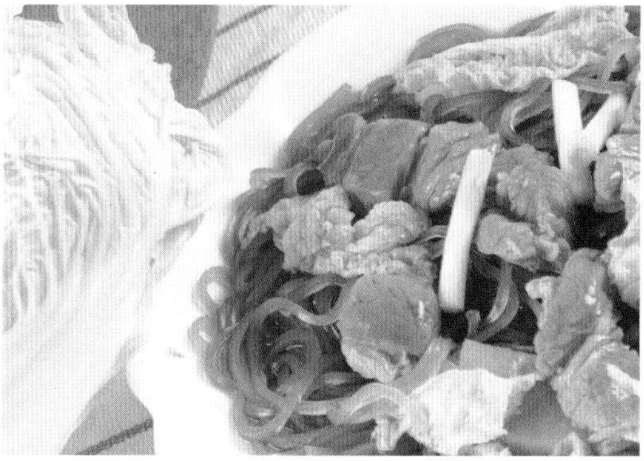

材料

五花肉	500克
白　菜	600克
粉　条	30克
大　葱	适量
食　盐	适量
姜　片	适量
花　椒	适量
生　抽	适量

做法

1 将粉条泡软，把五花肉切成小块、撕片，大葱切段、姜切片备用。

2 将切好的五花肉汆烫1分钟后捞出沥干水。

3 放入五花肉煸炒，调入料酒、白糖、生抽翻炒上色。

4 加入清水没过肉面，用大火烧沸后转小火炖40分钟。放入泡软的粉条和白菜，搅匀后盖上锅盖继续用小火煮5分钟即可。

【养生食疗】

猪蹄炖花生

► 强腰补膝、延缓皮肤衰老

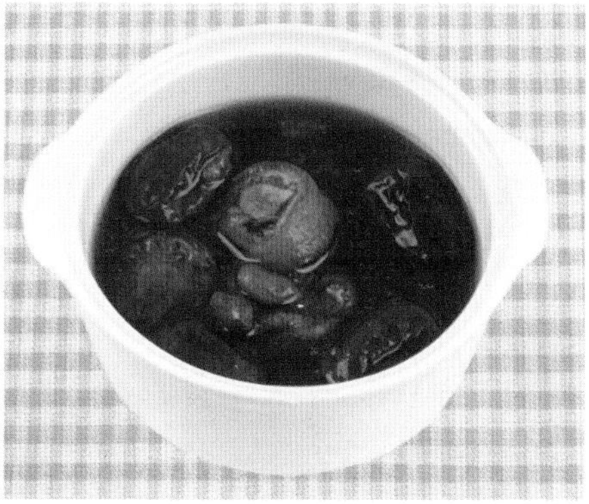

材料

猪　蹄	1只
花　生	100克
红　枣	8克
姜 / 糖	适量
料　酒	1匙
酱　油	4汤匙
食　盐	适量

做法

1 将猪蹄洗净；放入锅中煮透，捞出，冲洗干净。

2 将猪蹄放进锅中炒至微黄色。加入花生、酱油、糖、料酒和适量的水。

3 加入红枣后，以小火炖煮，炖至猪蹄熟透即可。

温中益气

鸡肉

药典记载

《食疗本草》：黑雌鸡，治反胃、腹痛、骨痛、乳痈、安胎。

调食和药

鸡肉，富含维生素、蛋白质等多种有益于人体的营养成分，既是营养良品，又可当治病良药。食疗上，多用母鸡和童子鸡，可炒食、炖食、煮食、蒸食等，肉质细嫩，滋味鲜美，滋身补体。一般人群均可食用，但不宜多吃鸡翅等鸡肉食品，以免引起肥胖。

性味・功效

性温，味甘；
具有补虚填精、健脾益胃、强筋健骨等功效。

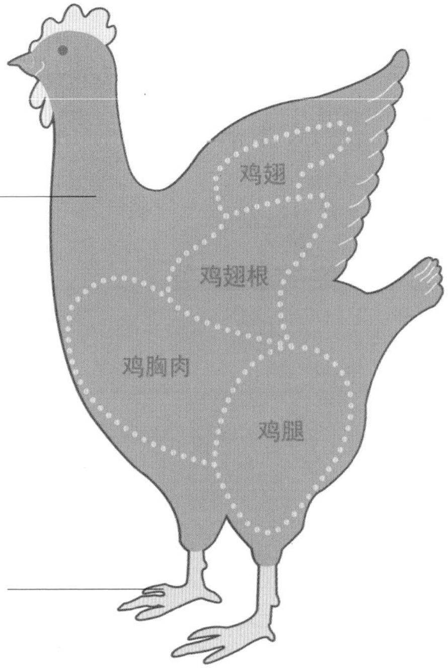

鸡脖：卤制鸡脖肉质细嫩，深受人们的喜爱。

鸡爪：富含胶原蛋白，美容养颜，口感柔嫩有韧性。

解析鸡肉

鸡翅：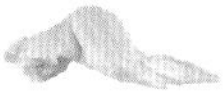
胶原蛋白含量丰富，对于保持皮肤光泽、增强皮肤弹性均有好处；所含维生素A，有助于视力、上皮组织及骨骼的发育等。

鸡腿：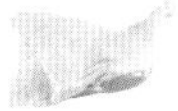
脂肪的含量较多，是整只鸡中铁含量最多的一部分；蛋白质含量高，紧实有嚼劲。

鸡心：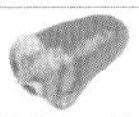
鸡的心脏部分，含有胆固醇、钾等，可以滋补心脏、镇静神经。

鸡胗：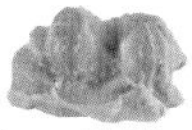
鸡的胃脏，性寒，味甘；可以消食健胃、涩精止遗。

温馨提示

能啼的阉鸡和抱窝鸡忌食。鸡肉不宜与芝麻、菊花、芥末、糯米、李子、大蒜、鲤鱼、鳖肉、虾、兔肉等同食。服用左旋多巴、铁制剂等药物时忌食鸡肉。

同源延伸

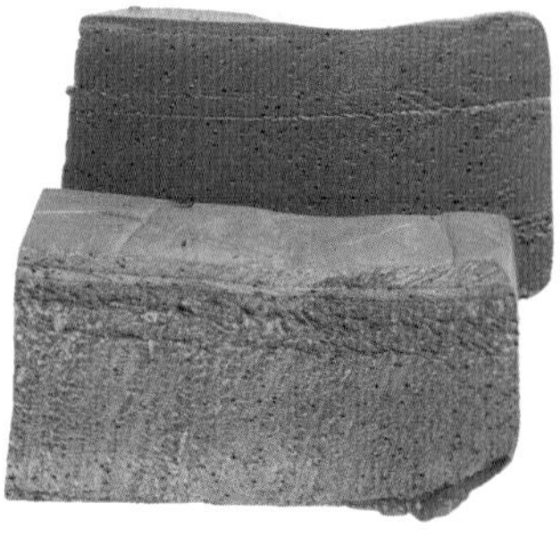

鸡血

补血养血、利水通经

性平，味咸；含铁量较高，且以血红素铁的形式存在，易被人体吸收，有助于防治缺铁性贫血。鸡血制成的血豆腐，是理想的补血佳品，有助于益血补虚、活血等。

营养成分

（以100克为例）

热量	167千卡
蛋白质	19.3克
脂肪	9.4克
碳水化合物	1.3克
维生素A	48毫克

挑选储藏

挑选优质鸡肉，第一，看刀口，刀口应是弯曲且有血渍的；第二，看眼球，饱满而有光泽，呈全开或半开的状态；第三，看鸡爪，不弯曲，且表皮颜色正常；第四，看肉质，一般鸡肉为白色、灰白色和有点浅粉色，肉质不粘手且无异味；第五，看鸡屁股，干净且无其他颜色。对于袋装鸡肉还要看包装上的生产日期和保质期。

储藏时，将鸡肉用保鲜膜包好，放入冰箱冷冻室即可，但存放时间不宜过长，否则鸡肉会变得不新鲜。

药食两用

【偏方验方】

红枣枸杞炖乌鸡

► 有助于改善肝血不足引起的头晕眼花、心悸失眠

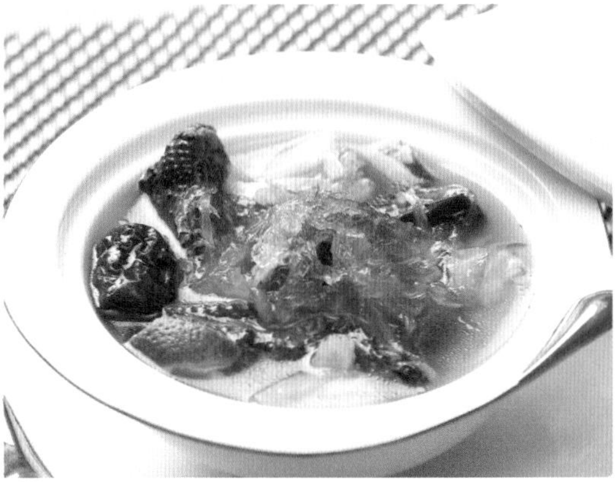

材料

乌　鸡	250克
当　归	25克
何首乌	25克
红　枣	10克
枸杞子	8克
食　盐	适量
姜　片	适量

做法

1 将鸡洗净，切块；何首乌、当归用纱布包好。

2 将鸡肉、纱布包、红枣、盐、姜片、枸杞子放入砂锅，炖约1小时。

【养生食疗】

板栗香菇焖鸡翅

► 补肾益气、强筋健骨

材料

鸡　翅	250克
板　栗	150克
香　菇	60克
食　盐	适量
姜　片	适量
料　酒	适量
食用油	适量

做法

1 板栗去壳；香菇去蒂，洗净；鸡翅洗净，用料酒、盐腌制一会儿。

2 锅中放油，油热后放姜片爆香，再放入香菇、板栗、鸡翅翻炒；加入适量水、盐，焖约30分钟。

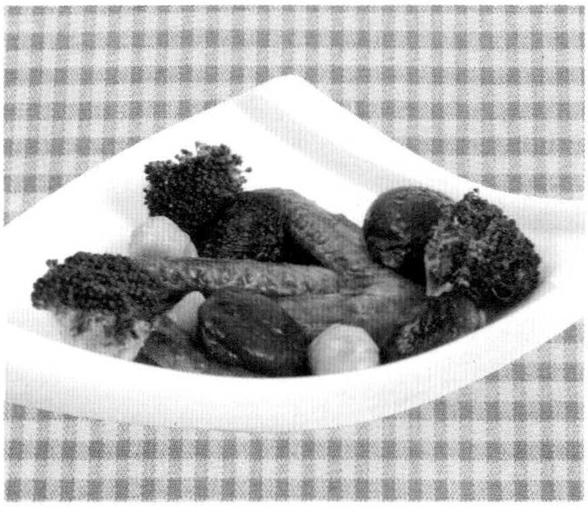

冬令补品 羊肉

药典记载

《本草纲目》：羊肉能暖中补虚、补中益气、开胃健身、益肾气、养胆明目、治虚劳寒冷，五劳七伤。

调食和药

羊肉，鲜嫩可口，营养丰富，是冬季餐桌上常见的美味，堪称补益身体的佳品。中国四大羊肉汤为江苏苏州藏书羊肉汤、山东单县羊肉汤、四川简阳羊肉汤、内蒙古海拉尔羊肉汤，都深受人们的喜爱。此外，羊肉还可炒食、烧食、烤食、涮食等。一般人群均可食用。

性味·功效

性温，味甘；
具有补肾壮阳、补虚温中、补血益气等功效。

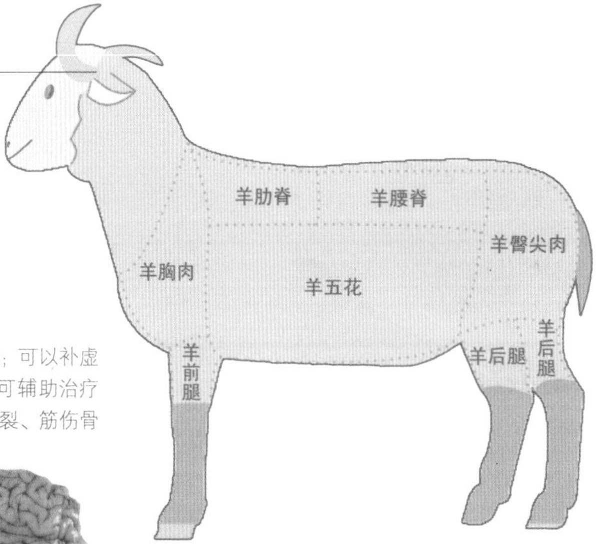

羊脑：性温，味甘；可以补虚健脑、润肤等，还可辅助治疗体虚头昏、皮肤皲裂、筋伤骨折等。

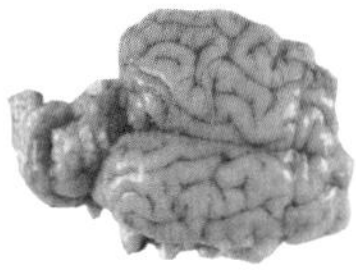

解析羊肉

山羊肉与绵羊肉：

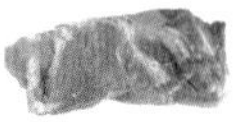

山羊肉肉质发散且粘手；肋骨宽而长。其胆固醇含量比绵羊肉低，对缓解血管硬化及心脏病有一定的食疗作用，适宜高血脂者，尤其是老年人食用。绵羊肉不黏手；肋骨窄而短。其脂肪含量高于山羊肉，所以口感比山羊肉好，有一定的补养功效。

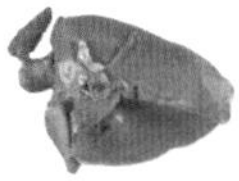

羊肺：
性平，味甘；含有蛋白质、脂肪、钙、磷等多种营养成分，可以补肺气、调水道，有助于缓解肺痿咳嗽、小便不利或频数等。

同源延伸

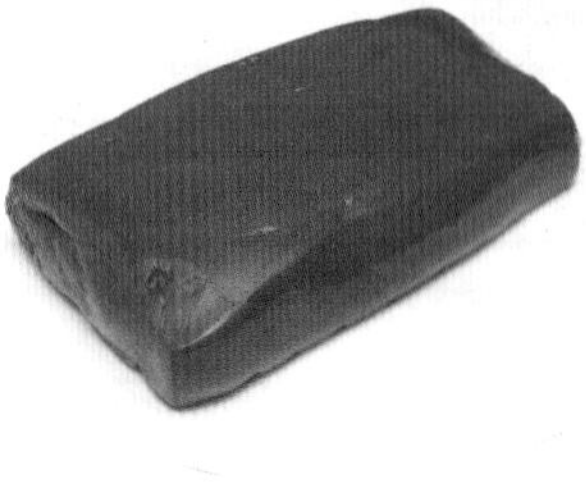

羊血

补血活血、治血化瘀

性平，味咸；含有蛋白质、钙、铁、钠等营养物质，具有活血补血、止血化瘀等功效，有助于治疗肠风痔血、产后血晕、女性崩漏、外伤出血、跌打损伤等，一般人群均可食用。

温馨提示

水肿、疟疾、外感、牙痛及一切热性病症者忌食。忌与红酒、醋、南瓜、乳酪、竹笋、半夏、红豆同食。烹饪时，放入适量甘草、料酒、姜、山楂、孜然等，有助于去其膻气。

营养成分

（以100克为例）

热量	109千卡
蛋白质	18克
脂肪	4克
碳水化合物	2克
维生素A	16毫克

挑选储藏

挑选羊肉时，要选择外观完整，瘦肉色泽红润，脂肪为白色或奶油色，表面湿润且富有弹性；手轻按压，肉有弹性且恢复原状的羊肉。吃火锅时，选择的袋装羊肉，要注意包装上是否有相关部门出具的动物检疫合格证明或标有检疫合格标志，还需注意其生产日期及保质期。

储藏时，将羊肉筋膜剔去，用保鲜膜包好，外面裹上一层报纸或毛巾，放入冰箱冷冻室；袋装羊肉根据包装标示储藏，但存放时间不宜过长。

药食两用

【偏方验方】

海参羊肉汤

► 有助于改善肾虚阳痿、小便频数

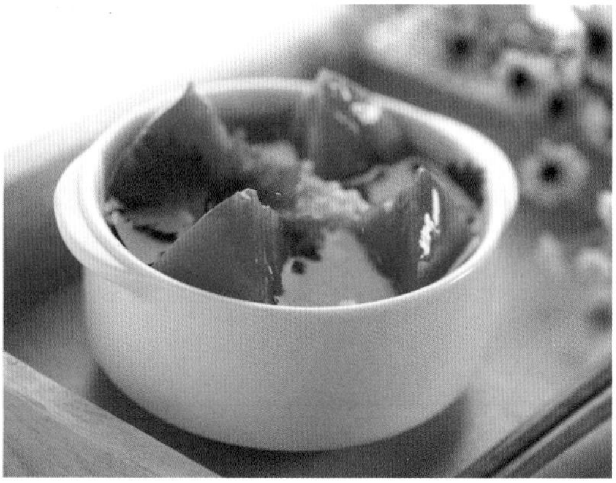

材料

羊肉	250克
海参	50克
食盐	适量
生姜	适量

做法

1. 将羊肉洗净，切片，焯水去浮沫；海参泡发，洗净，切片；姜切丝。
2. 将羊肉、海参、姜丝放入砂锅，加适量清水、盐，大火煮沸，改小火炖约1小时。

【养生食疗】

羊肉炖冬瓜

► 补中健胃、益肾壮阳

材料

羊肉	250克
冬瓜	50克
枸杞	20克
料酒	1匙
姜片	适量
葱段	适量
食盐	适量

做法

1. 羊肉洗净，切块。
2. 冬瓜洗净，去皮，切片。
3. 羊肉用开水焯一下，捞出，清水冲洗掉浮沫。
4. 锅中加水，放入所有材料和调味品，大火煮沸；小火炖约1小时。

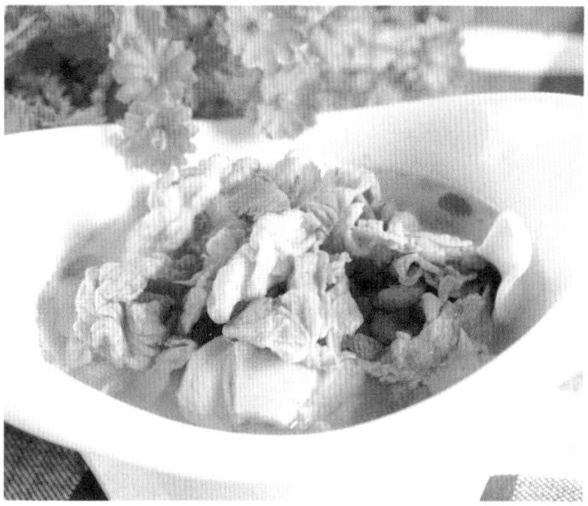

鸡肝

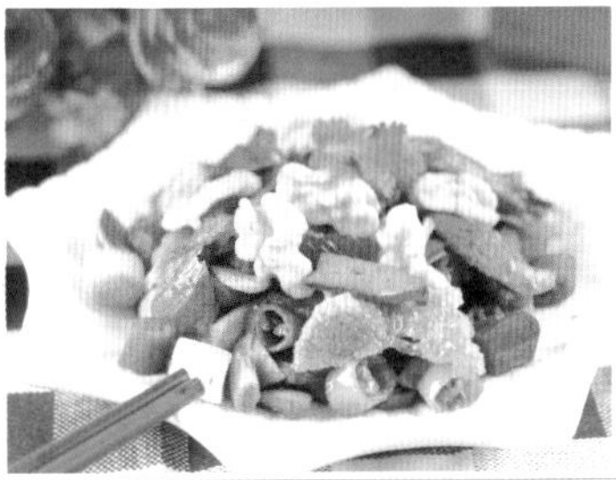

「性　　味」性温，味甘、苦。
「功　　效」补肝养血、温肾益气、明目等。
「营养成分」蛋白质、维生素A、B族维生素等。
「药食两用」与核桃仁、香菇同炒，可以健脑增智、明目养肝。

温馨提示

贫血者和常在电脑前工作者尤为适宜；高脂血症、肝病、高血压和冠心病患者应少食。

鹅肝

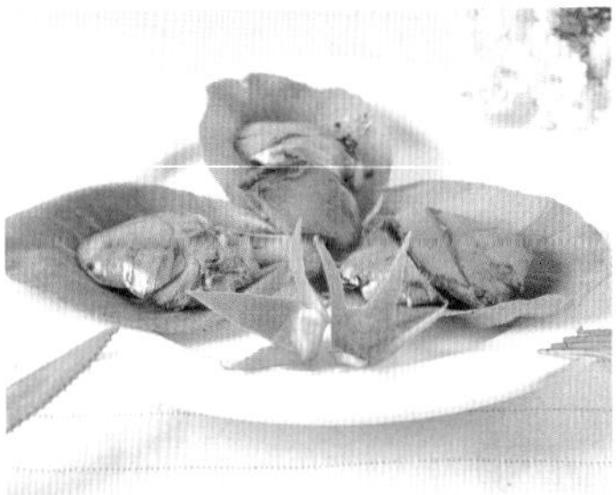

「性　　味」性温，味甘、苦。
「功　　效」补肝、明目、养血等。
「营养成分」蛋白质、维生素A、B族维生素等。
「药食两用」用鹅肝、三七花、绿菜心煲汤食用，可补肝平肝。

温馨提示

挑选鹅肝时，受伤或破损的不要选，一个完整的鹅肝约700～800克。鹅肝为金黄色，鸭肝为象牙色。

鸭肝

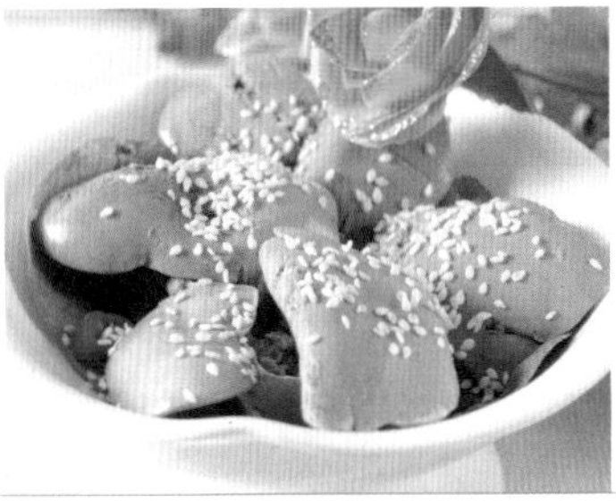

「性　　味」性温，味甘、苦。
「功　　效」补肝、明目、养血等。
「营养成分」维生素C、维生素E、膳食纤维、胡萝卜素等。
「药食两用」鸭肝和菠菜煲汤食用，可以辅助治疗贫血症状。

温馨提示

高脂血症、肝病、高血压和冠心病患者应少食。烹调时间不能太短，以鸭肝完全变成灰褐色，看不到血丝为宜。

猪蹄

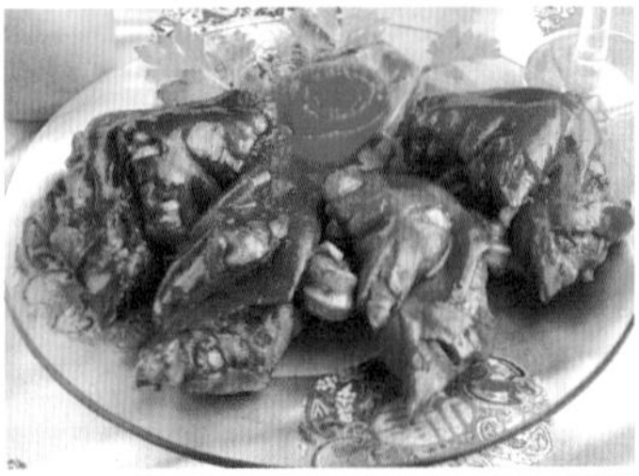

「性　　味」性平，味甘、咸。
「功　　效」补气血、润肌肤、通乳汁等。
「营养成分」多种维生素、胶原蛋白等。
「药食两用」猪蹄、花生和大枣炖煮，可补气养血、美容除皱。

温馨提示

猪蹄与甘草同食，易引起中毒，但可用绿豆清毒。肠胃消化不良的老人不宜多食；患有肝胆病、动脉硬化和高血压病患者慎食。

羊肝

「性　　味」 性凉，味甘、苦。

「功　　效」 养血益精、补肝明目等。

「营养成分」 蛋白质、维生素A、磷等。

「药食两用」 与大米煮粥，有助于缓解肝血不足引起的近视等。

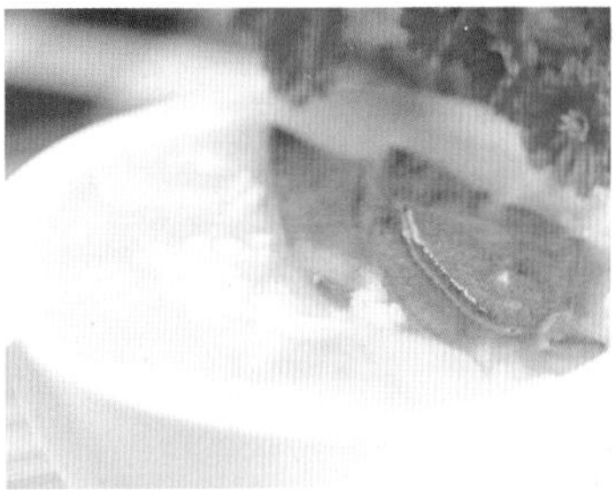

温馨提示

羊肝含胆固醇高，高脂血症患者忌食。忌与生椒、赤豆、苦笋、猪肉同食；不宜与富含维生素C的蔬菜同食。

猪肝

「性　　味」 性温，味甘、苦。

「功　　效」 养肝明目、补气健脾等。

「营养成分」 磷、铁、维生素A等。

「药食两用」 与枸杞煲汤，有助于缓解肝肾阴虚引起的头晕等。

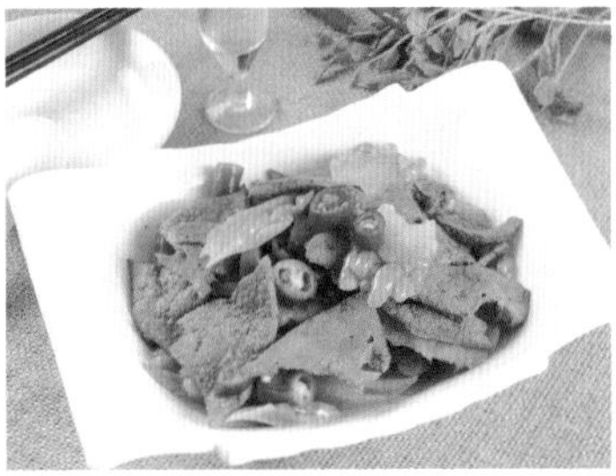

温馨提示

患有高血压、冠心病、肥胖症及血脂高者忌食。忌与荞麦、黄豆、豆腐、鱼肉、山鸡及含大量维生素C的食物同食。

牛肝

「性　　味」 性平，味甘。

「功　　效」 补肝养血、明目清热等。

「营养成分」 蛋白质、磷等。

「药食两用」 与红枣煲汤，有助于缓解血虚引起的头晕等。

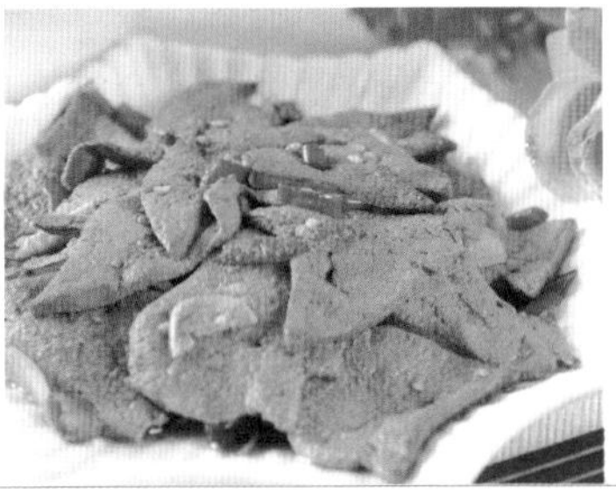

温馨提示

患有高血压、高脂血症者及心血管疾病者忌食。忌与鲍鱼、鲶鱼及含维生素C的食物同食。

猪皮

「性　　味」 性凉，味甘。

「功　　效」 滋阴补虚、滋润肌肤、延缓衰老等。

「营养成分」 蛋白质、胶原蛋白等。

「药食两用」 猪皮和红枣煲制的猪皮红枣羹，可以滋补身体。

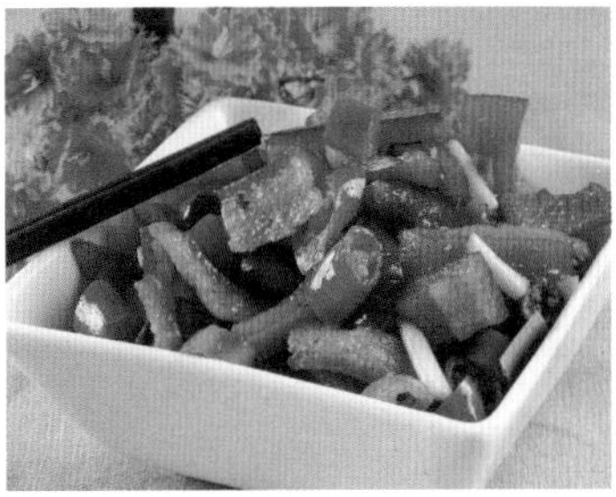

温馨提示

患有肝病、动脉硬化、高血压的患者应慎食；外感咽痛、伤寒下利者忌食。

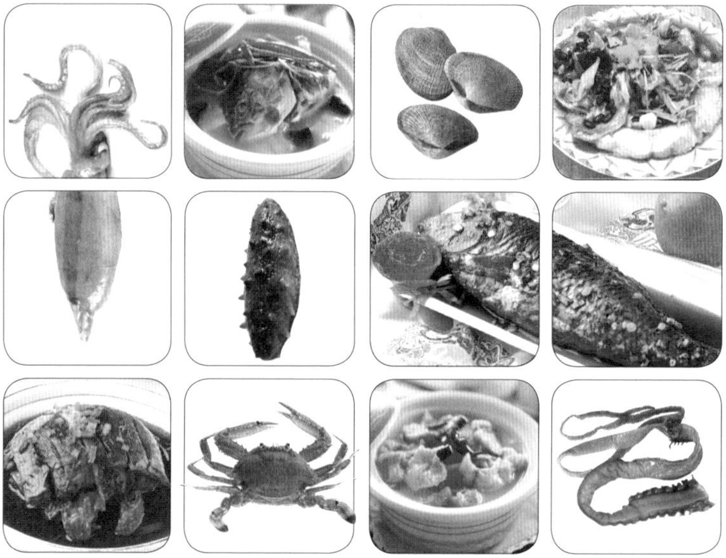

第四章 水产食物健脑补虚

水产，产于江、河、湖、海，捕捞或养殖的各种水生动植物，包括鱼类、虾类、蟹类、贝类及海藻类植物等，含有丰富的蛋白质、低胆固醇、各种微量元素等。经常食用水产类食品，有助于健脑益智，防止动脉硬化，降低胆固醇，预防骨质疏松等。水产品还可以做成各式粥品，营养又美味。

滋阴健阳

海参

药典记载

《本草纲目拾遗》：海参，味甘咸，补肾，益精髓，摄小便，壮阳疗痿，其性温补，足敌人参，故名海参。

调食和药

海参，与人参、燕窝、鱼翅齐名，是世界八大珍品之一。海参营养丰富，肉质细嫩，易于消化，且为高蛋白、低脂肪、低胆固醇的食物，具有提高记忆力、延缓性腺衰老，防止动脉硬化、预防糖尿病及抗肿瘤等作用。一般人群均可食用，尤其适宜老年人、儿童及体质虚弱者食用。

性味·功效

性微寒，味甘、咸；
具有补肾益精、养血润燥、延缓衰老等功效。

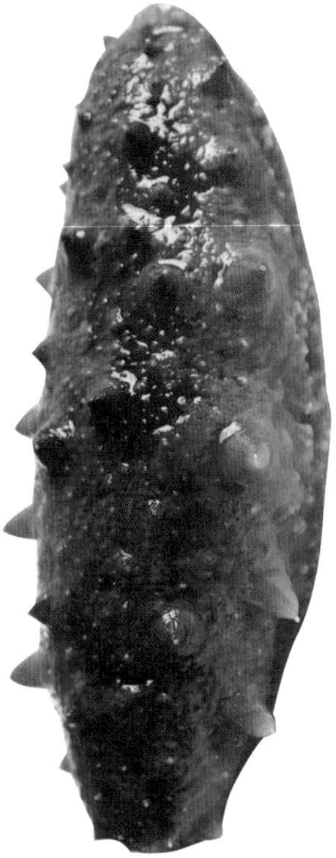

解析海参

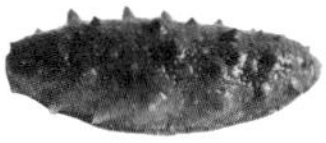

海参：
富含精氨酸、赖氨酸、牛磺酸、钙、磷等人体所需的多种营养成分，有助于促进人体的成长发育及改善骨质疏松等；海参毒素、钼元素，对于抗肿瘤、辐射、癌症有一定的保健功效。此外，海参还有降糖降脂，抗疲劳、衰老，改善睡眠，提高记忆力等多种功效。烹饪前，涨发好的海参应该反复冲洗，以去除残留的化学成分；适宜红烧、葱烧、烩等烹调方法。

海参时令期

10 11 12 …… 5 6

产地分布

主要分布在辽宁、山东等地区。

- 华北地区
- 华东地区
- 华南地区
- 华中地区
- 东北地区
- 西北地区
- 西南地区

温馨提示

患有急性肠炎、菌痢、感冒、咳痰、气喘及大便溏薄、出血兼有瘀滞及湿邪阻滞的患者忌食海参。海参忌与醋同食；忌与葡萄、柿子、山楂、石榴、青果等水果同吃，否则不仅会导致蛋白质凝固，难以消化吸收，还会出现腹痛、恶心、呕吐等症状。

同源延伸

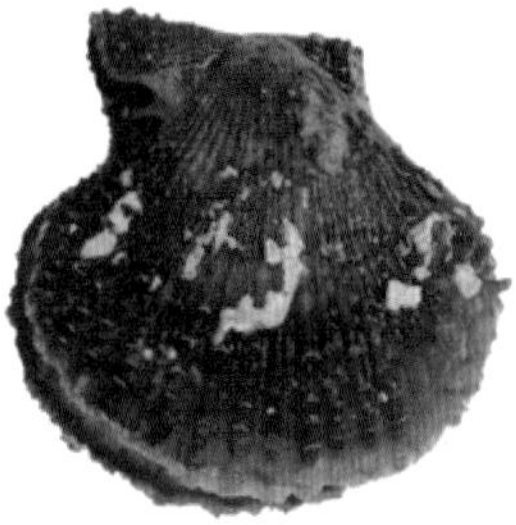

扇贝

滋阴补肾、利五脏

扇贝味甘，咸，性微温，肉色洁白、细嫩、味道鲜美，营养丰富。
中医认为，扇贝具有滋阴、补肾、调中、下气、利五脏之功效，可治疗头晕目眩、脾胃虚弱等症。更适宜高胆固醇、高血脂体质人群食用。

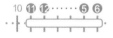

挑选储藏

海参多为干制品，挑选时，应选择形体饱满，质重皮薄，肉壁肥厚的；水发后涨性大，糯而滑爽，有弹性，无沙粒的。水发海参色泽鲜亮，内部无硬心，肉质有弹性，肉刺完整的；同时，还要注意干制海参的生产日期及保质期。

储藏时，发好的海参，用凉水浸泡，每天换水2~3次，不宜久存；干海参要放在干燥、防潮的容器或袋子中。

营养成分

（以100克为例）

热量	78千卡
蛋白质	16.5克
脂肪	0.2克
碳水化合物	2.5克
膳食纤维	0.1克

药食两用

【偏方验方】

海参糯米粥

► 可以辅助治疗冠心病

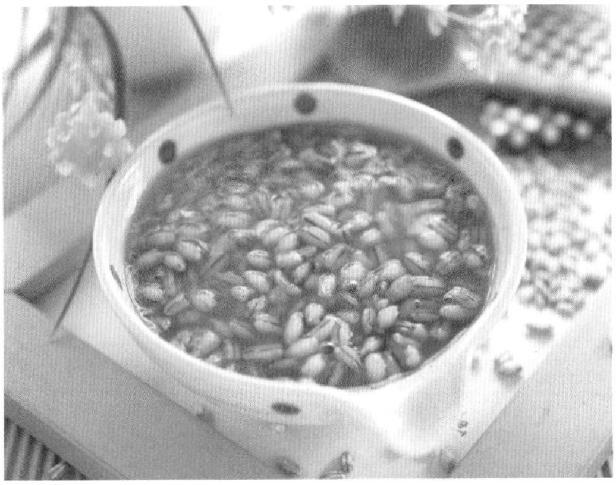

材料

海　参	200克
糯　米	100克
冰　糖	适量

做法

1. 将海参泡发，去内脏，洗净，切成小块。
2. 糯米洗净，浸泡约1小时。
3. 海参、糯米放入锅中，加适量水；大火煮沸，小火煮至熟；调入冰糖即可。

【养生食疗】

海参羊肉汤

► 补肾益精、养血润燥

材料

海　参	200克
羊　肉	200克
葱　段	15克
姜　片	8克
胡椒粉	适量
食　盐	适量

做法

1. 将海参泡发，去内脏，洗净，切块。
2. 羊肉洗净，切块，焯水去浮沫。
3. 羊肉放入锅中，加适量水，煮沸；放入海参、姜、葱、盐，煮至熟；胡椒粉调味即可。

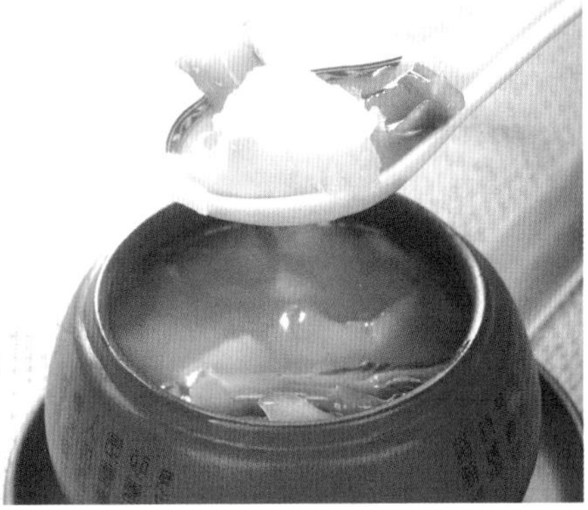

舒筋利骨

鲳鱼

药典记载

《岭表录异》：鲳鱼，形似鳊鱼，肉甚厚，肉白如凝脂，止有一脊骨。治之以姜葱、粳米，其骨自软。

调食和药

鲳鱼，又称平鱼，体短而高，极侧扁，略呈菱形，是一种身体扁平的海鱼。鲳鱼刺少、肉厚嫩，味道鲜美，富含高蛋白、不饱和脂肪酸和多种微量元素，有助于降低胆固醇、延缓衰老等，是天然的滋补佳品，深受人们喜爱，一般人群均可食用，尤其适宜体质虚弱、脾胃气虚者食用。

性味·功效

性平，味甘；
具有益气养血、补胃益精、滑利关节等功效。

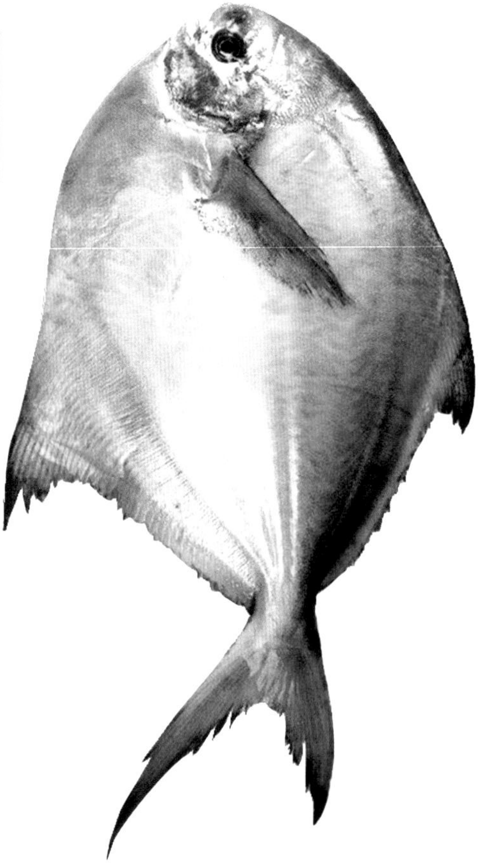

鲳鱼时令期

5 6 7 8 9 10 11

产地分布

主要分布在浙江、福建、广东等地区。

华北地区　华东地区
华南地区　华中地区
东北地区　西北地区
西南地区

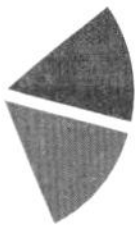

解析鲳鱼

鲳鱼：
含丰富的微量元素硒和镁，对冠状动脉硬化等心血管疾病有一定的预防作用，并有助于延缓机体衰老，预防癌症的发生；丰富的不饱和脂肪酸，有降低胆固醇的功效，适宜高血脂、高胆固醇者食用。鲳鱼还可用于辅助治疗小儿久病体虚、气血不足、倦怠乏力、食欲不振等症。鲳鱼与粳米、姜、葱煮食，可以健脾益胃，适用于脾胃虚弱等。

同源延伸

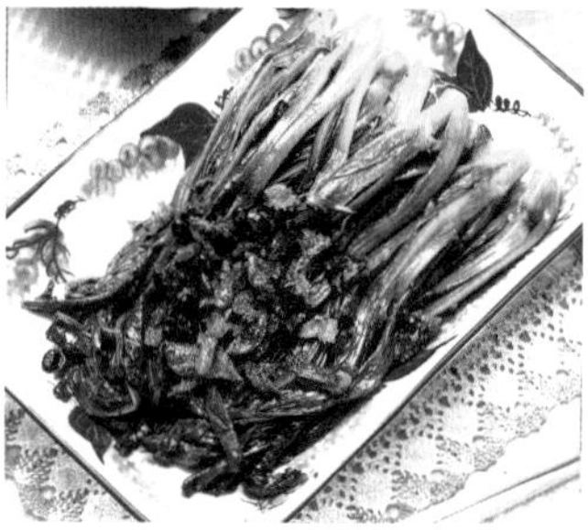

鲮鱼

益气养血、强筋健骨

性平，味甘；含有蛋白质、维生素、硒等营养元素，可以益气血、健筋骨、通小便等，对缓解小便不利、热淋、膀胱结热、脾胃虚弱有一定的保健功效。鲮鱼除烧食、炖食外，还可加工做成豆豉鲮鱼罐头、冻鲮鱼等，比如我们经常食用的豆豉鲮鱼油麦菜，一般人群均可食用。

温馨提示

鲳鱼属于发物，有慢性疾病和过敏性皮肤病者忌食。鲳鱼忌用动物油炸制；忌与牛羊肉同食。鲳鱼腹中鱼子有毒，能引发痢疾，忌食。

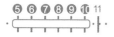

营养成分

（以100克为例）

热量	140千卡
蛋白质	18.5克
脂肪	7.3克
碳水化合物	0.2克
膳食纤维	0.1克

挑选储藏

挑选鲳鱼时，应选择鱼体近菱形，扁侧，口小的；背部青灰色，体两侧银白色，体背为小圆鳞的；背鳍和臀鳍较长，且对称，胸鳍大，无腹鳍，尾鳍深叉形，下叶长于上叶的鲳鱼。

储藏时，将鲳鱼去内脏，洗净，控干水分；用保鲜膜包好，置于冰箱冷冻室。烹饪好的鲳鱼，用保鲜膜封好，置于冰箱冷藏，但应尽快食用，否则鱼肉会不新鲜。

药食两用

【偏方验方】

参归鲳鱼

► 有助于改善脾胃虚弱

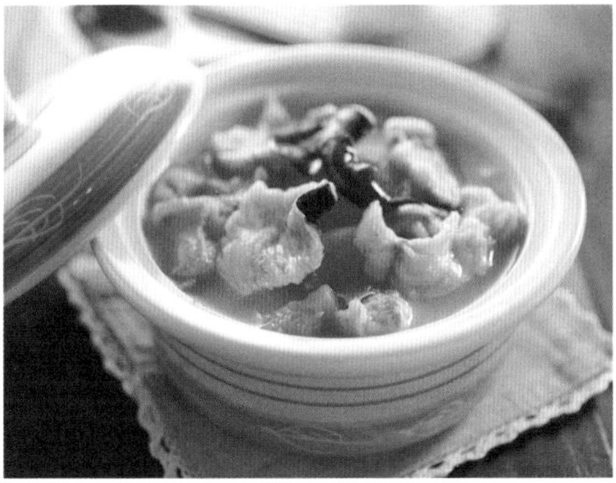

材料

鲳　鱼	200克
党　参	20克
当　归	15克
姜　丝	适量
葱　段	适量
料　酒	适量
食　盐	适量

做法

1. 将鲳鱼去内脏，洗净备用。
2. 将党参、当归放入锅中加水煎煮；煮沸后去渣；将鲳鱼放入其中，加入料酒、盐、姜丝、葱段，炖约1小时即可。

【养生食疗】

材料

鲳　鱼	300克
豆瓣酱	20克
酱　油	1匙
料　酒	1匙
姜、葱	适量

做法

1. 将鲳鱼去内脏，洗净，沥干水分。
2. 锅中放油，油热后放入鲳鱼略炸，捞出控油。
3. 用锅中剩余油，放入豆瓣酱翻炒，放姜、葱煸炒；放入鲳鱼、酱油、料酒及少许水；大火煮沸，小火炖约30分钟。

红烧鲳鱼

► 舒筋利骨、补胃益精

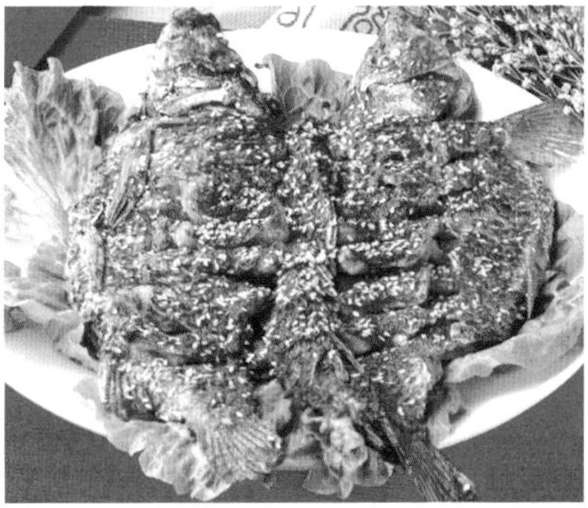

和中补虚 鲫鱼

药典记载

《唐本草》：合莼作羹，主胃弱不下食。《随息居饮食谱》：外感邪盛时勿食，嫌其补也，余无所忌。

调食和药

鲫鱼，我国常见的淡水鱼，肉质细嫩，味道鲜美，含有蛋白质、脂肪、维生素、核黄素、钙、磷、铁等成分，可做粥、做汤、做菜、做各式小吃等，尤其适于做汤，鲫鱼汤不但味香汤鲜，且有较强的滋补作用，一般人群均可食用，尤其适宜中老年人和病后虚弱者及产妇食用。

性味·功效

性平，味甘；
具有补脾开胃、利水除湿等功效。

鲫鱼时令期

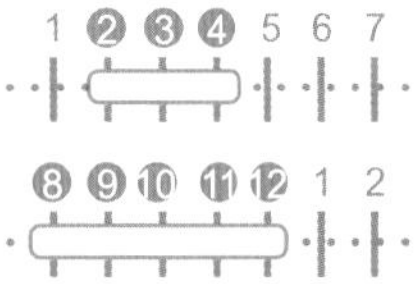

产地分布

主要分布在辽宁、湖北、浙江、江苏等地区。

华北地区　华东地区
华南地区　华中地区
东北地区　西北地区
西南地区

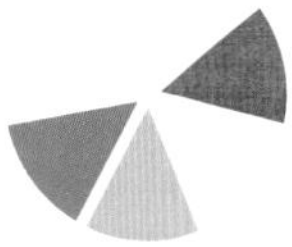

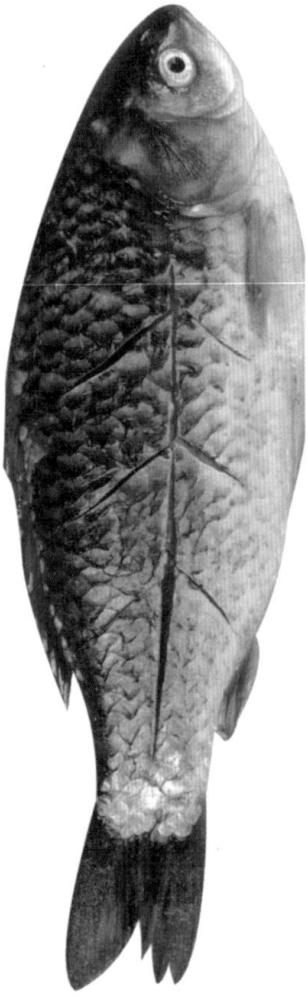

解析鲫鱼

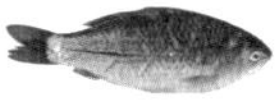

鲫鱼：
富含优质蛋白质，易于消化吸收，是肝肾疾病，心脑血管疾病患者的良好蛋白质来源，有助于增强抗病能力。特别适宜肝炎、肾炎、高血压、心脏病、慢性支气管炎等疾病患者食用。鲫鱼搭配商陆、赤小豆做成的鲫鱼赤小豆汤，具有补脾、利水消肿等功效，适宜水肿脾虚者食用。

温馨提示

感冒发热期间不宜多吃鲫鱼。鲫鱼忌与大蒜、砂糖、芥菜、沙参、蜂蜜、猪肝、鸡肉、鹿肉，以及中药麦冬、厚朴等同食。吃鲫鱼前后忌喝茶。在洗净的鲫鱼上洒些黄酒或牛奶，有助于祛除腥味。冬令时节食鲫鱼最佳；鲫鱼与豆腐搭配炖汤，汤鲜味美，营养丰富。

同源延伸

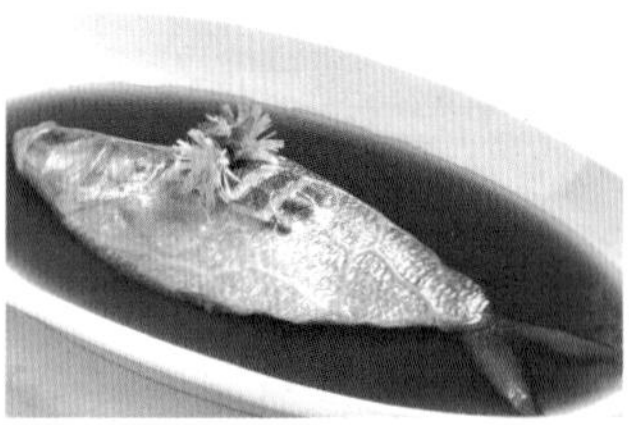

鲥鱼

补脾益气、温中开胃

性平，味甘；味鲜肉细，营养价值高，富含蛋白质、脂肪、核黄素及钙等，能补脾益气、温中开胃；鲥鱼所含的不饱和脂肪酸，有助于降低胆固醇，对防止血管硬化、预防高血压和冠心病等也有一定的辅助作用。鲥鱼鳞有清热解毒的功效，有助于治疗疮、下疳、水火烫伤等，所以可以带鳞烹饪。

挑选储藏

挑选鲫鱼时，新鲜鲫鱼眼睛略凸，眼球黑白分明；不新鲜的鲫鱼眼睛凹陷，眼球混浊。鲫鱼身体扁平，色泽偏白，肉质会比较鲜嫩。不宜买体形过大，颜色发黑的鲫鱼。

储藏时，活鲫鱼可放在水盆中，每天换水；或者将去鳞及肠杂的鲫鱼，装入保鲜袋，置于冰箱冷冻即可。若为烹饪好的鲫鱼，可以盛在盘子里，用保鲜膜封好，但应尽快食用，经过再次加热的鲫鱼，口感较差。

营养成分

（以100克为例）

热量	108千卡
蛋白质	17.1克
脂肪	2.7克
碳水化合物	3.8克
维生素A	17毫克

药食两用

【偏方验方】

鲫鱼猪蹄汤

► 有助于改善产后乳汁不足

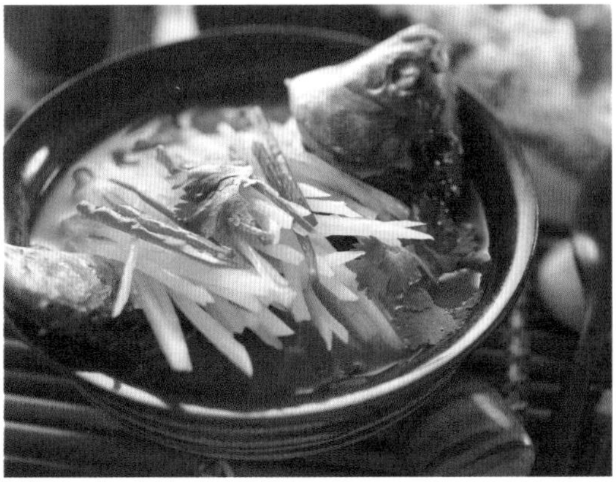

材料

鲫　鱼	250克
猪　蹄	200克
姜　片	适量
食　盐	适量

做法

1 将鲫鱼去鳞、肠杂，洗净。

2 猪蹄去毛，洗净，切块。

3 将鲫鱼和猪蹄放入砂锅，加适量水、姜片、盐，炖约2小时即可。

【养生食疗】

山药蒸鲫鱼

► 调理肾脏、补阳壮气

材料

鲫　鱼	300克
山　药	100克
葱　段	适量
姜　片	适量
食　盐	适量
料　酒	适量

做法

1 将鲫鱼去鳞、肠杂，用料酒、盐腌约15分钟。

2 山药去皮，切片，铺在盘底；鲫鱼放在盘子上，再放葱段、姜片、盐及少许水，放在锅中蒸约45分钟。

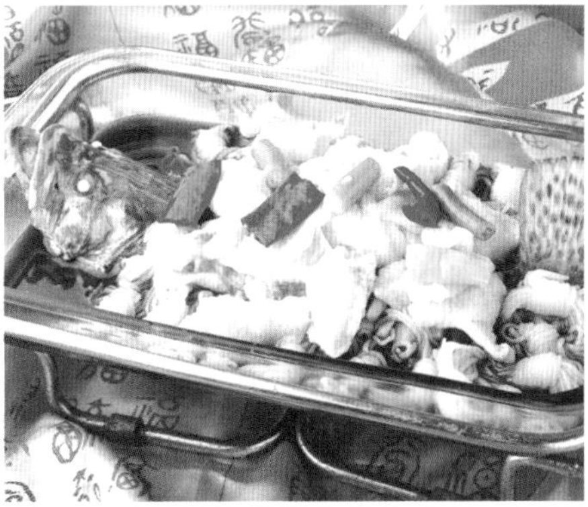

暖胃和中

草鱼

调食和药

草鱼，我国的淡水养殖鱼类，与鲢鱼、鳙鱼、青鱼合称『四大家鱼』。草鱼个体大，肉质细嫩、鲜美，肌间刺少，深受人们喜爱。草鱼肉嫩而不肥，适宜身体瘦弱、食欲不振者常食，有助于开胃、滋补。一般人群均可食用，尤其适宜虚劳、风虚头痛、久疟者食用。

药典记载

《本草纲目》说草鱼能暖胃和中，《医林纂要》还说它有平肝祛风、治痹、截疟的功效，有较高的药用价值。

性味·功效

性温，味甘；
具有暖胃和中、平降肝阳、益肠明目等功效。

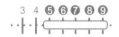

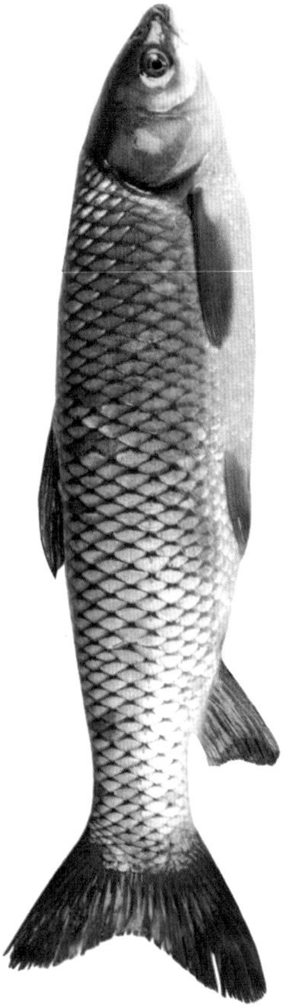

解析草鱼

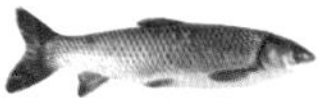

草鱼：富含不饱和脂肪酸，有利于人体的血液循环，心血管疾病患者可以常食；所含的硒元素，有抗衰老、美颜润肤的功效，对肿瘤也有一定的食疗防治作用。对于身体瘦弱、食欲不振的人来说，草鱼肉嫩而不腻，经常食用，有助于开胃、滋补。草鱼和冬瓜炖食可有效缓解高血压、头痛眼花、肝阳上亢等。

草鱼时令期

3 4 ⑤⑥⑦⑧⑨

产地分布

主要分布在除新疆和青藏高原以外的广东至东北的平原地区。

- 华北地区
- 华东地区
- 华南地区
- 华中地区
- 东北地区
- 西北地区
- 西南地区

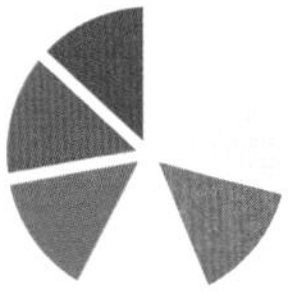

温馨提示

烹饪草鱼时，不需要放味精。草鱼鱼胆有毒不能食用。新鲜的草鱼，煮时火候不宜太大，以免将鱼肉煮散。草鱼与豆腐同食，有助于补中调胃、利水消肿，对心肌及儿童骨骼生长有益，还可作为冠心病、高血脂、儿童发育不良、水肿、肺结核、产后乳汁少者的佳补食疗。

同源延伸

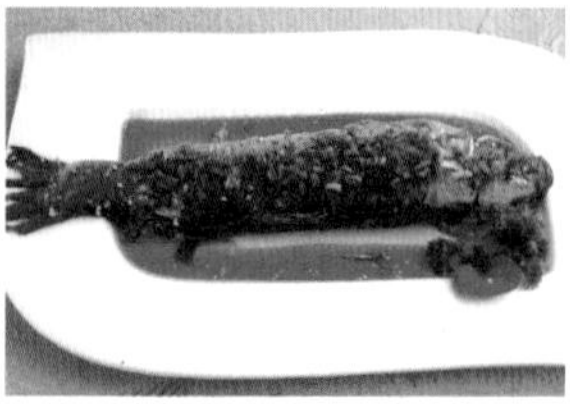

青鱼

抗衰老、养肝明目

性平，味甘；含蛋白质、脂肪、硒、碘、核酸等营养成分，有益气化湿、养肝明目、和中养胃、抗衰老等功效。青鱼在“四大家鱼”中生长最快，蛋白质含量高，是淡水鱼中的上品，是餐桌常客。青鱼忌与李子、荆芥、白术、苍术同食。熏青鱼是一道美味菜肴，可以防病、益智强身，有“青鱼三献，美压百珍”之说。

营养成分
（以100克为例）

热量	96千卡
蛋白质	17.7克
脂肪	2.6克
碳水化合物	0.5克
钙	40微克

挑选储藏

挑选草鱼时，应选择在水中游动自如，呼吸均匀，对外界刺激较敏感，表面黏液清洁透明，无伤，不掉鳞的；若草鱼肚皮朝上不能直立，或是游动缓慢、反应迟钝，黏液脱落，则不宜选择。

储藏时，将草鱼放在盛水的容器中，可以往鱼嘴里滴几滴白酒或白醋，然后置于阴凉处，每天换水即可；也可将草鱼内脏去除，不去鳞，浸泡在盐水中或装入保鲜袋，置于冰箱冷冻室。

药食两用

【偏方验方】

草鱼片汤

► 可以辅助治疗伤风感冒

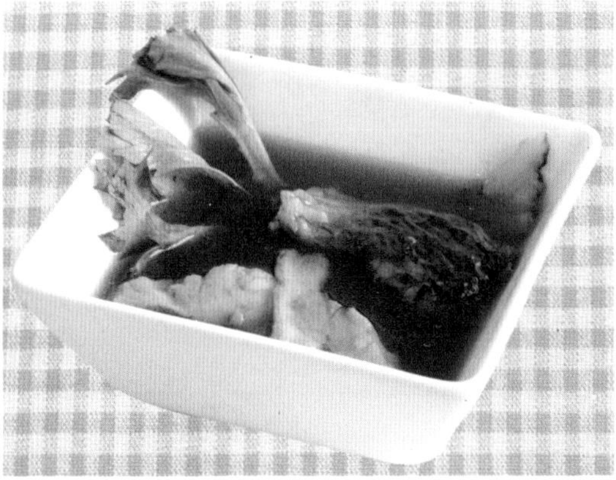

材料

草　鱼	300克
米　酒	1匙
生　姜	适量
食　盐	适量

做法

1. 将草鱼去鳞、内脏，洗净，切片；生姜切丝。
2. 锅中加水，放入草鱼片、姜、米酒及适量盐；大火煮沸，小火炖约30分钟，趁热食用。

【养生食疗】

草鱼豆腐

► 暖胃和中、补虚益气

材料

草　鱼	200克
豆　腐	100克
料　酒	1匙
酱　油	1匙
葱　段	适量
姜　丝	适量

做法

1. 将草鱼去鳞、内脏，洗净；豆腐切成小块。
2. 锅中放油，油热后放入草鱼煎炸；加入料酒、酱油和适量水煮沸；放入豆腐、葱段、姜丝，炖至鱼熟。

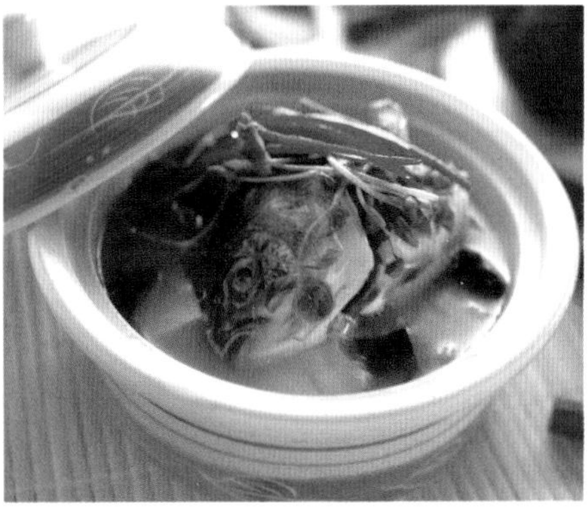

补虚润肤

鱿鱼

调食和药

鱿鱼，富含蛋白质、钙、磷、铁、硒、碘等多种对人体有益的营养成分，具有高蛋白、低脂肪、低热量的优点，可以滋阴养胃、补虚润肤等，经常食用有助于骨骼的发育及预防贫血等，是一种名贵的海产品。一般人群均可食用，尤其适宜患有心血管疾病及中老年人群食用。

药典记载

现代医学发现，鱿鱼中虽然胆固醇含量较高，但同时含有一种物质——牛磺酸，有抑制胆固醇在血液中蓄积的作用。

性味·功效

性平，味甘；
具有滋阴养胃、补虚润肤、缓解疲劳等功效。

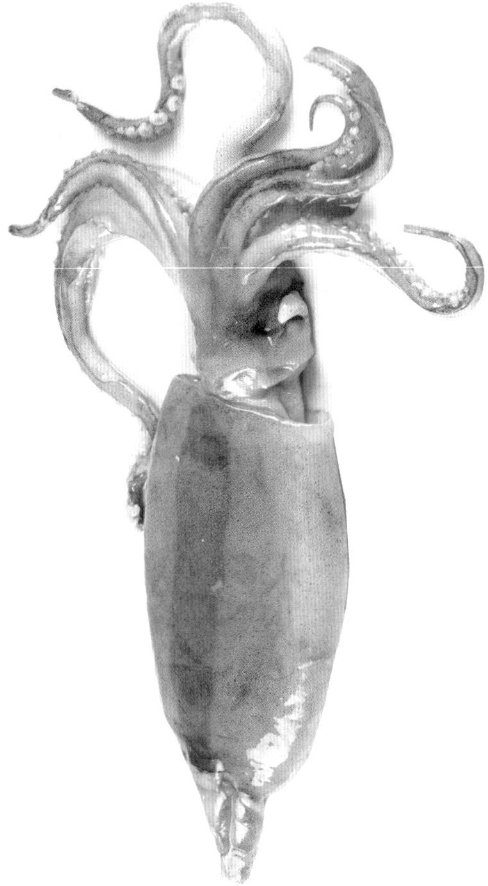

解析鱿鱼

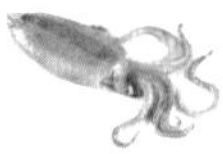

鱿鱼：
含有丰富的不饱和脂肪酸及牛磺酸，经常食用，可有效减少血管壁内所累积的胆固醇，是预防血管硬化、胆结石等的保健食物；还有助于缓解疲劳，恢复视力，改善肝脏功能，补充脑力，预防老年痴呆症等。鱿鱼含有的多肽和硒，有抗病毒、抗辐射的功效。鱿鱼富含钙、磷、铁元素，有利于骨骼发育和造血，有助于改善贫血。鱿鱼与菠萝或猪蹄搭配，有助于促进儿童的生长发育；与西红柿搭配，有护精的作用。

鱿鱼时令期

4 5 6 7 8 9 10

产地分布

主要分布在广东、福建、浙江、山东、辽宁等地区。

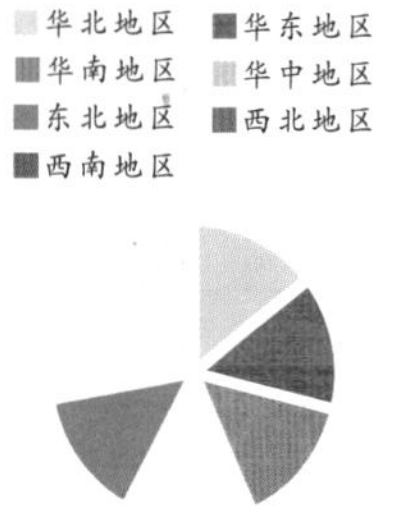

温馨提示

湿疹、荨麻疹患者忌食鱿鱼；高血脂、高胆固醇血症、动脉硬化等心血管疾病及肝病患者应慎食。水中加白醋，浸泡约10分钟，在鱿鱼的背上划个“十字”，拉十字开口，能较容易地去掉鱿鱼皮。

同源延伸

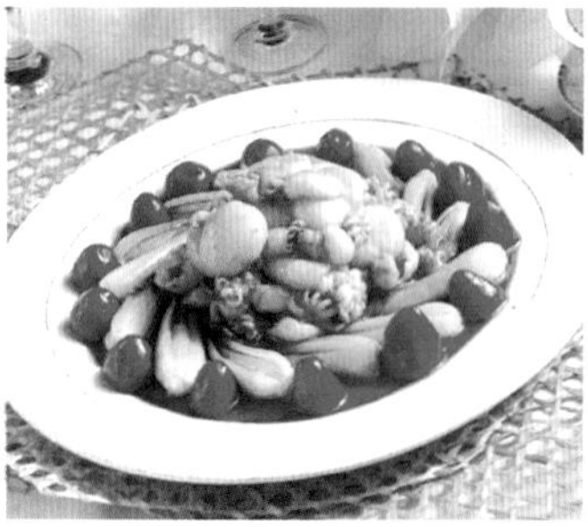

墨鱼

补脾益肾、美颜润肤

性平，味咸；可以养血、通经、催乳、补脾益肾，有助于治疗女性经血不调等。墨鱼全身是宝，是高蛋白、低脂肪的滋补佳品，也是女性塑造体形、保养肌肤的保健食品。墨鱼可红烧、爆炒、熘、炖、烩、凉拌、做汤，还可做成墨鱼丸等，一般人群均可食用，但墨鱼忌与茄子同食。

营养成分

（以100克为例）

热量	75千卡
蛋白质	17克
脂肪	0.8克
碳水化合物	3.1克
膳食纤维	0.1克

挑选储藏

挑选鱿鱼时，应选择体形完整坚实，呈粉红色，有光泽，体表面略显白霜，肉肥厚，半透明，背部不红的；劣质鱿鱼体形瘦小残缺，颜色赤黄略带黑，无光泽，表面白霜过厚，背部呈黑红色，不宜选择。若选择袋装鱿鱼，应注意其生产日期及保质期。

储藏时，将鱿鱼去除内脏和杂质，洗净，沥干水分，用保鲜膜包好，放入冰箱冷冻室。袋装鱿鱼按照包装标示储存即可。

药食两用

【偏方验方】

鱿鱼姜汤

► 有助于改善脏腑经络之气不足、元气虚弱

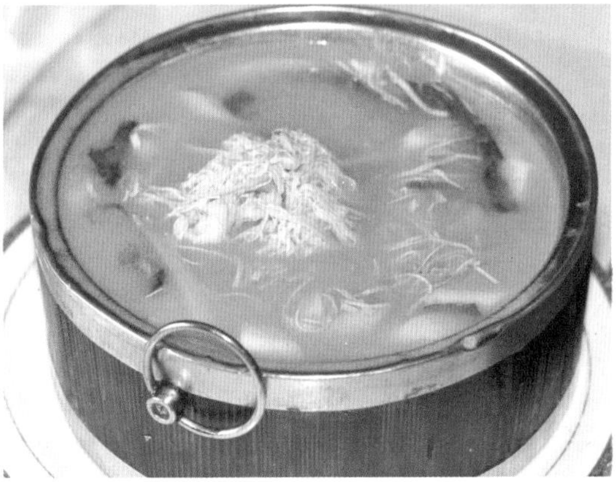

材料

鱿　鱼	250克
生　姜	20克
食　盐	适量
胡椒粉	适量

做法

1. 将鱿鱼洗净，切条。
2. 姜洗净，切片。
3. 将鱿鱼、姜片及适量盐、胡椒粉放入砂锅；加适量水，大火煮沸，小火煮至鱿鱼熟。

【养生食疗】

鱿鱼鸡汤

► 滋阴益胃、温热祛寒

材料

鱿　鱼	250克
鸡　肉	200克
姜　片	适量
食　盐	适量

做法

1. 将鱿鱼洗净，切丝。
2. 鸡去内脏，洗净。
3. 将鱿鱼、鸡、姜片放入砂锅，加入适量水和盐；大火煮沸；小火炖约1小时。

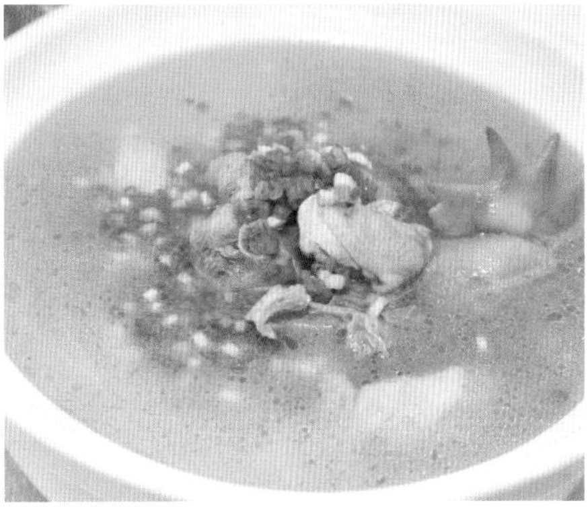

海底牛奶

牡蛎

药典记载

《本草纲目》：牡蛎，化痰软坚，清热除湿，止心脾气痛，痢下，赤白浊，消疝瘕积块，瘿疾结核。

调食和药

牡蛎肉，肥美爽滑，味道鲜美，营养丰富，素有『海底牛奶』的美称，也是健肤美容、防治疾病的珍贵食物。鲜牡蛎肉通常有清蒸、鲜炸、生炒、炒蛋、煎蚝饼和煮汤等多种食用方法；也是唯一可以生食的贝类，一般人群均可食用，尤其适宜体质虚弱、颈淋巴结核、瘰疬者食用。

性味·功效

性微寒，味咸、涩；
具有安神宁心、滋补强壮、健肤美容等功效。

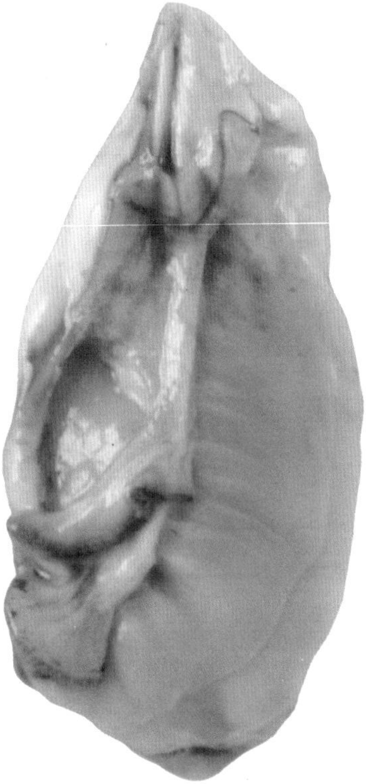

牡蛎时令期

6 7 8 9 10 11 12

产地分布

主要分布在辽宁、山东、江苏、浙江、福建、广东等地区。

华北地区 华东地区
华南地区 华中地区
东北地区 西北地区
西南地区

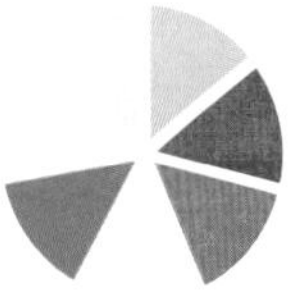

解析牡蛎

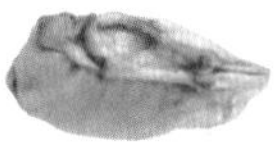

牡蛎：
含18种氨基酸、肝糖元、B族维生素、牛磺酸和钙、磷等营养成分，常食有助于提高机体免疫力、降压降脂等。牡蛎富含核酸，核酸在蛋白质合成中起重要作用，有助于延缓皮肤老化，减少皱纹的形成；所含的碳酸钙，具有收敛、制酸、止痛等作用，有利于胃及十二指肠溃疡等病症的愈合；牡蛎还有益智健脑、益胃生津、强筋健骨、细肤美颜、延年益寿等保健功效。牡蛎与海带搭配，可以滋养补虚、软坚散结，适用于小儿体虚，阴虚潮热盗汗，心烦不眠等。

同源延伸

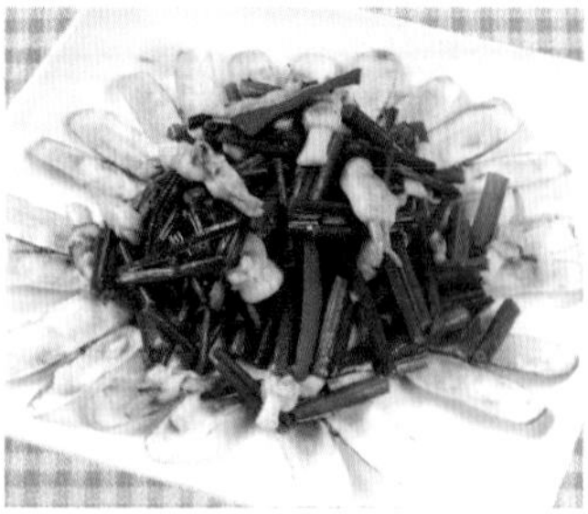

蛏子

滋阴补虚、清热除烦

性寒，味甘、咸；富含蛋白质、钙、硒、维生素等多种营养元素，味道鲜美，具有滋阴补虚、清热除烦、解酒毒等多种功效，常用于产后虚损、烦热口渴、醉酒等；其壳对治疗胃病、咽喉肿痛有一定的辅助疗效。其中温州苍南的蛏子最为独特，有“海洋里的人参”之称。

温馨提示

虚而有寒者忌食牡蛎。牡蛎忌与麻黄、吴茱萸、辛夷等同食。食用牡蛎时，忌饮啤酒。阴虚火旺者食用牡蛎时，可与玄参、麦冬、黄连等同食。

挑选储藏

挑选牡蛎时，要挑选壳色黑白明显的，以去壳后的牡蛎肉完整丰满，边缘乌黑，肉质带有光泽、有弹性者为佳。如果牡蛎韧带处泛黄或者发白，说明已不新鲜，不宜选择。

储藏牡蛎时，用清水洗刷干净，放入水盆里，滴几滴香油，但保存时间较短；连壳煮一下，把肉取出来，装入保鲜袋，放入冰箱冷冻室，保存时间较长。

营养成分

（以100克为例）

热量	73千卡
蛋白质	5.3克
脂肪	2.1克
碳水化合物	8.2克
膳食纤维	0.1克

药食两用

【偏方验方】

牡蛎小米粥

► 有助于缓解胃炎、消化性溃疡

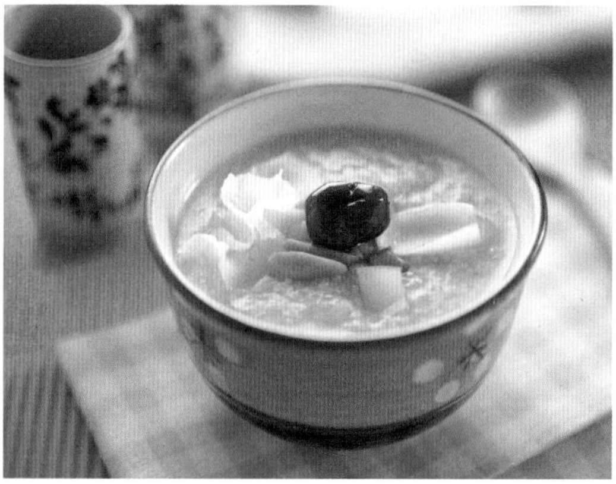

材料

牡蛎肉	80克
小　米	100克
姜　丝	适量
食　盐	适量

做法

1 将小米淘洗干净；牡蛎肉用盐水浸泡，洗净，切成小块，放入锅中煮至六成熟。

2 将小米放入砂锅，加适量清水煮沸；放入牡蛎肉、姜丝，煮至熟；加入适量食盐即可。

【养生食疗】

牡蛎瘦肉汤

► 养血安神、平肝潜阳

材料

瘦猪肉	200克
牡蛎肉	100克
夏枯草	30克
红　枣	20克
食　盐	适量
姜　片	适量

做法

1 将牡蛎肉洗净，切块；猪肉洗净，切片；夏枯草去杂，洗净。

2 将牡蛎、猪肉、夏枯草放入锅中，加入适量清水、红枣、姜片，煮至熟；放入食盐调味即可。

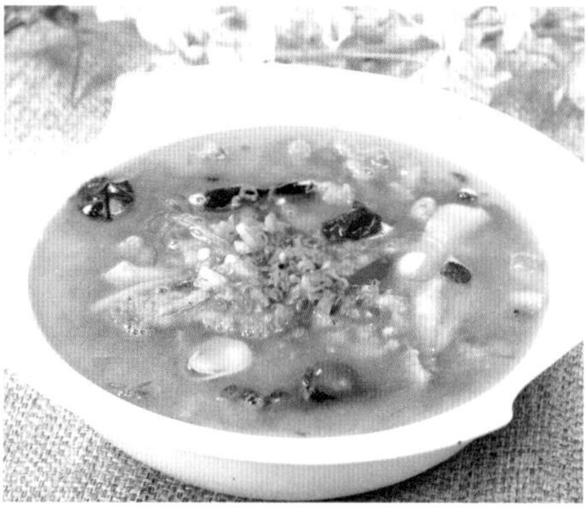

补脾健胃

鲤鱼

调食和药

鲤鱼，河鱼中的佳品，肉质细嫩、鲜美，是人们日常餐桌常见的水产品之一，也是吉祥的象征，有『年年有余』之寓意。鲤鱼含有蛋白质、核黄素、多种维生素及脂肪酸等成分，有助于清热解毒、女性催乳等。烹饪时，以红烧、干烧、糖醋为主，一般人群均可食用。

药典记载

《本草纲目》：鲤，其功长于利小便，故能消肿胀，黄疸，脚气，喘嗽，湿热之病，煮食下水气，利小便。

性味·功效

性平，味甘；
具有补脾健胃、利水消肿、通乳等功效。

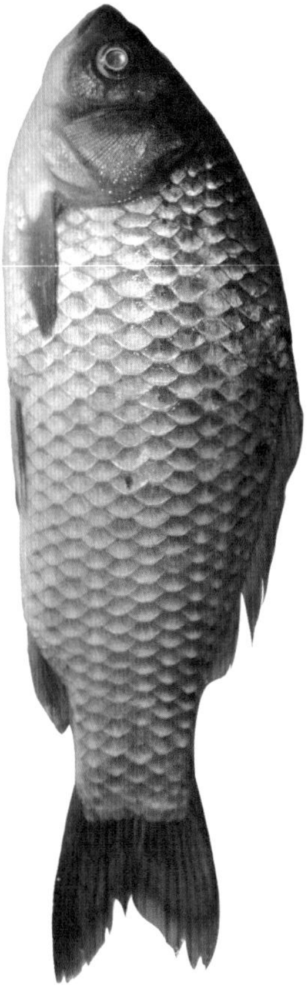

鲤鱼时令期

1 ❷ ❸ ❹ ❺ 6 7

产地分布

主要分布于山东、湖北、四川、福建、广东等地区。

华北地区　华东地区
华南地区　华中地区
东北地区　西北地区
西南地区

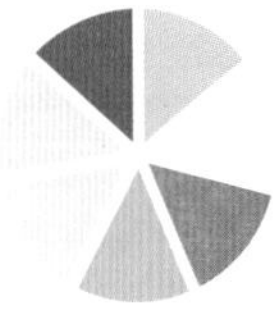

解析鲤鱼

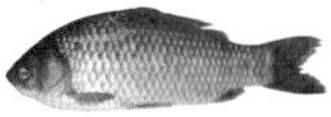

鲤鱼：所含的脂肪多为不饱和脂肪酸，可以很好地降低胆固醇，还有助于防治动脉硬化、冠心病等；含有优质蛋白质，人体消化吸收率约达96%，并能供给人体必需的氨基酸、矿物质、维生素A和维生素D等，因此，多吃鱼有助于健康长寿。

温馨提示

炸鲤鱼时，先手提鱼尾，边炸边用热油淋浇鱼身，定形后再全部入油浸炸。患有恶性肿瘤、淋巴结核、红斑狼疮、支气管哮喘、小儿痄腮、血栓闭塞性脉管炎、痈疽疔疮、荨麻疹、皮肤湿疹等疾病者忌食鲤鱼。鲤鱼是发物，素体阳亢及疮疡者慎食。鲤鱼忌与绿豆、芋头、牛羊肉、猪肝、鸡肉、荆芥、甘草、南瓜、狗肉、咸菜同食，忌与中药中的朱砂同用。

同源延伸

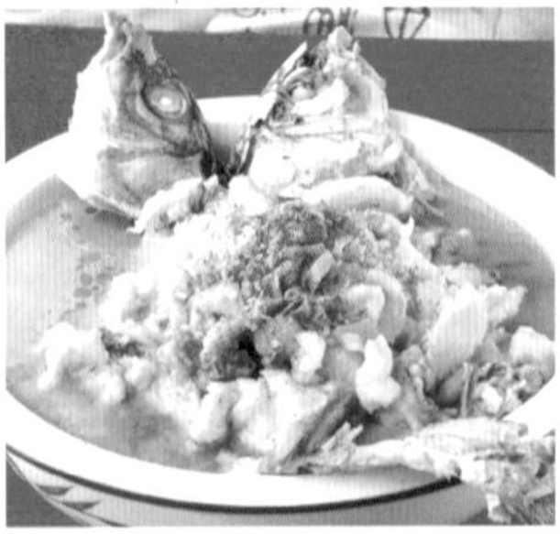

鲢鱼

润肤美颜、温中暖胃

性温，味甘；可以健脾补气、温中暖胃、散热、润肤美颜等，适宜冬天食用，有助于缓解脾胃虚弱、食欲不振、瘦弱乏力等。鲢鱼含有丰富的胶质蛋白，是女性滋养肌肤的佳肴，同时有助于改善皮肤粗糙、脱屑、头发干燥、易脱落等。鲢鱼可以烧、炖、清蒸、油浸等，一般人群均可食用。

营养成分

（以100克为例）

热量	109千卡
蛋白质	17.6克
脂肪	4.1克
碳水化合物	0.5克
维生素A	3.63克

挑选储藏

挑选鲤鱼时，要选择眼球突出，角膜透明的；鱼鳃色泽鲜红，鳃丝清晰的；鳞片完整有光泽，不易脱落的；鱼肉坚实，用手按压一下有弹性的。

储藏时，新鲜活鲤鱼可以将其放入盛有水的盆子里，及时换水即可；若处理干净的鲤鱼，可将其装入保鲜袋后，置于冰箱冷冻室。若为烹饪好的鲤鱼，可以盛在盘子里，用保鲜膜封好，但应尽快食用，经过再次加热的鲤鱼，口感欠佳。

药食两用

【偏方验方】

清炖鲤鱼

► 有助于改善女性月经不调、腰痛、头晕心悸

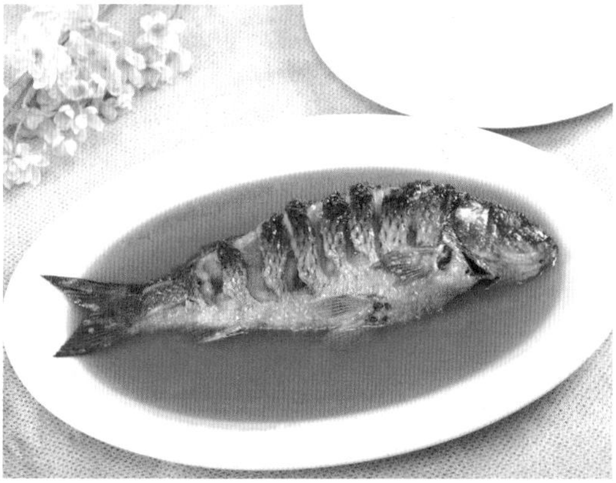

材料

鲤鱼	300克
红豆	50克
当归	8克
姜片	适量
食盐	适量
料酒	适量

做法

1 将鲤鱼去鳞、杂，洗净；红豆浸泡2小时，洗净。

2 将鲤鱼、红豆、当归放入砂锅，加适量水、盐、姜、料酒；炖约1小时即可。

【养生食疗】

葱烧鲤鱼

► 补脾益胃、清热解毒

材料

鲤鱼	300克
大葱	80克
料酒	1匙
酱油	1匙
醋、盐	适量
姜片	适量
白糖	适量

做法

1 将鲤鱼去鳞、杂，洗净，用料酒、白糖、盐、酱油、醋腌30分钟；葱剥好，切段备用。

2 锅中放油，油热后放入鲤鱼，煎至两面黄；放入适量水、姜、葱及腌鱼的调料；炖至鱼熟。

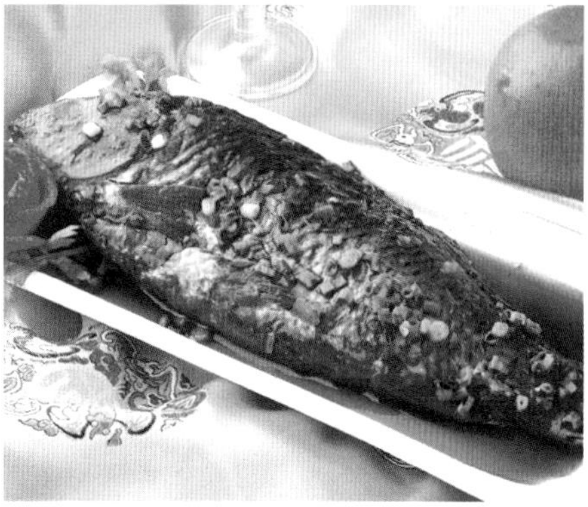

安胎益肾

鲈鱼

药典记载

《嘉佑本草》：鲈鱼，补五脏，益筋骨，和肠胃，治水气。《本草经疏》：鲈鱼，味甘淡气平与脾胃相宜。

调食和药

鲈鱼，富含蛋白质、维生素A、B族维生素、钙、锌、硒等成分，肉质白嫩、鲜香，没有腥味，肉为蒜瓣形。秋末冬初，鲈鱼肥美，体内积聚的营养物质也较丰富，是吃鲈鱼的最好时令，有『西风斜日鲈鱼香』之说。鲈鱼一般以清蒸、红烧或炖汤等方式食用，一般人群均可食用。

性味·功效

性平，味甘；
具有健脾益肾、补气安胎、化痰止咳等功效。

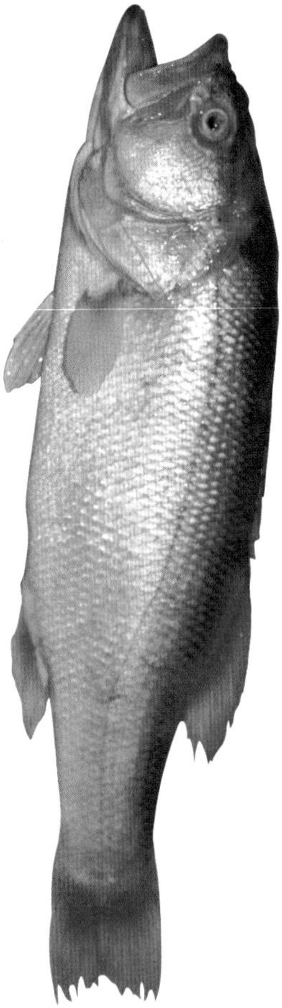

鲈鱼时令期

6 7 8 9 10 11 12

产地分布

主要分布在辽宁、山东、河北、上海、江苏、浙江等地区。

华北地区　华东地区
华南地区　华中地区
东北地区　西北地区
西南地区

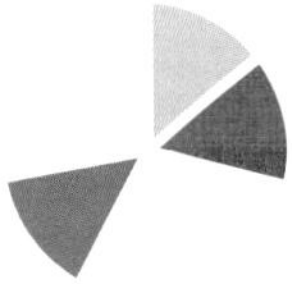

解析鲈鱼

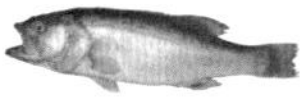

鲈鱼：
所含的铜元素，有助于维持神经系统的正常功能，并参与物质代谢的关键酶的功能发挥，铜元素缺乏的人可食用鲈鱼来补充。鲈鱼的鳃和肉，可以健脾益气，有助于辅助治疗慢性胃炎、消化不良等。鲈鱼还可以改善胎动不安、产后少乳等，孕期和产后女性吃鲈鱼既可以补身体、又不会因营养过剩而导致肥胖。鲈鱼与白术、陈皮、胡椒炖制的鲈鱼健脾汤，适用于脾胃虚弱、消化不良、少食腹泻等。

温馨提示

鲈鱼适宜贫血、头晕、女性妊娠水肿及胎动不安者食用。患有皮肤病、疮肿者忌食鲈鱼。鲈鱼忌与奶酪、牛羊肉、荆芥等同食。忌食鲈鱼肝，否则易引起脱皮；若误食，可喝芦根汁来缓解。

同源延伸

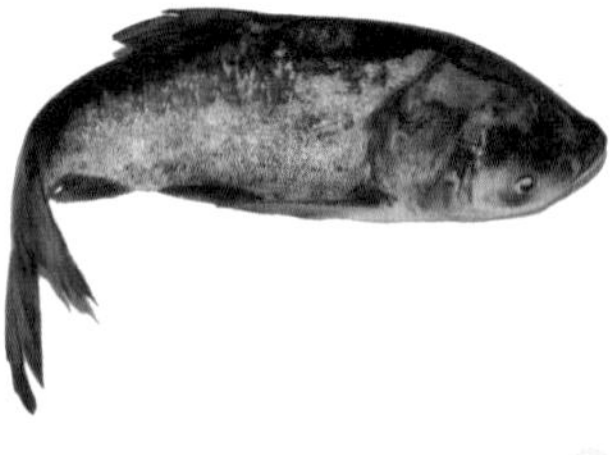

鳙鱼

补虚暖胃、化痰平喘

也称胖头鱼，性温、味甘，可以暖胃、补虚、化痰、平喘等，适用于脾胃虚寒、痰多、咳嗽等。鳙鱼适于烧、炖、清蒸、油浸等烹调方法，尤以清蒸、油浸最能体现鳙鱼清淡、鲜香的特点；鳙鱼头大且含脂肪，胶质较多，常烹制“砂锅鱼头”；鳙鱼与豆腐同煮，可以改善痰多、眩晕等症状。

营养成分

（以100克为例）

热量	105千卡
蛋白质	17.5克
脂肪	3.1克
碳水化合物	0.4克
维生素A	19微克

挑选储藏

挑选鲈鱼时，应选择鱼身偏青色，鱼鳞有光泽且透亮的；用手翻开鱼鳃呈鲜红，表皮及鱼鳞无脱落的；鱼眼清澈透明不混浊，无损伤痕迹的；用手指按压一下鱼身，富有弹性的。不要选择尾巴呈红色的鲈鱼，这表明鱼的身体有损伤。

储藏时，将鲈鱼去内脏，洗净后用保鲜膜包好，置于冰箱冷冻室。烹饪好的鲈鱼，用保鲜膜封好，置于冰箱冷藏，但应尽快食用，否则鱼肉会不新鲜。

药食两用

【偏方验方】

黄芪炖鲈鱼

► 有助于促进伤口愈合

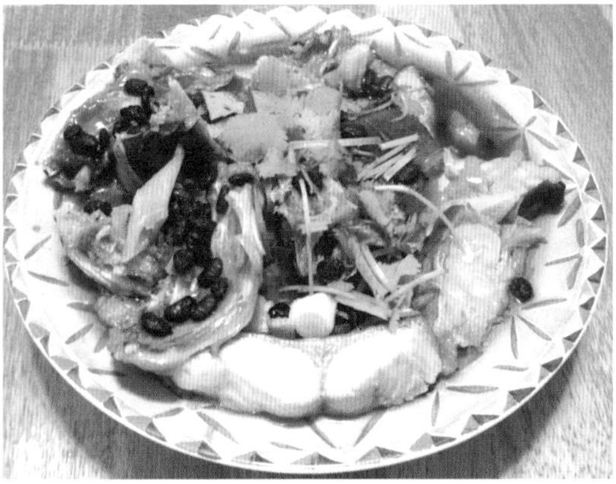

材料

鲈　鱼	300克
黄　芪	50克
食　盐	适量
料　酒	适量
姜　片	适量
葱　段	适量

做法

1. 将鲈鱼去鳞、内脏，洗净备用。
2. 将黄芪、鲈鱼放入锅中，加适量水、盐、料酒、姜片、葱段、盐，炖约1小时。

【养生食疗】

清蒸鲈鱼

► 滋阴补中、催乳

材料

鲈　鱼	300克
笋　片	50克
香　菜	30克
料　酒	1匙
姜　片	适量
葱　丝	适量
食　盐	适量

做法

1. 将鲈鱼去鳞、内脏，洗净；香菜洗净，切段。
2. 将鱼放在蒸盘中；笋片码在鱼身上；姜片、葱丝撒在上面；淋入料酒、盐。
3. 将锅中的水烧开；放入鱼盘，盖上盖，蒸至鱼熟；拣出姜、葱，撒上香菜即可。

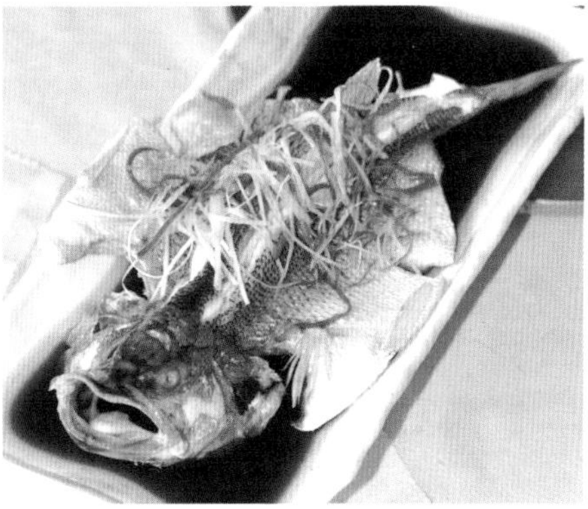

海洋蔬菜

紫菜

药典记载

《随息居饮食谱》：紫菜，和血养心，清烦涤热，治不寐，利咽喉，除脚气瘿瘤，主时行泻痢，析醒开胃。

调食和药

紫菜，属于海产红藻，长成后可以反复采收，被称为『海洋蔬菜』。紫菜营养丰富，含碘量高，可凉拌、炒食，还可与鸡蛋、肉类、冬菇、胡萝卜等搭配炒食、做汤等，一般人群均可食用，尤其适宜甲状腺肿大、水肿、慢性支气管炎、咳嗽、瘿瘤、脚气、高血压等患者食用。

性味·功效

性寒，味甘、咸；
具有化痰软坚、清热利水、补肾养心等功效。

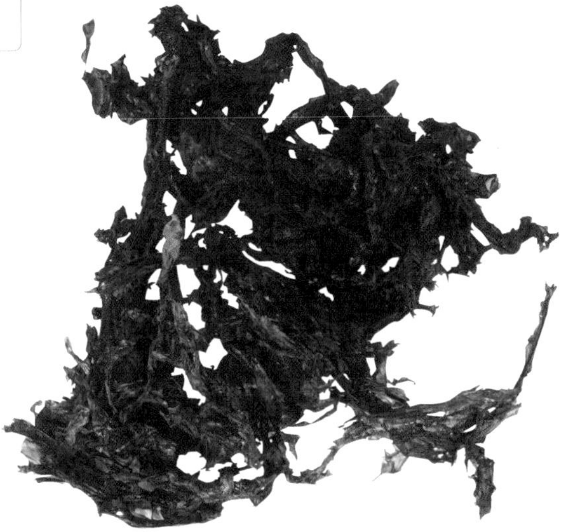

紫菜成熟期

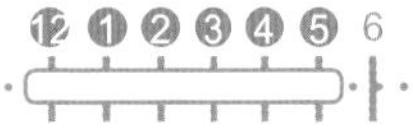

产地分布

主要分布在辽宁、山东、江苏、浙江、福建、广东等地区。

- 华北地区
- 华东地区
- 华南地区
- 华中地区
- 东北地区
- 西北地区
- 西南地区

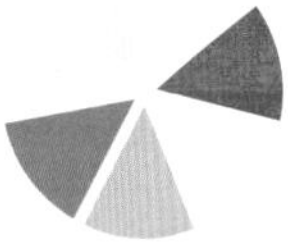

解析紫菜

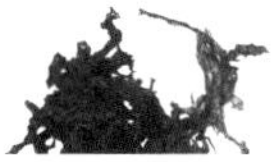

紫菜：
富含胆碱和钙、铁等，有助于增强记忆，对治疗贫血，促进骨骼、牙齿的生长和保健有一定的辅助疗效；含有的甘露醇，对治疗水肿有一定的辅助疗效；所含的多糖具有明显增强细胞免疫和体液免疫功能，可以促进淋巴细胞转化，提高机体的免疫力，还有助于降低血清胆固醇的总含量。紫菜与鸡蛋同食，有助于补充维生素B_{12}和钙质；与甘蓝搭配，更有利于人体对营养物质的吸收。

温馨提示

紫菜不宜多食；消化功能不好、素体脾虚者少食，否则易致腹泻；腹痛便溏者、脾胃虚寒者禁食；乳腺小叶增生以及各类肿瘤患者慎食。紫菜忌与柿子同食，否则会影响钙质的吸收。

同源延伸

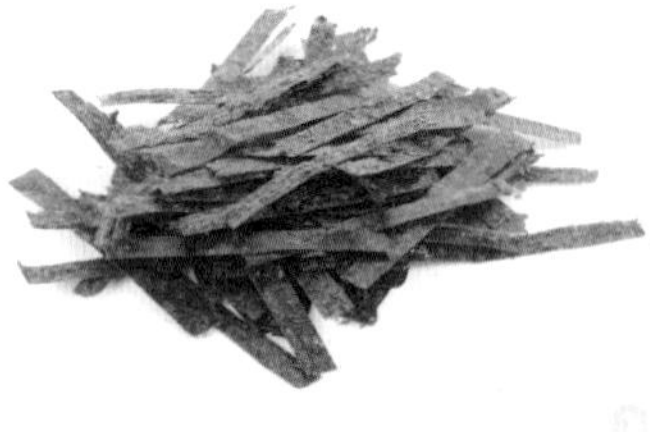

海苔

延缓衰老、增强免疫力

紫菜经过加工制作而成，质地脆嫩，入口即化。其浓缩了紫菜当中的B族维生素，特别是核黄素的含量十分丰富，还含有维生素A和维生素E及少量的维生素C，具有增强免疫力、降血糖、延缓衰老等保健功效。海苔作为一种零食，热量很低，纤维含量高，适宜女性和儿童食用。

营养成分

（以100克为例）

热量	60千卡
蛋白质	28.2克
脂肪	0.2克
碳水化合物	48.3克
膳食纤维	0.1克

挑选储藏

挑选紫菜时，应选择片薄，光滑且有光泽，色泽紫红，无泥沙杂质，干燥的为佳；若紫菜经水浸泡后呈蓝紫色，说明在干燥、包装前已被有毒物污染，不能食用。需注意，紫菜在食用前，应该用清水泡发，并清洗1～2次水以清除污染、毒素。

挑选紫菜制品，要注意包装标示的生产日期及保质期。

储藏时，将紫菜装入保鲜袋，置于阴凉、干燥处，或置于冰箱内。

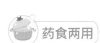

药食两用

【偏方验方】

紫菜决明子汤

► 有助于缓解高血压、两眼昏花等

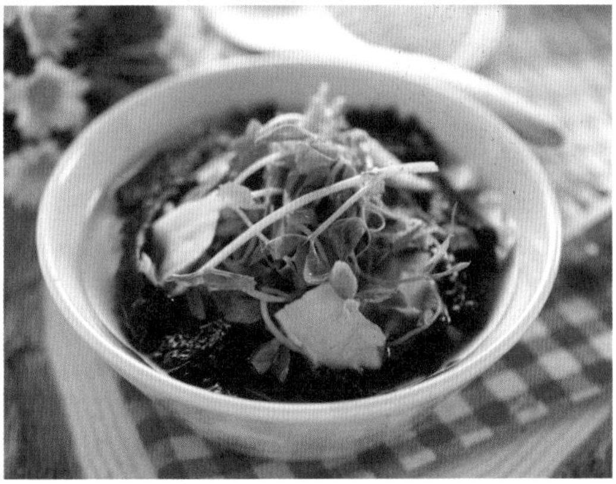

材料

- 紫　菜　30克
- 决明子　20克

做法

1. 将紫菜洗净，撕成小块。
2. 锅中倒入少许水，待水煮沸后放入决明子后再煮沸。
3. 最后，放入紫菜约煮5分钟即可食用。

【养生食疗】

紫菜虾仁馄饨汤

► 补肾养心、清热利咽

材料

- 馄　饨　100克
- 紫　菜　25克
- 虾　仁　10克
- 葱　花　适量
- 姜　丝　适量
- 香　油　适量

做法

1. 紫菜洗净，撕成小块。
2. 锅中加水，煮沸后放入馄饨；煮至八成熟，放入虾仁、紫菜、姜丝，煮至馄饨熟；加入葱花、香油即可。

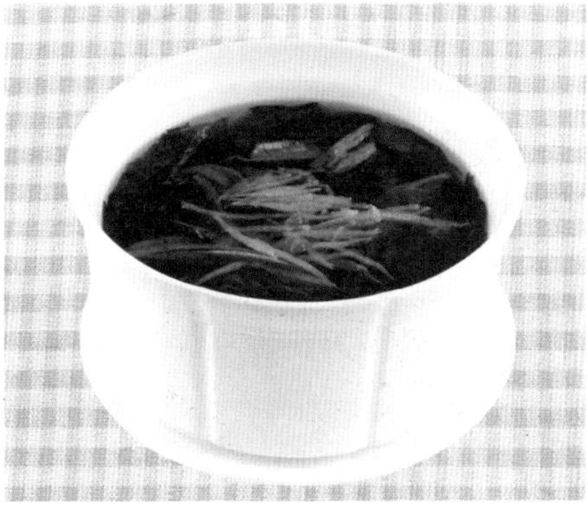

滋阴养血

鲶鱼

药典记载

《食经》：主虚损不足，令人皮肤肥美。

调食和药

鲶鱼，周身无鳞，身体表面多黏液，是珍贵的滋补营养品。史书中有记载，鲶鱼可以和鱼翅、野生甲鱼相媲美，它的食疗作用和药用价值是其他鱼类所不具备的，强精壮骨和益寿功效是它的独有特性。一般人群均可食用，尤其适宜老人、儿童、女性产后及消化功能不佳者食用。

性味・功效

性温，味甘；
具有补中益阳、疗水肿、开胃利尿等功效。

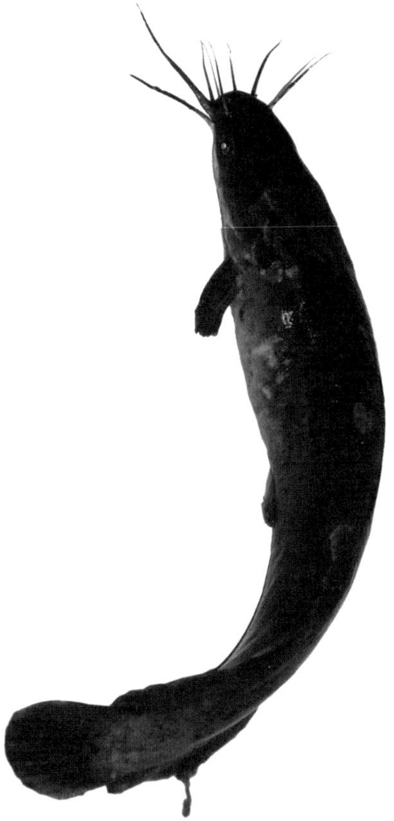

解析鲶鱼

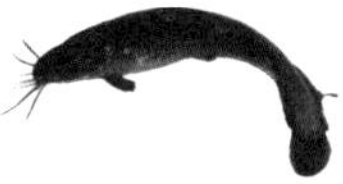

鲶鱼：
最佳食用季节在仲春和仲夏之间。富含蛋白质、脂肪，对体弱虚损、营养不良者有很好的食疗作用。鲶鱼还是催乳佳品，有滋阴养血、补中益气、开胃、利尿等功效，也是女性产后食疗滋补的佳品。鲶鱼鸡蛋什锦汤，营养丰富，易于消化吸收，有助于强精壮骨、延年益寿等。

鲶鱼时令期

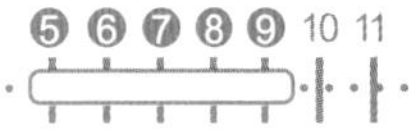

产地分布

主要分布在陕西、山东、四川、湖北等地区。

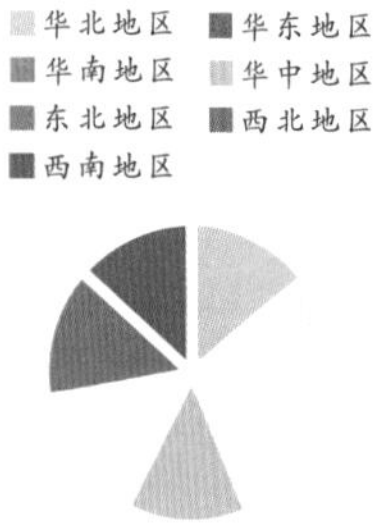

温馨提示

鲶鱼有很好的药食价值，以炖煮最宜。鲶鱼在开水中烫一下，再用清水洗净，可以去掉身上的黏液。鲶鱼卵有毒，误食易导致呕吐、腹痛、呼吸困难等，烹饪前要将其除掉。鲶鱼是发物，患有痼疾、疮疡者忌食。鲶鱼忌与牛羊肉、牛肝、鹿肉、野猪肉、野鸡、中药荆芥等同食。

同源延伸

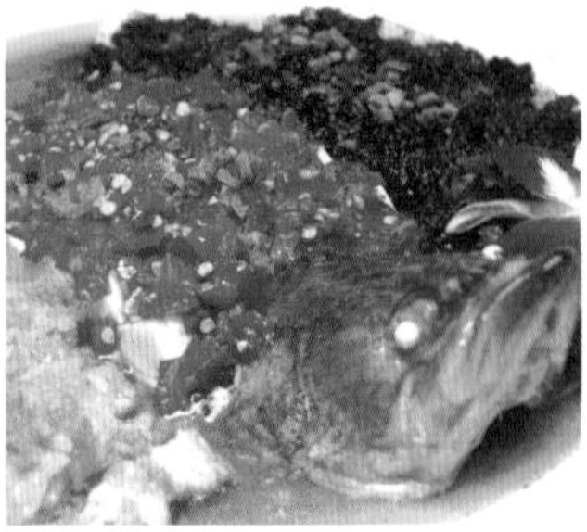

鳜鱼

补气养血、益脾健胃

性平，味甘；含蛋白质、脂肪、维生素等营养成分，可以补气血、益脾胃。吃鳜鱼还有利于肺结核者的康复。鳜鱼可红烧、清蒸、炸、炖、熘，也是西餐的常用鱼之一，一般人群均可食用。鳜鱼辅以黄芪、党参、淮山药、当归头煮食，可以调补气血。

挑选储藏

因鲶鱼种类不同，外形上也有较大的差异，有青灰色和牙黄色两种。牙黄色的鲶鱼身上有花斑；尽量不要选黑色的鲶鱼，黑色鲶鱼土腥味最重。

储藏时，活鲶鱼直接放在水盆里，可往水中滴几滴油。若是处理好的鲶鱼，可将其用保鲜膜包好，放入冰箱冷冻室。烹饪好的鲶鱼，用保鲜膜封好，置于冰箱冷藏，但应尽快食用，否则鱼肉会不新鲜。

营养成分

（以100克为例）

热量	103千卡
蛋白质	17.3克
脂肪	3.7克
碳水化合物	0.2克
膳食纤维	0.3克

药食两用

【偏方验方】

香菇鲶鱼

► 有助于缓解心血不足、眩晕心惊

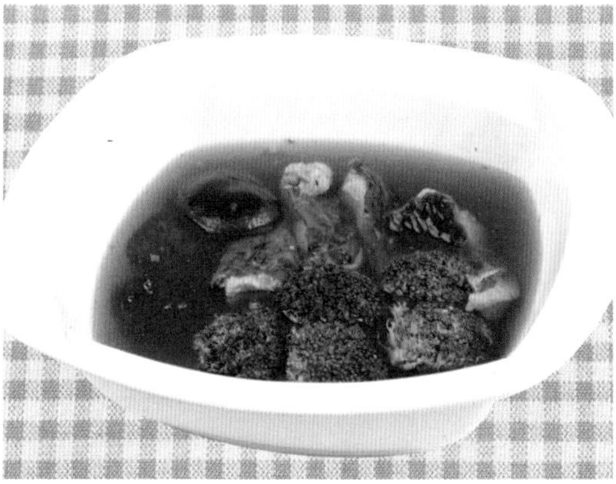

材料

鲶　鱼	300克
香　菇	60克
火　腿	60克
姜　丝	适量
食　盐	适量
料　酒	适量

做法

1. 将鲶鱼去内脏，洗净；香菇泡发，去蒂，切瓣；火腿切段。
2. 将鲶鱼、香菇、火腿放入锅中，加适量盐、料酒、姜丝，炖约45分钟。

【养生食疗】

红烧鲶鱼

► 滋阴养血、补中益气

材料

鲶　鱼	300克
豆瓣酱	20克
料　酒	1匙
酱　油	1匙
姜、葱	适量

做法

1. 将鲶鱼去内脏，洗净备用。
2. 锅中放油，油热放入鲶鱼略炸，捞出控油。
3. 用锅中剩余油，放入豆瓣酱翻炒，放姜、葱煸炒；放入鲶鱼、酱油、料酒及少许水；大火煮沸，小火炖至熟。

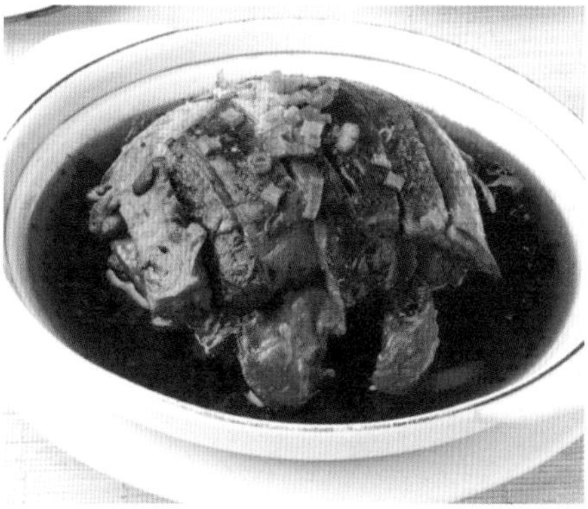

益气壮阳 虾

药典记载

《食物宜忌》：治疣去癣。《随息居饮食谱》：海虾，盐渍暴干，乃不发病，开胃化痰，病人可食。

调食和药

虾，有海虾和淡水虾之分，肉质肥嫩鲜美，营养丰富，食之既无鱼腥味，又没有骨刺，是老幼皆宜的滋补佳品，有菜中『甘草』的美称。虾可以炒、烧、炖食，一般人群均可食用，尤其适宜于肾虚阳痿、遗精早泄、乳汁不通、筋骨疼痛、手足抽搐、神经衰弱等患者食用。

性味・功效

性温，味甘；
具有补肾壮阳、通乳抗毒、开胃化痰等功效。

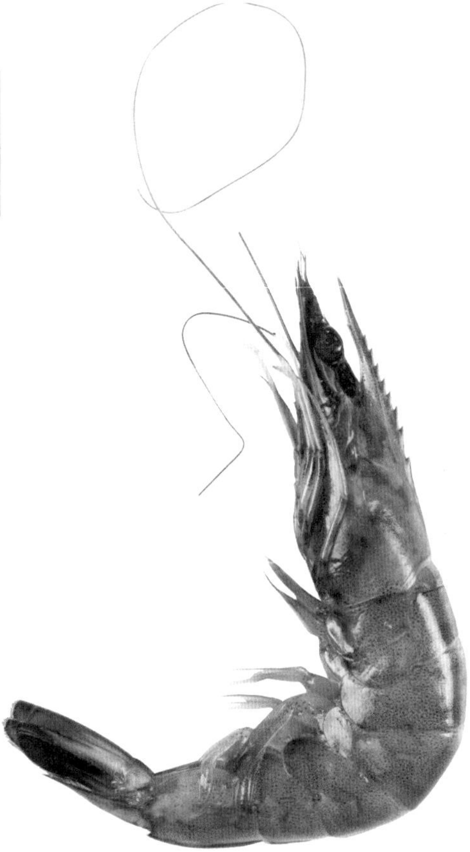

虾时令期

3 ④⑤⑥⑦⑧ 9

产地分布

主要分布在浙江、福建、广东等地区。

华北地区　华东地区
华南地区　华中地区
东北地区　西北地区
西南地区

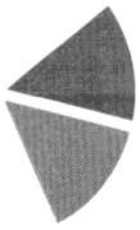

解析虾

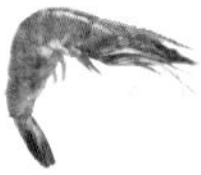

虾：
含有丰富的镁，对心脏活动具有调节作用，且有助于保护心血管系统，减少血液中的胆固醇含量，防止动脉硬化，预防高血压及心肌梗死等。海虾还含有碘，有助于补充人体所需的碘。虾皮有镇静作用，常用来治疗神经衰弱、自主神经功能紊乱等。鲜虾肉（熟食）切碎，用黄酒热服，有助于催乳。

温馨提示

虾忌与葡萄、石榴、山楂、柿子等含维生素C的食物同食。海虾及河虾忌与猪肉、鸡肉同食，否则会产生肝肾衰竭。过敏体质、宿疾、上火者忌食虾。不宜食用颜色发红、身软的虾；虾背上的虾线应挑去不吃。

同源延伸

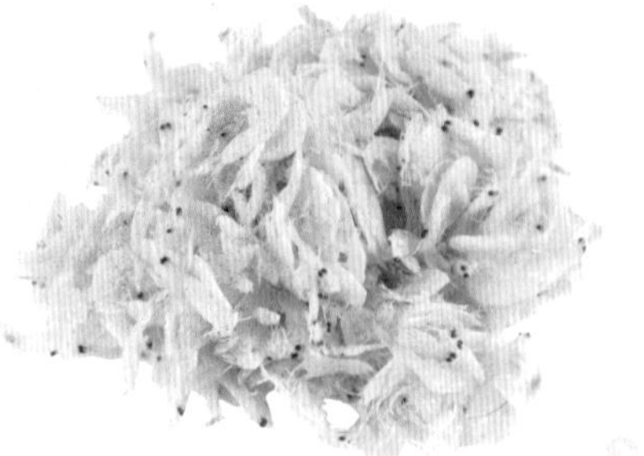

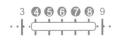

虾皮

补肾壮阳、理气开胃

性温，味甘、咸；含有碘、铁、磷、钙等，有镇静、补肾壮阳、理气开胃等作用，常用来辅助治疗神经衰弱、自主神经功能紊乱等。虾皮常被作为烹饪的辅料，如虾皮豆腐、虾皮韭菜、虾皮小葱、虾皮萝卜汤等，美味又营养。

营养成分

（以100克为例）

热量	87千卡
蛋白质	16.4克
脂肪	2.4克
碳水化合物	1.5克
膳食纤维	0.1克

挑选储藏

挑选虾时，首先，要选虾体完整，甲壳密集，外壳清晰鲜明的；其次，要选肌肉紧实，身体有弹性，并且体表干燥洁净，头部与身体连接紧密的；若肉质疏松、颜色泛红、闻起来有腥味的，是不新鲜的虾，不宜选择。

储藏时，将虾（不用清洗，身上的盐分也有保鲜的作用）放入密闭容器中，加入适量水，放入冰箱冷冻室即可。

药食两用

【偏方验方】

韭菜炒虾仁

► 有助于改善男性阳痿

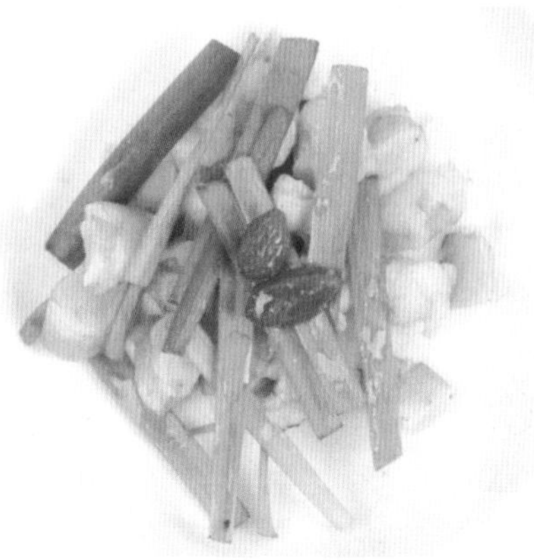

材料

韭　菜	150克
虾　仁	100克
食　盐	适量

做法

1. 韭菜用清水洗净，切段。
2. 锅中放油，油热后放入虾仁翻炒；倒入韭菜，炒至熟。
3. 调入适量盐，出锅装盘即可。

【养生食疗】

芥蓝炒虾

► 补髓益精、强化神经

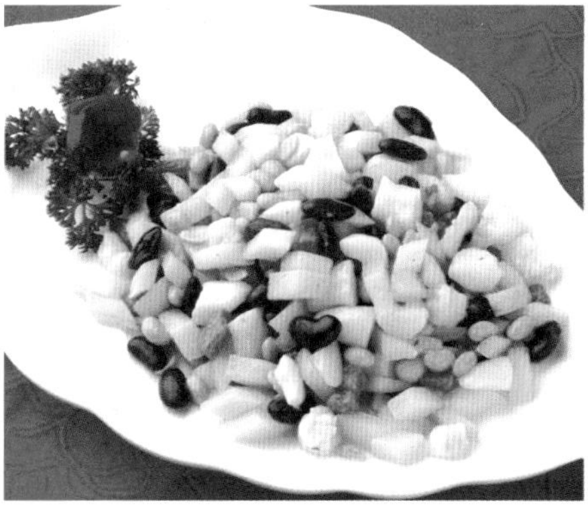

材料

芥　蓝	180克
虾　仁	100克
蒜　瓣	6克
料　酒	1匙
食　盐	适量
姜　汁	适量

做法

1. 虾仁用姜汁、料酒腌约10分钟；芥蓝洗净，切段，在开水中焯一下。
2. 锅中放油，油热放入蒜瓣爆香，倒入虾翻炒；放入芥蓝，炒至熟；调入适量盐即可。

补中滋肾

鳝鱼

药典记载

《本草求原》：甘温小毒，善穿深谭，冬寒穴里始得，治痔痢、腰背脚湿风、五痔、肠风、下血、带下、阴疮。

调食和药

鳝鱼，肉味鲜美，骨少肉多，含有维生素A、维生素E、蛋白质、核黄素等营养成分。小暑前后一个月的夏鳝鱼最为滋补味美，有『小暑黄鳝赛人参』之说。鳝鱼可炒、可爆、可炸、可烧，若与鸡、鸭、猪等肉类清炖，味道更加鲜美，还可作为火锅原料。一般人群均可食用。

性味 · 功效

性温，味甘；
具有补中益气、温阳益脾、滋补肝肾等功效

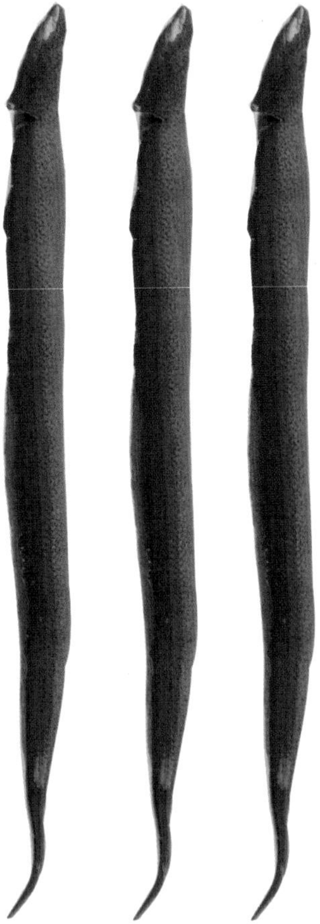

解析鳝鱼

鳝鱼：
富含DHA和卵磷脂，是脑细胞不可缺少的营养，常食用卵磷脂有助于注意力的提高，因此食用鳝鱼可以补脑健身。鳝鱼中的EPA，可预防和改善心脑血管疾病，有助于抗癌、消炎等；所含可调节血糖的鳝鱼素和微量脂肪，适宜糖尿病患者食用。鳝鱼中含有的维生素A，有助于增进视力，促进皮肤黏膜的新陈代谢。鳝鱼与青椒搭配，有助于降低血糖；与金针菇搭配，可以补中益血；与松子搭配，可以美容养颜。

鳝鱼时令期

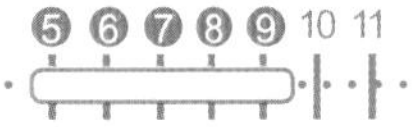

产地分布

主要分布在湖北、江苏、江西、云南、广西等地区。

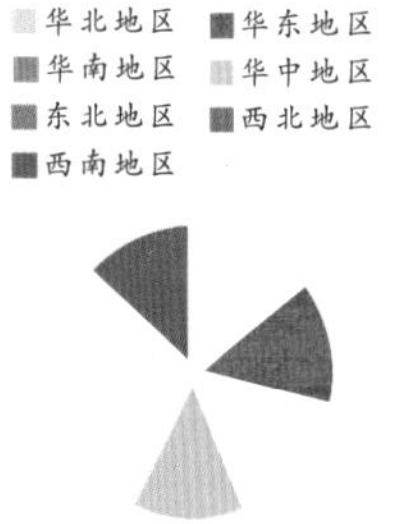

温馨提示

有瘙痒性皮肤病者忌食；有痼疾宿病者，如支气管哮喘、淋巴结核、癌症、红斑狼疮者等慎食鳝鱼；凡病属虚热，或热证初愈，痢疾，腹胀属实者忌食鳝鱼。鳝鱼忌与狗肉、南瓜、菠菜、红枣、南瓜等同食。

同源延伸

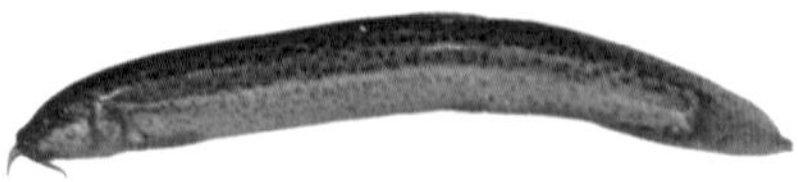

泥鳅

养肾生精、补中益气

性平，味甘；含有蛋白质、脂肪、维生素等，具有补中益气、养肾生精、祛湿止泻等功效；还含一种类似二十碳五烯酸的不饱和脂肪酸，有助于抗血管衰老，有益于老年人及心血管疾病患者。泥鳅和豆腐同烹，具有很好的进补和食疗功效。

营养成分

（以100克为例）

热量	89千卡
蛋白质	18克
脂肪	1.4克
碳水化合物	1.2克
膳食纤维	0.5克

挑选储藏

鳝鱼喜欢静卧在水底，若氧气不足，会浮出水面呼吸，这也意味着鳝鱼将会很快死去；而鳝鱼一旦死去，体内的组氨酸便会分解产生组胺，组胺是有毒物质，食用后会出现头晕、胸闷、头痛、血压下降等症状。因此，不要挑选浮出水面的鳝鱼。

储藏时，将鳝鱼放入装满清水的盆子里即可，不需要喂食物。鳝鱼要现杀现吃，死后食用便会产生对身体不利的有毒物质。

药食两用

【偏方验方】

红烧鳝鱼

► 有助于改善产后血虚、痔疮出血

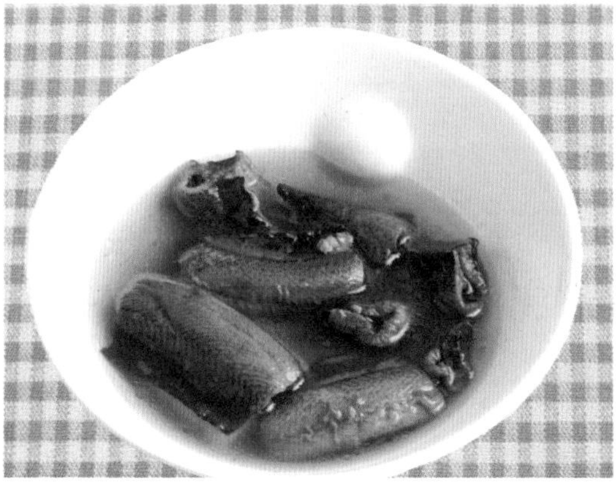

材料

鳝	鱼	300克
大	蒜	15克
葱	丝	10克
酱	油	1匙
料	酒	1匙
食	盐	适量

做法

1. 将鳝鱼去骨、内脏，洗净，切丝。
2. 将鳝鱼放入锅中煸炒去涎液；起锅后，放入油锅翻炒，加入适量蒜、酱油、盐煮熟；起锅时，放入料酒、葱丝。

【养生食疗】

参归鳝鱼汤

► 补益气血、强筋健骨

材料

鳝	鱼	300克
党	参	20克
当	归	10克
大	枣	10克
料	酒	1匙
食	盐	适量

做法

1. 将鳝鱼去骨、内脏，洗净，切片；大枣洗净，去核。
2. 将鳝鱼、党参、当归、大枣放入锅中，加入料酒及适量水、盐，炖至鱼熟。

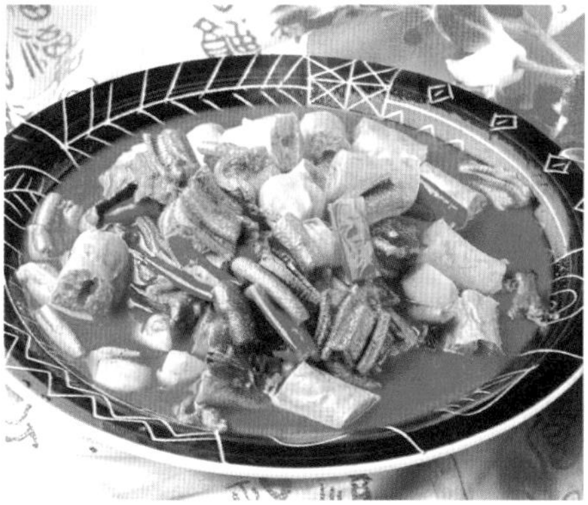

盘中明珠

田螺

药典记载

《本草纲目》：利湿热，治黄疸，捣烂贴脐，引热下行，止噤口痢，下水气淋闭；取水搽痔疮狐臭，烧研治瘰疬癣疮。

调食和药

田螺，我国产的一种淡水螺，在夏、秋季捕捉，肉质鲜嫩可口，风味独特，含有蛋白质、维生素A、铁、钙等多种营养成分，可以利水消肿、除湿解毒等，是上等的保健食品。田螺可以煎汤、炒熟、煮食等，一般人群均可食用，尤其适宜黄疸、水肿、小便不通、痔疮便血、脚气者食用。

性味·功效

性寒，味甘、咸；
具有清热止渴、利尿通淋、除湿解毒等功效。

田螺时令期

6 7 8 9 10 11 12

产地分布

主要分布在河北、山东、福建、江西、广东等地区。

■ 华北地区　　■ 华东地区
■ 华南地区　　■ 华中地区
■ 东北地区　　■ 西北地区
■ 西南地区

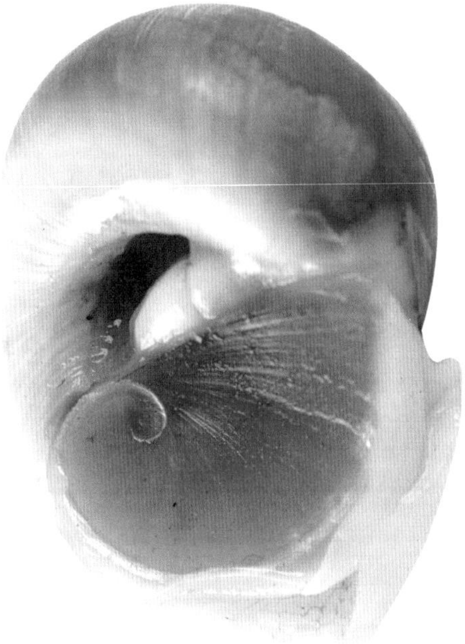

解析田螺

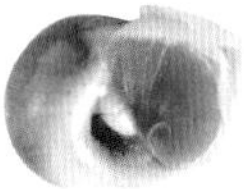

田螺肉，典型的高蛋白、低脂肪、高钙质的天然食品，富含人体所需的蛋白质、维生素、矿物质，营养丰富，堪称贝类中营养的翘楚，适宜糖尿病、干燥综合征、肥胖症、高脂血症、冠心病、动脉硬化等患者食用。田螺、车前子、红枣一起煮汤，喝汤食螺肉对辅助治疗泌尿系感染、前列腺炎、泌尿系结石等有一定的辅助疗效。

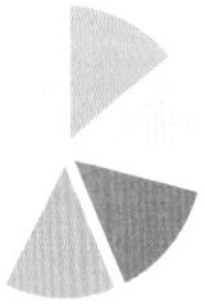

温馨提示

田螺忌与中药蛤蚧、西药土霉素等同食；不宜与牛肉、羊肉、蚕豆、猪肉、玉米、冬瓜、香瓜、木耳及糖类同食。女性经期及产后，脾胃虚寒、便溏泄泻者及风寒感冒期间忌食田螺。吃螺不可饮用冰水，否则会导致腹泻。

同源延伸

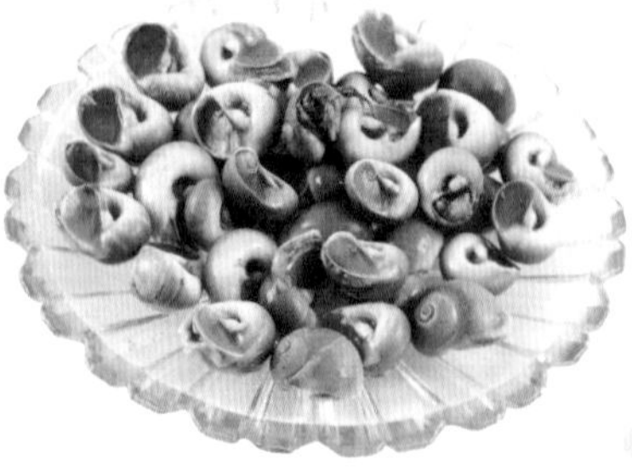

响螺

开胃消滞、滋补养颜

也称香螺，性凉，味甘；肉质肥美，味似鲍鱼，含有蛋白质、钙、磷、铁等多种营养成分，可以明目、开胃消滞、滋补养颜等；其干制品"响螺片"肉质脆嫩，是上好的烹调用料，经过发制后，口感、味道酷似加工后的干鲍，也叫"鲍片"。

挑选储藏

挑选田螺时，要选个头大，体形圆，外壳薄的；田螺的厣片需完整收缩，螺壳呈淡青色，无肉、汁溢出。田螺分雄雌，雌田螺由于积蓄营养准备产仔，其肉质比雄性要鲜美，所以挑选雌性田螺较好；雌田螺的左右两触角大小相同，且向前方伸展；雄田螺右触角粗而短，末端向右内弯曲。另外，用手指往厣片上轻轻压一下，有弹性的是活螺，反之为死螺。

储藏时，将田螺放在清水中，每天换一次水即可。

营养成分

（以100克为例）

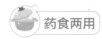

热量	60千卡
蛋白质	10.7克
脂肪	1.2克
碳水化合物	4克
膳食纤维	0.3克

药食两用

【偏方验方】

田螺茵陈香菇汤

► 有助于缓解黄疸

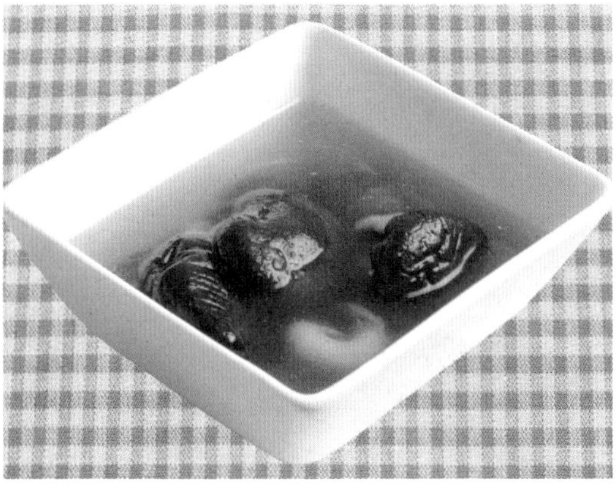

材料

田螺肉	100克
茵　陈	15克
溪黄草	10克
田基黄	8克
香　菇	适量
食　盐	适量

做法

1. 田螺肉洗净；茵陈、溪黄草、田基黄去杂、洗净，香菇泡发洗净切瓣后备用。
2. 田螺放入锅中，加适量水煮沸；放入茵陈、溪黄草、田基黄、香菇煮至熟；放盐调味。

【养生食疗】

田螺粥

► 清热止渴

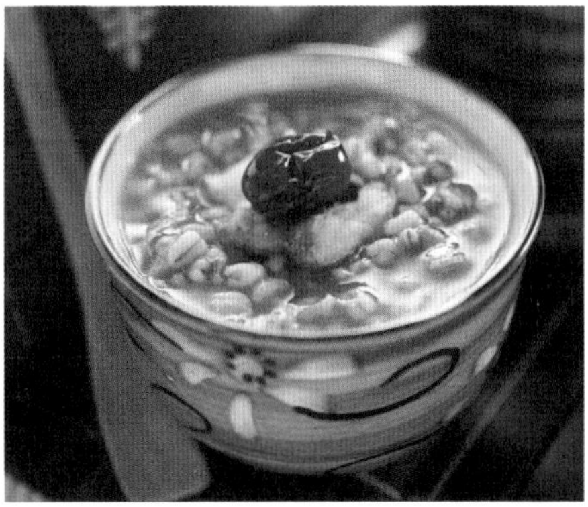

材料

糯　米	100克
田螺肉	80克
食　盐	适量
姜　丝	适量

做法

1. 将田螺肉洗净，在开水中焯一下。
2. 糯米淘洗干净，浸泡约1小时。
3. 将糯米放入锅中，加适量清水煮沸；放入田螺、姜丝，煮至粥熟；加入适量食盐调味即可。

含碘冠军

海带

药典记载

《现代实用中药》：治水肿，淋疾，湿性脚气。又治甲状腺肿，慢性气管炎，咳嗽。《本草拾遗》：主颓卵肿。

调食和药

海带，一种含碘量很高的水藻，可用来提制碘、钾等，有『碱性食物之冠』的说法。经常食用海带，有助于预防动脉硬化，降低胆固醇与脂肪的积聚。海带除食用外，还可加工制成海带酱油、海带酱、味精，及海带脆片等休闲食品，一般人群均可食用，尤其适宜缺碘人群食用。

性味·功效

性寒，味咸；
具有降压降脂、利尿消肿、美容养颜等功效。

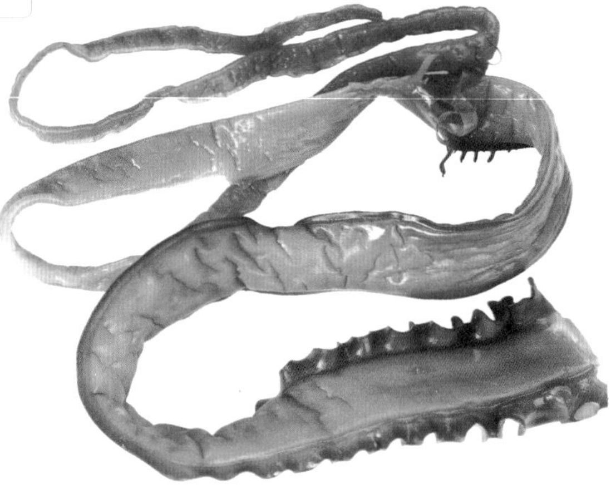

解析海带

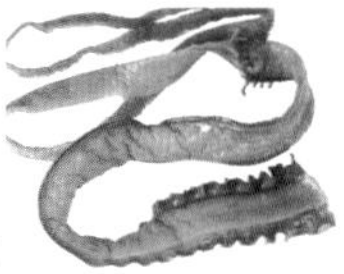

海带：含褐藻酸钠盐，有预防白血病和骨痛病及降压的作用；海带淀粉具有降低血脂的作用；海带甘露醇对治疗急性肾功能衰退、脑水肿、急性青光眼有辅助疗效；所含大量的不饱和脂肪酸和食物纤维，有助于清除附着在血管壁上的胆固醇，调节肠胃，促进胆固醇的排泄。海带、绿豆配以红糖做成的海带绿豆红糖水，可以利尿、消痰、散瘿瘤等，还可辅助治疗高血压、高血脂、冠心病等。

海带成熟期

4 5 6 7 8 9 10（5、6、7月）

产地分布

主要分布在辽宁、山东、江苏、浙江、福建、广东等地区。

华北地区　华东地区
华南地区　华中地区
东北地区　西北地区
西南地区

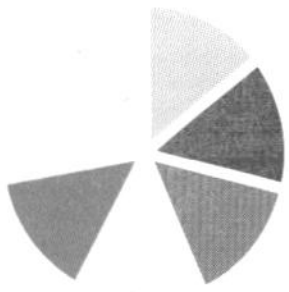

同源延伸

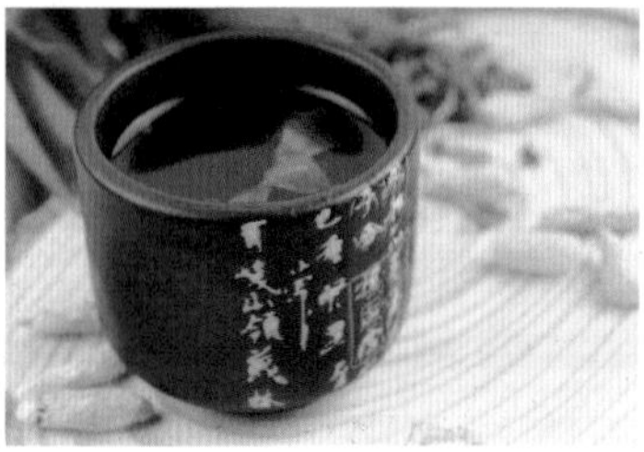

海带茶

有助于预防高血压

适量海带用水浸泡后，洗净，切成丝，炒干；用开水冲泡服饮。海带茶适用于单纯性甲状腺肿大，并有助于预防甲状腺功能障碍、高血压、动脉硬化等症状。

温馨提示

海带性寒，脾胃虚寒者忌食；患有甲亢者忌食。孕妇、乳母不宜吃海带，因为海带中的碘可通过血液循环进入胎（婴）儿体内，引起胎（婴）儿甲状腺功能障碍等。

营养成分

（以100克为例）

热量	60千卡
蛋白质	1.2克
脂肪	0.1克
碳水化合物	2.1克
膳食纤维	0.4克

挑选储藏

挑选海带时，应选择深褐色的，腌制或晒干后，为墨绿色或深绿色，叶质宽厚，无枯黄的。因干海带上往往附有一层白色粉末状的盐碱物质，还应该仔细看一下是否被虫蚀过，不应选择有虫蚀的海带。挑选海带制品时，还应注意生产日期及保质期。

储藏时，将浸泡过的海带装入保鲜袋，放入冰箱冷冻室；干海带装入保鲜袋，放入阴凉、干燥处，时常取出来在太阳下晾晒。

药食两用

【偏方验方】

薏仁冬瓜海带煲

► 有助于改善暑热、高血压、高血脂

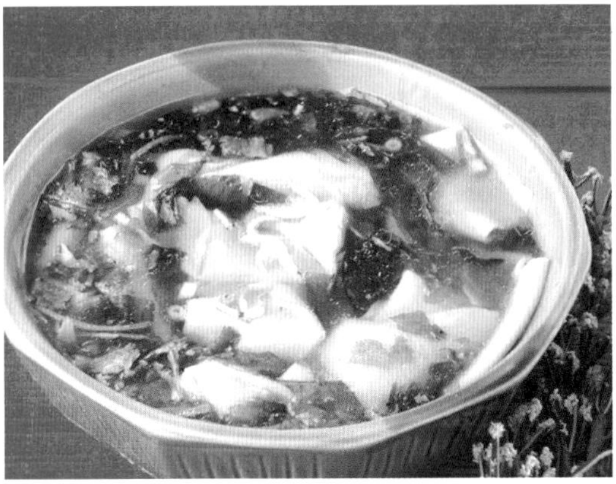

材料

冬　瓜	100克
薏　仁	80克
海　带	30克
食　盐	少许

做法

1. 将薏仁洗净，浸泡约1小时；海带泡发，洗净，切丝；冬瓜洗净，去皮，切片。
2. 将薏仁放入锅中，加适量水煮至七成熟；放入海带、冬瓜煮至熟；调入少许盐即可。

【养生食疗】

海带排骨汤

► 补肝益血、美容养颜

材料

猪排骨	200克
冬　瓜	50克
海　带	30克
葱　段	适量
姜　片	适量
食　盐	适量
黄　酒	适量

做法

1. 将海带泡发，洗净，切块；猪排骨洗净，剁块，焯水，冬瓜切片备用。
2. 锅中加水，放入排骨、葱段、姜片、黄酒、盐，大火煮沸；撇去浮沫，放入海带、冬瓜，小火炖至排骨熟。

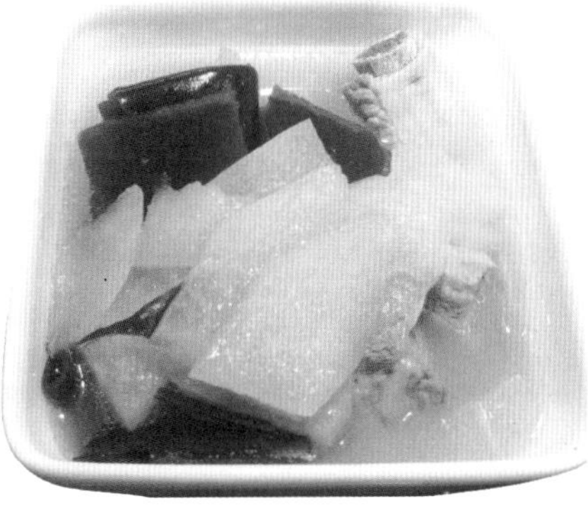

健脾益气

黄鱼

药典记载

《本草纲目》：甘平无毒，合莼菜作羹，开胃益气。晾干，炙食能治暴下痢，及卒腹胀不消，鲜者不及。

调食和药

黄鱼，又称黄花鱼，有大黄鱼和小黄鱼之分，和带鱼同属于海洋鱼类。大黄鱼肉较肥厚，但略显粗老；小黄鱼肉嫩味鲜，但刺稍多。黄鱼肉形似蒜瓣，味道鲜美，营养丰富，家庭所做黄鱼，以『侉炖』为主。一般人群均可食用，尤其适宜贫血、头晕及体虚者食用。

性味·功效

性平，味甘；
具有健脾益气、开胃消食、安神止痢等功效。

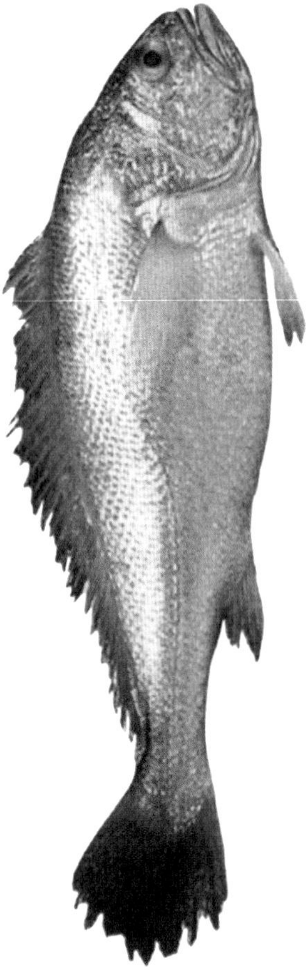

解析黄鱼

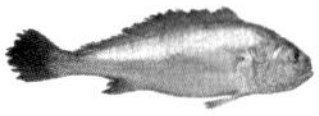

黄鱼：
含有丰富的蛋白质、微量元素和维生素，对人体有很好的补益作用；所含有的微量元素硒，可以清除人体代谢产生的自由基，有助于延缓衰老，并对癌症有一定的防治作用。黄鱼鱼腹中的白色鱼鳔可做鱼胶，有止血的功效，还有助于防止出血性紫癜。

黄鱼时令期

1 2 3 4 5 6 7
8 9 10 11 12 1 2

产地分布

主要分布在辽宁、山东、浙江、福建、广东、海南等地区。

华北地区　华东地区
华南地区　华中地区
东北地区　西北地区
西南地区

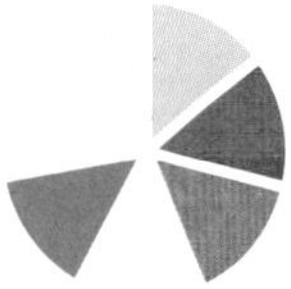

温馨提示

哮喘和过敏体质者应慎食黄鱼。黄鱼忌与荆芥、荞麦同食。黄鱼的头皮很薄，内有腥味很大的黏液，因此烧黄鱼前，揭去头皮，洗净黏液，可防止异味。黄鱼肉质鲜嫩，适宜清蒸，如果用油煎的话，油量需多一些，且煎的时间不宜过长。

同源延伸

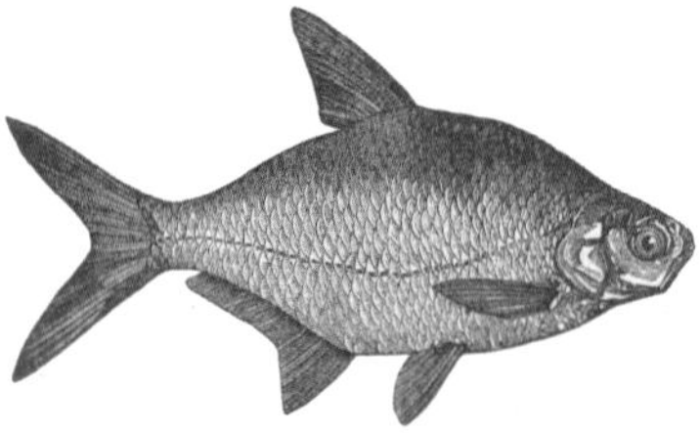

武昌鱼

健胃益脾、补虚养血

即鳊鱼，性温，味甘；蛋白质、脂肪等含量丰富，有补虚、益脾、养血、祛风、健胃等功效，常食有助于预防贫血、低血糖、高血压、动脉硬化等。武昌鱼肉质细嫩、汤汁鲜美，除清蒸外，还可用油焖、红烧等方式烹调。一般人群均可食用，但患有慢性痢疾者忌食。

营养成分

（以100克为例）

热量	97千卡
蛋白质	17.6克
脂肪	2.5克
碳水化合物	0.8克
膳食纤维	0.3克

挑选储藏

优质的黄鱼呈金黄色，有光泽，鳞片完整且不易脱落；肉质坚实，富有弹性；眼球饱满突出，角膜透明；鱼鳃色泽鲜红或紫红，腮丝清晰；无异味。

储藏时，去除黄鱼内脏和鱼鳞，沥干水分，装入保鲜袋，放入冰箱冷冻室。烹饪好的黄鱼，用保鲜膜封好，置于冰箱冷藏，但应尽快食用，否则鱼肉会不新鲜。

药食两用

【偏方验方】

黄花菜炖黄鱼

► 有助于改善慢性胃炎、贫血、月经不调

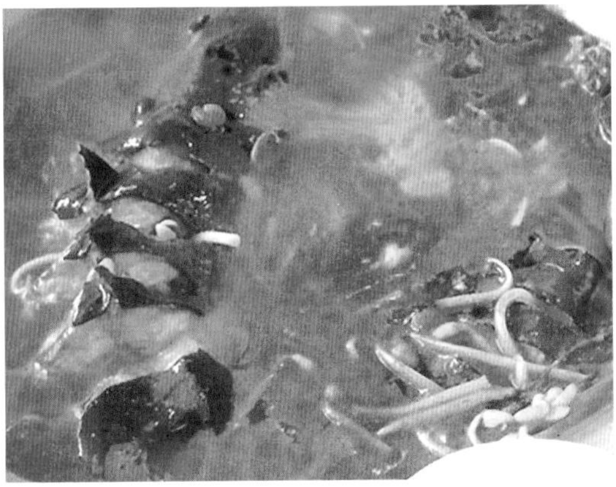

材料

黄　鱼	300克
黄花菜	10克
料　酒	1匙
葱　花	适量
姜　片	适量
食　盐	适量

做法

1. 黄鱼去杂，洗净；黄花菜泡发，洗净。
2. 将黄鱼、黄花菜放入砂锅，加入水及葱、姜、料酒、盐，炖至鱼熟。

【养生食疗】

清炖黄鱼

► 补中益气、温胃止呕

材料

黄　鱼	300克
大　蒜	10克
葱　丝	8克
料　酒	1匙
食　盐	适量

做法

1. 将黄鱼去鳞、内脏，洗净备用。
2. 将黄鱼放入锅中，放入大蒜、葱丝、料酒及适量水和盐，炖约1小时。

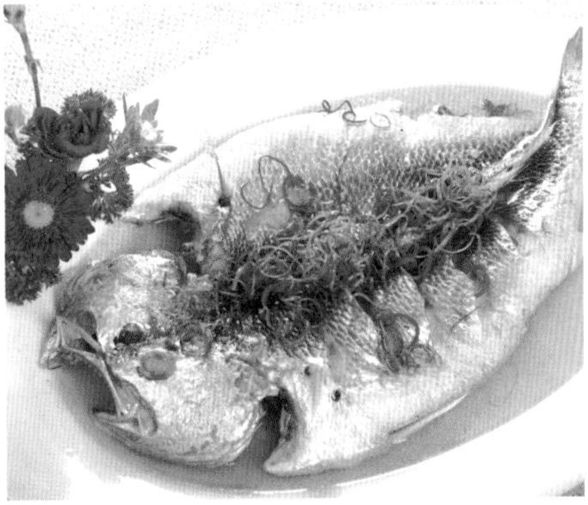

补骨添髓

螃蟹

药典记载

《随息居饮食谱》：蟹，甘咸寒，补骨髓，利肢节，续绝伤，滋肝阴，充胃液，养筋活血。爪可催产，堕胎。

调食和药

螃蟹，分为海蟹、河蟹、江蟹、湖蟹，蟹肉白嫩，味道鲜美，为食中珍味，素有『一盘蟹，顶桌菜』的美誉。螃蟹含有丰富的蛋白质及微量元素，对身体有很好的补益作用；螃蟹还有抗结核的作用，有助于辅助治疗结核病，一般人群均可食用，但患有感冒、肝炎、心血管疾病的人不宜食用。

性味・功效

性寒，味咸；
具有清热解毒、养筋接骨、活血祛痰等功效。

解析螃蟹

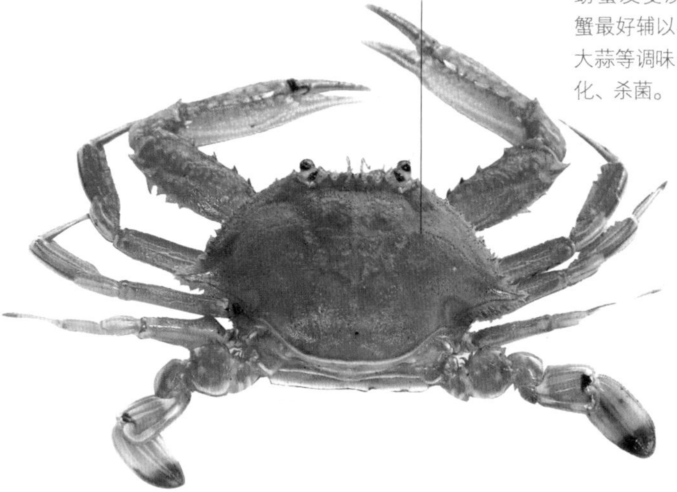

螃蟹的鳃、沙包、内脏含有大量细菌和毒素，不能食用。

螃蟹：
体内含有较多的组氨酸，积蓄到一定数量时，会造成中毒，所以不能食用死螃蟹及变质螃蟹。吃螃蟹最好辅以姜末、米醋、大蒜等调味品，有助于消化、杀菌。

螃蟹时令期

5 6 7 8 9 10 11

产地分布

主要分布在河北、山东、天津、江苏、湖北等地区。

■华北地区 ■华东地区
■华南地区 ■华中地区
■东北地区 ■西北地区
■西南地区

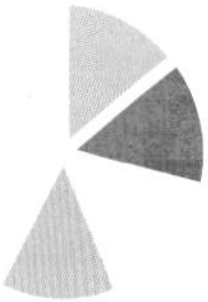

温馨提示

月经过多、痛经、怀孕女性忌食螃蟹；螃蟹忌与红薯、南瓜、蜂蜜、橙子、梨、石榴、西红柿、香瓜、花生、蜗牛、芹菜、柿子、兔肉、荆芥、甲鱼等同食，否则会导致食物中毒。吃螃蟹不可饮用冷饮、茶，否则会导致腹泻。

同源延伸

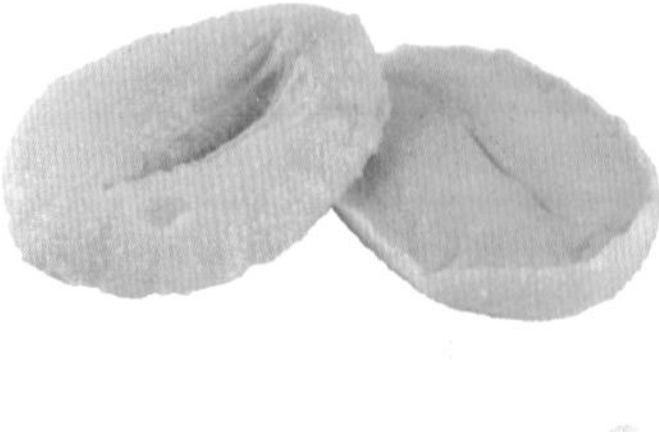

鲍鱼

清热明目、止渴通淋

性平，味甘、咸，素有“海味之冠”的美誉；含有蛋白质、钙、铁、维生素等营养元素，可以平肝潜阳、解热明目、止渴通淋等，有助于辅助治疗肝热上逆、头晕目眩、高血压眼底出血等。鲍鱼忌与野猪肉、牛肝同食。鲍鱼煮汤，可以滋阴清热，对虚劳、盗汗、咳嗽等有辅助治疗功效。

营养成分
（以100克为例）

热量	95千卡
蛋白质	17.5克
脂肪	2.6克
碳水化合物	2.3克
膳食纤维	0.1克

挑选储藏

挑选螃蟹时，要选择新鲜的蟹，遵循“五看”原则：一看颜色，即青背白肚、金爪黄毛；二看个体，即大而老健；三看肚脐，即向外凸出；四看蟹毛，即蟹脚上蟹毛丛生；五看动作，即敏捷活跃。

死河蟹不能吃，海蟹还可以。所以最好将螃蟹煮熟后，再放入冰箱冷冻室储存，但应尽快食用，存放时间不宜过长。

药食两用

【偏方验方】

黄酒蒸蟹

► 有助于缓解闭经、产后血瘀、乳腺炎

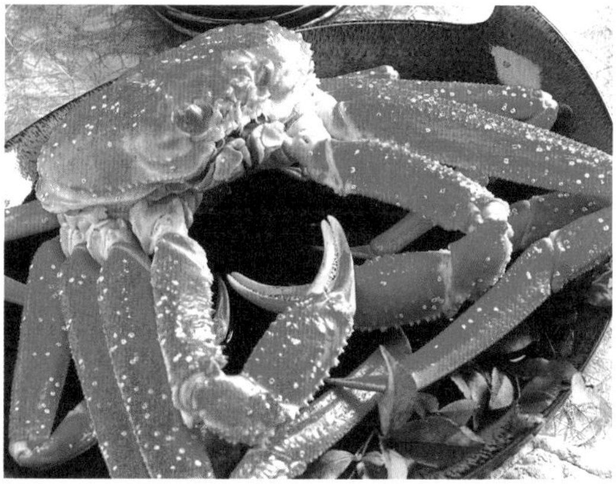

材料

螃 蟹	200克
黄 酒	适量

做法

1. 将螃蟹去壳，取肉，切碎。
2. 将蟹肉放入盘中，调入适量黄酒。
3. 锅中加水，放上篦子，将盘子放到篦子上，蒸至蟹熟。

【养生食疗】

蟹肉粥

► 舒筋活络、强筋健骨

材料

螃 蟹	250克
大 米	100克
姜 丝	适量

做法

1. 将大米淘洗干净备用。
2. 螃蟹去壳，取蟹肉，切碎。
3. 锅中加水，放入大米，煮沸；放入蟹肉、姜丝煮至熟即可。

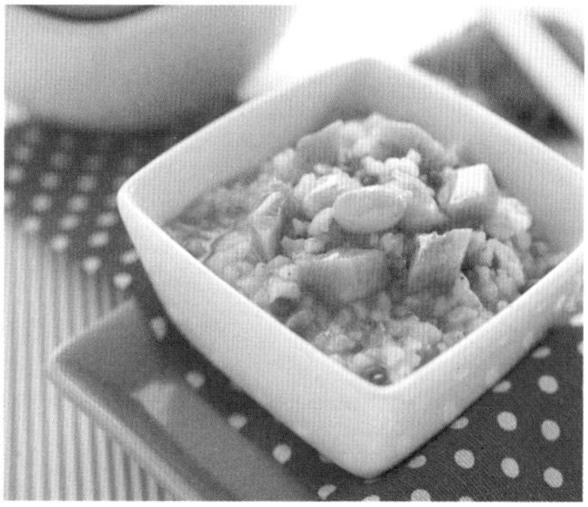

补气养血

带鱼

药典记载

我国古今医学及水产药用书籍记载，带鱼有养肝、祛风、止血等功能。

调食和药

带鱼，肉质鲜嫩，只有一根主刺，营养丰富，是人们比较喜欢的一种海洋鱼类。带鱼为高脂鱼类，含蛋白质、维生素B_1、维生素B_2和烟酸、钙、磷、铁、碘等成分，因腥气较重，适宜糖醋和红烧。一般人群均可食用，尤其适宜久病体虚、血虚头晕、气短乏力、食少羸弱、营养不良者食用。

性味·功效

性微温，味甘；
具有补脾益气、益血补虚、暖胃养肝等功效。

带鱼时令期

一年四季

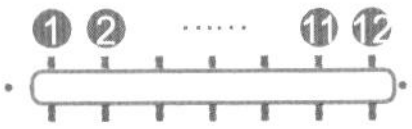

产地分布

主要分布在辽宁、山东、江苏、浙江、福建等地区。

- 华北地区
- 华东地区
- 华南地区
- 华中地区
- 东北地区
- 西北地区
- 西南地区

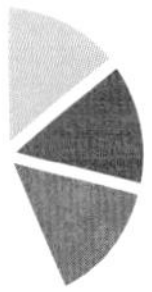

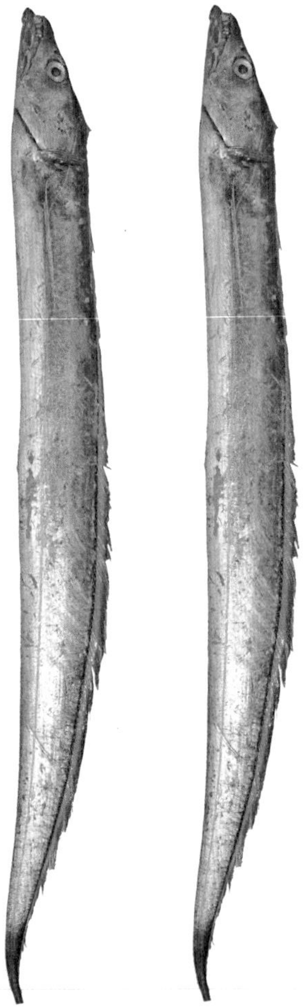

解析带鱼

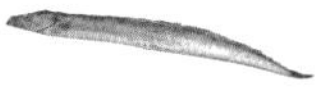

带鱼：含有不饱和脂肪酸，有助于降低胆固醇。带鱼鳞和银白色油脂层中含有一种抗癌成分6-硫代鸟嘌呤，对治疗白血病、胃癌、淋巴瘤等有一定的辅助功效；带鱼鳞对降低胆固醇、防止动脉硬化、预防冠状动脉心脏病、抗癌等有一定的辅助疗效。带鱼富含镁元素，对心血管系统有很好的保护作用，有利于预防高血压、心肌梗死等心血管疾病，常食带鱼还有养肝补血、润肤养发等功效。

温馨提示

带鱼忌用牛油、羊油煎炸；忌与甘草、荆芥同食。患有疥疮、湿疹等皮肤病或皮肤过敏者忌食带鱼；癌症患者及红斑狼疮者忌食带鱼；痈肿疮疖和淋巴结核、支气管哮喘者忌食带鱼。烹饪带鱼时，白酒比料酒去腥效果好。

同源延伸

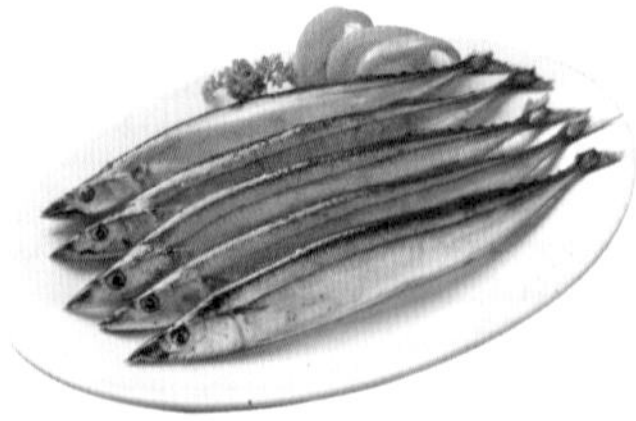

刀鱼

益气养血、强心益肾

性温，味甘；含有蛋白质、维生素、EPA及DHA等多种对人体有益的成分，有助于促进生长发育、伤口愈合，还可以降低血脂。其中，黄河刀鱼，肉质细嫩，鲜美浓香，有健脾、益胃、益气养血、强心补肾等功效，适宜幼儿、老年人和肾病患者食用。

营养成分

（以100克为例）

热量	127千卡
蛋白质	17.7克
脂肪	4.9克
碳水化合物	3.1克
膳食纤维	0.1克

挑选储藏

挑选带鱼时，要注意新鲜带鱼为银灰色，有光泽；带鱼的脂肪含量较高，若鱼长时间接触空气，鱼体表面因氧化会变黄，说明带鱼已不新鲜。若选择袋装带鱼，应注意其生产日期及保质期，不宜买存放时间太久的。

储藏时，将带鱼洗干净，晾干，剁成大块，抹上一些盐和白酒，放入冰箱冷冻室，可保存较长时间。袋装带鱼按照其包装标示储存即可。

药食两用

【偏方验方】

带鱼丸炖豆皮

► 有助于预防冠心病

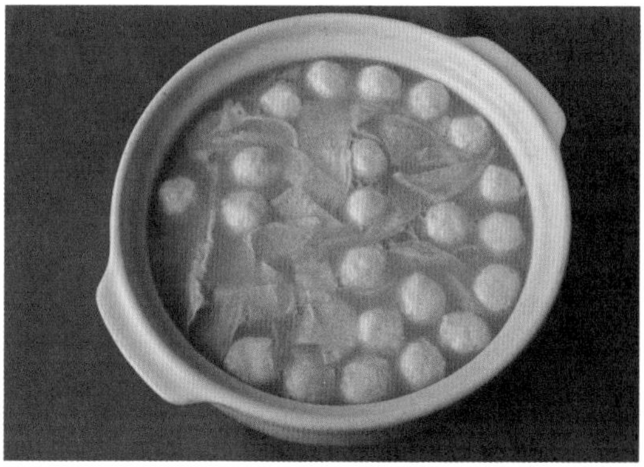

材料

带　鱼	250克
油豆皮	150克
姜、葱	适量
肉馅粉	适量
鸡　蛋	1个
橄榄油	两大勺
糖、盐	适量
葡萄酒	一小勺

做法

1. 带鱼洗净去掉头尾，绞成泥状，加姜、葱、肉馅粉、一个鸡蛋、两大勺橄榄油、鸡精、糖、盐、一小勺葡萄酒搅制成鱼肉馅。烧热水，用小勺舀起鱼肉馅入锅，就形成鱼丸。
2. 水开后，鱼丸都浮起来，再煮5分钟,放入已泡发的油豆皮再煮1分钟，放入少许食盐即可。

【养生食疗】

红烧带鱼

► 和中开胃、补虚益血

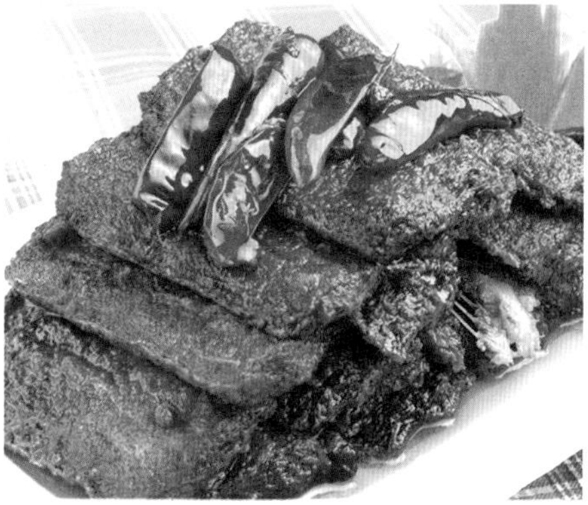

材料

带　鱼	250克
鸡　蛋	50克
白　酒	1匙
葱、姜	适量
油、醋	适量
盐、糖	适量
酱　油	适量

做法

1. 带鱼洗净，切块，用白酒腌渍；鸡蛋打散；盐、糖、醋、酱油及少量水放入碗中调匀。
2. 锅中放油，油热后将蘸有鸡蛋液的带鱼放入锅中，炸至两面金黄。
3. 锅中剩余的油，用姜片、葱段爆香，放入调好的调料煮沸；放入带鱼煮沸，收汁。

美食五味肉

甲鱼

药典记载

《本草纲目》：甲鱼肉有滋阴补肾、清热消瘀、健脾健胃等多种功效，可治虚劳盗汗、阴虚阳亢、腰酸腿疼等。

调食和药

甲鱼，又称鳖，味道鲜美，含有高蛋白、低脂肪及维生素A、维生素E、胶原蛋白和多种氨基酸，有助于提高人体免疫功能，促进新陈代谢，增强人体的抗病能力，还可以美容养颜等。甲鱼肉兼有鸡、鹿、牛、羊、猪五种肉的美味，素有『美食五味肉』的美称，一般人群均可食用。

性味·功效

性平，味甘；
具有滋阴凉血、补益调中、补肾健骨等功效。

甲鱼时令期

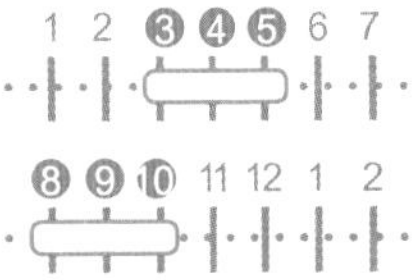

产地分布

主要分布在河北、河南、江苏、安徽、浙江等地区。

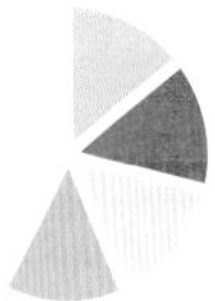

解析甲鱼

甲鱼壳，性微寒，味咸；可以滋阴潜阳、退热除蒸，但脾胃虚寒、食少便溏者及孕妇忌食。

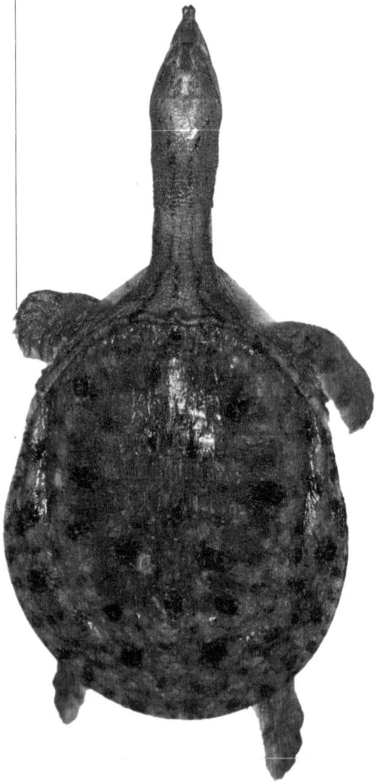

甲鱼血：
含有动物胶原蛋白、角蛋白、碘和维生素D等成分，可滋补潜阳、补血、消肿、平肝火，可辅助治疗肝硬化和肝脾肿大等。

甲鱼胆：
有助于辅助治疗痔漏；鳖卵有助于辅助治疗久痢。

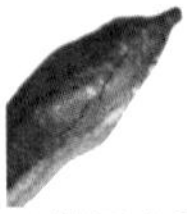

甲鱼头：
焙干研末，用黄酒冲服，有助于辅助治疗脱肛。

同源延伸

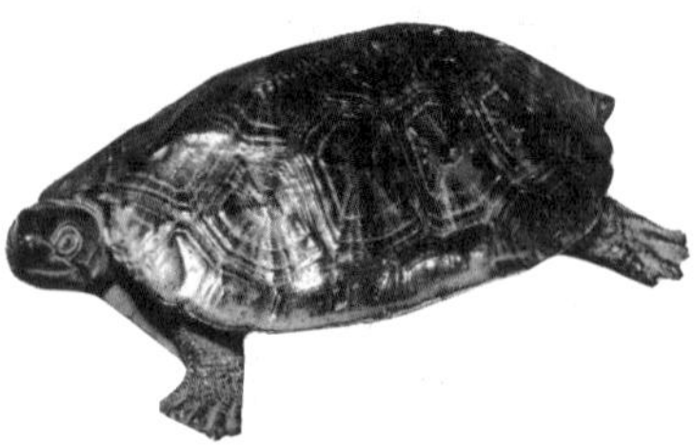

乌龟

滋阴补血、强身健体

性平，味甘；富含蛋白质、矿物质等多种营养成分，乌龟蛋白有一定的抗癌作用，有助于抑制肿瘤细胞，增强机体免疫功能；还可以滋阴补血、止血等。乌龟全身是宝，更有“龟身五花肉”的美誉，用龟肉做成的各种羹，也已成为时下的名贵羹肴。

温馨提示

甲鱼忌与桃子、苋菜、鸡蛋、鸭蛋、猪肉、兔肉、鸡肉、鸭肉、薄荷、芹菜、芥末、黄鳝、蟹同食。食欲不振、消化功能减退、慢性肠炎、慢性痢疾、慢性腹泻便溏者及孕妇等忌食甲鱼。生甲鱼血和胆汁配酒饮用，会中毒或罹患严重贫血症。

营养成分

（以100克为例）

热量	118千卡
蛋白质	17.8克
脂肪	4.3克
碳水化合物	2.1克
膳食纤维	0.2克

挑选储藏

挑选甲鱼时，第一，先看其各部位，外形完整，无伤无病，肌肉肥厚，腹甲有光泽，背胛肋骨模糊，裙厚而上翘，四腿粗且有力，反应敏捷。第二，用手抓住甲鱼的反腿腋窝处，它会活动迅速、四脚乱蹬。第三，将甲鱼翻过来，平放，能很快翻转过来。这样的甲鱼较新鲜健康，适宜选择。

储藏时，活甲鱼可以放在盆里，加水没过其背，每周喂食一次；若是宰杀后的甲鱼，可以放入冰箱冷冻室，但应尽快食用。

药食两用

【偏方验方】

地黄炖甲鱼

► 有助于改善肺结核引起的阴虚潮热、干咳胸痛

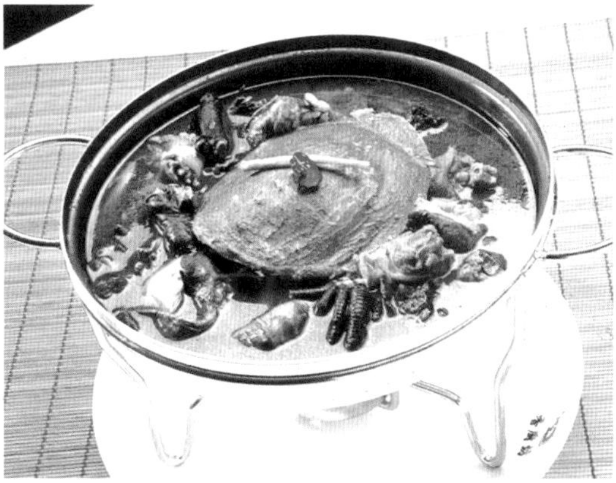

材料

甲　鱼	250克
生地黄	20克
知　母	15克
食　盐	适量
姜　片	适量

做法

1. 将甲鱼去壳、内脏，切块；生地黄、知母用纱布包好。
2. 将甲鱼、料包放入砂锅，加入水、盐、姜；大火煮沸，小火炖至甲鱼熟，捞出包料即可。

【养生食疗】

黄芪枸杞炖甲鱼

► 补益脾肾、益气养阴

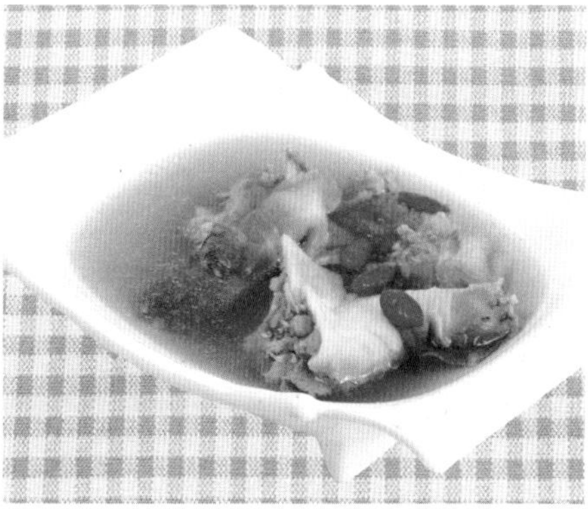

材料

甲　鱼	250克
黄　芪	10克
枸　杞	10克
葱　段	10克
姜　片	10克
酱　油	1匙
盐、醋	适量

做法

1. 将甲鱼去壳、内脏，切块；黄芪、枸杞分别洗净。
2. 将甲鱼、黄芪、枸杞放入锅中，加入姜、葱、醋、酱油和适量盐；大火煮沸，小火炖至甲鱼熟即可。

百味之冠 蛤蜊

药典记载

《嘉佑本草》：蛤蜊，润五脏，止消渴，开胃，解酒毒，主老癖能为寒热者，及妇人血块，煮食之。

调食和药

蛤蜊，肉质鲜美，被称为『天下第一鲜』，含有蛋白质、维生素、氨基酸和牛磺酸等多种成分，具有高蛋白、高铁、高钙、少脂肪的特性，经常食用，有助于防治中老年人慢性疾病，一般人群均可食用，尤其适宜高胆固醇、高血脂、甲状腺肿大、支气管炎、胃病等患者食用。

性味·功效

性寒，味咸；
具有滋阴润燥、利尿消肿、软坚散结等功效。

解析蛤蜊

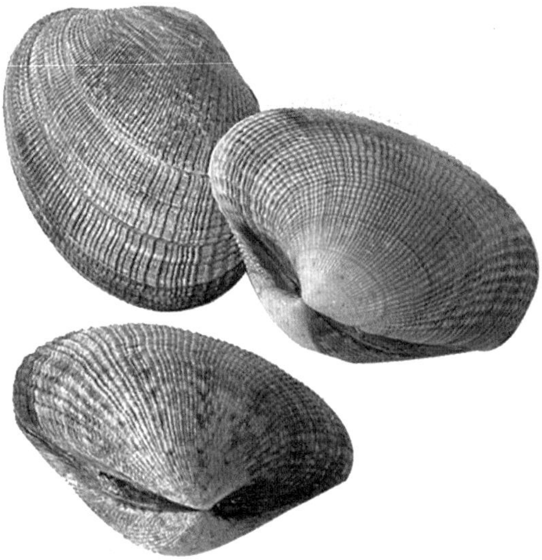

蛤蜊肉：
含有一种具有降低血清胆固醇作用的代尔太7-胆固醇和24-亚甲基胆固醇，且兼有抑制胆固醇在肝脏合成和加速排泄胆固醇的辅助功效，从而有助于降低胆固醇。蛤蜊肉和韭菜同食，有助于治疗阴虚所致的口渴、干咳、心烦、手足心热等。常食蛤蜊对甲状腺肿大、黄疸小便不畅、腹胀等症有一定的辅助疗效，还有助于防治中老年人慢性疾病。

蛤蜊时令期

4 5 …… 9 10 11

产地分布

主要分布在辽宁、山东、江苏、浙江等地区。

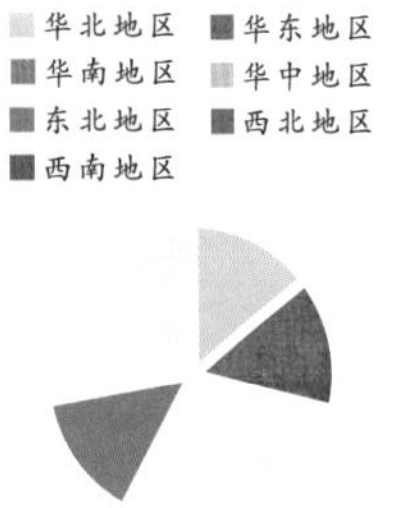

温馨提示

蛤蜊忌与田螺、橙子、芹菜同食。宿疾者、脾胃虚寒者应慎食蛤蜊；女性月经期及产后忌食；受凉感冒者忌食。蛤蜊不宜与啤酒同食，否则容易诱发痛风。蛤蜊最好提前一天用水浸泡才能吐干净泥土；烹饪蛤蜊时，不宜再加味精，也不宜多放盐，以免鲜味反失。

同源延伸

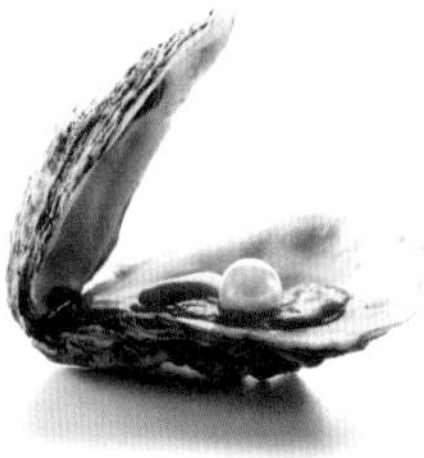

蚌

补肝益肾、滋阴养肝

性微寒，味甘、咸；富含钙和蛋白质、维生素等成分，可以滋阴养肝、明目、清热，有助于治疗肝肾阴虚、烦热消渴、眩晕等。蚌一般人群均可食用，因蚌肉性寒，脾胃虚寒、腹泻便溏者应忌食。蚌肉、夏枯草、决明子做成的蚌肉汤，可以明目清热。

营养成分

（以100克为例）

热量	78千卡
蛋白质	10.8克
脂肪	1.6克
碳水化合物	4.6克
钙	37毫克

挑选储藏

选择蛤蜊时，第一，应选择壳光滑、有光泽，外形相对扁一点的；第二，用手触碰蛤蜊外壳，会立刻紧闭的新鲜，宜选择；第三，两个蛤蜊相互敲击外壳，声音较坚实的，较新鲜。购买袋装的蛤蜊及各种蛤蜊制品时，更应注意其生产日期及保质期，不宜选择保质期较长的。

储藏时，可将蛤蜊用盐水浸泡后，放入冰箱冷冻室，但储存时间不宜长，最好现吃现买。

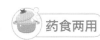

药食两用

【偏方验方】

蛤蜊海带汤

► 有助于辅助治疗糖尿病

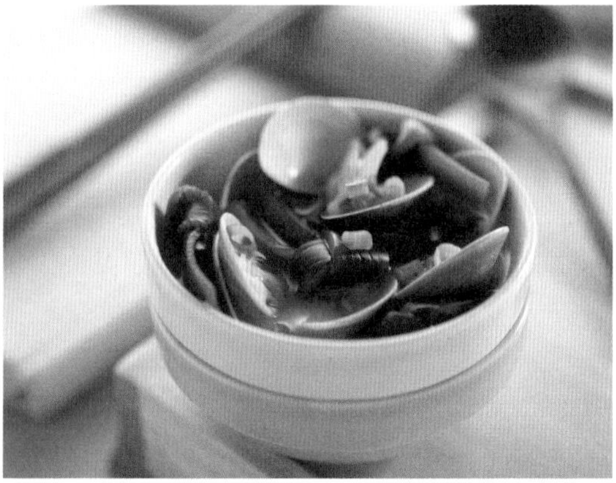

材料

- 蛤蜊　250克
- 海带　150克
- 食盐　适量
- 料酒　适量
- 生姜　适量

做法

1. 将蛤蜊浸泡，取肉，洗净；海带洗净，切片；姜切丝。
2. 锅中加适量水，放入蛤蜊，煮至六成熟；放入海带、料酒、盐、姜丝，煮至熟。

【养生食疗】

花椰菜炒蛤蜊

► 滋阴润燥、降痰清火

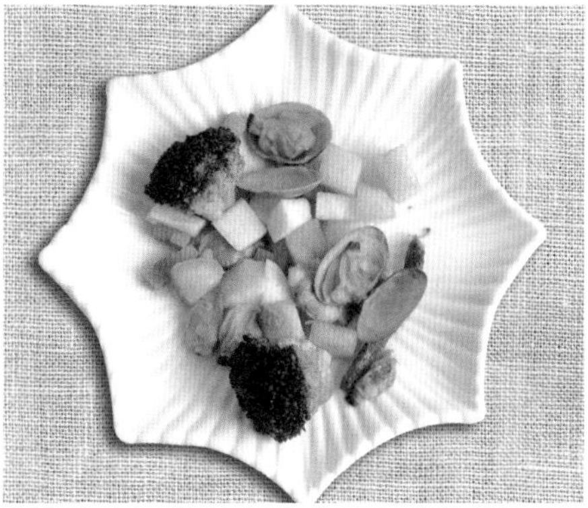

材料

- 蛤蜊　200克
- 花椰菜　150克
- 食盐　适量
- 食用油　适量

做法

1. 将蛤蜊浸泡，取肉，洗净。
2. 花椰菜洗净，掰成小块，用开水焯一下。
3. 锅中放油，油热后放入蛤蜊翻炒至八成熟；放入花椰菜炒至熟，调入适量盐即可。

枣

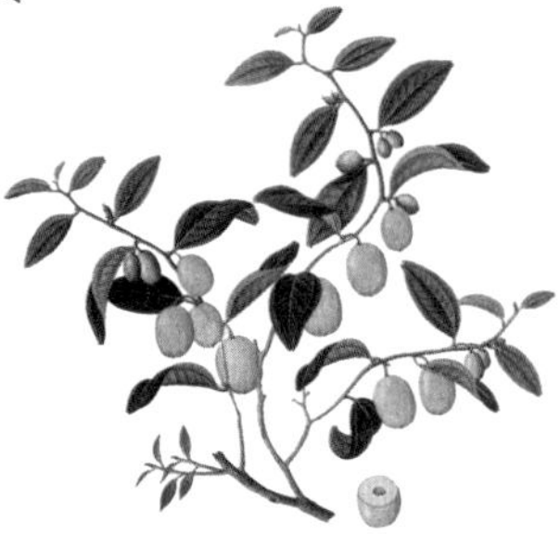

性　　味　性平，味甘。
功　　效　补益脾胃、滋养阴血、养心安神等。
主 产 地　山东、河北、山西、陕西等地区。
药食两用　与鲜芹菜根煮食，有助于降低血脂。

温馨提示

枣不宜多食，否则易引起胃酸过多和腹胀；忌与虾皮、葱、鳝鱼、海鲜、动物肝脏、黄瓜、萝卜等同食。

杏

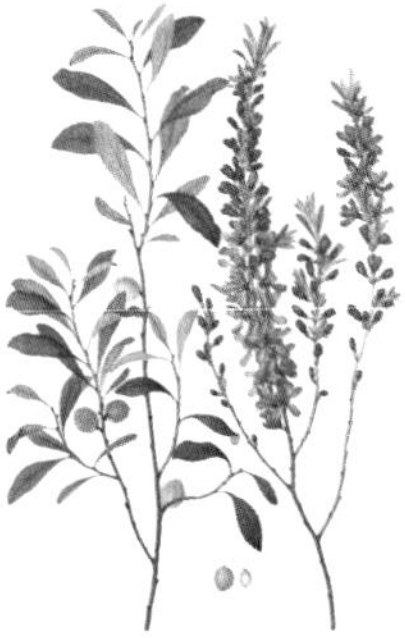

性　　味　性微温，味甘、酸。
功　　效　止渴生津、清热解毒、润肺化痰等。
主 产 地　河北、山东、山西、河南等地区。
药食两用　杏仁、姜、白萝卜用水煎服，可以缓解伤风咳嗽。

温馨提示

过食较酸的杏，易激增胃里的酸液伤胃而引起胃病，还易腐蚀牙齿进而诱发龋齿，以每次3～5枚为宜。

连翘

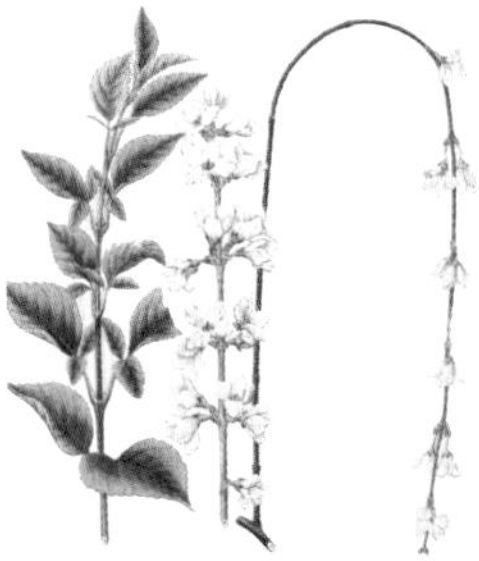

性　　味　性平，味苦。
功　　效　清热解毒、消肿散结、强心利尿等。
主 产 地　河北、陕西、山东、江苏等地区。
药食两用　连翘与芝麻等份，研末食用，有助于消肿散结。

温馨提示

青翘以干燥、色为黑绿、不裂口者为佳；老翘以色为棕黄、壳厚、显光泽者为佳。

枸杞

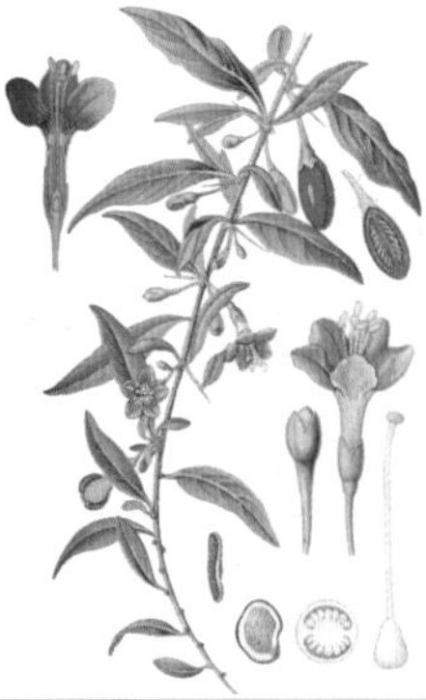

性　　味　性平，味甘。
功　　效　滋补肝肾、益精明目、补血安神等。
主 产 地　宁夏、河北、山东、江苏、浙江等地区。
药食两用　用米醋煮枸杞、白皮，取汁含漱，可以缓解牙痛。

温馨提示

枸杞有不同程度的扩张冠状动脉、改善微循环、降低血脂、降低血压的作用，一般不与桂圆、红参等同食，可和大枣同用。

瞿麦

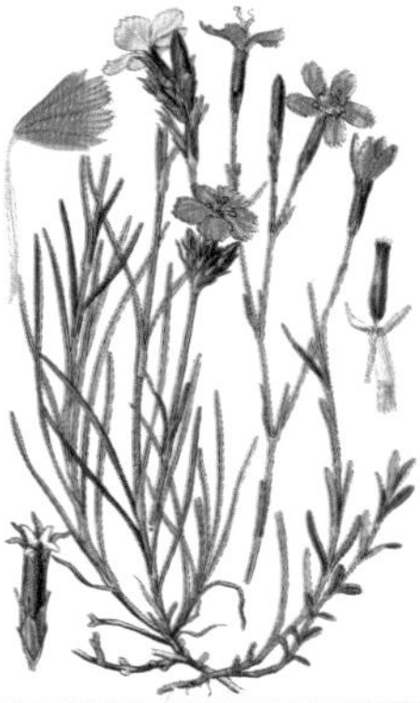

【性　　味】性寒，味苦。

【功　　效】利尿通淋、破血通经等。

【主 产 地】河北、河南、辽宁、江苏等地区。

【药食两用】汤、粥中放入瞿麦叶，有助于改善痔疮、便血等。

温馨提示

用瞿麦子研末，用酒送服，1日3次，有助于改善石淋等。脾、肾气虚及孕妇忌用瞿麦。

槐实

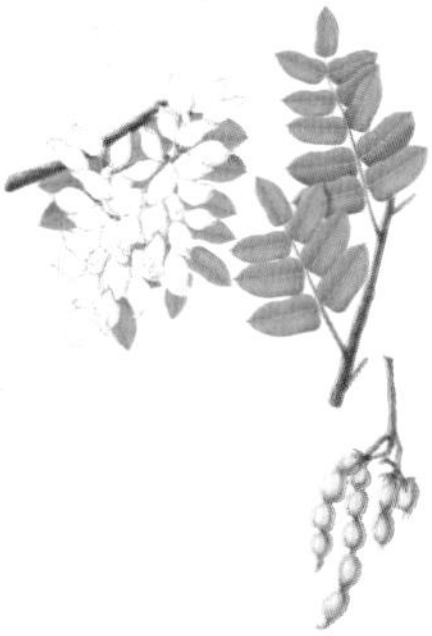

【性　　味】性寒，味苦。

【功　　效】清热泻火、凉血止血等。

【主 产 地】我国北方均有分布。

【药食两用】将槐实烧为末，用酒送服，有助于改善大热心闷。

温馨提示

槐实在秋冬成熟，近代药理研究显示，槐实、槐花有降压和改善毛细血管脆性的作用，还可以抗老防衰、护肤乌发等。

茴香

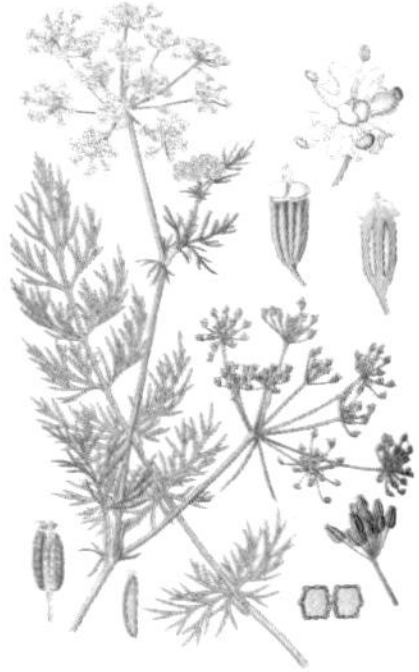

【性　　味】性温，味辛。

【功　　效】开胃进食、理气散寒、止痛等。

【主 产 地】全国各地。

【药食两用】与胡椒研末，温酒送服，有助于散寒理气、止痛。

温馨提示

茴香以颗粒大小均匀、质地饱满、色泽黄绿、芳香浓郁、无柄梗者为佳。储藏时须密封、阴凉、避光保存。

黄瓜

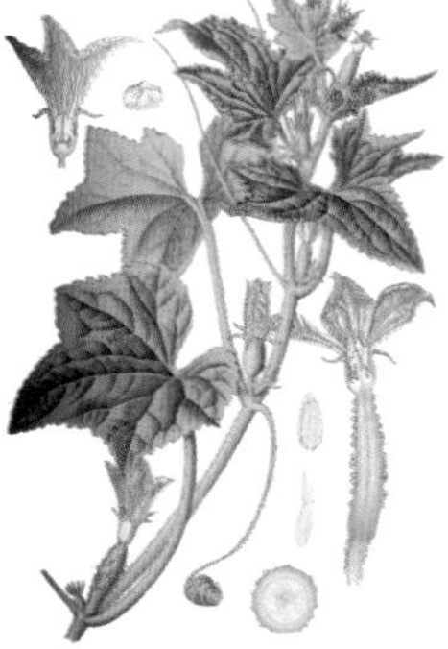

【性　　味】性凉，味甘。

【功　　效】生津止渴、清热解毒、利水消肿等。

【主 产 地】全国各地。

【药食两用】与西瓜榨汁，调入蜂蜜，煮沸，可改善咽喉肿痛。

温馨提示

黄瓜不宜加碱或高热煮食；不宜与辣椒、菠菜、西红柿、花菜、小白菜、柑橘、花生等同食。

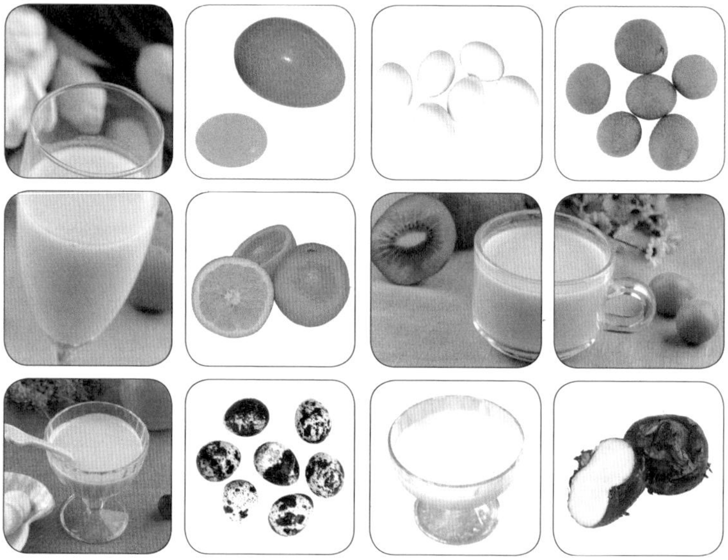

第五章 禽蛋乳品防病补钙

禽蛋，即我们日常食用的鸡蛋、鸭蛋、鹅蛋、鹌鹑蛋等，蛋清中的营养素主要是蛋白质；蛋黄中含有维生素A、维生素D、维生素B_1、维生素B_2等；乳品，即以生鲜牛（羊）乳及其制品为主要原料，经加工制成的产品，日常接触最多的就是牛奶、酸奶、羊奶。牛奶是人体钙的最佳来源，且钙磷比例适当，有利于钙的吸收；羊奶中的维生素及微量元素含量高于牛奶，国际营养学界称之为『奶中之王』；酸奶除保留了鲜牛奶的全部营养成分外，发酵中还产生了人体所需的多种维生素。

每日坚持食用禽蛋、乳品，有助于补充身体对蛋白质、维生素的需求。

补中益气
鹅蛋

调食和药

鹅蛋，富含蛋白质、脂肪、维生素等成分，其蛋白质中含有人体所需的各种氨基酸，且易于消化吸收。鹅蛋以煮、蒸、炒、煎等方式食用，还可加工制作蛋糕、面包等，一般人群均可食用，是老年人，儿童，体虚、贫血者的理想食品。

营养成分
（以100克为例）

热量	196千卡
蛋白质	11.1克
脂肪	15.6克
碳水化合物	2.8克
钙	34克

性味·功效

性微温，味甘；
具有补中益气、润肺美肤等功效。

蛋黄中富含有利于人体脑部发育的卵磷脂。

鹅蛋，以散养大白鹅蛋营养最好。

药典记载

科学研究表明，从水分、蛋白质、脂肪所占的比例来看，鹅蛋较鸡蛋的营养价值高，但不宜多食，多食发痼疾。

温馨提示

鹅蛋与鸡蛋同食会伤元气，所以忌同食；鹅蛋不适宜内脏损伤的患者食用。将1个鹅蛋打入碗内，加入适量白糖搅匀、蒸熟，早晨空腹食用，可以清脑益智，有利于增强记忆力，但要忌吃海带、花椒、动物血、酒、绿豆等。鹅蛋清加入少许白酒及冰片，敷在伤口上，可以止痛，有助于治疗烫伤。

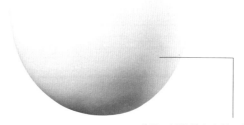

药食两用

鹅蛋

&

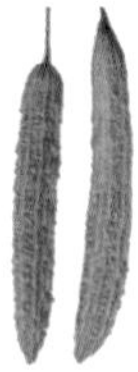

苦瓜

材料

苦　瓜	150克
鹅　蛋	1个
食　盐	适量
食用油	适量

做法

1 苦瓜洗净，切片；鹅蛋打散，调入盐搅匀。

2 锅中放油，油热放苦瓜炒熟；另煎鹅蛋至熟。

功效

可以清热解毒，对治疗烦渴有一定的辅助功效。

动物人参

鸽蛋

调食和药

鸽蛋，富含蛋白质、维生素等成分，长期食用可以增强皮肤弹性，促进血液循环，清热解毒。一般人群均可食用，可以增强人体的免疫和造血功能，尤其适宜手术后、产妇产后的恢复和调理以及儿童的成长发育期食用。

营养成分
（以100克为例）

蛋白质	10.8克
脂肪	6.4克
钠	76毫克
钙	100毫克
钾	120毫克

性味·功效

性平，味甘、咸；
具有补肾益气、清热解毒等功效。

蛋白质和脂肪含量稍低于鸡蛋，但所含的钙和铁元素均高于鸡蛋。

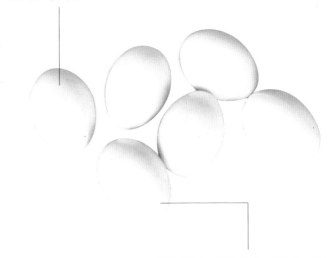

鸽蛋在阳光下是透亮的；煮熟后，蛋白是半透明的。

药典记载

《随息居饮食谱》：鸽蛋，甘，平，清热，解毒，补肾益身。《本草适原》：鸽蛋，久患虚主羸者，食之有益。据中国医学科学院卫生研究所资料表明，鸽蛋含有多种氨基酸和维生素，是高蛋白低脂肪的珍品。

温馨提示

鸽蛋不宜过多食用。贫血、月经不调、气血不足的女性常吃鸽蛋，不但可以美颜滑肤，增强皮肤弹性，还可以预防疾病，使人精力旺盛。

药食两用

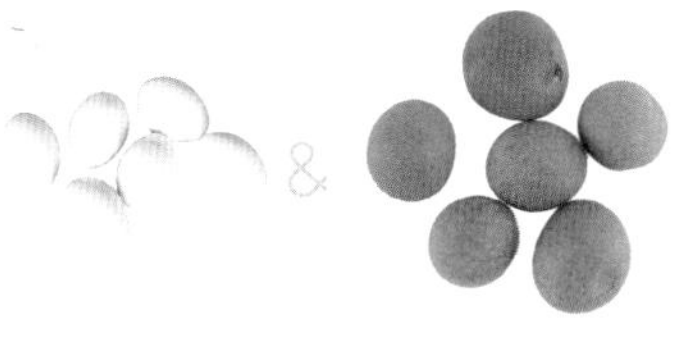

熟鸽蛋 & 桂圆

材料

桂圆肉	80克
熟鸽蛋	70克
枸　杞	适量
冰　糖	适量

做法

1. 鸽蛋、桂圆肉、枸杞放入锅中，加适量水，煮约20分钟。
2. 调入适量冰糖，趁热食用。

功效

经常食用，可以补肾益气。

补阴益血 鸡蛋

调食和药

鸡蛋，富含钙、磷、铁和维生素A、B族维生素等，还含有其他人体必需的维生素和微量元素，有煮、蒸、煎、炒等食用方法，是小儿、老人、产妇以及肝炎、结核、贫血者，手术后恢复期患者的良好补品。

营养成分

（以100克为例）

营养成分	含量
热量	144千卡
蛋白质	13克
脂肪	11.1克
碳水化合物	1.3克
钙	56毫克

性味·功效

鸡蛋性平，味甘；具有除烦安神、补脾和胃等功效。

药典记载

《本草纲目》：卵白，其气清，其性微寒；卵黄，其气浑，其性温。精不足者，补之以气，故卵白能清气，治伏热，目赤，咽痛诸疾。形不足者，补之以味，故卵黄能补血，治下痢，胎产诸疾。鸡蛋白能润肺利咽，清热解毒，适宜咽痛音哑，目赤，热毒肿痛者食用。

温馨提示

鸡蛋须煮熟食用，不可生食。打蛋前要对蛋壳进行冲洗，以免沾染到蛋壳上的细菌。高胆固醇者宜单吃蛋白。毛蛋、臭蛋忌食。

鸡蛋：
所含蛋白质对肝脏组织损伤有修复作用；蛋黄中的卵磷脂可以促进肝细胞的再生，还有助于提高人体血浆蛋白量，增强机体的代谢及免疫功能。

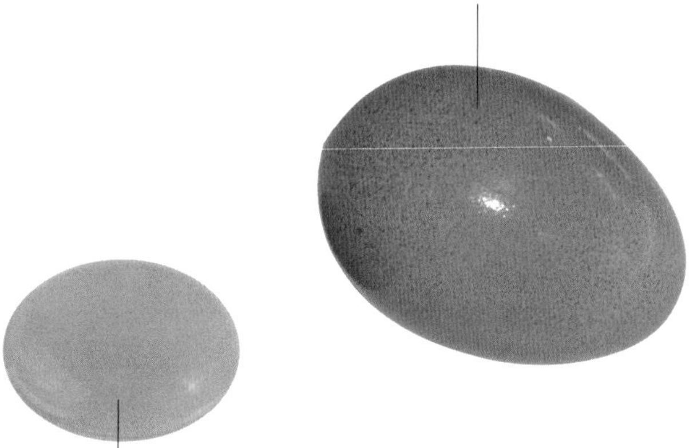

鸡蛋黄：
蛋黄富含脂溶性维生素，不饱和脂肪酸，磷、铁等微量元素，对人体生长十分有益。

药食两用

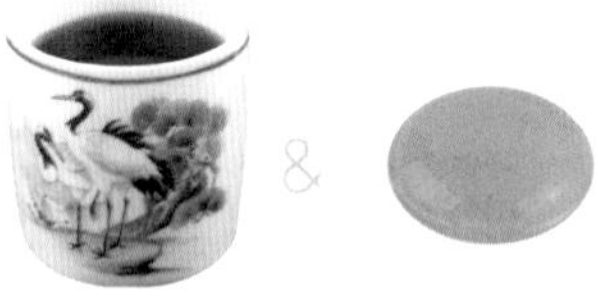

材料

材料	用量
黄　酒	200克
鸡蛋黄	60克

做法

1. 鸡蛋黄搅拌后备用。
2. 锅中加少量水煮沸；倒入黄酒和鸡蛋黄，煮沸即可。

功效

有助于滋阴润燥、养血安胎等。

滋阴清肺

鸭蛋

调食和药

鸭蛋，壳呈白色或微带蓝色，壳质略厚，常见的咸鸭蛋和松花蛋就是由鸭蛋制成的。鸭蛋富含蛋白质、维生素B_1、维生素A、铁等成分，所含的矿物质有益于骨骼发育，还可以预防贫血；咸鸭蛋有清凉、明目平肝的功效，一般人群均可食用。

营养成分
（以100克为例）

热量	180千卡
蛋白质	12.6克
脂肪	13克
碳水化合物	3.1克
钙	62毫克

性味·功效

鸭蛋性凉，味甘；具有补虚劳、滋阴养血、润肺美肤等功效。

鸭蛋中含有较多的维生素B_2，经常食用，可保持头发、指甲、皮肤等的健康。

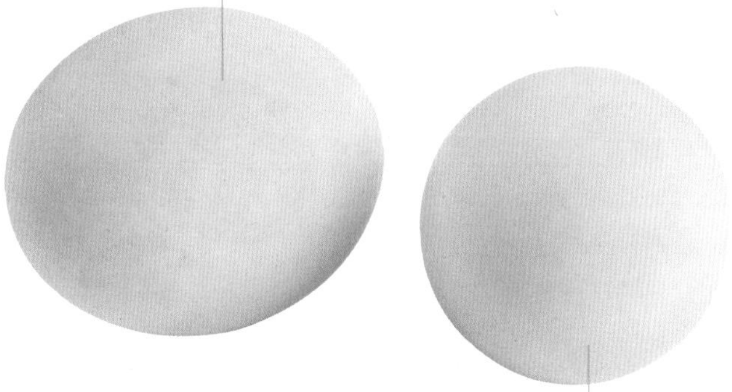

鸭子容易患沙门菌病，体内的病菌能渗入鸭蛋内，所以鸭蛋在开水中至少煮15分钟才可食用。

药典记载

《食性本草》：生疮毒者食之，令恶肉突出。《医林纂要》：补心清肺，止热嗽，治喉痛；百沸汤冲食，清肺火，解阳明结热。《饮食须知》：多食发冷气，令人气短背闷。妊妇多食，令子失音，且生虫。小儿多食，令脚软。不可合鳖肉、李子食，害人。

药食两用

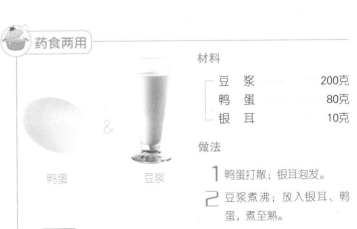

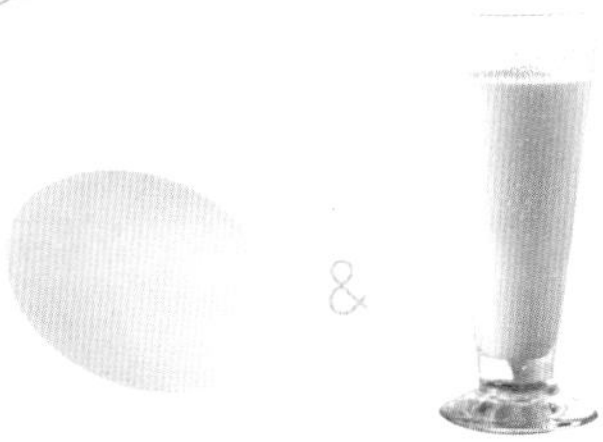
鸭蛋 & 豆浆

材料

豆浆	200克
鸭蛋	80克
银耳	10克

做法

1. 鸭蛋打散；银耳泡发。
2. 豆浆煮沸；放入银耳、鸭蛋，煮至熟。

功效

可以滋阴润肺，有助于治疗痰多咳嗽。

温馨提示

鸭蛋腥气较重，食用时加入醋和姜末可减轻腥味。鸭蛋忌与鳖鱼、李子、桑葚等同食；老年人应慎食。松花蛋不宜多吃，以防造成人体铅中毒。

卵中佳品 鹌鹑蛋

调食和药

鹌鹑蛋，营养丰富，有『卵中佳品』之称，常被用来作为滋补的食疗佳品。鹌鹑蛋通常煮至全熟或半熟后去壳，用于沙拉中，也可以腌渍、水煮或做胶冻食物。一般人群均可食用，尤其适宜婴幼儿、孕产妇、老人、患者及身体虚弱者食用。

营养成分

（以100克为例）

热量	436.5千卡
蛋白质	21.5克
脂肪	17.15克
碳水化合物	49.89克
膳食纤维	1克

性味·功效

鹌鹑蛋性平，味甘；具有补益气血、强身健脑、丰肌泽肤等功效。

胆固醇含量低于鸡蛋；磷脂含量高于鸡蛋；蛋白质、脂肪、碳水化合物含量与鸡蛋基本相同。

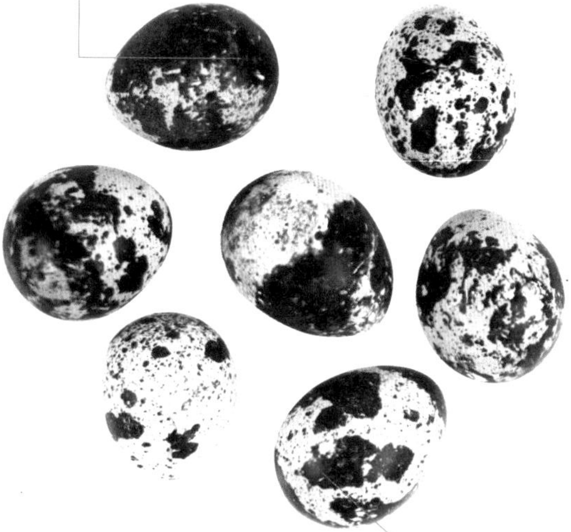

对贫血、神经衰弱、营养不良、月经不调，以及支气管炎、高血压、血管硬化等，有一定的调补作用。

药典记载

国内外临床证实，鹌鹑蛋可以辅助治疗水肿、肥胖型高血压、糖尿病、贫血、肝（肿）大、肝硬化、腹水等多种疾病。我国中医学认为，鹌鹑肉还可以补益五脏、强筋壮骨、止泄、补中益气、养肝清肺等。

温馨提示

食用鹌鹑蛋以蒸或煮的方式最好，消化吸收率基本可以达到100%，但不宜多食。鹌鹑蛋与银耳搭配，可以补益脾胃、润肺滋阴；忌与螃蟹搭配，否则会中毒。鹌鹑蛋常温下可存放约45天。

药食两用

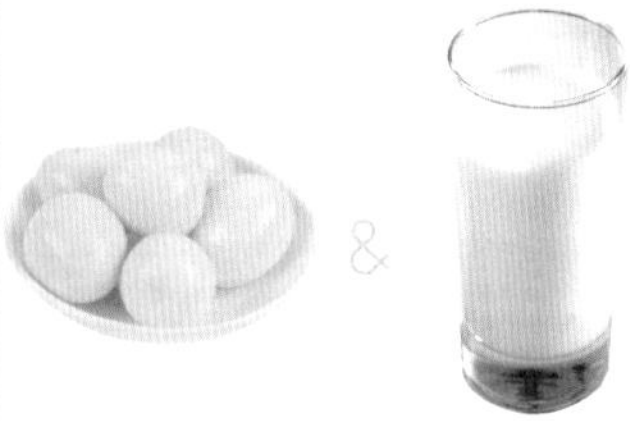

熟鹌鹑蛋 & 豆浆

材料

牛　奶	150克
鹌鹑蛋	80克

做法

1 将鹌鹑蛋洗净，煮熟备用。

2 牛奶、鹌鹑蛋放入锅中，煮沸；早晚各1次。

功效

有助于改善失眠多梦、神经衰弱，还可辅助治疗慢性胃炎。

补虚开胃
酸奶

调食和药

酸奶，以新鲜牛奶为原料，经发酵制成，除保留了牛奶的营养成分外，在发酵过程中还产生了人体所需的多种维生素，且有助于提高钙、磷在人体内的利用率。一般人群均可饮用，大病初愈者多饮用酸奶，可以较快地改善体质。

营养成分
（以100克为例）

热量	72千卡
蛋白质	2.5克
脂肪	2.7克
碳水化合物	9.7克
维生素A	26微克

性味·功效

酸奶性平，味甘、酸；具有生津止渴、补虚开胃等功效。

酸奶不要与加工的肉食品同食，因为酸奶中的胺与加工肉食品中的亚硝酸易形成致癌物——亚硝胺。

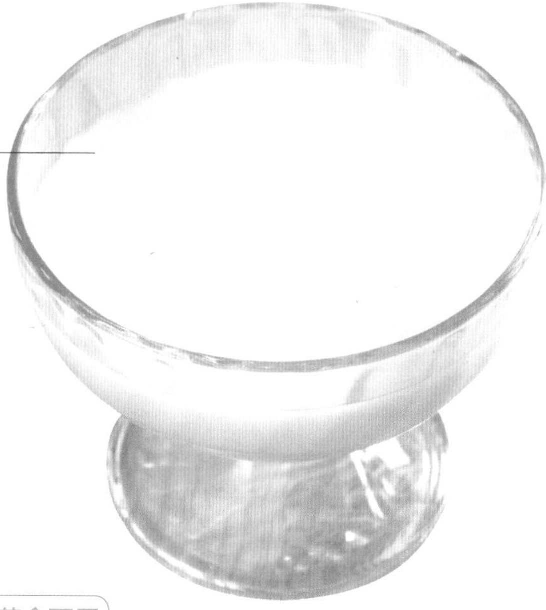

药典记载

墨西哥营养专家们研究发现，经常喝酸奶可以防止癌症和贫血，并可改善牛皮癣和缓解儿童营养不良。美国哈佛大学公共卫生学院流行病学研究员艾尔瓦罗·阿良索博士研究发现，在那些每天饮2~3份或更多酸奶的人中，高血压的发病危险比那些不喝的人降低了50%。

温馨提示

酸奶不要空腹喝，最好在饭后2小时内饮用；不要加热，否则营养价值会降低。喝完酸奶要及时漱口，防止乳酸菌中的某些细菌在口腔中滋生。

药食两用

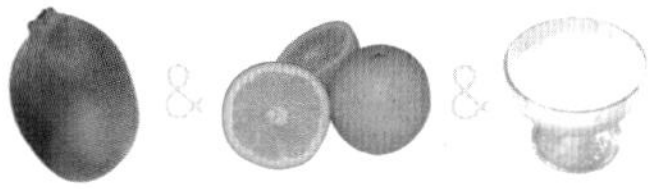

猕猴桃　柳橙　酸奶

材料

酸　奶	150克
猕猴桃	100克
柳　橙	100克

做法

1 将柳橙洗净，去皮；猕猴桃洗净，去皮。

2 将柳橙和猕猴桃及酸奶放入果汁机，搅拌均匀即可。

功效

可以润泽肌肤，使皮肤洁净白皙。

奶中之王
羊奶

调食和药

羊奶的脂肪颗粒体积为牛奶的1/3，更利于人体吸收，所以长期饮用羊奶不会发胖。一般人群均可饮用，尤其适宜患有过敏症、胃肠疾病、支气管炎症以及身体虚弱者、婴儿饮用。

营养成分
（以100克为例）

热量	4千卡
蛋白质	3.54克
钙	82毫克
铁	0.5毫克

性味・功效

性温，味甘；
具有益胃润燥、滋养补虚等功效。

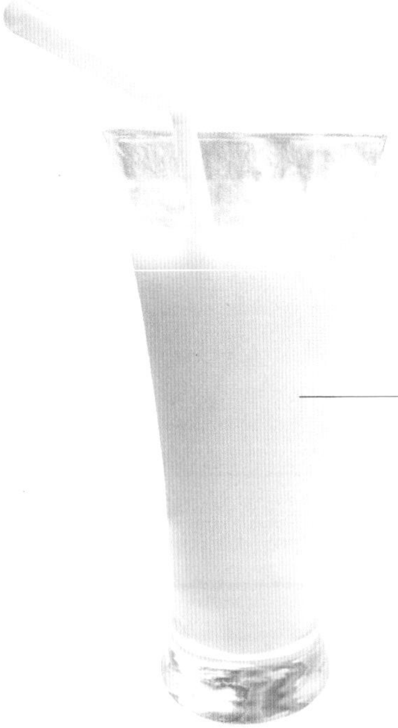

维生素E含量较高，可以阻止体内细胞中不饱和脂肪酸氧化、分解，还可以延缓皮肤衰老，增加皮肤弹性和光泽；维生素A、B族维生素的含量高于牛奶，有益于保护视力、恢复体能等。

药典记载

《本草纲目》：羊乳甘温无毒，可益五脏、补肾虚、益精气、养心肺；治消渴、疗虚劳；利皮肤、润毛发；和小肠、利大肠。《食医心鉴》：益肾气，强阳道，对体虚之人，无论何种病症皆宜，即使健康之人，服之亦可增加体质。

药食两用

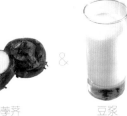

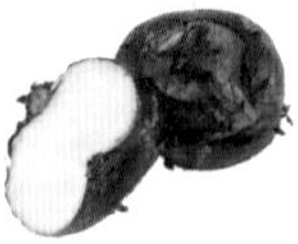
荸荠

&

豆浆

材料

羊　奶	150克
荸　荠	80克
白　糖	适量

做法

1 将荸荠洗净，切碎，搅汁备用。

2 羊奶煮沸，放入白糖和荸荠汁，搅匀即可。

功效

经常饮用，有助于解热毒、利热湿。

温馨提示

对于脑力劳动者来说，睡前半小时饮用一杯羊奶，有一定的镇静安神作用。现代研究证实，羊奶对胃肠炎、胃病、肾病、肝病等有治疗和促进康复作用。

生津润肠 牛奶

调食和药

牛奶，人们日常饮用的天然饮料之一，富含钙质及人体生长发育所需的氨基酸，易于被人体消化吸收。一般人群均可饮用，脱脂奶适宜老年人、血脂偏高者；高钙奶适宜中等及严重缺钙者、儿童、老年人、失眠者以及工作压力大的女性。

营养成分

（以100克为例）

营养成分	含量
热量	54千卡
蛋白质	3.1克
脂肪	3.5克
碳水化合物	6克
钙	104毫克

性味・功效

性平，味甘；
具有生津止渴、滋润肠道、清热通便的功效。

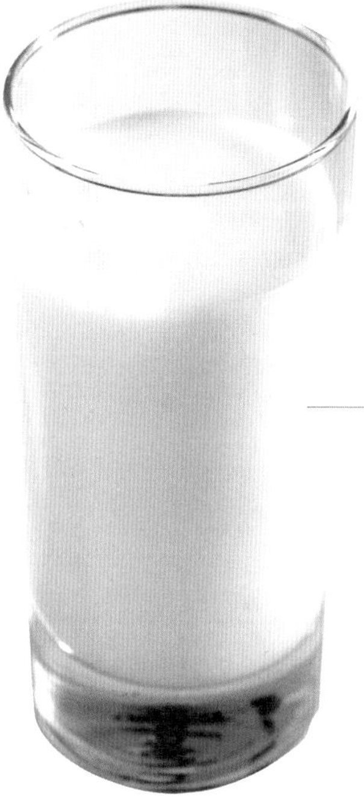

所含的钾可使动脉血管在高压时保持稳定，减少中风风险；含有的B族维生素有助于提高视力。

药典记载

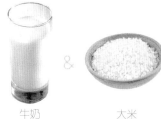

中医学认为，牛奶，味甘、性微寒，具有生津止渴、滋润肠道、清热通便、补虚健脾、提高视力、预防动脉硬化等功效。把牛奶进行适当的加工，或和其他食物一起进行调配，可制成各种“食疗牛奶”。

温馨提示

缺铁性贫血、乳糖酸缺乏症、胆囊炎、胰腺炎等患者忌喝牛奶；牛奶不宜与巧克力同食，否则易形成不溶性草酸钙，会大大降低钙的吸收率，且食用后会出现头发干枯无光泽、腹泻等现象。

药食两用

牛奶

&

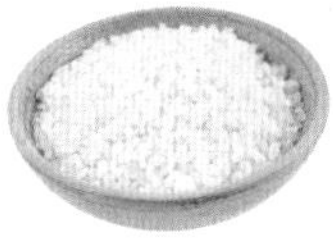

大米

材料

材料	用量
牛奶	250克
大米	100克
大枣	20克

做法

1. 将大米淘洗干净；枣洗净。
2. 大米、枣放入锅中，加水煮粥；熟后倒入牛奶，搅匀。

功效

可以补气血、健脾胃，适用于体虚、气血不足等。

木瓜柳橙优酪乳

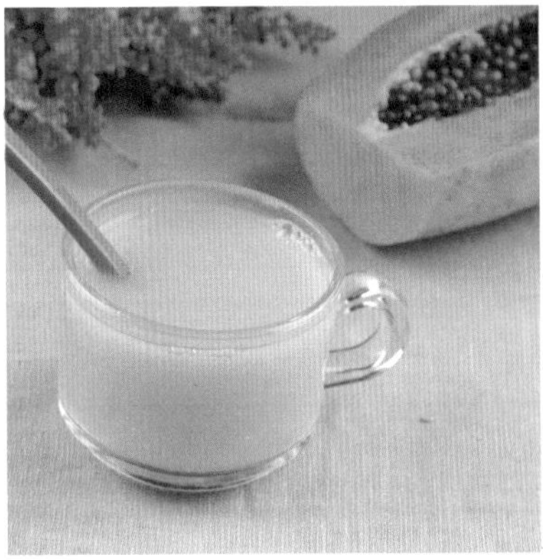

材料

- 木瓜 100克
- 酸奶 100克
- 柳橙 50克
- 柠檬 30克

做法

1. 将木瓜洗净、去皮、籽，切成小块备用。
2. 将柳橙、柠檬分别洗净，切块。
3. 将四种材料放入果汁机，搅匀即可。

功效

该饮品可以促进皮肤的新陈代谢，使皮肤保持光滑细嫩，还可抵抗紫外线，防止斑点生成。木瓜有收缩子宫的作用，孕妇忌饮。

猕猴桃桑葚奶饮

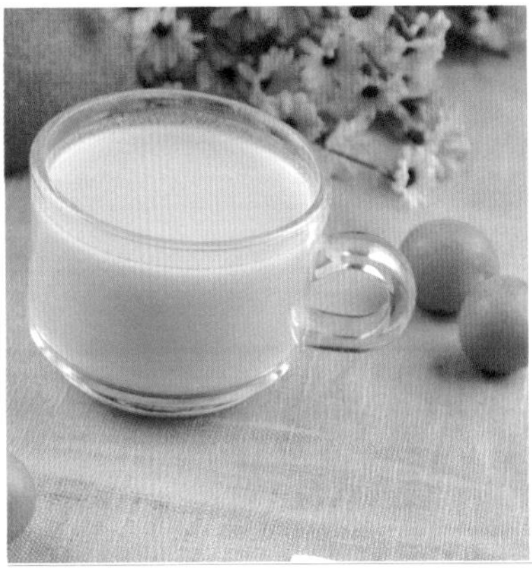

材料

- 酸　奶 150克
- 猕猴桃 100克
- 桑　葚 80克
- 冰　糖 30克

做法

1. 将桑葚用盐水浸泡，清水洗净。
2. 猕猴桃洗净，去皮，切成小块。
3. 将猕猴桃、桑葚、酸奶放入果汁机，搅匀加入冰糖即可。

功效

该饮品可以润泽肌肤、延缓衰老，还可以补充人体所需的维生素C，但脾胃虚寒者不宜多饮。

杧果橘子奶饮

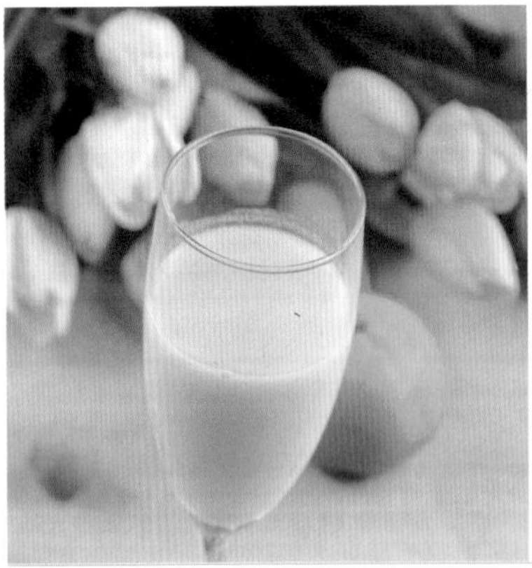

材料

- 牛奶 200克
- 杧果 100克
- 橘子 150克
- 酸奶 100克

做法

1. 将杧果洗净，去皮、核，切成块。
2. 橘子去皮，分瓣。
3. 将全部材料放入果汁机，搅匀即可。

功效

该饮品可以消除疲劳、美容养颜，含有丰富的维生素A和维生素C，非常适宜女性朋友每日饮用。

杨桃香蕉牛奶蜜

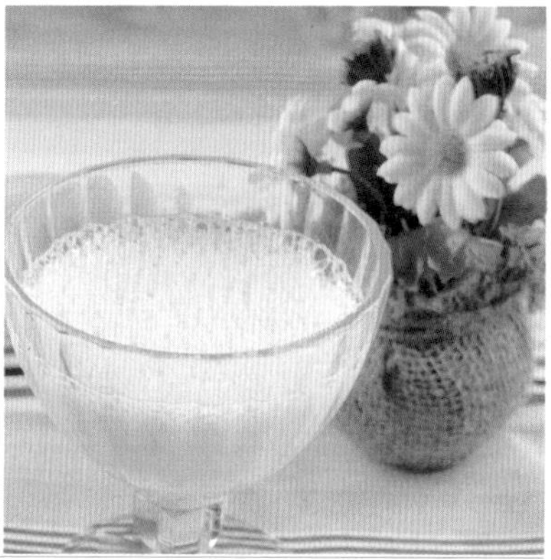

材料

- 香蕉 150克
- 牛奶 100克
- 杨桃 80克
- 柠檬 30克
- 冰糖 适量

做法

1 将杨桃洗净，切块；香蕉去皮，切段；柠檬洗净，切片。

2 将杨桃、香蕉、柠檬、牛奶放入果汁机，搅匀。

3 将果汁导入杯中，放入适量冰糖，搅匀即可。

功效

该饮品有助于美白肌肤、淡化皱纹、祛脂减肥，还可以改善干性或油性肌肤。

山药苹果优酪乳

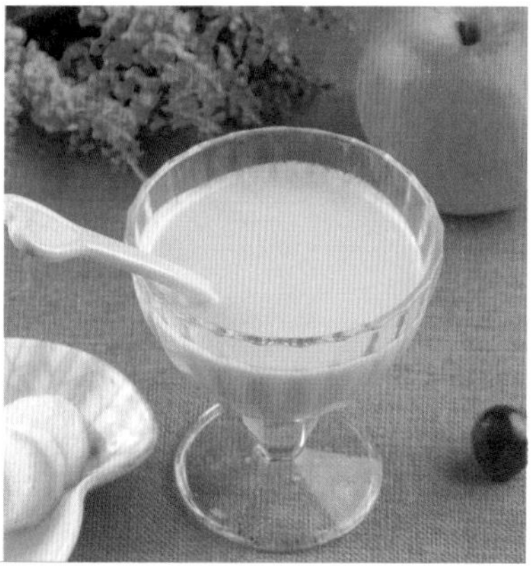

材料

- 苹　果 150克
- 酸　奶 150克
- 鲜山药 100克
- 冰　糖 30克

做法

1 将山药洗净，削皮，切成小块。

2 将苹果洗净，切成小块。

3 山药、苹果、酸奶倒入果汁机，加适量冰糖，搅匀即可。

功效

该饮品可以丰胸消脂、延缓衰老。但脾胃较弱、消化不良、胀气者应少量饮用，大便燥结者不宜饮用。

西红柿胡柚优酪乳

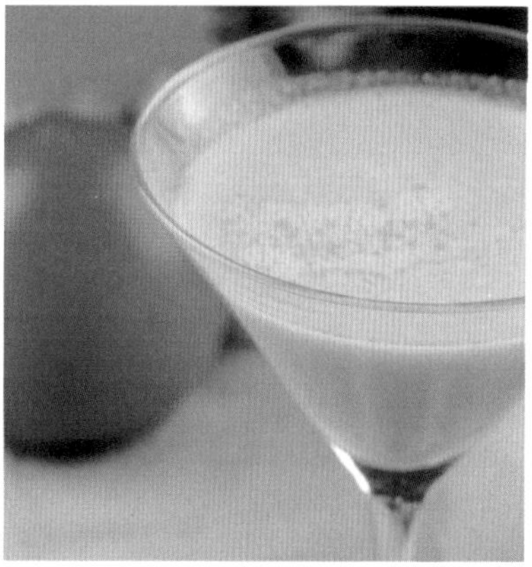

材料

- 胡　柚 150克
- 酸　奶 150克
- 西红柿 100克
- 柠　檬 30克

做法

1 将西红柿、柠檬分别洗净，切成块。

2 将胡柚去皮，切块。

3 将所有材料倒入果汁机，搅匀即可。

功效

该饮品有助于补充钙质、健胃消食、美容养颜等，是爱美女性减肥美颜的佳饮。

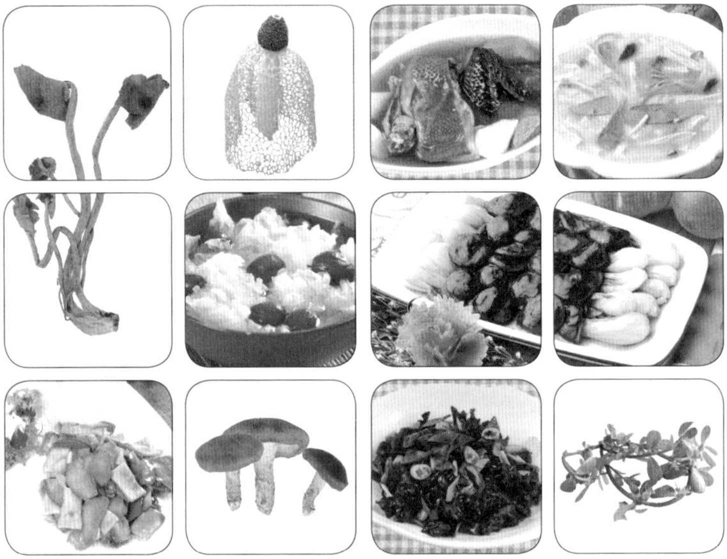

第六章 菌类食物健骨免疫

菌类，生长环境及过程较特殊，是日常餐桌上营养价值较高的一种食物，含有较多的蛋白质、碳水化合物、维生素等，还含有多种微量元素和矿物质。蘑菇、香菇、金针菇、竹笋、竹荪等都有很好的防癌抗癌功效，经常食用可以增强人体免疫力，还有助于促进儿童的生长发育等。

本章从不同角度对菌类进行详细介绍，让您进一步了解菌类的食疗功效，既享受美食，又滋补身体，一举两得。

增智菇

金针菇

药典记载

据测定，金针菇中氨基酸的含量丰富，高于一般菇类，尤其是赖氨酸的含量特别高，赖氨酸具有促进儿童智力发育的功能。

调食和药

金针菇，具有很高的药用食疗功效，生长在柳、榆、白杨树等阔叶树的枯树干及树桩上，以『菌盖滑嫩、柄脆、营养丰富、味美适口』而著称，可以凉拌、炒、烧、炖、做汤等，也可以作为荤素菜的配料使用，一般人群均可食用。

性味·功效

性凉，味甘；
具有抗癌护肝、降胆固醇、抗菌消炎等功效。

与豆腐搭配，有助于增智健体、降低血糖。

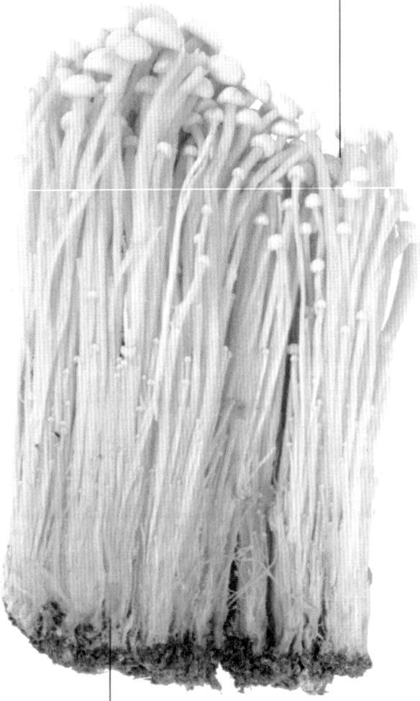

与西蓝花同食，有助于增强肝脏的解毒能力，提高机体免疫力。

金针菇熟了

1 2 1 2 3 4 5 6

产地分布

主要分布在山东、河北、河南等地区。

华北地区 华东地区
华南地区 华中地区
东北地区 西北地区
西南地区

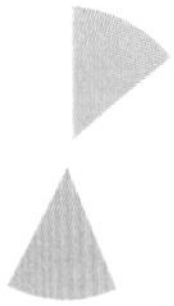

解析金针菇

金针菇：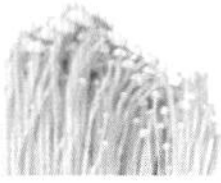

含有人体所需的多种氨基酸成分，且含锌量比较高，对增强儿童的身高和智力发育有良好的作用。经常食用，有助于预防和治疗肝脏病及胃、肠道溃疡，也适宜高血压患者、肥胖者和中老年人食用。常食金针菇还能降低胆固醇，预防肝脏疾病和胃肠道溃疡，增强机体正气，防病健身。金针菇还能有效地增强机体的生物活性，促进体内新陈代谢，有利于食物中各种营养素的吸收和利用，对生长发育也大有益处。

同源延伸

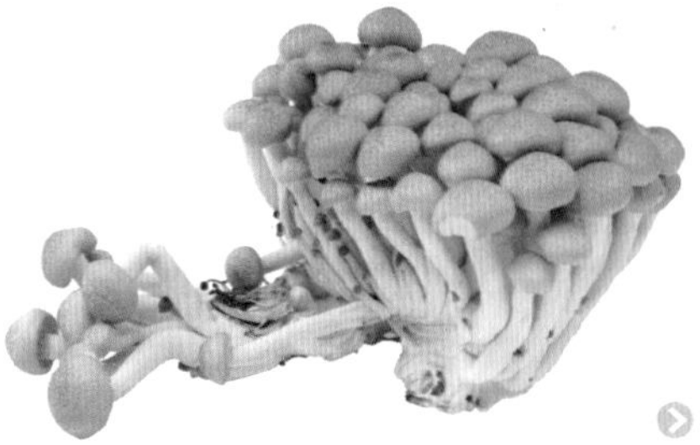

蟹味菇

延缓衰老、益智增高

以独特的蟹味而得名，是一种低热量、低脂肪的保健食品，含有丰富的维生素和氨基酸，有助于青少年益智增高，还可以抗癌、降低胆固醇、延缓衰老等。蟹味菇可清炒、凉拌、汆涮、煲汤等方式食用。

温馨提示

脾胃虚寒者慎食金针菇。腐烂变质的金针菇忌食，以防中毒。金针菇与鸡肉同食，可以益气补血。金针菇忌与牛奶同食，否则会引发心绞痛。

营养成分

（以100克为例）

热量	26千卡
蛋白质	2.4克
脂肪	0.4克
碳水化合物	6克
膳食纤维	2.7克

挑选储藏

挑选金针菇时，首先，应选择颜色淡黄至黄褐色；其次，菌盖中央较边缘稍深，呈半球形的；最后，菌柄上浅下深，长度约为15厘米的。若选择加工制品的金针菇，要注意其安全生产标识、生产日期及保质期。

储藏新鲜金针菇时，将根部剪掉，在淡盐水中浸泡10分钟，沥干水分后，装入保鲜袋，放入冰箱冷藏；如果是加工制品（如金针菇罐头），最好随吃随买，开封后立即食用。

药食两用

【偏方验方】

金针菇炒虾仁

► 有助于促进儿童身体发育

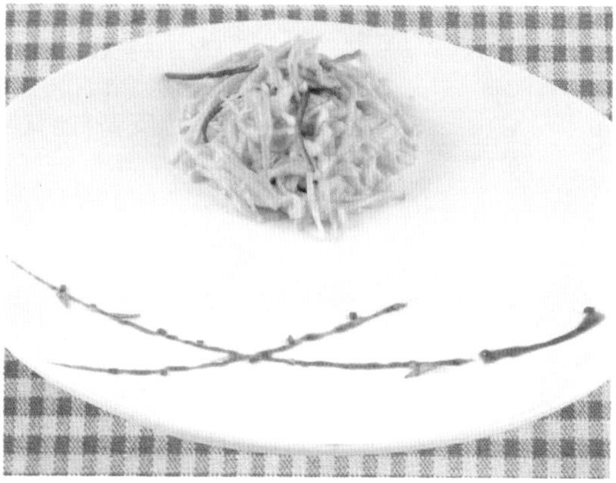

材料

虾仁	200克
金针菇	80克
鸡蛋	50克
葱花	6克
黄酒	1匙
淀粉	适量
食盐	适量

做法

1. 鸡蛋取蛋清；将金针菇洗净，切段；虾仁洗净，用蛋清、淀粉、黄酒、盐拌匀腌一会。
2. 锅中放油，油热放入葱花爆香，放虾仁翻炒；倒入金针菇，炒至熟，放入盐调味即可。

【养生食疗】

金针菇炖土鸡

► 补益气血、强身健体

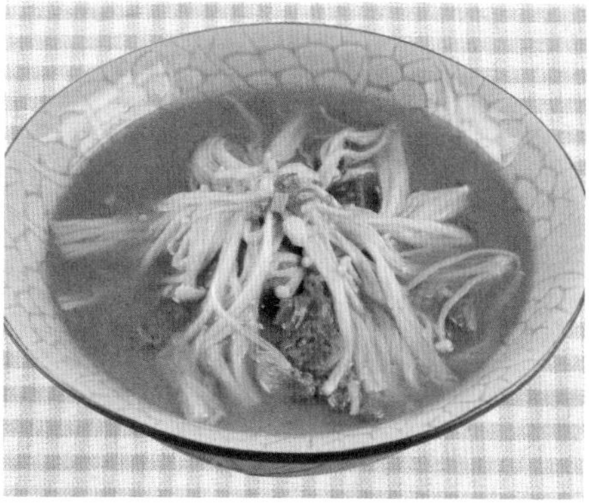

材料

土鸡	250克
金针菇	100克
食盐	适量
大葱	适量
生姜	适量

做法

1. 将土鸡去内脏，洗净；金针菇洗净；葱切段；姜切片。
2. 将土鸡、金针菇、葱、姜放入砂锅，加适量水和盐；大火煮沸，小火炖约1小时即可。

中华神菇

茶树菇

药典记载

临床实践证明，茶树菇对肾虚尿频、水肿、气喘以及小儿低热、尿床，有一定的辅助治疗效果。

调食和药

茶树菇，高蛋白、低脂肪、低糖，是集保健食疗于一身的纯天然无公害保健食用菌，香浓味美。含有蛋白质、纤维素等营养成分，可以补肾滋阴、健脾胃、提高人体免疫力；经常食用，还有助于抗衰老、美容养颜等，有『保健食品』的美誉，一般人群均可食用。

性味·功效

性平，味甘；
具有益气开胃、健脾止泻、补肾滋阴等功效。

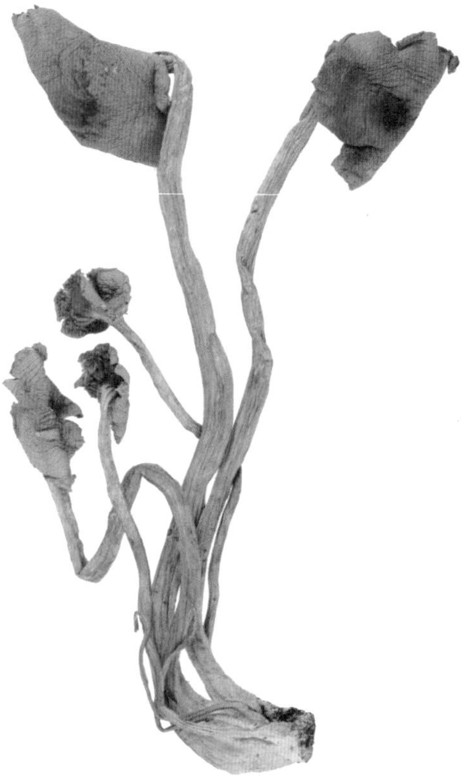

茶树菇熟了

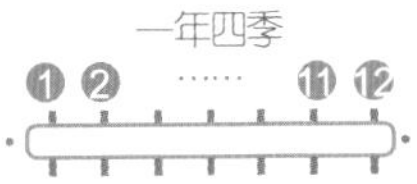

产地分布

主要分布在江西、福建等地区。

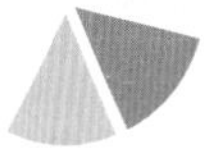

- 华北地区
- 华东地区
- 华南地区
- 华中地区
- 东北地区
- 西北地区
- 西南地区

解析茶树菇

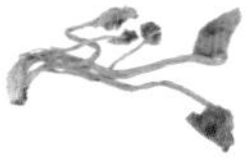

茶树菇：
富含人体所需的天门冬氨酸、谷氨酸、异亮氨酸、甘氨酸、丙氨酸等17种氨基酸和十多种矿物质微量元素与抗癌多糖，具有滋阴壮阳、美容保健等功效，对防癌、降压、防衰、小儿低热、尿床等有一定的辅助疗效，有“抗癌尖兵”之称。茶树菇还含有丰富的B族维生素，铁、钾、锌、硒等多种矿物质元素都高于其他菌类。中医认为，茶树菇具有补肾、利尿、治腰酸痛、渗湿、健脾、止泻等功效，是高血压、心血管疾病及肥胖症患者的理想食品。

同源延伸

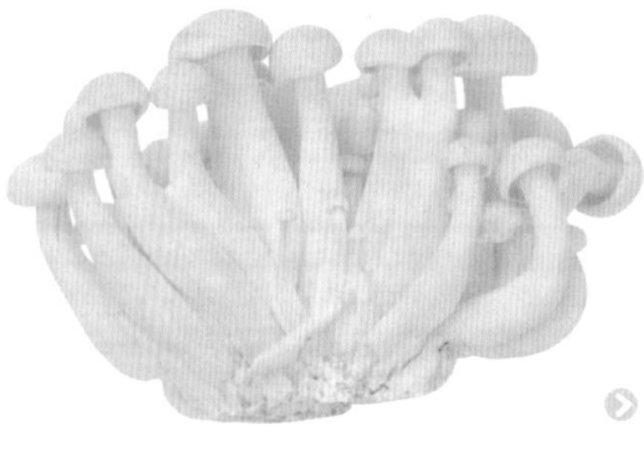

白玉菇

化痰止咳、降血压

通体洁白，晶莹剔透，菇体脆嫩鲜滑，清甜可口，是一种珍稀的食用菌。白玉菇含有大量多糖和各种维生素，经常食用有助于改善人体的新陈代谢，降低胆固醇含量，还可以提高免疫力、止咳化痰、通便排毒、降血压等。

温馨提示

茶树菇最特殊的就是它细长的菌柄，可以作为区别其他菌类的特性。茶树菇的柄质脆嫩，且是茶树菇中最香的部分，所以也可以入菜。

营养成分

（以100克为例）

热量	279千卡
蛋白质	23.1克
脂肪	2.6克
碳水化合物	56.1克
膳食纤维	15.4克

挑选储藏

挑选茶树菇时，要选粗细、大小均匀，闻起来有淡淡的菌味，没有霉味的；菌盖比较饱满，色泽鲜，茎长但不是很粗的为好，否则吃起来会感觉很老。若选择袋装的干茶树菇时，要挑选完整、干净且无杂质的，还要注意其生产日期及保质期。

储藏时，将茶树菇包一层纸，再装入塑料袋，置于阴凉、通风、干燥处。袋装干茶树菇的储藏，依据包装上的说明储存即可。

药食两用

【偏方验方】

茶树菇炒海带丝

► 对抗肿瘤有一定的辅助作用

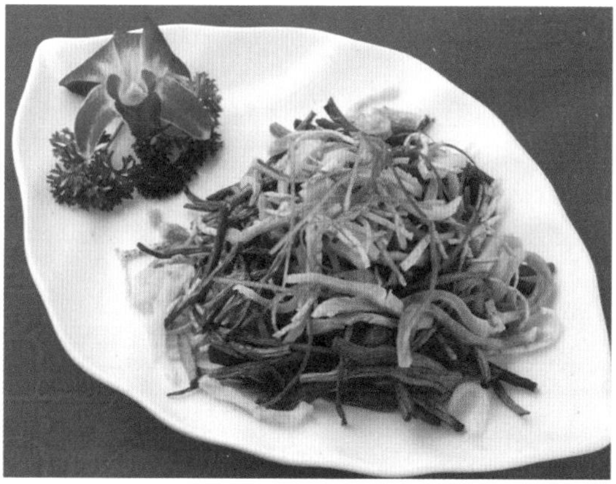

材料

茶树菇	100克
干海带	50克
姜　丝	适量
葱　花	适量
食　盐	适量

做法

1 将茶树菇洗净，切段；海带浸泡后，洗净，切丝。

2 锅中放油，油热后放葱花、姜丝爆香；倒入海带、茶树菇翻炒至熟，加少许盐调味即可。

【养生食疗】

茶树菇鸡汤

► 消脂减肥、益气开胃

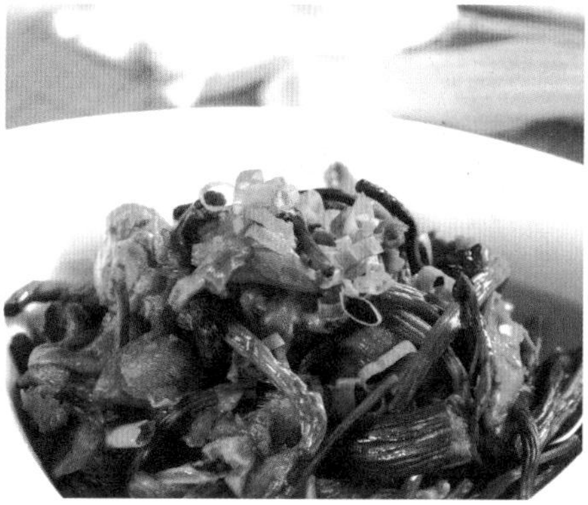

材料

仔　鸡	1只
茶树菇	60克
红　枣	30克
姜　片	适量
葱　段	适量
盐	适量

做法

1 将茶树菇洗净，切段。

2 鸡去杂，洗净，剁块。

3 将鸡块、姜片、葱段、枣放入锅中，加适量水，大火煮沸；放入茶树菇及适量盐，小火炖约1小时即可。

菌中之冠 银耳

药典记载

古今史著和历代医学家通过临床验证，银耳有强精补肾、滋阴润肺、生津止咳的功效。

调食和药

银耳，含有蛋白质、脂肪和多种氨基酸、矿物质等，是名贵的滋补品，也是扶正强壮、滋阴润肺的补药，一直以来就有『延年益寿之品』『长生不老良药』之说。银耳还能增强人体免疫力，以及增强肿瘤患者对放、化疗的耐受力。一般人群均可食用，尤其适宜女性及老年人食用。

性味·功效

性平，味甘；
具有滋阴养胃、益气安神、强心健脑等功效。

解析银耳

银耳：
含有丰富的蛋白质、维生素等，银耳粉可以抗老、去皱、紧肤，常敷还可以清除雀斑、黄褐斑等。银耳中还含有海藻糖、多缩戊糖等，具有扶正强壮的作用；所含膳食纤维可助胃肠蠕动，减少脂肪吸收，从而达到减肥的效果；有效成分酸性多糖类物质，有助于增强人体的免疫力，调动淋巴细胞，加强白细胞的吞噬能力，兴奋骨髓造血功能；银耳多糖具有抗肿瘤作用。

银耳熟了

4 5 6 7 8 9 10

产地分布

主要分布在四川、福建等地区。

华北地区 华东地区
华南地区 华中地区
东北地区 西北地区
西南地区

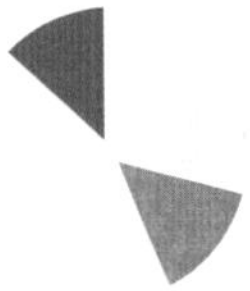

温馨提示

冰糖银耳含糖量高，不宜睡前食用，以免血液黏度增高。外感风寒、出血症、糖尿病者慎食银耳。变黑及霉变的银耳不可食用，以防中毒。食用银耳前，要用开水泡发，泡发后应去掉未发开的部分，特别是那些呈淡黄色的部分。

同源延伸

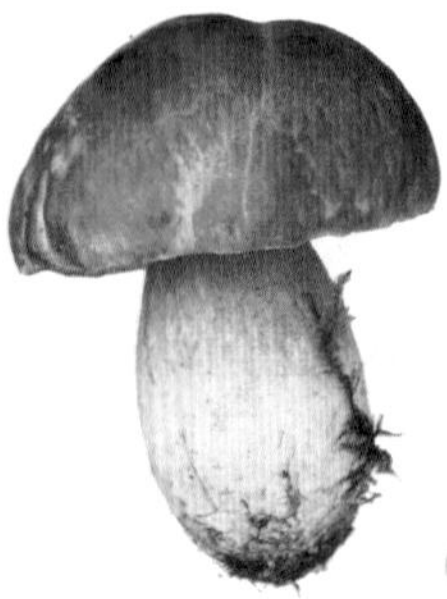

牛肝菌

清热除烦、养血和中

性温，味微甘；含有人体必需的8种氨基酸及腺嘌呤、胆碱和腐胺等。牛肝菌可药用，辅助治疗腰腿疼痛、手足麻木、四肢抽搐及妇女白带异常等，具有清热解烦、养血和中、驱风散寒、舒筋活血、补虚提神等功效。

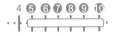

营养成分

（以100克为例）

营养成分	含量
热量	200千卡
蛋白质	10克
脂肪	1.2克
碳水化合物	67.3克
膳食纤维	30.4克

挑选储藏

挑选银耳时，首先，应选择色泽鲜白带微黄，有光泽的；其次，朵大体轻、疏松，肉质肥厚，坚韧而有弹性的为佳；最后，蒂头无耳脚、黑点，无杂质的银耳；另外，银耳本身无味道，选择时可取少许试尝，如对舌头有刺激或有辣的感觉，说明银耳用硫黄熏制过，不宜选择。若选择包装好的银耳，一定要注意生产日期及保质期。

储藏时，将银耳装入保鲜袋封好，置于阴凉、干燥、通风处即可。

药食两用

【偏方验方】

雪梨银耳红枣汤

► 有助于改善咳嗽咽痛、皮肤干裂

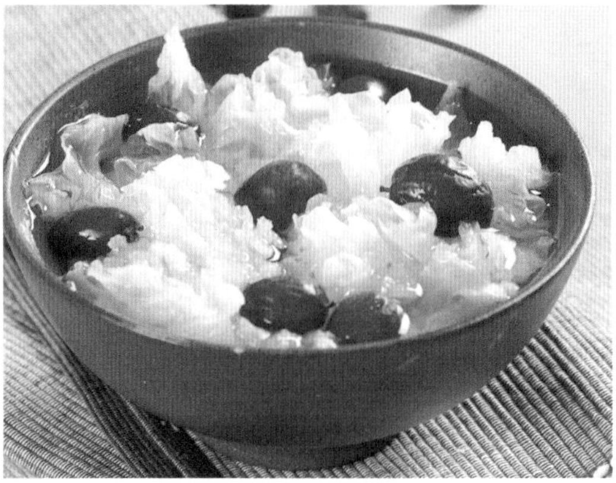

材料

- 雪梨 80克
- 银耳 8克
- 红枣 适量
- 冰糖 适量

做法

1. 将雪梨洗净，削皮，去核，切块；银耳泡发，洗净，撕成小朵；红枣去核，洗净。
2. 将雪梨、银耳、红枣、冰糖放入砂锅中，加适量水，炖约40分钟即可。

【养生食疗】

燕窝银耳羹

► 润肺清心、美容养颜

材料

- 燕窝 10克
- 银耳 8克
- 冰糖 适量

做法

1. 将银耳泡发，洗净，撕成小朵。
2. 燕窝泡发，洗净。
3. 将燕窝、银耳、冰糖放入砂锅，加适量水，炖约45分钟即可。

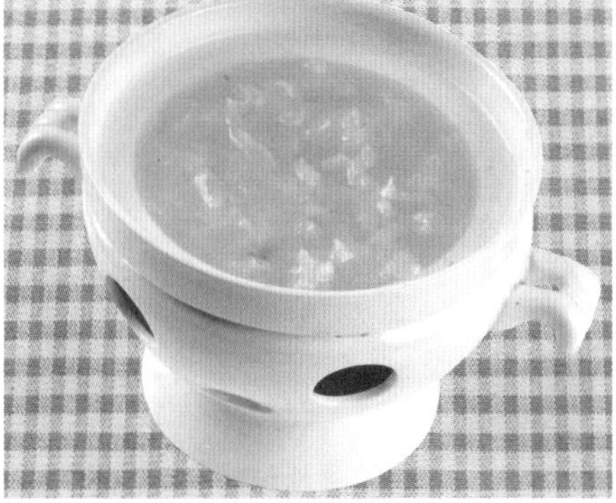

菌中新秀 鸡腿菇

药典记载

据《中国药用真菌图鉴》等书记载，鸡腿菇的热水提取物对小白鼠肉瘤和艾氏癌抑制率分别为100%和90%。

调食和药

鸡腿菇，因形如鸡腿，肉质、肉味似鸡丝而得名，含有蛋白质、氨基酸等人体所需的多种营养成分，且具有高蛋白、低脂肪的特性，集营养、保健、食疗于一身，炒食、炖食、煲汤均久煮不烂，口感滑嫩，清香味美，深受人们的喜爱，一般人群均可食用。

性味・功效

性平，味甘；
具有益脾胃、清心安神、促进消化等功效。

鸡腿菇熟了

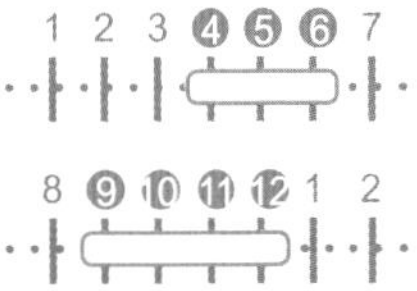

产地分布

主要分布在黑龙江、吉林、河北、山西、内蒙古等地区。

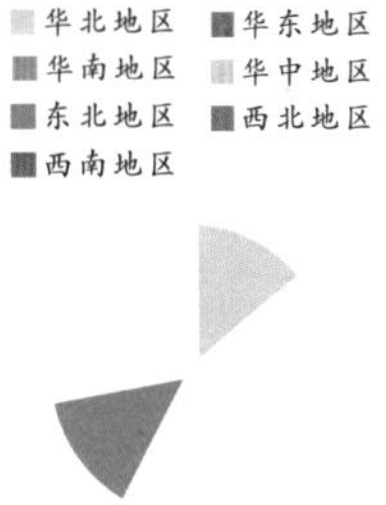

含有抗癌活性物质和治疗糖尿病的有效成分，长期食用，有抗癌防癌之效，对降低血糖，治疗糖尿病有很好的辅助疗效。

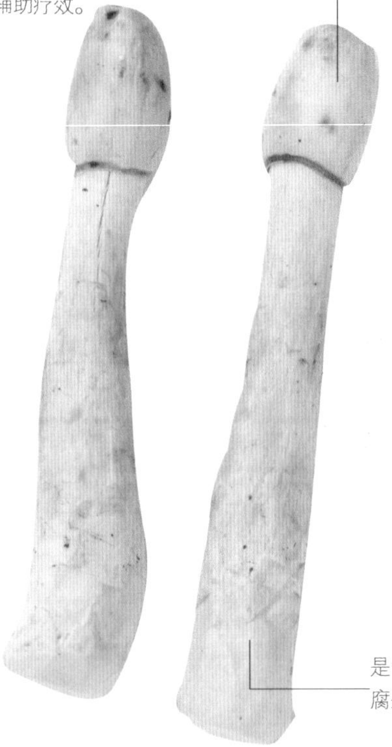

是一种适应能力很强的粪草腐生型食用菌。

解析鸡腿菇

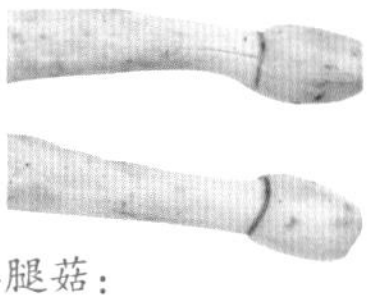

鸡腿菇：
经常食用，有助于增进食欲、帮助消化，增强人体免疫力。鸡腿菇与猪蹄筋配以高汤、鸡油、料酒等做成的鸡腿菇烧猪蹄筋，鲜香味美，经常食用，有助于减肥美容、降血脂、降血糖等，是爱美女性的食疗佳品，营养价值高，吃后还不会发胖。

同源延伸

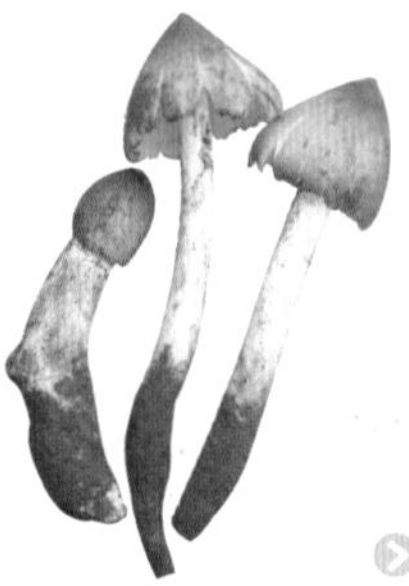

鸡枞菌

补益肠胃、清神醒脑

性平，味甘；色泽洁白，肉质细嫩，含有人体必须的氨基酸、蛋白质、维生素等多种营养成分，具有补益肠胃、疗痔止血、清神等功效。鸡枞菌可以单独为菜，还可以与蔬菜、鱼肉及各种山珍海味搭配，可以炒、炸、煎、烤、焖，清蒸或做汤，滋味都很鲜，一般人群均可食用。

温馨提示

脾胃虚寒者慎食鸡腿菇。腐烂变质的鸡腿菇忌食，以防中毒。用蚝油与鸡腿菇搭配，有助于益脾健胃、增进食欲、降低血糖，还可以辅助治疗痔疮。

营养成分

（以100克为例）

热量	346千卡
蛋白质	25.4克
脂肪	3.3克
碳水化合物	50克
膳食纤维	18.8克

挑选储藏

挑选鸡腿菇时，以茎部粗壮、顶小的为佳；用手掐鸡腿菇的茎部，有一定弹性，且无水分溢出的为佳。若选择袋装的干鸡腿菇，要挑选完整、干净且无杂质的，还要注意其生产日期及保质期。

储藏时，将鸡腿菇装入保鲜袋内并封好口，置于冰箱内；或者用纸包好，置于阴凉、干燥处，但保存时间都不宜过长。袋装的干鸡腿菇，可以根据包装上的说明储存。

药食两用

【偏方验方】

胡萝卜鸡腿菇

► 有助于预防便秘、骨骼老化

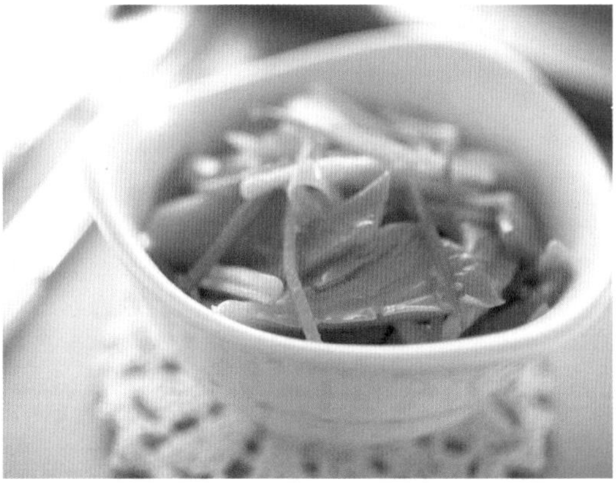

材料

胡萝卜	100克
鸡腿菇	60克
食用油	1匙
食　盐	适量
葱　花	适量

做法

1 将胡萝卜洗净，去皮，切丁。

2 鸡腿菇洗净，用开水焯一下，切片。

3 锅中放油，油热后放入葱花爆香，倒入鸡腿菇、胡萝卜翻炒至熟；加适量盐即可。

【养生食疗】

鸡腿菇烧猪蹄

► 减肥美容、降糖降脂

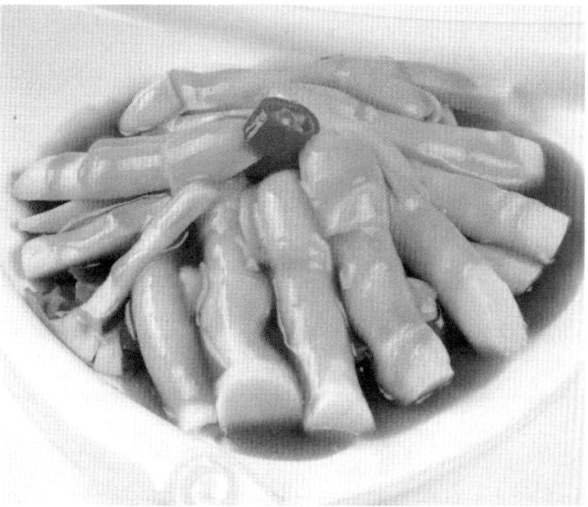

材料

猪　蹄	300克
鸡腿菇	100克
食用油	适量
姜　片	适量
葱　段	适量
食　盐	适量

做法

1 猪蹄处理干净；鸡腿菇用开水焯一下，切片。

2 锅中放油，油热后放入葱、姜爆香，加水煮沸；放入猪蹄、盐，继续煮30分钟。

3 放入鸡腿菇，用小火炖约1小时即可。

菌中之荤

猴头菇

药典记载

《新华本草纲要》：有利五脏、助消化、滋补、抗癌等功能。

调食和药

猴头菇，中国传统的名贵菜肴，肉嫩、味香、鲜美可口，含蛋白质、多糖体、氨基酸、维生素等营养成分，具有健胃、补虚、抗癌、益肾精等功效。人们常把猴头菇与燕窝相提并论，我国古代就有『山珍猴头，海味燕窝』的说法。一般人群均可食用。

性味·功效

性平，味甘；
具有行气消食、健脾开胃、安神益智等功效。

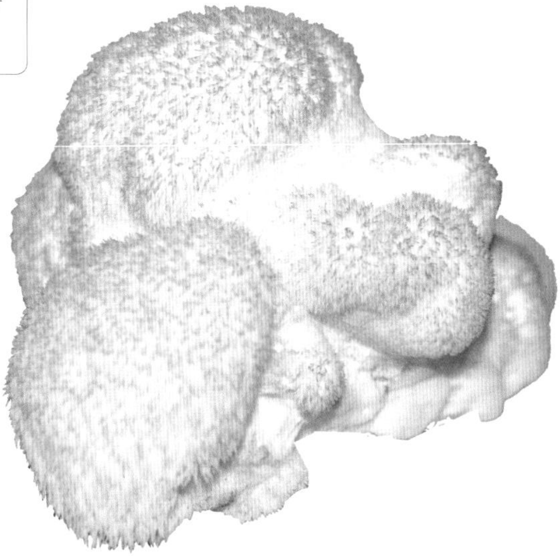

猴头菇熟了

4 5 …… 11 12

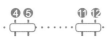

产地分布

主要分布在黑龙江、吉林、辽宁、甘肃、西藏、四川等地区。

- 华北地区
- 华东地区
- 华南地区
- 华中地区
- 东北地区
- 西北地区
- 西南地区

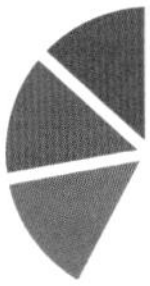

解析猴头菇

猴头菇：

含有的多糖体、多肽类及脂肪物质，有助于抑制癌细胞中遗传物质的合成，从而预防和治疗消化道恶性肿瘤和其他恶性肿瘤。猴头菇含有不饱和脂肪酸，经常食用，有助于降低血胆固醇和甘油三酯含量，调节血脂，利于血液循环，是心血管疾病患者的理想食品；还含有多种氨基酸和丰富的多糖体，可以帮助消化，对胃炎、胃癌、食道癌、胃溃疡、十二指肠溃疡等消化道疾病有很好的食疗功效。猴头菇、白花蛇舌草、藤梨根煎水饮服，可辅助治疗癌症。

温馨提示

低免疫力、高脑力人群以及对菌类食品过敏者应慎食猴头菇。发霉、变质及微烂的猴头菇不能食用，以免中毒。猴头菇忌与虾同食。食用猴头菇要经过洗涤、泡发、漂洗和蒸制4个步骤。

同源延伸

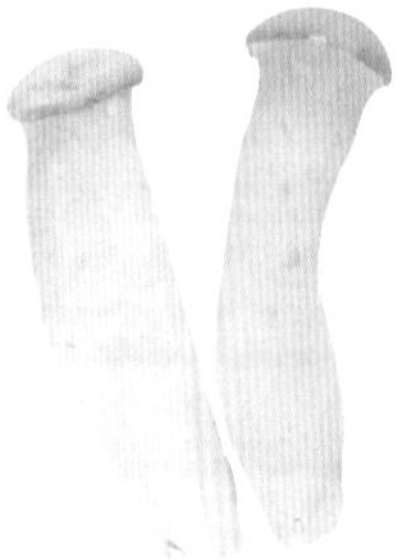

杏鲍菇

增强免疫力、助消化

菌肉肥厚，质地脆嫩，特别是菌柄组织致密、结实，为乳白色，可全部食用，且菌柄比菌盖更脆滑爽口，有杏仁香味，口感鲜嫩，被称为“平菇王”；具有助消化、增强免疫力、抗癌等功效。杏鲍菇适宜炒、炖、做汤及火锅用料，也适宜做西餐用。

营养成分

（以100克为例）

热量	13千卡
蛋白质	2克
脂肪	0.2克
碳水化合物	4.9克
膳食纤维	4.2克

挑选储藏

挑选猴头菇时，首先要选择个头均匀，表面像附有金丝猴的茸毛一样，色泽金黄的；其次，质嫩肉厚，须刺完整，干燥无虫蛀、无杂质的为好。若选择袋装的猴头菇，还要注意其包装是否严密，以及生产日期及保质期等。

储藏时，将猴头菇装入保鲜袋中封口，放入冰箱，但要经常通风；或者用线穿成串，挂在阴凉干燥避光的通风处。袋装猴头菇，按照包装上的说明储藏即可。

药食两用

【偏方验方】

猴头菇煲乌鸡

► 有助于改善虚劳，补气血

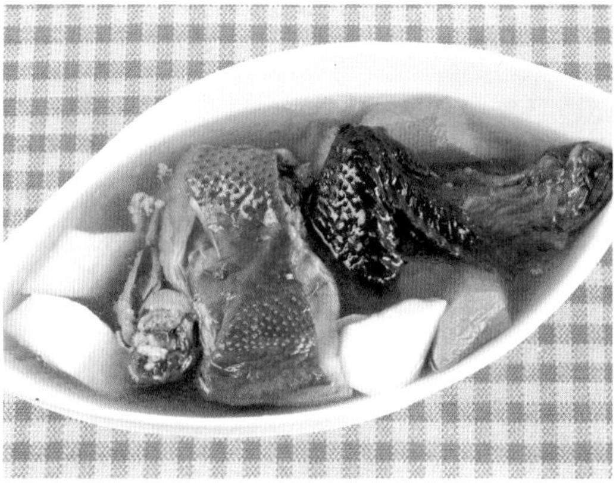

材料

乌　鸡	300克
猴头菇	80克
红　枣	20克
姜　片	适量
食　盐	适量

做法

1 将猴头菇洗净，切片。

2 乌鸡去内脏，洗净；红枣洗净。

3 将所有材料放入砂锅，加适量水，大火煮沸后，小火炖约1小时即可。

【养生食疗】

猴头菇响螺汤

► 滋补养颜、安神益智

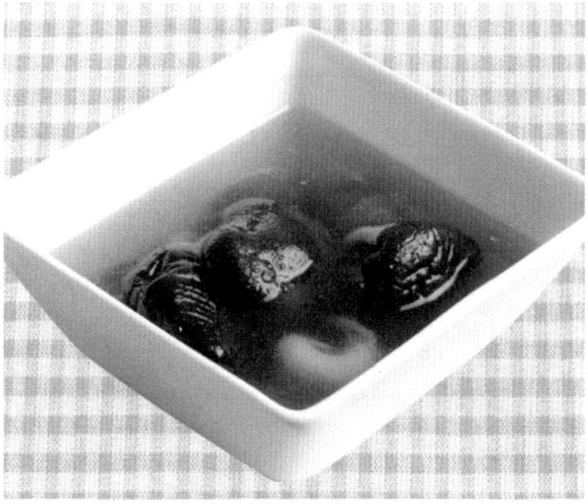

材料

瘦猪肉	150克
猴头菇	60克
响螺片	30克
食　盐	适量
姜　片	适量

做法

1 猴头菇洗净，切片；响螺泡发，洗净；猪肉洗净，切块。

2 将猪肉焯水。

3 将猴头菇、响螺、猪肉、姜片放入砂锅，加适量盐和水，炖约1小时即可。

山珍之王 香菇

药典记载

《现代实用中药》：为补偿维生素D的要剂，预防佝偻病，并治贫血。

调食和药

香菇，一种木腐菌，味道鲜美，香气沁人，是高蛋白、低脂肪的营养保健食品，素有『植物皇后』的美誉。香菇富含B族维生素、铁、钾、维生素D原（经日晒后转成维生素D）等营养成分，有助于缓解食欲减退、少气乏力等。香菇可以炒食、做汤、煮粥等，一般人群均可食用。

性味·功效

性平，味甘；
具有延缓衰老、防癌抗癌、降压降脂等功效。

香菇熟了

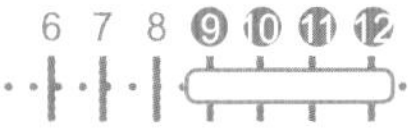

产地分布

主要分布在河南、福建、浙江、安徽、湖南、湖北、江西、四川、广东、广西、海南、贵州、云南、陕西、甘肃等地区。

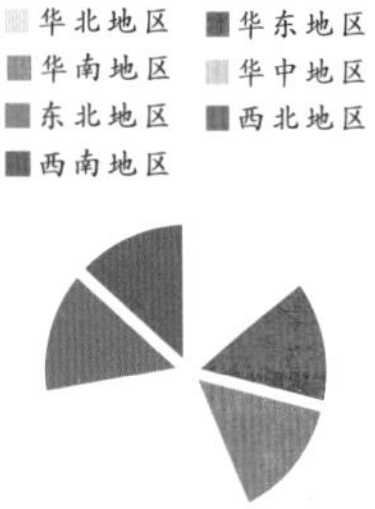

解析香菇

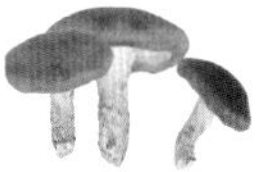

香菇：是一种高蛋白、低脂肪、多糖、多氨基酸和多维生素的菌类食物。与木瓜同食，可降压减脂；与豆腐同食，可健脾养胃、增加食欲；与薏米同食，可化痰理气、健脾利湿，是肝病及肝癌患者的食疗佳品。

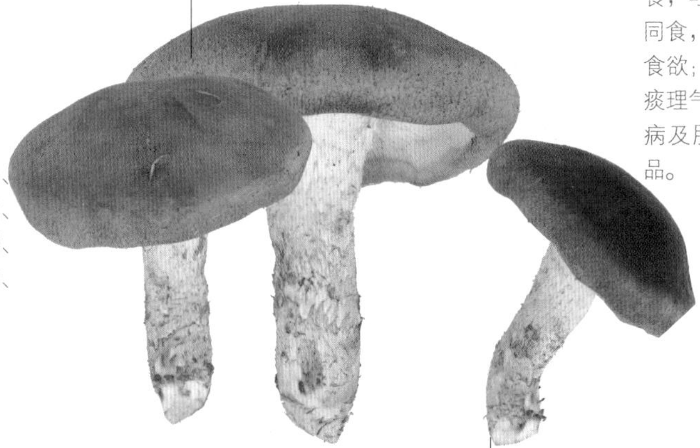

含有双链结构的核糖核酸，是一种具有抗癌作用的干扰素。

含有的香菇太生（Lentysin），有助于降低血压，还可预防血管硬化。

同源延伸

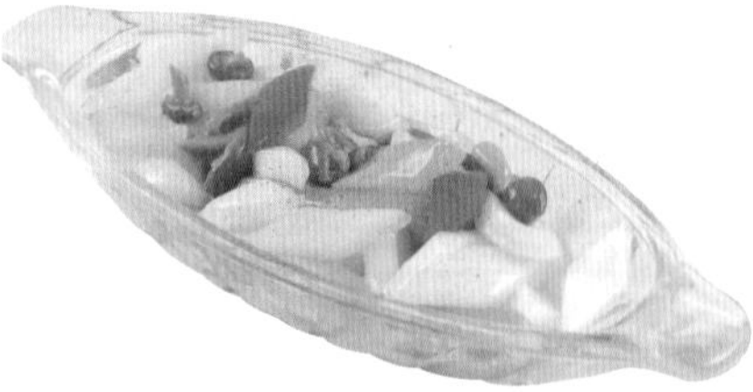

滑子菇

有助于抑制肿瘤

含有蛋白质、B族维生素、维生素C及人体所需的各种氨基酸等多种营养成分，味道鲜美，是很好的辅助汤料。滑子菇表面附着的黏性物质是一种核酸，对保持人体的精力和脑力大有益处，还有抑制肿瘤的作用，一般人群均可食用。

温馨提示

顽固性皮肤瘙痒、脾胃寒湿气滞患者忌食香菇。香菇忌与鹌鹑肉、鹌鹑蛋、河蟹、西红柿同食。浸泡香菇时，用温水加少许白糖，烹调后的味道更鲜美。

营养成分

（以100克为例）

热量	19千卡
蛋白质	2.2克
脂肪	0.3克
碳水化合物	5.2克
膳食纤维	3.3克

挑选储藏

挑选香菇时，应选择大小均匀，有菌类特有的鲜香味的。菌盖3～6厘米且下卷、表面平滑完整，肉质厚实紧密，菌褶洁白整齐的为好；若菌盖表面色深黏滑、菌褶有褐斑的不宜选择。菌柄短粗鲜嫩的为好。若选择袋装的干香菇，要透过包装看一下香菇的品相，首先须干燥，其次大小均匀，无虫蛀，最后要注意其生产日期及保质期。

鲜香菇应在低温下透气储藏，保存时间最好不超过3天；干香菇要密封，放于避风阴凉、干燥处。

药食两用

【偏方验方】

香菇瘦肉粥

► 可以辅助治疗慢性胃炎

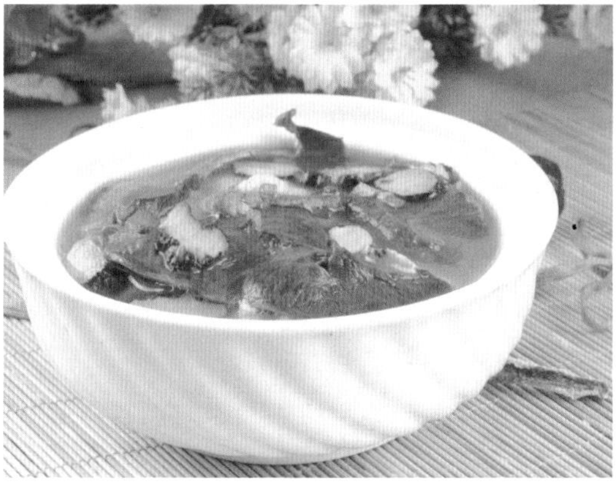

材料

大　米	100克
瘦猪肉	60克
鲜香菇	50克
食　盐	适量
姜　丝	适量
香　油	适量

做法

1 将香菇去蒂，洗净，切成条状；大米淘洗干净；瘦猪肉洗净，切丝。

2 将大米放入砂锅，加水煮沸；放入香菇、瘦猪肉、姜丝，煮至熟。

3 出锅前，调入少许盐、香油即可。

【养生食疗】

香菇油菜

► 健脾和胃、益气补虚

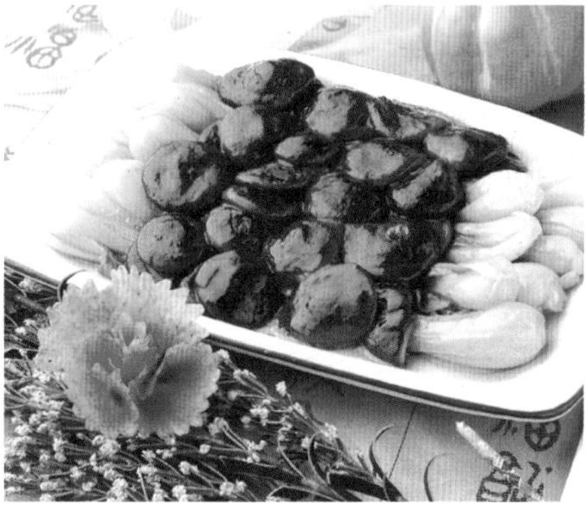

材料

油　菜	100克
鲜香菇	50克
食用油	1匙
食　盐	适量
葱　花	适量

做法

1 将油菜去根，洗净；香菇洗净，切瓣。

2 锅中放油，油热后放入葱花爆香，倒入油菜翻炒，约七成熟调入盐，装盘。

3 锅中放油，油热后放入香菇，翻炒至熟，调入适量盐；将香菇盛在放有油菜的盘内。

真菌之花

竹荪

药典记载

《素食说略》：竹荪，出四川。滚水淬过，酌加盐、料酒，以高汤煨之，清脆腴美，得未曾有。

调食和药

竹荪，营养丰富，味道鲜美，是名贵的食用菌，也是食疗佳品。但其生长条件恶劣，不易收获，历来被认为是珍奇稀罕之物。一般人均可食用，肥胖、脑力工作者，失眠、高血压、高血脂、高胆固醇患者以及免疫力低下、肿瘤患者可常食。

性味·功效

性平，味甘；
具有润肺止咳、益气补脑、宁神健体等功效。

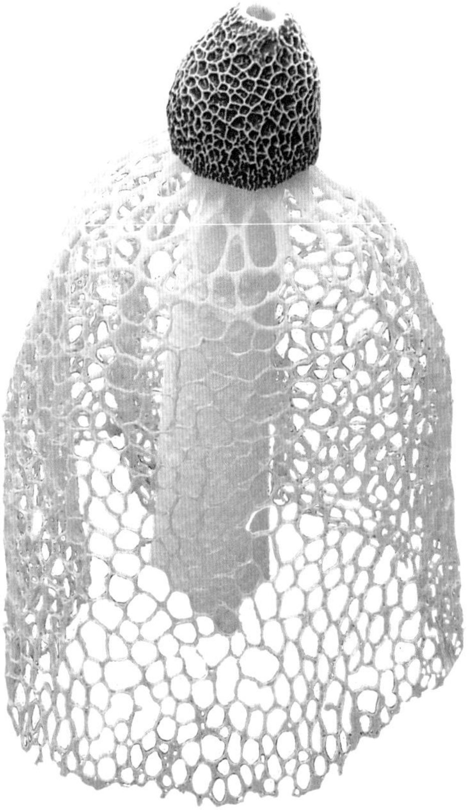

解析竹荪

竹荪：
含有丰富的多种氨基酸、维生素、无机盐等，具有滋补强壮、益气补脑、宁神健体等功效；经常食用，有助于保护肝脏，减少腹壁脂肪的积存，有俗称“刮油”的作用，从而有助于降血压、降血脂和减肥；竹荪多糖具有明显的机体调节功能和防病作用。

竹荪熟了

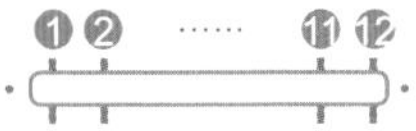
1 2 …… 11 12

产地分布

主要分布在福建、云南、贵州、四川等地区。

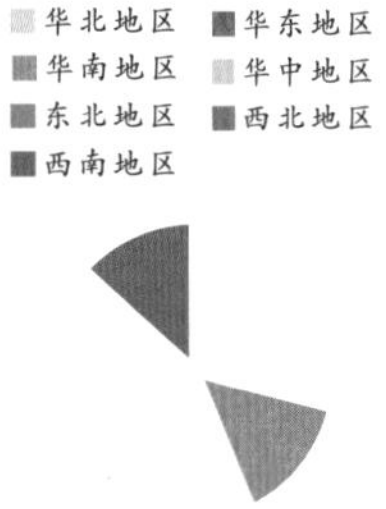
华北地区
华东地区
华南地区
华中地区
东北地区
西北地区
西南地区

温馨提示

烹制竹荪干品前，应先用淡盐水泡发，并剪去菌盖头（封闭的一端），否则会有怪味。脾胃虚寒者慎食竹荪。竹荪具有延长汤羹等食品的存放时间，保持菜肴鲜味不腐不馊的独特功能。

同源延伸

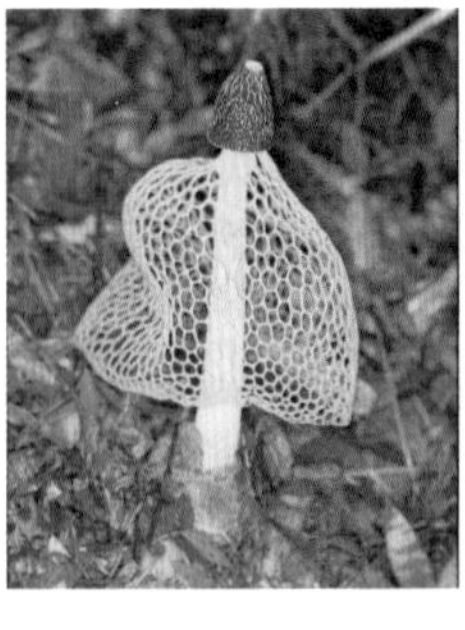

竹荪精

有助于增强人体免疫力

纯菌类调味品，以提取原生态菌类的鲜味为主要原料制成。炒菜时，放点竹荪精，不仅饭菜美味，而且有助于调节人体新陈代谢，增强人体免疫能力。

营养成分

（以100克为例）

热量	235千卡
蛋白质	19.4克
脂肪	3.1克
碳水化合物	60.3克
膳食纤维	8.4克

挑选储藏

挑选竹荪时，首先，以色泽浅黄，体大，无虫蛀者为佳；不要选择颜色过于洁白的，有可能是经过人工漂白的。其次，有竹荪特有的甜味；若有硫黄气味则不宜选择。最后，最好选择个体完整的竹荪。若选择竹荪制品，应注意其生产日期及保质期。

储藏竹荪时，用保鲜袋装好，置于阴凉、干燥、通风处即可。竹荪制品按照包装标示储藏即可。

药食两用

【偏方验方】

竹荪猪肝汤

► 有助于改善贫血

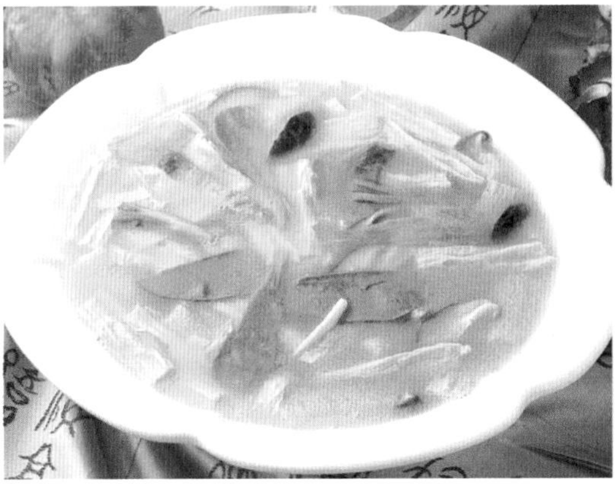

材料

猪　肝	250克
竹　荪	80克
食　盐	适量
生　姜	适量

做法

1. 将猪肝洗净，切块；竹荪洗净，切片；姜切片。
2. 将猪肝放入锅中，加适量水、姜；大火煮沸，小火炖约30分钟。
3. 放入竹荪及适量盐，继续炖约30分钟。

【养生食疗】

竹荪爆猪肚

► 润肺止咳、滋补强壮

材料

猪　肚	250克
竹　荪	80克
食用油	1匙
料　酒	1匙
食　盐	适量
葱　花	适量
姜　片	适量

做法

1. 将猪肚洗净，放入锅中煮约七成熟，切片；竹荪洗净，切片。
2. 锅中放油，油热后放葱、姜爆香；倒入猪肚，翻炒；放竹荪、料酒及适量盐，翻炒至熟。

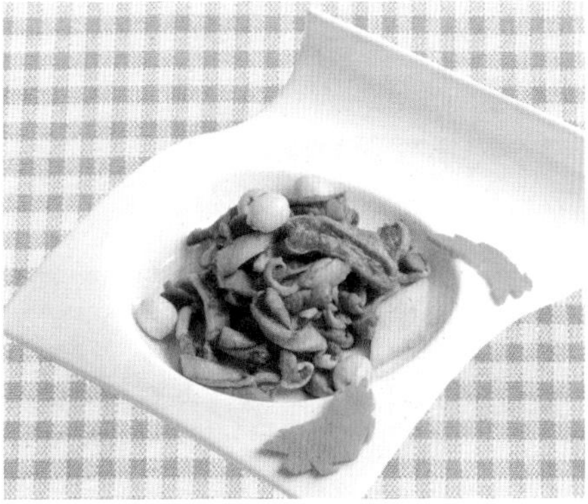

餐中瑰宝 木耳

药典记载

《药性切用》：润燥利肠。《日用本草》：治肠癖下血，又凉血。

调食和药

木耳，即我们平时接触最多的黑木耳，质地柔软，味道鲜美，营养丰富，含有糖类、蛋白质、脂肪、氨基酸、维生素和矿物质等，有强智、补血活血等功效。被称为『中餐中的黑色瑰宝』，一般人群均可食用，尤其适宜缺铁者、矿工、冶金工、纺织工、理发师等食用。

性味 · 功效

性平，味甘；
具有补气养血、润肺止咳、延缓衰老等功效。

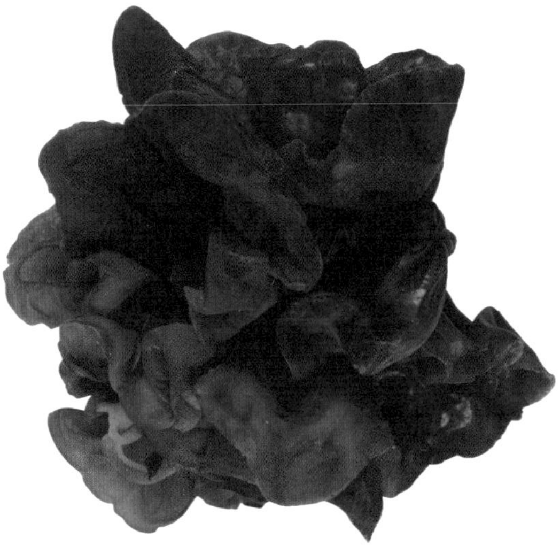

木耳熟了

4 ⑤ ⑥ ⑦ ⑧ ⑨ ⑩

产地分布

主要分布在黑龙江、吉林、辽宁、河南等地区。

华北地区　华东地区
华南地区　华中地区
东北地区　西北地区
西南地区

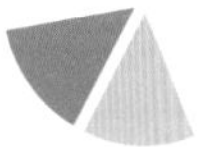

解析木耳

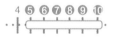

木耳：
含有维生素K，可以减少血液凝块，预防血栓的发生，起到防治动脉粥样硬化和冠心病的作用；木耳粉用温水或醋送服，可活血化瘀；含有的抗肿瘤活性物质，能增强机体免疫力，经常食用，有助于防癌抗癌；因其富含铁，常吃木耳能养血驻颜，令人肌肤红润，容光焕发，并有助于防治缺铁性贫血。木耳中的胶质，可以把残留在人体消化系统内的灰尘、杂质等吸附集中起来排出体外，从而起到清胃涤肠的作用。木耳还能减少血液凝块，预防血栓等疾病的发生，有防治动脉粥样硬化和冠心病的作用。

同源延伸

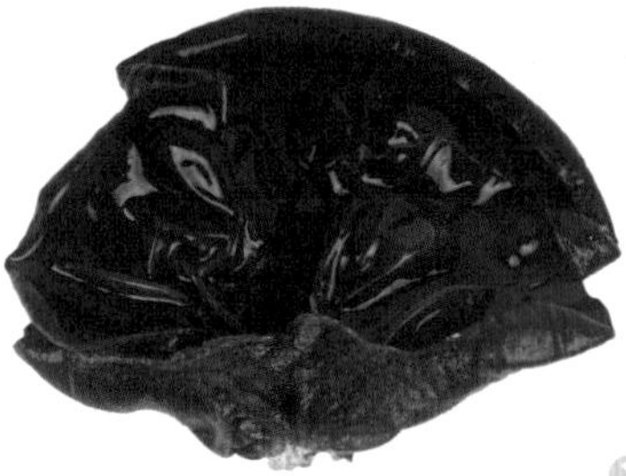

地耳

清热解毒、补虚益气

性凉，味甘；含蛋白质、糖类、矿物质、维生素、蓝藻素及钙、磷、铁等营养成分，可以降脂减肥、清热解毒、补虚益气等。地耳焙干研末调菜油外敷，有助于治疗烫伤。

温馨提示

患有出血性疾病、腹泻者慎食木耳。孕妇不宜多吃木耳。木耳不宜与田螺、野鸭、萝卜等同食。不宜食用新鲜木耳，否则会引起各种皮肤炎症。

营养成分

（以100克为例）

热量	21千卡
蛋白质	1.5克
脂肪	0.2克
碳水化合物	6克
膳食纤维	2.6克

挑选储藏

挑选木耳时，第一，要注意优质木耳表面黑而有光润，还有一面呈灰色；第二，手摸上去感觉干燥，无颗粒感；第三，闻一下无异味；尝起来有木耳的清香味；第四，将木耳放入水中，好的木耳先浮在水面，慢慢吸水，均匀地浮在水面。假木耳看上去较厚，分量也较重；手摸时有潮湿或颗粒感；嘴尝有甜或咸味（一般用糖或盐水浸泡过）。

储藏时，将木耳装入保鲜袋，封好口，置于干燥、通风、凉爽处，避免阳光直射及被重物压挤。

药食两用

【偏方验方】

木耳笋丝汤

► 有助于防止女性崩漏失血

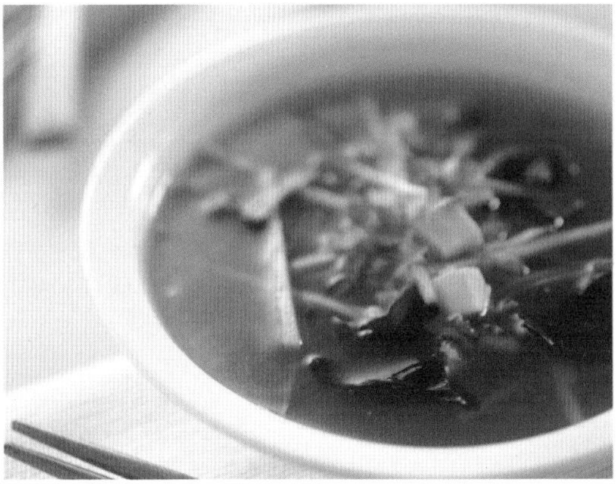

材料

材料	用量
木耳	60克
笋丝	30克
红萝卜	10克
香菜	适量
食盐	适量

做法

1. 将木耳泡发，洗净，撕成小朵。
2. 笋丝洗净备用，红萝卜切丝备用。
3. 将木耳、笋丝、红萝卜丝放入砂锅，加适量水，大火煮沸；小火炖至汁液黏稠状放入食盐与香菜调味即可食用。

【养生食疗】

木耳炒鸡肝

► 益气养血、养肝明目

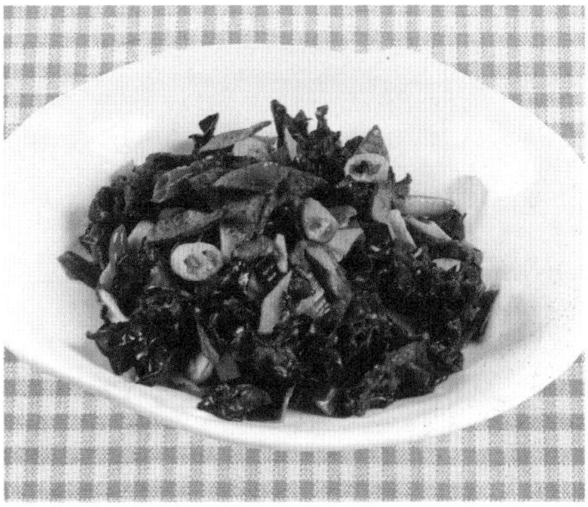

材料

材料	用量
鸡肝	200克
木耳	20克
黄酒	1匙
姜丝	适量
食盐	适量

做法

1. 将鸡肝洗净，切片；木耳泡发，洗净，撕成小朵。
2. 锅中放油，油热后放姜丝爆香，放入鸡肝翻炒；下木耳，调入黄酒、盐，翻炒至熟。

舒筋活络

平菇

药典记载

研究表明，平菇含有平菇素（蛋白糖）和酸性多糖体等生理活性物质，对健康、长寿、防治肝炎病等作用甚大。

调食和药

平菇，含有蛋白质、维生素、胡萝卜素、氨基酸等成分，肉质嫩滑、可口，有类似牡蛎的香味。常食平菇不仅有助于改善人体的新陈代谢，对增强体质也有一定的帮助。一般人群均可食用，尤其适宜体弱者、更年期女性、肝炎及癌症患者食用。

性味·功效

平菇性温，味甘；
具有祛风散寒、舒筋活络、补脾除湿等功效。

平菇熟了

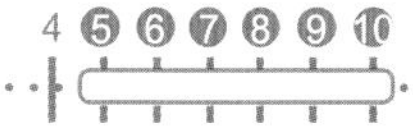

产地分布

主要分布在河北、吉林、辽宁、山西、湖南、四川、云南等地区。

■ 华北地区 ■ 华东地区
■ 华南地区 ■ 华中地区
■ 东北地区 ■ 西北地区
■ 西南地区

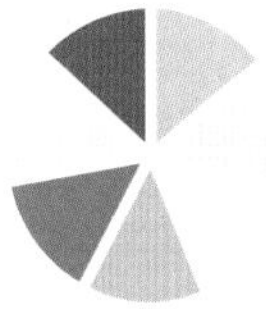

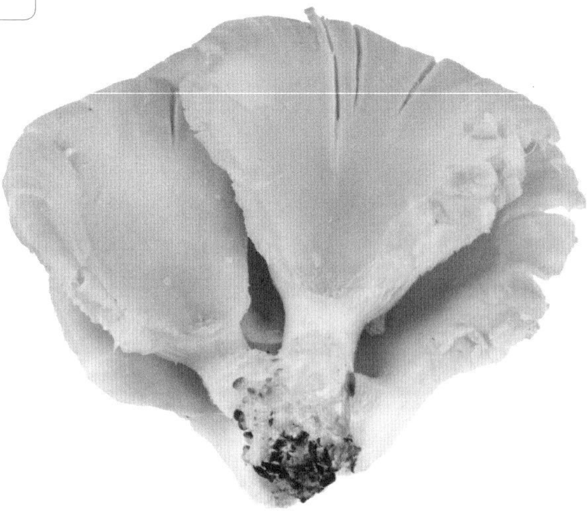

解析平菇

平菇：
含有抗肿瘤细胞的硒、多糖体等物质，对肿瘤细胞有很强的抑制作用，且具有免疫特性；常食平菇有助于改善人体的新陈代谢，降低血压，防治肝炎、胃溃疡等。含有的多种维生素及矿物质有改善人体新陈代谢、增强体质、调节自主神经功能等作用，故可作为体弱者的营养品，对肝炎、慢性胃炎、胃和十二指肠溃疡、软骨病、高血压等都有一定的辅助疗效，对降低血胆固醇和防治尿道结石也有一定的食疗效果，对女性更年期综合征有一定的调理作用。

同源延伸

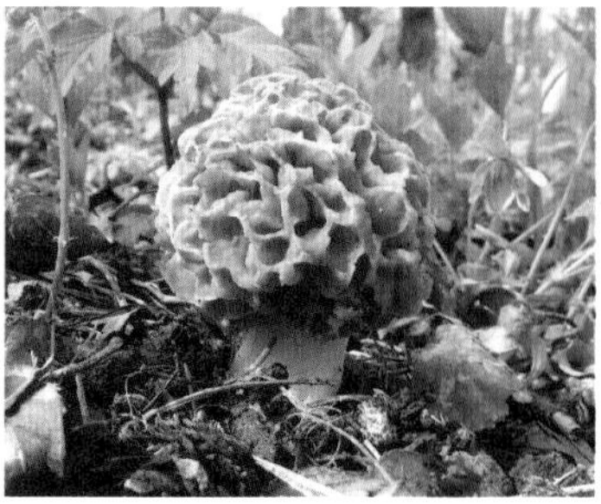

羊肚菌

健胃益肠、补脑提神

性平，味甘；有机锗含量较高，具有强健身体、预防感冒、增强人体免疫力的功效，还有益肠胃、助消化、补脑提神等功效。羊肚菌炒鸡蛋是最常见的食用方法；其既是宴席上的珍品，又是久负盛名的食补良品，民间有“年年吃羊肚、八十照样满山走”的说法。

温馨提示

平菇可以炒、烩、烧，口感好，营养高，不抢味，但鲜品出水较多，易被炒“老”，须掌握好火候。经常食用平菇，有助于延年益寿、延缓衰老。

营养成分

（以100克为例）

热量	20千卡
蛋白质	7.8克
脂肪	2.3克
碳水化合物	69克
膳食纤维	5.6克

挑选储藏

挑选平菇时，应选择菇形洁净整齐，颜色正常，质地脆嫩而肥厚，气味纯正清香，无杂味、无病虫害，菌伞厚达2～3厘米，边缘向内卷曲的；不成熟的菇菌伞不是张开的，而是菌伞的边缘向内卷曲，不宜选择。菇肉肥厚，肉质细嫩柔绵，慢吃细品，很有『嚼头』的为好；平菇越老香气越浓，无论怎么食用，都会味鲜气香，别具风味。

储藏时，把平菇去蒂，包上一层纸，再装入塑料袋或保鲜袋内，放在阴凉通风干燥处即可。

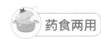

药食两用

【偏方验方】

平菇炒肉

► 可辅助治疗手足麻木、经络不通等

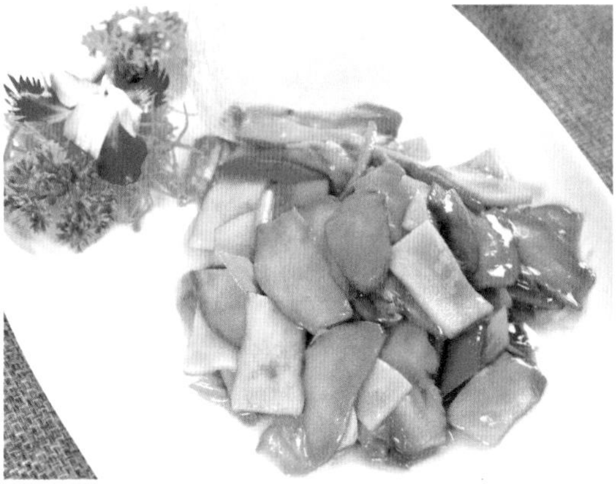

材料

平　菇	150克
猪　肉	100克
食用油	1匙
食　盐	适量
葱　花	适量
酱　油	少许

做法

1 将平菇洗净，撕片，放入开水焯一下；猪肉洗净，切片。

2 锅中放油，油热后放入葱花爆香；放入猪肉翻炒片刻；倒入平菇、酱油；炒熟时，调入适量盐即可。

【养生食疗】

平菇肉片

► 补脾除湿、增强体质

材料

猪　肉	100克
平　菇	50克
油、盐	适量
姜　片	适量
葱　段	适量

做法

1 将平菇去蒂，洗净，撕成小片；猪肉洗净，切成片。

2 锅中放油，油热后放入姜片爆香，放入适量水煮沸。

3 放入肉片，煮沸后放入平菇、葱段；煮至肉熟，调入盐即可。

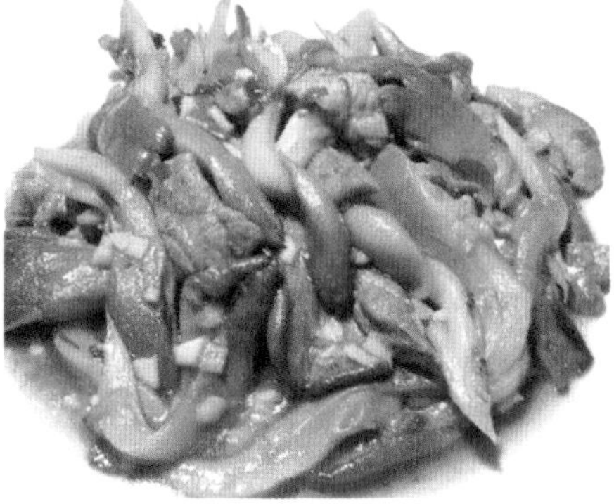

莼菜

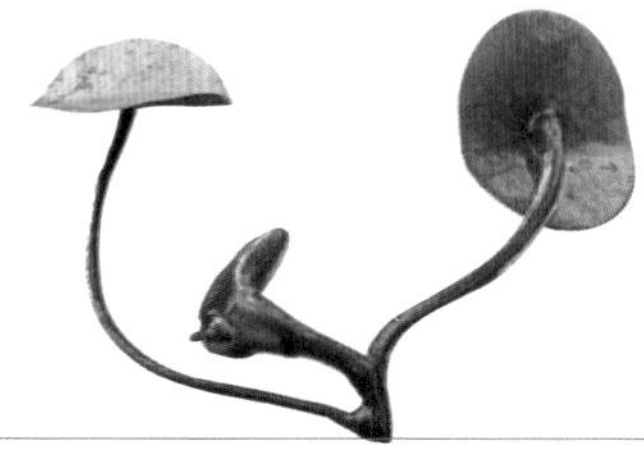

【性　　味】性寒，味甘。
【功　　效】清热解毒、杀菌消炎、抗癌防癌等。
【主 产 地】浙江、江苏、湖北等地区。
【药食两用】与冬笋、香菇煲炖的莼菜羹，可以消炎解毒。

温馨提示

4—10 月下旬采摘带有卷叶的稍嫩。莼菜性寒而滑，多食易伤脾胃，损毛发，故不宜多食。

小根蒜

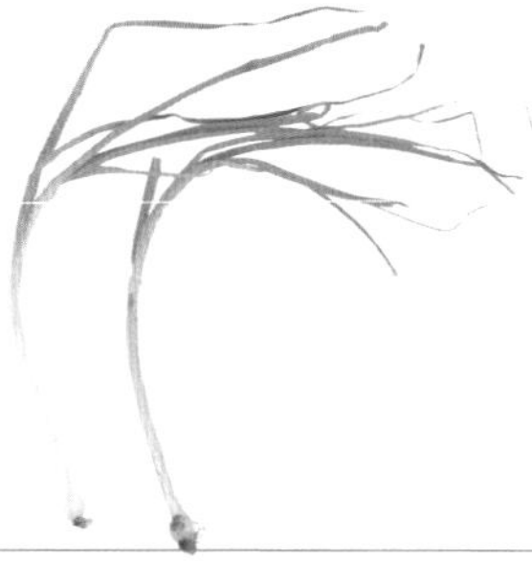

【性　　味】性温，味辛、苦。
【功　　效】理气宽胸、通阳散结等。
【主 产 地】东北、河北、山东、湖北、江苏、贵州等地区。
【药食两用】小根蒜与当归煎煮，取汁饮用，有助于活血祛瘀。

温馨提示

小根蒜与半夏同煮，取汁饮用，可以燥湿化痰。小根蒜不宜多食，气虚者慎食，忌与韭菜同食。

桔梗

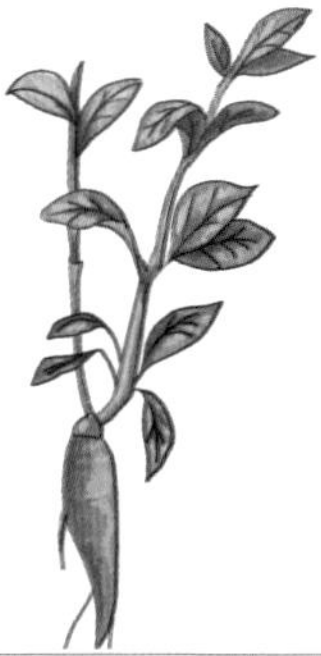

【性　　味】性微温，味苦、辛。
【功　　效】止咳祛痰、宣肺、排脓等。
【主 产 地】内蒙古、辽宁、山东、安徽等地区。
【药食两用】桔梗用水煎煮，取汁饮用，有助于缓解咽喉肿痛。

温馨提示

不宜大量食用；气机上逆、呕吐、眩晕、呛咳、阴虚火旺者忌食；胃及十二指肠溃疡者慎食。

马齿苋

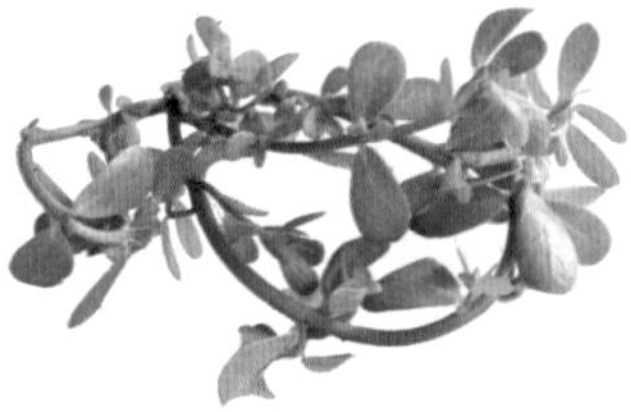

【性　　味】性寒，味甘、酸。
【功　　效】清热利湿、解毒消肿、抗菌消炎等。
【主 产 地】全国各地。
【药食两用】马齿苋粥，有助于清热解毒、健脾养胃。

温馨提示

与粳米煮粥，有助于清热解毒、健脾养胃等。

苣荬菜

「性　　味」性寒，味苦。

「功　　效」清热解毒、消肿排脓、补虚止咳等。

「主 产 地」河北、山西、辽宁、吉林、黑龙江、山东等地区。

「药食两用」凉拌后食用，可以清热解毒、补虚止咳等。

温馨提示

苣荬菜适宜在春季开花前连根拔起，洗净或晒干后食用。可预防和治疗贫血病，对促进生长发育和消暑保健有较好的作用。

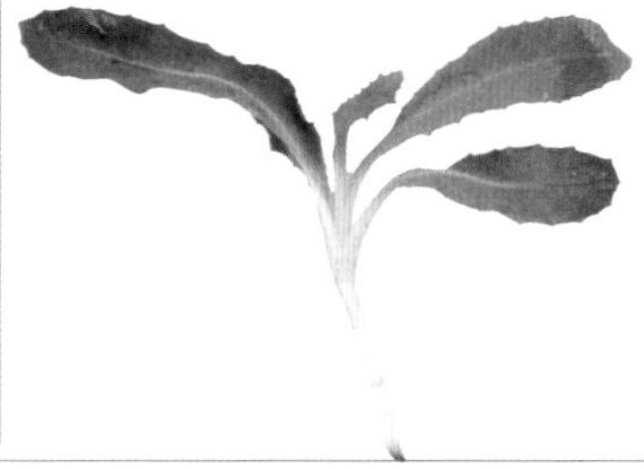

蒲公英

「性　　味」性寒，味甘、微苦。

「功　　效」清热解毒、消肿散结、保肝利胆等。

「主 产 地」全国各地。

「药食两用」蒲公英、粳米煮粥，可以清热解毒、消肿散结等。

温馨提示

蒲公英可生吃、炒食、做汤、炝拌等，风味独特，但不宜多食，否则易致缓泻。阳虚外寒、脾胃虚弱者忌食。

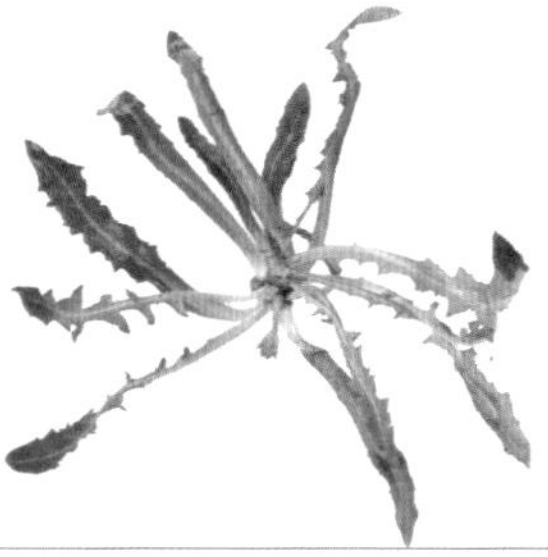

蕨 菜

「性　　味」性寒，味甘。

「功　　效」清热解毒、健胃滑肠、下气降压等。

「主 产 地」东北、内蒙古、山东、河北等地区。

「药食两用」与木耳、瘦猪肉炒食，可用于肠燥便秘等。

温馨提示

脾胃虚寒者慎用蕨菜，常人也不宜多食。不宜与黄豆、花生、毛豆等同食。

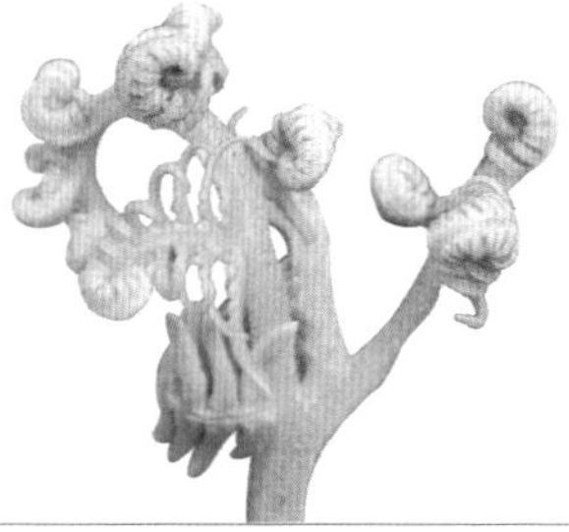

荠 菜

「性　　味」性平、微寒，味甘。

「功　　效」降低血压、健胃消食、止血明目等。

「主 产 地」全国各地。

「药食两用」荠菜与马齿苋煎汤服用，可以清热凉血、止血。

温馨提示

荠菜可炒食、凉拌，作菜馅、菜羹等，含有丰富的胡萝卜素，长期食用，有助于缓解干眼病、夜盲症等。

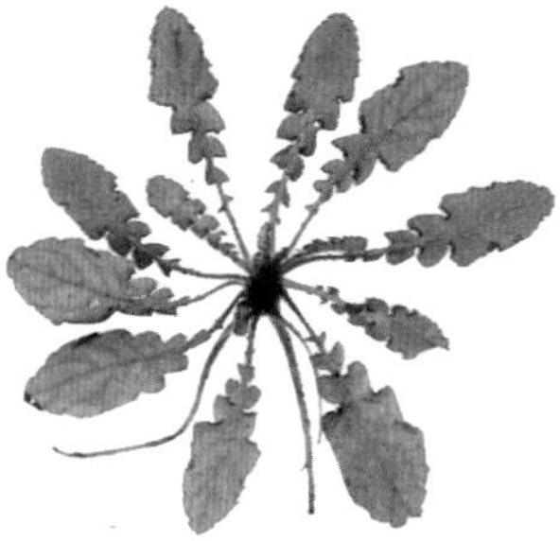

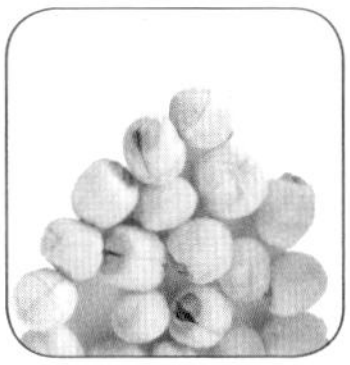
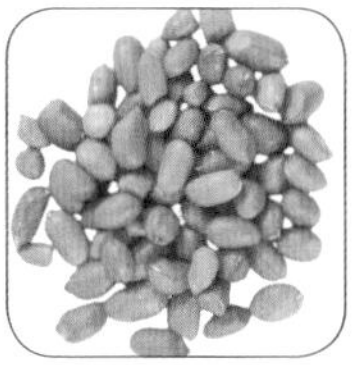
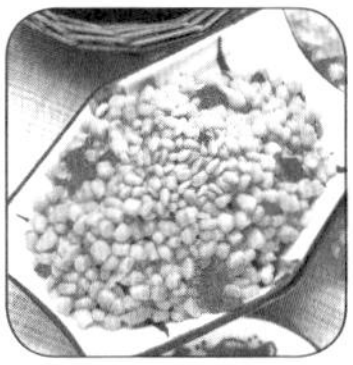
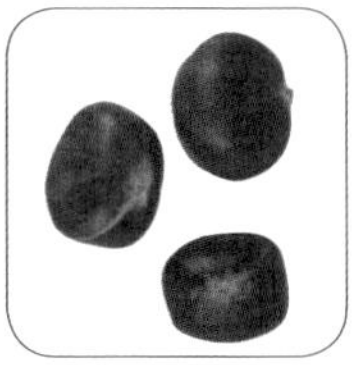
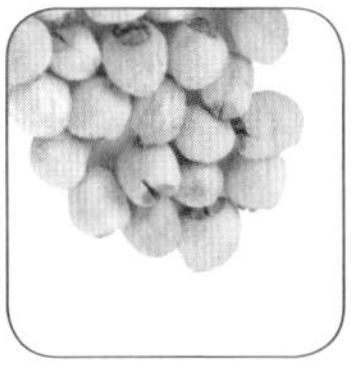
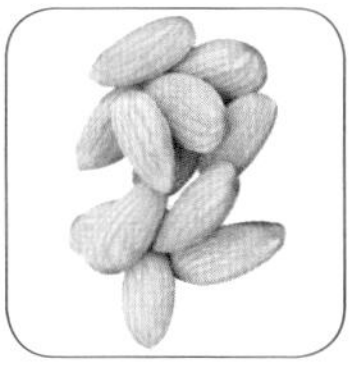
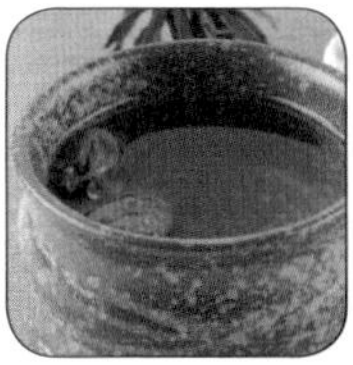
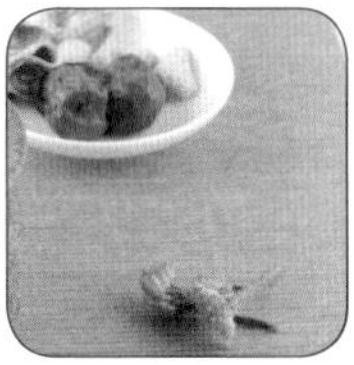
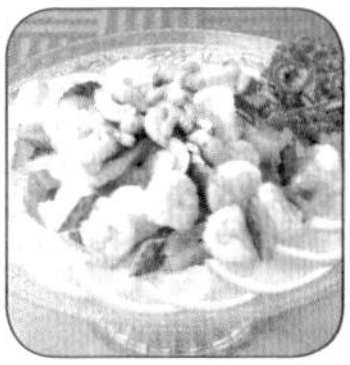
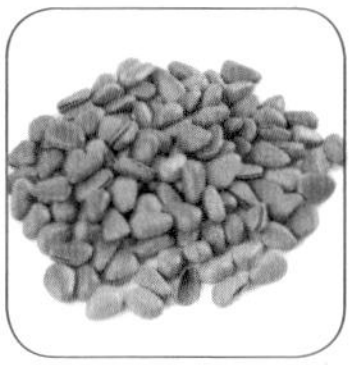
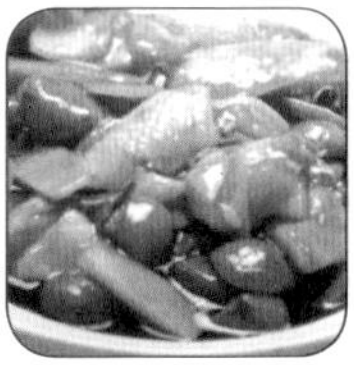
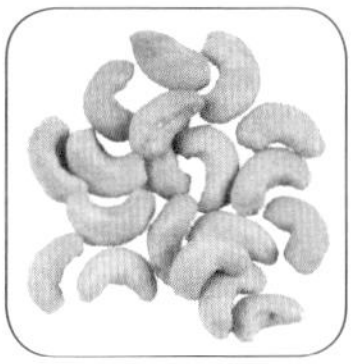

第七章
坚果干果护心健脑

坚果，果皮坚硬，内部的种子含有蛋白质、油脂、矿物质、维生素等多种营养成分，可促进人体的生长发育、增强体质、预防疾病，是老少皆宜的滋补佳品。本章对坚果之王榛子、长寿之果松子、肾之果板栗和杏仁、心脏之友开心果、安神之果莲子、岭南佳果龙眼等做了详细的介绍，以引导您正确食用坚果，让其发挥应有的食疗功效，助益您和家人的健康。

坚果之王 榛子

药典记载

《开宝本草》：益气力，实肠胃，令人不饥，健行。美国波特兰大学研究发现，榛子中含有很强的抗癌成分。

调食和药

榛子，形似小栗子，油脂含量大，味道香美，有『坚果之王』的美称。除含蛋白质、糖类外，还含有胡萝卜素、维生素B_1、维生素B_2、维生素E及人体所需的八种氨基酸。榛子可鲜食、炒食、制果酱、烘焙甜点等，一般人群均可食用，尤其适宜饮食较少、体倦乏力、眼花、机体消瘦者食用。

性味·功效

性平，味甘；
具有润泽肌肤、明目健脑、补脾益胃等功效。

榛子熟了

6 7 8 9 10 11 12

产地分布

主要分布在黑龙江、吉林、辽宁等地区。

华北地区 华东地区
华南地区 华中地区
东北地区 西北地区
西南地区

富含维生素E，有助于预防血管硬化，润泽肌肤。

解析榛子

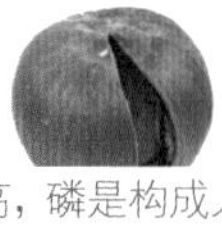

榛子：
含磷较高，磷是构成人体骨骼、牙齿的主要成分。此外，榛子中钾、铁含量也较丰富，对于增强体质、抵抗疲劳、防止衰老都非常有益，儿童常食榛子有助于健康发育。榛子含有β-谷甾醇（甾醇），天然植物甾醇对人体具有重要的生理活性作用，能够抑制人体对胆固醇的吸收，促进胆固醇分解代谢，抑制胆固醇的生化合成，对冠心病、动脉粥样硬化、溃疡、皮肤癌、宫颈癌等有显著的预防和辅助治疗效果，还有较强的抗炎作用。榛子有一种天然的香气，具有开胃的功效，所含丰富的纤维素还可以助消化和防治便秘。

同源延伸

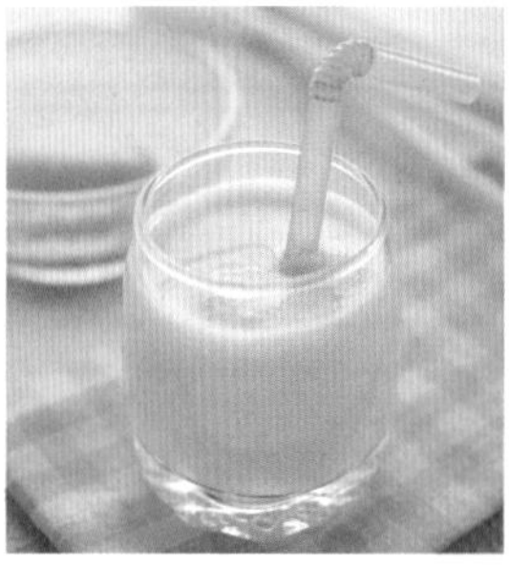

榛子山药饮

强身健体、健脾益胃

由榛子、山药、党参、陈皮一起煎煮，去渣取汁而成。榛子山药饮具有健脾益胃、强身健体的功效，是病后体虚、饮食少、身体疲惫者的保健佳饮。

温馨提示

榛子含有丰富的油脂，胆功能不良者应慎食。每天在电脑前工作的人群，经常吃榛子，对视力有一定的保健作用，但不宜多吃，每次宜25～30克。

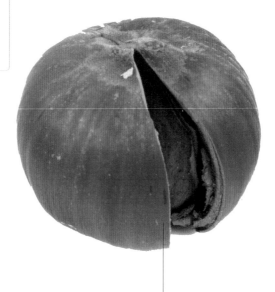

挑选储藏

榛子以个大圆整，壳薄整洁、干燥为佳。挑选时，一是应选择果仁丰满的；二是仁衣色泽黄白为好，暗黄为次，褐黄及带有深褐斑纹的也不好；仁衣泛油则说明已变质，不宜选择；三是仁肉白净新鲜为好。若选择袋装榛子，要注意其生产日期及保质期。

储藏时，将榛子放在罐中或瓶中，密封好，置于阴凉、干燥处；或将榛子装入袋中，置于冰箱。袋装榛子储藏时，按照包装说明储存即可。

营养成分

（以100克为例）

热量	542千卡
蛋白质	20克
脂肪	44.8克
碳水化合物	14.7克
膳食纤维	9.6克

药食两用

【偏方验方】

榛子羹

► 有助于改善病后体虚

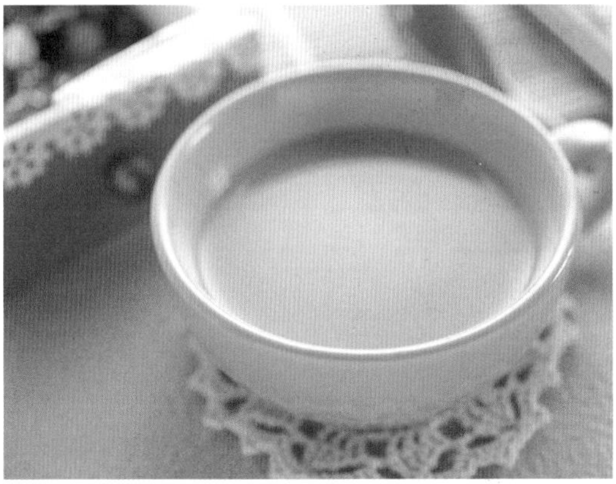

材料

榛子仁	80克
藕　粉	60克
白　糖	适量

做法

1 将榛子放入油锅中，炒黄；捞出，待榛子晾凉后，研成细末。

2 将榛子末、藕粉、白糖调和均匀；加入适量沸水，调匀即可。

【养生食疗】

榛子枸杞粥

► 养肝益肾、明目养颜

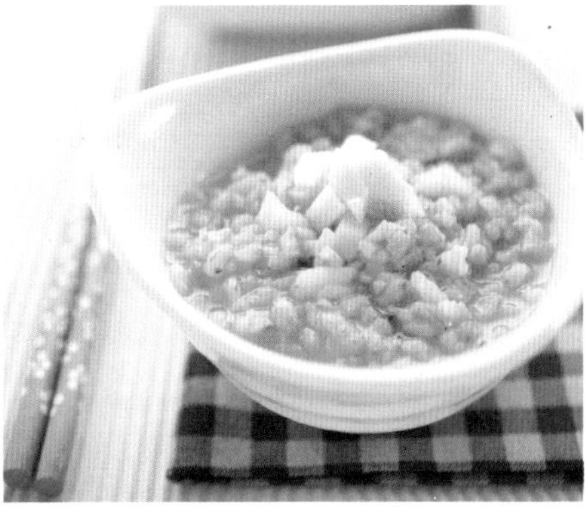

材料

粳　米	100克
榛子仁	60克
红　枣	30克
枸　杞	20克

做法

1 将粳米淘洗干净，浸泡约1小时。

2 红枣洗净，去核。

3 将粳米放入锅中，加适量水，大火煮沸；加入榛子仁、枸杞、红枣，小火煮至粥熟并呈黏稠状即可。

长寿之果 核桃

药典记载

《神农本草经》：久服轻身益气、延年益寿的上品。

《食疗本草》：可以开胃，通润血脉，使骨肉细腻。

调食和药

核桃，营养丰富，其主要成分为易吸收的脂肪与蛋白质，且含有丰富的亚油酸等优质不饱和脂肪酸，有助于延缓衰老、预防动脉硬化。核桃可生食、炒食、榨油，以及配制糕点、糖果等，一般人群均可食用，尤其适宜肾虚、肺虚、气血不足、脑力劳动者与青少年食用。

性味·功效

性温，味甘；

具有固精强腰、温肺定喘、润肠通便等功效。

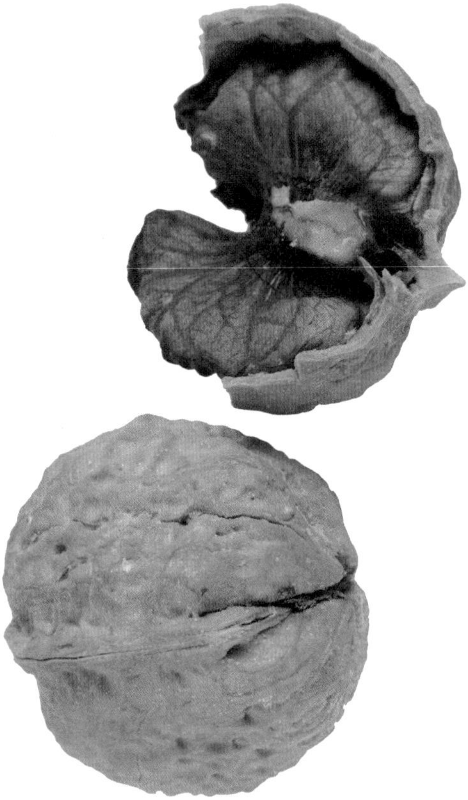

解析核桃

核桃仁：

性平，味甘；脆而甜，所含维生素E，可以使细胞免受自由基的氧化损害，是公认的抗衰老物质，有“万岁子”之称。经常食用，还可以使人健壮、润肌美颜、黑须发等。核桃仁与薏仁、栗子等煮粥食用，有助于缓解尿频、遗精、大便溏泄、五更泻等病症。

核桃树皮：

味甘，性平；有助于治疗水痢。春季研皮汁洗头，有助于黑发。

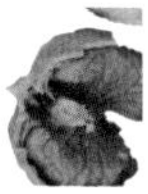

核桃外壳：

用其煮水有助于治疗腹泻。

核桃熟了

6 7 **8** **9** 10 11 12

产地分布

主要分布在河北、新疆、山西、云南等地区。

华北地区 华东地区 华南地区 华中地区 东北地区 西北地区 西南地区

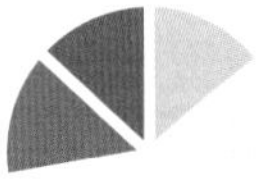

同源延伸

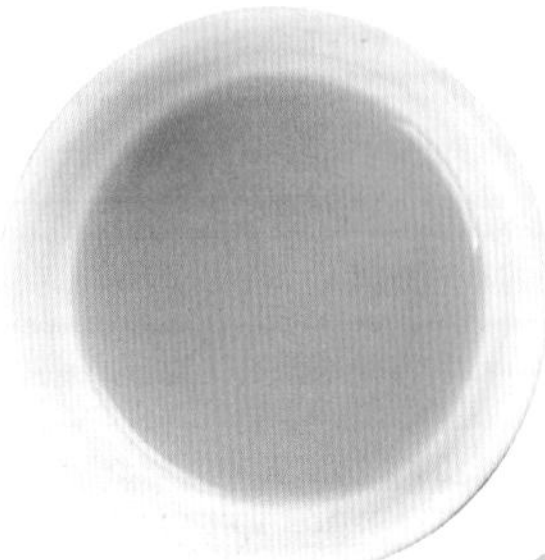

核桃油

健脑益智、强身健体

以核桃仁为原料，压榨而成的植物油。核桃油新鲜纯正，营养丰富，口感清淡；脂肪酸组态近似母乳，易被消化吸收，是儿童发育期、女性妊娠期及产后康复的保健食用油；特别适宜宝宝娇嫩的胃，平时拌入宝宝的食物中即可。核桃油还可健脑益智，促进视网膜和骨骼的发育，促进头发和身体的生长，平衡新陈代谢，等等。

温馨提示

阴虚火旺者、大便溏泄者、吐血者、鼻出血者应慎食核桃。核桃不宜与野鸡肉、酒等同食。当感到疲劳时，嚼些核桃仁，有助于缓解疲劳和压力。

营养成分

（以100克为例）

热量	654千卡
蛋白质	15.2克
脂肪	60克
碳水化合物	0.8克
膳食纤维	11.6克

挑选储藏

挑选核桃时，一要选择个大圆整，干燥，无虫蛀，重量感好的。二要选择果仁饱满，仁衣色泽白黄的；暗黄或带有深褐斑纹的『虎皮核桃』不宜选择。三要选择果肉白净新鲜的；不宜选择有『菊花心』的。再就是，最好选择带壳的，不应嫌麻烦选择已经剥好的果仁，因为果仁在接触空气或者包装过程中会丢失原味。

储藏时，宜将核桃置于阴凉、干燥处保存，要注意防潮。一般装在有盖容器里，密封装好。

药食两用

【偏方验方】

健脑粥

► 有助于补脾肾、健脑益智

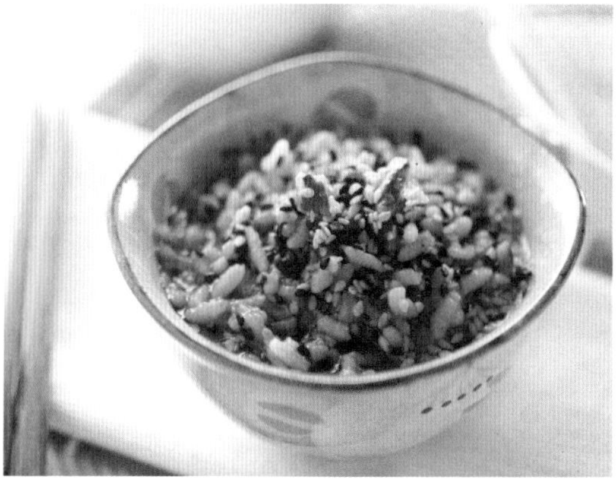

材料

粳　米	100克
核桃仁	30克
干百合	20克
黑芝麻	20克

做法

1 将粳米洗净，浸泡约30分钟；黑芝麻、干百合分别洗净备用。

2 将粳米、黑芝麻、核桃仁、干百合一起放入锅中，加适量水；大火煮沸，小火煮至粥熟。

【养生食疗】

核桃仁拌木耳

► 润肠通便、养阴清热

材料

核桃仁	100克
木　耳	50克
辣　椒	10克
姜、蒜	适量
食　盐	适量

做法

1 木耳泡发，洗净，撕成小块；辣椒切丝。

2 姜、蒜切末。

3 木耳、核桃仁用开水焯一下，捞出装盘；放入辣椒、姜、蒜、盐，拌匀即可。

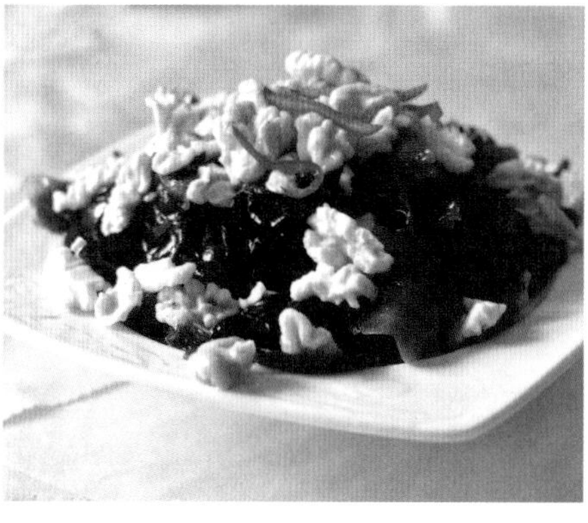

岭南佳果

龙眼

药典记载

《本草汇言》：龙眼，甘温而润，恐有滞气，如胃热有痰有火者；肺受风热，咳嗽有痰有血者，又非所宜。

调食和药

龙眼，又称桂圆，鲜果肉嫩多汁，甜蜜可口，含有葡萄糖、蔗糖、蛋白质、B族维生素、维生素C，磷、钙等营养成分，可以养血安神、润肤美容等，历来被人们称为岭南佳果。龙眼除鲜食外，还可加工制成罐头、酒、膏、酱等，一般人群均可食用，但不宜多食，每次15~20枚为宜。

性味·功效

性平，味甘；
具有补脾益胃、补心长智、养血安神等功效。

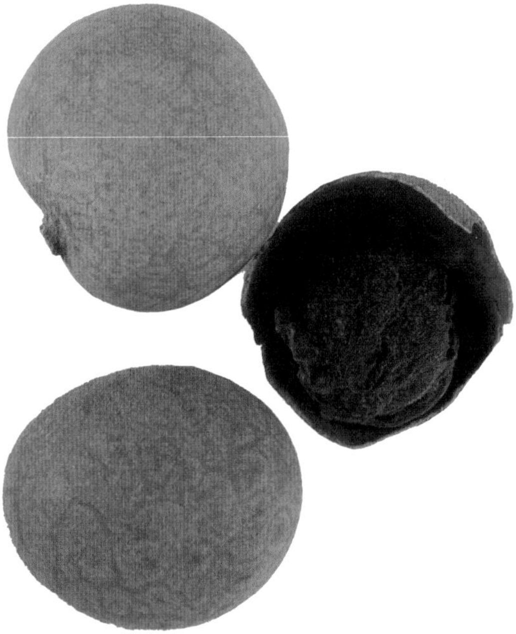

龙眼熟了

6 **7** **8** 9 10 11 12

产地分布

主要分布在广西、广东、福建等地区。

华北地区 华东地区
华南地区 华中地区
东北地区 西北地区
西南地区

解析龙眼

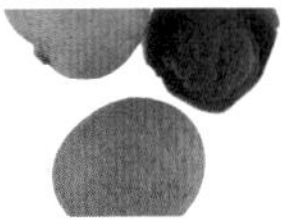

龙眼：
营养丰富，是珍贵的营养食品，具有壮阳益气、补益心脾、养血安神、延年益寿等多种功效，有助于辅助治疗贫血、神经衰弱及病后、产后身体虚弱等。龙眼配酸枣仁，可以补益心脾；配生姜，可以健胃益胃；配莲子、芡实，可以益气补血、健脾养心。由此可见，龙眼是人们日常的珍贵补品。

龙眼花：
可以温肾利尿，也是一种重要的蜜源植物，酿制成的龙眼蜜是蜂蜜中的上等蜜。

龙眼壳：
性温，味甘；有助于治疗心虚头晕、耳聋、眼花等。

大便干结、痔疮出血和牙龈出血者，热病者，患有脂肪肝、糖尿病或甲状腺机能亢进症者忌食龙眼。龙眼不宜生食过多，以免引起口干、腹胀、消化不良等。

同源延伸

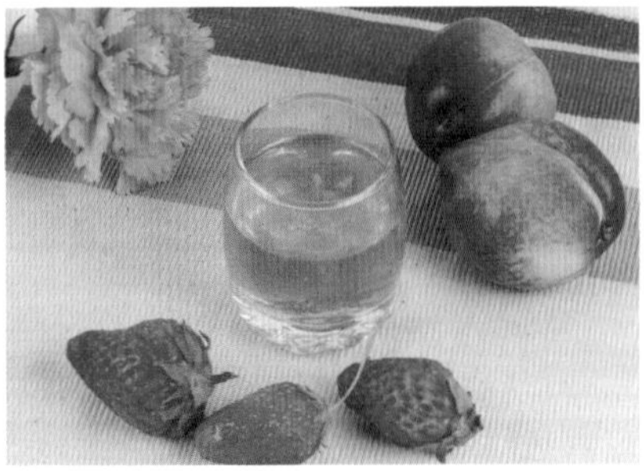

龙眼蜜

养血安神、清热润燥

蜜呈琥珀色，甘甜，不易结晶，有浓烈的龙眼香味，为蜜中上品。具有养血安神、开胃益脾、养颜、清热润燥、补中益气等功效，对心脾血虚引起的心悸不安、失眠和记忆力减退有辅助疗效，特别适宜女性食用。

挑选储藏

挑选龙眼时，先用手指捏一下果实，果壳柔软而有弹性表明已成熟；若只是软而没有弹性，说明成熟过度，不宜选择；看颜色，果壳颜色稍浅的较好；让龙眼在桌上滚动，质量好的龙眼因含糖高，壳、肉、核相连紧密，而不易滚动；剥龙眼时，果肉厚实、柔软，呈透明或半透明状，且味道鲜美的质量好。

储藏时，把龙眼放入纸箱中，置于干燥、阴凉、通风处；或用保鲜袋装好放入冰箱冷藏室。

营养成分

（以100克为例）

热量	70千卡
蛋白质	1.2克
脂肪	0.1克
碳水化合物	16.2克
膳食纤维	0.4克

药食两用

【偏方验方】

龙眼红枣饮

► 有助于改善食欲不振、心悸怔忡

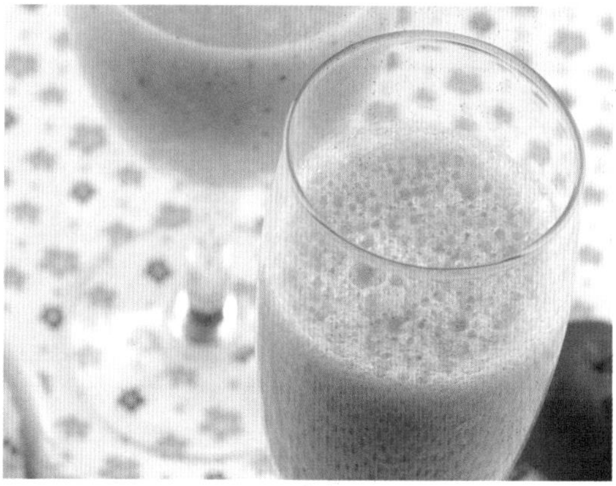

材料

龙眼肉	100克
莲　子	50克
红　枣	30克

做法

1. 将红枣洗净，去核。
2. 莲子洗净，浸泡约1小时。
3. 龙眼、莲子、红枣放入锅中，加适量水；大火煮沸，小火煮约30分钟。

【养生食疗】

龙眼芦荟冰糖露

► 滋润皮肤、改善肤色

材料

龙　眼	150克
芦　荟	60克
蜂　蜜	适量

做法

1. 将龙眼去核，取肉备用。
2. 芦荟洗净，去皮，切成小块。
3. 龙眼、芦荟倒入榨汁机，榨成汁。
4. 取汁，倒入杯中，调入适量蜂蜜，搅匀即可饮用。

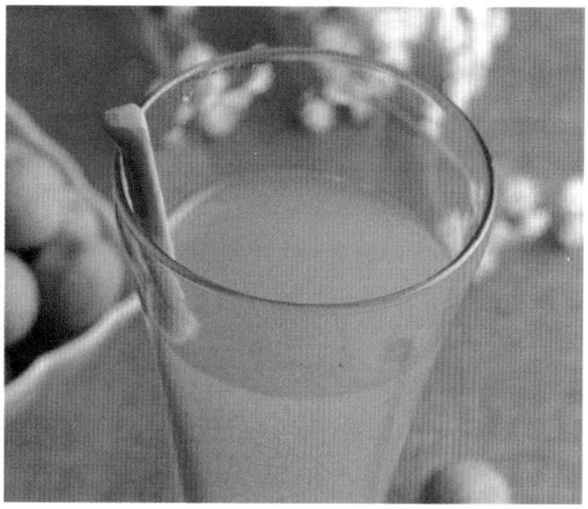

干果之王 板栗

药典记载

《本草纲目》：有人内寒，暴泄如注，令食煨栗二三十枚顿愈。孙思邈：生食之，甚治腰脚不遂。

调食和药

板栗，果壳紫褐色，果肉淡黄，甘甜芳香，含有淀粉、蛋白质及多种维生素和矿物质等；入药，可以健脾益气、消除湿热，是健胃补肾、延年益寿的上等果品。板栗生食、炒食皆宜，还可以加工制成栗干、栗粉、栗酱、栗浆、糕点、罐头等食品，一般人群均可食用。

性味·功效

性温，味甘、平；
具有养胃健脾、补肾强筋、活血止血等功效。

解析板栗

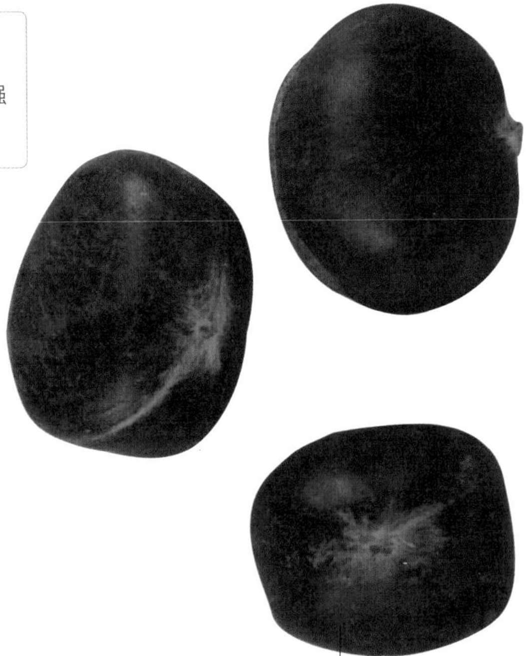

板栗：
含有大量淀粉、蛋白质、脂肪、B族维生素等多种营养素，有“干果之王”的美称。经常食用，有助于防治高血压病、冠心病、动脉硬化、骨质疏松等疾病。板栗中维生素C含量比西红柿还要高，更是苹果的十几倍。板栗中的矿物质也很全面，有钾、锌、铁等；但栗子生吃难消化，熟食又容易滞气，一次吃得太多会伤脾胃，所以每天吃10个左右为宜。

又被称为“肾之果”，对治疗老年人肾虚、大便溏泄等有一定的辅助疗效。

板栗熟了

6 7 8 9 10 11 12

产地分布

主要分布在辽宁、北京、河北、山东、河南等地区。

华北地区 华东地区
华南地区 华中地区
东北地区 西北地区
西南地区

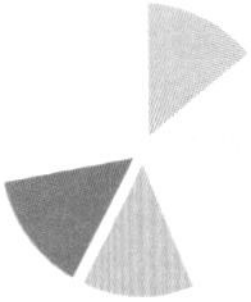

同源延伸

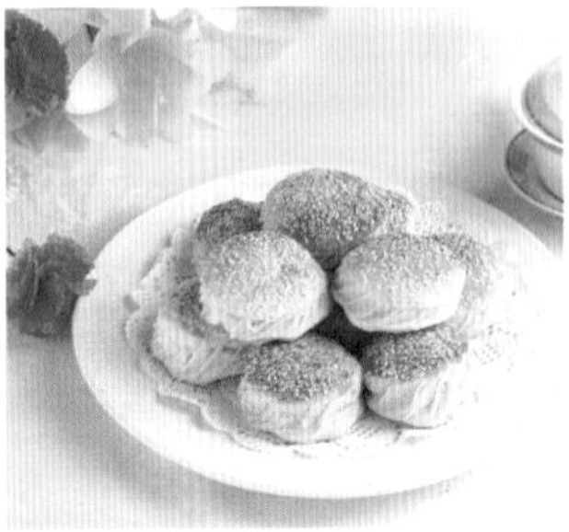

板栗饼

健脑益智、强身健体

用板栗辅以蔗糖、精粉、花生油烘焙而成，饼为金黄色，松软可口，是福建闽北地区的特色小吃。板栗饼，营养丰富，老少皆宜，具有补中益气、补血健脾等功效。

温馨提示

板栗不宜与牛肉同食，否则易引起呕吐。板栗含糖量较高，糖尿病者应慎食。生板栗捣成泥状，敷于患处，有助于治疗跌打损伤、筋骨肿痛，且还可止痛止血。

挑选储藏

选择板栗时，要挑选个大，皮呈深褐色且附有一层薄薄的茸毛，有光泽，有重量感且无虫蛀现象的。新鲜的板栗果仁淡黄、结实，肉质细密，水分较少，甜度高，口味佳；不新鲜的板栗，外壳会出现皱纹，而且没有光泽，不宜挑选。再就是一面圆，一面平的板栗较甜；两面都是平的不甜，可根据喜好选择。

储藏时，将板栗放置在通风、干燥处保存，或装入保鲜袋置于冰箱中，但保存时间都不宜过长。

营养成分

（以100克为例）

热量	191千卡
蛋白质	4.1克
脂肪	1.2克
碳水化合物	40.9克
膳食纤维	2.1克

药食两用

【偏方验方】

粳米栗子粥

► 有助于改善老年人消化不良

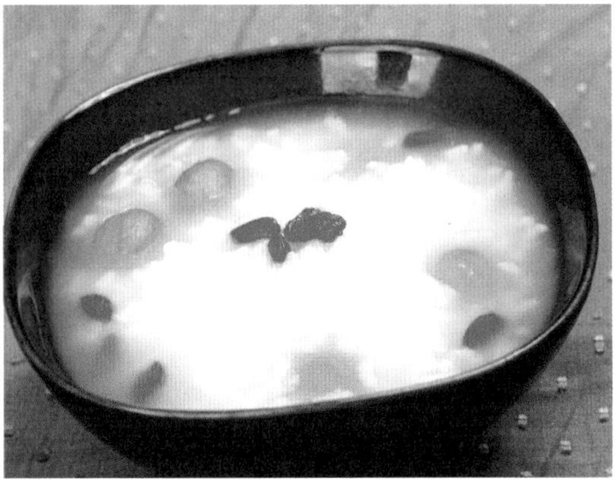

材料

粳　米	100克
板　栗	60克

做法

1. 将粳米淘洗干净，浸泡约30分钟。
2. 板栗去外壳，取仁。
3. 锅中倒入适量清水，放入粳米和剥好的板栗，大火煮沸后，改小火煮至粥熟即可食用。

【养生食疗】

板栗鸡煲

► 滋阴补肾、益气养血

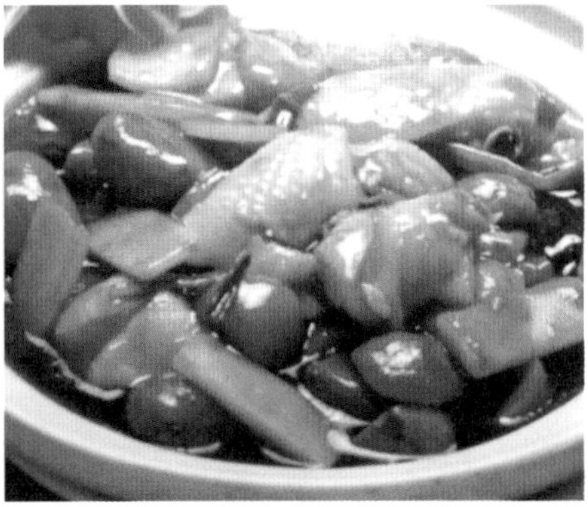

材料

鸡　肉	250克
板　栗	60克
冬　菇	50克
陈　皮	20克
姜　片	适量
食　盐	适量

做法

1. 将板栗去皮；冬菇洗净，泡软后切条；陈皮浸泡，洗净；鸡肉洗净，切块。
2. 将板栗、鸡肉、陈皮、姜片、冬菇放入煲锅中，加适量清水，大火煮沸后，小火煲约1小时。

润肺定喘
白果

药典记载

《医学入门》：白果，清肺胃浊气，化痰定喘，止咳。

《本草便读》：上敛肺金除咳逆，下行湿浊化痰涎。

调食和药

白果，又称银杏，个如杏核，色泽白洁，是一种中药材。含有粗蛋白、粗脂肪、还原糖、核蛋白、矿物质、膳食纤维及多种维生素等成分。白果可以炒食、烤食、煮食，还可作为炒菜、糕点、饮料、酿酒的辅料。一般人群均可食用，尤其适宜尿频者、体虚白带多的女性食用。

性味·功效

性平，味甘、苦、涩；
具有滋阴养颜、祛痰定喘、收敛除湿等功效。

白果熟了

6 7 8 ⑨ ⑩ 11 12

产地分布

主要分布在河南、山东、湖北、浙江、安徽、广西等地区。

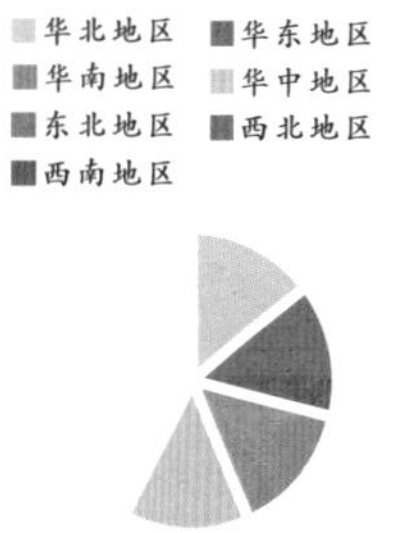

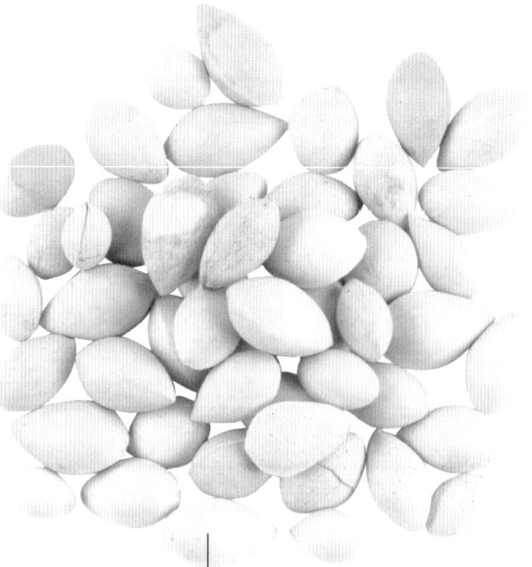

有助于祛痰定喘，可以辅助治疗喘咳痰多。

解析白果

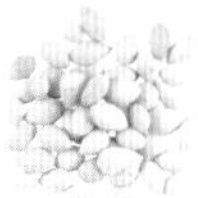

白果：

含有的白果酸、白果酚，有杀菌抑菌的作用，可用于辅助治疗呼吸道感染等疾病；浸泡白果的水对各种真菌也有一定的抑制作用，还有助于缓解皮肤瘙痒。白果仁中的黄酮苷、苦内脂对脑血栓、老年性痴呆、高血压、高血脂、冠心病、动脉硬化等疾病，有一定的预防和保健功效。白果还有收敛除湿的功效，可以辅助治疗赤白带下、小便白浊、小便频数等。经常食用白果，有助于滋阴养颜，抗衰老，扩张微血管，促进血液循环。

同源延伸

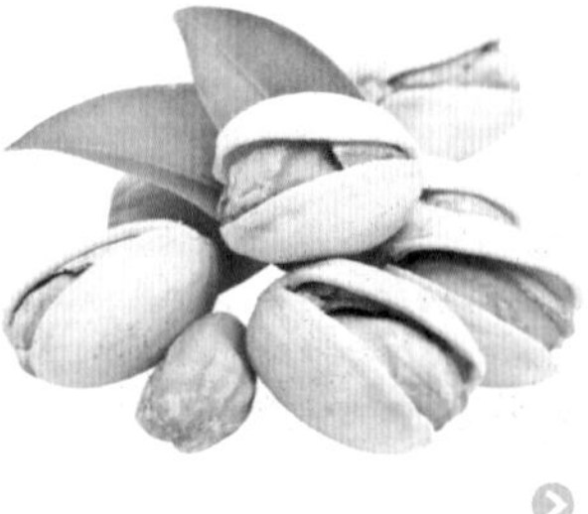

开心果

滋阴养颜、收敛除湿

味甘、苦、涩；具有滋阴养颜、祛痰定喘、收敛除湿等功效。由于开心果在我国的种植较少，所以应用还处于研究、探索的阶段。美国加州大学医学院博士研究发现，开心果富含纤维、维生素、矿物质和抗氧化元素，具有低脂肪、低卡路里、高纤维的特点，有助于保护心脏、视力，还可以使身材苗条。

温馨提示

有实邪者应忌食白果。白果忌与鳗鱼同食。白果有小毒，应熟食、少食，以防中毒；白果煮熟后，可以搭配煮粥、煲汤及做夏季清凉饮料等。

挑选储藏

挑选白果时，以外壳光滑、洁白、新鲜；大小均匀，果仁饱满（拿在手中摇晃一下，无声音为果仁饱满）、坚实、无霉斑、无虫蛀的为好。若选择袋装白果，要注意其生产日期及保质期。

储藏时，将白果放在通风阴凉处晾干；室温在27摄氏度以下时，可放在冷藏室冷藏，如果室温在27摄氏度以上，应放于冷冻室。还可以将白果的外壳去掉后，将果仁装入保鲜袋，置于冰箱冷冻室。

营养成分

（以100克为例）

热量	355千卡
蛋白质	13.2克
脂肪	1.3克
碳水化合物	72.6克

药食两用

【偏方验方】

白果牛奶雪梨汁

► 有助于改善习惯性便秘

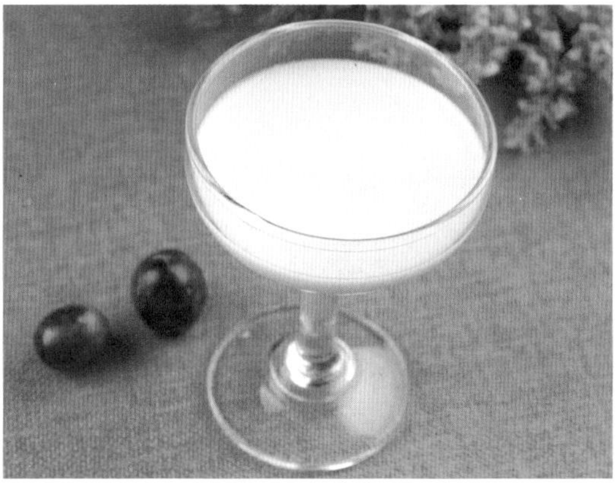

材料

牛　奶	150克
雪　梨	100克
白　果	60克
白菊花	6克
蜂　蜜	适量

做法

1 将白果去壳，放入开水中焯一下，去皮；梨去皮、核；切块。

2 白果、梨放入锅中，煮至熟；放入菊花、牛奶煮沸；调入蜂蜜即可。

【养生食疗】

白果排骨黄豆汤

► 强肺健胃、益气强身

材料

排　骨	250克
黄　豆	100克
百　合	60克
白　果	50克
姜、盐	适量

做法

1 将白果去壳，放入开水中焯一下，去皮；百合、黄豆分别浸泡、洗净；排骨洗净，焯水。

2 将排骨、黄豆、百合、白果放入砂锅，加入姜、盐及适量水；大火煮沸，小火炖约2小时。

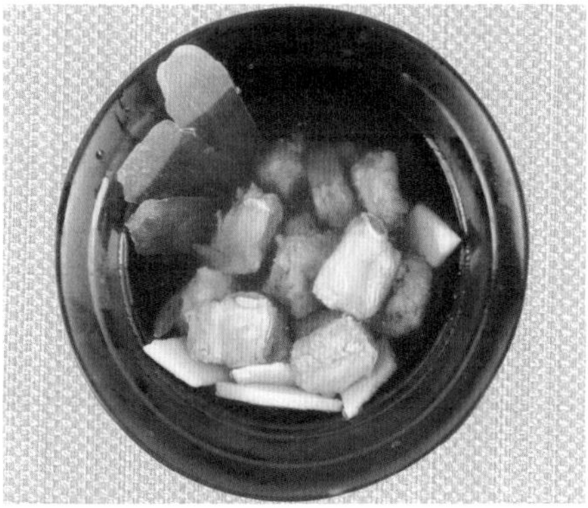

长寿之果 松子

药典记载

《本草经疏》：味甘补血，血气充足，则五脏自润，发白不饥。仙人服食，多饵此物，故能延年，轻身不老。

调食和药

松子，松树的果实，营养丰富，含有大量的不饱和脂肪酸、磷、锰等多种对人体有益的成分，也是大脑的优质营养补充剂，被称为『坚果中的鲜品』。松子除炒食、煮食外，还可做糖果、糕点的辅料，一般人群均可食用，但一次不宜多吃，每天20～30克为宜。

性味·功效

性平，味甘；
具有补肾益气、养血润肠、润肺止咳等功效。

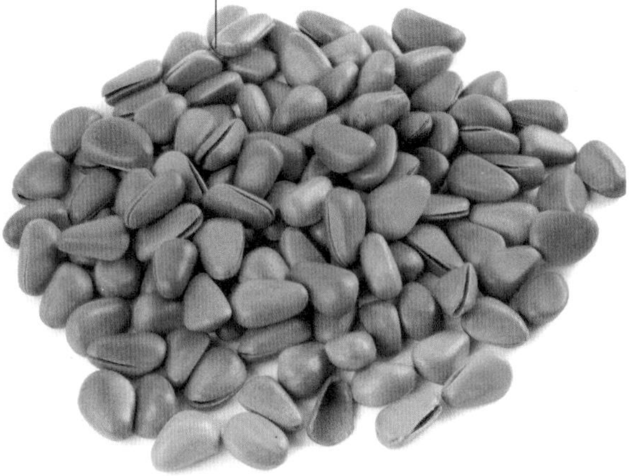

富含磷和锰，可以补益大脑和神经，是学生及脑力劳动者的健脑佳品。

松子熟了

6 7 8 9 10 11 12

产地分布

主要分布在黑龙江、吉林、辽宁等地区。

华北地区　华东地区
华南地区　华中地区
东北地区　西北地区
西南地区

解析松子

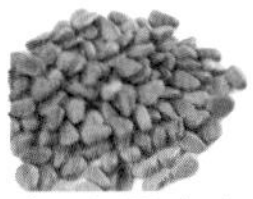

松子：
富含脂肪油，主要为油酸酯和亚油酸酯，可以润肠通便、缓泻而不伤正气，对老人体虚便秘，小儿津亏便秘有一定的食疗功效。常食松子，可以强身健体，特别是对老年体弱、腰痛、便秘、眩晕、小儿生长发育迟缓，均有补肾益气、养血润肠、滋补健身的作用。此外，食用松子还可以软化血管、润肤养颜等。鸡油炒松子，香甜松脆，具有滋养机体、润燥止咳、通便等功效，适用于肺燥咳嗽、肠燥便秘、肌肤不荣、毛发枯燥等。

温馨提示

便溏、精滑、咳嗽痰多、腹泻者忌食松子；松子富含油脂，所以胆功能不良者慎食。因松子可以滋阴养液、补益气血等，女性在怀孕期间食用松子，有助于改善肤质，并可预防流产；对胎儿的大脑和神经都有补益作用。

同源延伸

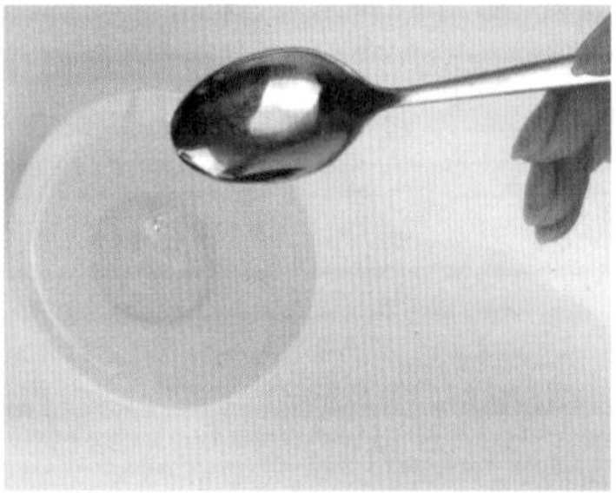

松子油

有助于预防心脑血管疾病

用松树的果实（松子）制取的油脂。松子油中的天然维生素A，可以润肤及防止紫外线对皮肤的损伤；维生素E可以抗氧化和清除自由基，还能预防及辅助治疗心脑血管疾病。

挑选储藏

挑选松子时，要选择色泽红亮，个大，果仁饱满的。好的开口松子，看上去果仁均匀，开口不均匀；不好的开口松子虽看着开口均匀，但果仁不均匀，而且长。再就是好的松子吃起来有清香味，若发涩、有异味则为劣质。若选择袋装松子，则要注意其生产日期及保质期。

储藏时，将松子装入封闭容器中，置于阴凉、干燥处；或用保鲜袋装好置于冰箱。袋装松子，按照包装说明储存即可。

营养成分

（以100克为例）

热量	698千卡
蛋白质	13.4克
脂肪	70.6克
碳水化合物	2.2克
膳食纤维	10克

药食两用

【偏方验方】

双仁羹

► 有助于缓解燥结咳嗽

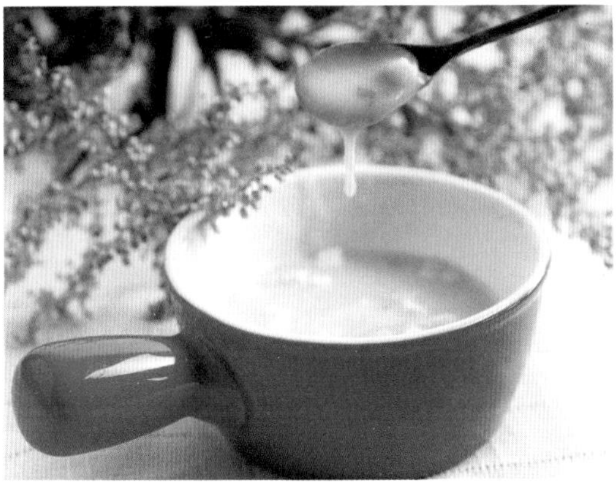

材料

松子仁	100克
核桃仁	80克
蜂　蜜	适量

做法

1 将松子仁研末，备用。

2 核桃仁研末，备用。

3 锅中加水，放入研好的末，待煮沸后边熬边搅拌；煮至黏稠起锅，调入适量蜂蜜即可。

【养生食疗】

松仁玉米

► 润肠通便、润肤养颜

材料

玉　米	100克
松　仁	80克
青　豆	60克
胡萝卜	30克
香　菇	20克
盐、油	适量

做法

1 青豆用开水焯一下；胡萝卜洗净，去皮，切丁；香菇洗净，切丁。

2 锅中放油，油热后倒入香菇、胡萝卜翻炒；倒入玉米、青豆，炒至熟。

3 放入松仁、盐；稍微翻炒即可装盘。

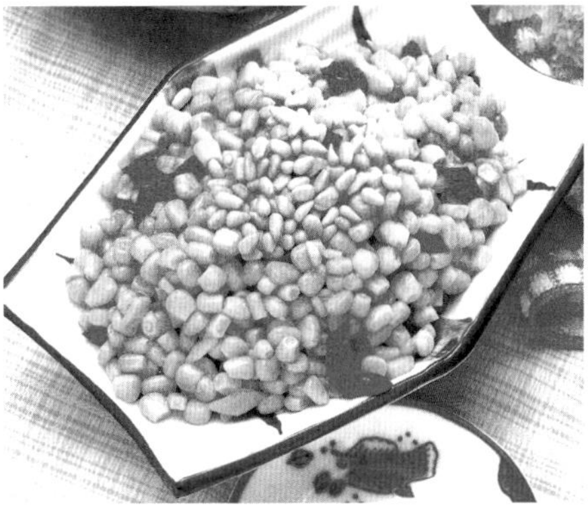

药典记载

《本草纲目》：花生悦脾和胃，润肺化痰，滋养补气，清咽止痒。《药性考》：食用花生养胃醒脾，滑肠润燥。

调食和药

花生，被誉为『植物肉』，富含有助于肝脏运行的蛋氨酸和B族维生素，且含油量高达50%；矿物质含量也很丰富，特别是含有人体必需的氨基酸，有促进脑细胞发育，增强记忆的功能。除供食用外，花生也是一味中药，适用于营养不良、乳汁缺少等，一般人均可食用。

素中之荤

花生

性味・功效

性平，味甘；
具有健脾和胃、利肾去水、理气通乳等功效。

花生熟了

6 7 8 9 10 11 12

产地分布

主要分布在辽宁、山东、河北、河南、江苏、福建、广东、广西、贵州、四川等地区。

华北地区 华东地区
华南地区 华中地区
东北地区 西北地区
西南地区

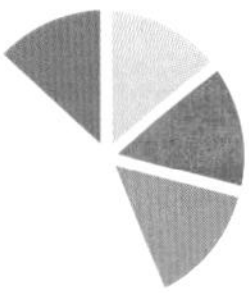

解析花生

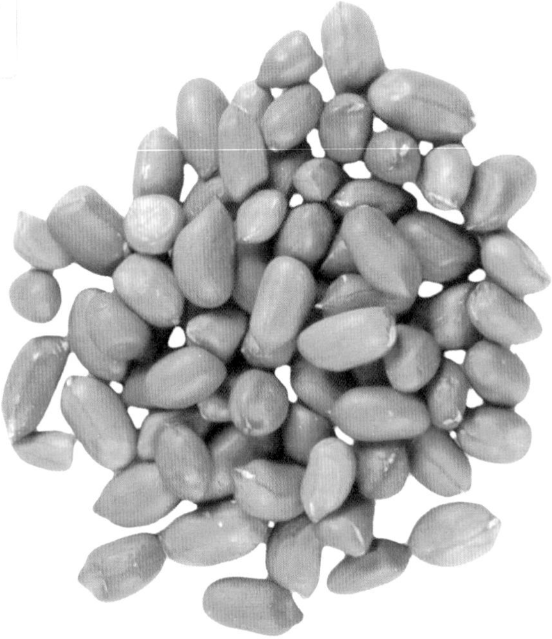

花生：
含有丰富的维生素E，可延缓衰老，同时，还能平衡激素的分泌。将花生连红衣一起与红枣配合食用，既可补虚，又能止血，适宜身体虚弱的出血患者食用。

花生壳：
性平，味淡、涩；有助于敛肺止咳，可用于久咳气喘、咳痰带血等。

花生衣：
性涩、平，味甘、微苦；有助于止血、消肿，可用于术后出血、癌肿出血。

花生以炖吃为最好，这样既避免了营养素的破坏，又具有不温不火、口感潮润、入口易烂、易于消化的特点，老少皆宜。对于肠胃虚弱者，花生不宜与黄瓜、螃蟹同食，否则容易导致腹泻。

同源延伸

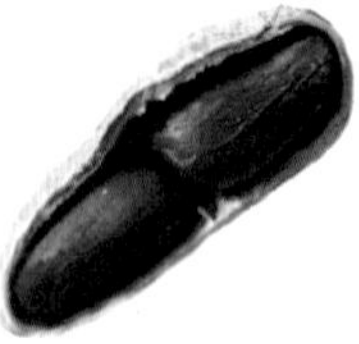

黑花生

益智健脑、抗衰老

被营养学家和医学界称赞为“植物精肉”“素中之荤”，富含钙、钾、锌、铁等8种维生素及19种人体所需的氨基酸等营养成分，具有益智、健脑、抗衰老等功效，是当今热销的绿色健康食品。黑花生可入药烤干食用，也可与鸡、猪、羊等动物肉及百合、大枣、山药等煲汤、炖菜；还可碾磨成粉，与牛奶、豆浆、粥等做成营养丰富的早餐。与红花生相比，粗蛋白质、精氨酸、钾的含量都较高。

营养成分

（以100克为例）

热量	589千卡
蛋白质	21.7克
脂肪	48克
碳水化合物	23.8克
膳食纤维	6.3克

挑选储藏

挑选花生时，应选择外壳为土黄或白色，纹路清晰且深的；果仁颜色为白浅红色，大小饱满均匀，无疤痕，且味道有纯正的香味，无任何异味的。新的花生外观发亮，果仁外衣呈白浅红色；陈花生颜色暗淡呈灰色，不宜食用。若选择不带壳的花生仁时，应挑选颗粒完整，表面光润，没有外伤及虫蛀或白细粉末的。

储藏花生时，宜放置在阴凉、通风、干燥处保存，一般放在密闭的坛子、罐子或密封的塑料袋中。

药食两用

【偏方验方】

花生炖猪蹄

► 有助于改善产后乳汁不足

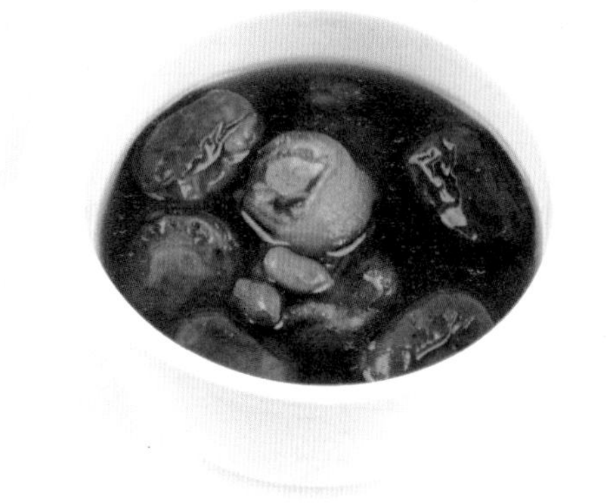

材料

猪　蹄	200克
花　生	60克
生　姜	适量
食　盐	适量

做法

1 将花生剥壳，洗净；猪蹄去毛，洗净，剁块。

2 猪蹄放在开水中稍煮，捞出后备用。

3 将猪蹄、花生、姜放入砂锅，加适量水和盐；大火煮沸；小火炖约1小时。

【养生食疗】

红枣花生红糖饮

► 强体益气、补血止血

材料

花　生	60克
红　枣	50克
红　糖	适量

做法

1 将红枣洗净，用温水浸泡，去核。

2 将花生剥壳，浸泡约30分钟；放入锅中，加适量水煮沸。

3 将红枣放入锅中，继续煮至熟；加入适量红糖，煮至糖化即可。

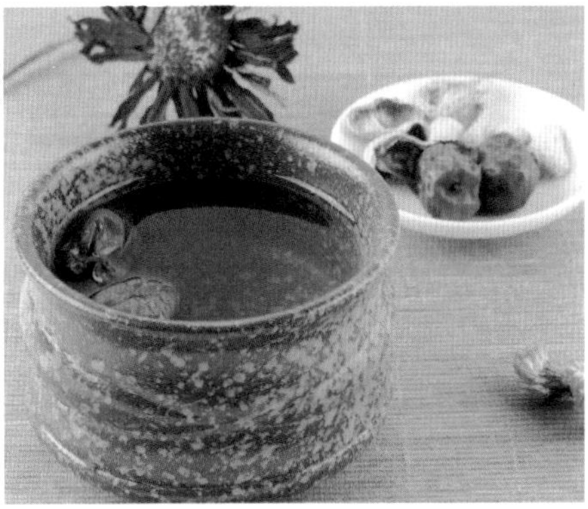

补脑养血 腰果

药典记载

《本草拾遗》：主渴、润肺、去烦、除痰。《海药本草》：腰果，主烦躁、心闷、痰高、伤寒清涕、咳逆上气。

调食和药

腰果，含有丰富的蛋白质、糖类、维生素、不饱和脂肪酸等，味道香脆可口，可作零食，还可搭配制做腰果巧克力、点心等美味，也可用腰果做菜，如腰果虾仁，拌芹菜、腐竹时，也可以放些腰果，一般人群均可食用，但不宜多食，一般每次10～15粒为宜。

性味・功效

性平，味甘；
具有补脑养血、健脾益肾、延年益寿等功效。

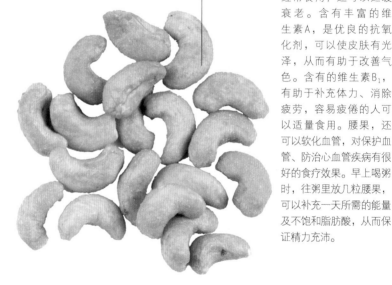

含有大量的蛋白酶抑制剂，有助于提高身体的免疫力。

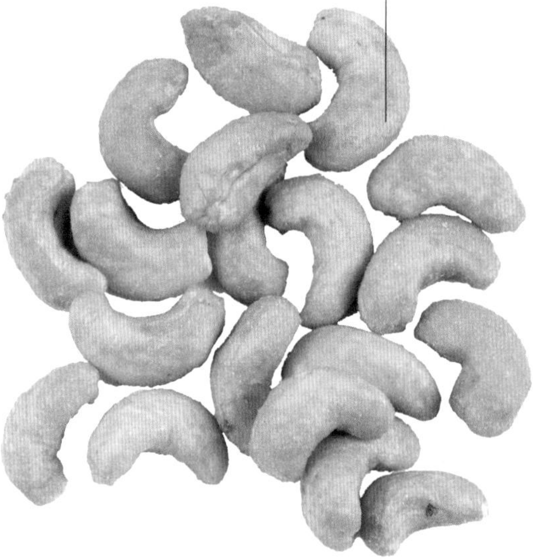

解析腰果

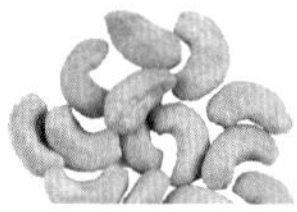

腰果：含有丰富的油脂，可以润肠通便、润肤美容，经常食用，还可以延缓衰老。含有丰富的维生素A，是优良的抗氧化剂，可以使皮肤有光泽，从而有助于改善气色。含有的维生素B_1，有助于补充体力、消除疲劳，容易疲倦的人可以适量食用。腰果，还可以软化血管，对保护血管、防治心血管疾病有很好的食疗效果。早上喝粥时，往粥里放几粒腰果，可以补充一天所需的能量及不饱和脂肪酸，从而保证精力充沛。

腰果熟了

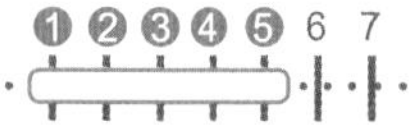

产地分布

主要分布在海南、云南等地区。

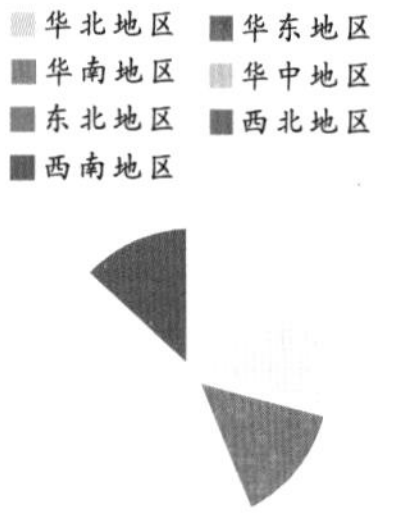

同源延伸

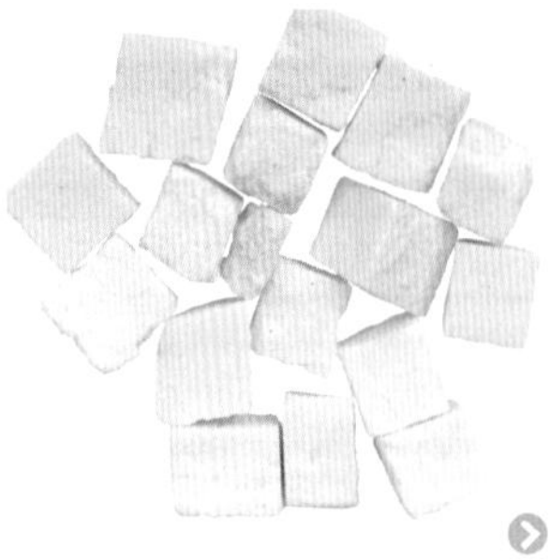

茯苓

宁心安神、健脾益胃

性平，味甘、淡；具有利水渗湿、益脾和胃、宁心安神等功效。因食用茯苓没有季节限制，与多种药物搭配都能产生一定的功效，古时就有"四时神药"之称；现代研究证实，茯苓能增强机体免疫功能，茯苓多糖还有明显的抗肿瘤及保肝脏的作用。茯苓、薏米、陈皮，煮成的茯苓薏米粥，可辅助治疗小儿脾虚泄泻、小便不利等。

温馨提示

胆功能严重不良者，肠炎、腹泻患者和痰多患者忌食腰果。对于过敏体质的人来说，食用腰果可能会造成一定的过敏反应，所以应慎食。

营养成分

（以100克为例）

热量	576千卡
蛋白质	21克
脂肪	47.6克
碳水化合物	26.7克
膳食纤维	6.7克

挑选储藏

挑选腰果时，要选择外观呈完整月牙形，色泽稍黄，颗粒饱满，气味香，无虫蛀、无斑点的；如果腰果黏手，说明已经受潮，不宜选择。若选择袋装腰果，可以将包装来回晃一下，不宜选择碎粒多的；同时还应注意包装上的生产日期及保质期。

储藏时，将腰果装在密闭容器中，置于阴凉、干燥处；或装入保鲜袋封好，置于冰箱内，但都不宜存放过长的时间。袋装腰果，按照包装上的标示储存即可。

药食两用

【偏方验方】

黄瓜拌腰果

► 有助于改善因神经衰弱而引起的失眠

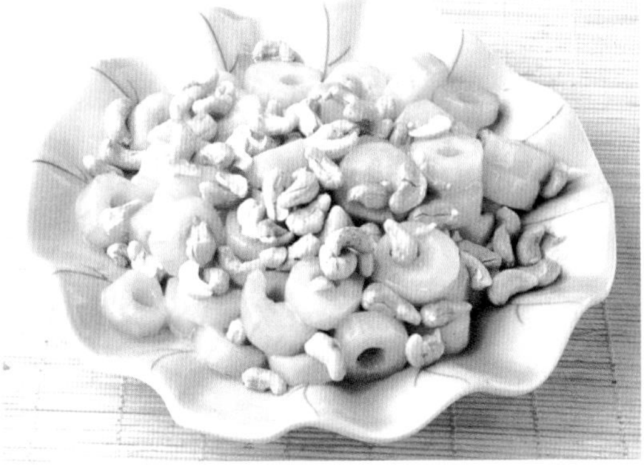

材料

腰　果	50克
黄　瓜	50克
食　盐	适量

做法

1 将黄瓜洗净，去皮切成小段备用。

2 锅中放适量的油，将腰果炒至金黄，捞出备用。

3 将腰果和黄瓜放入盘中，再放盐拌匀即可食用。

【养生食疗】

腰果虾仁

► 益气滋阳、润肤美容

材料

虾　仁	150克
腰　果	80克
青　豆	60克
料　酒	1匙
盐、油	适量

做法

1 将虾仁用料酒、盐腌15分钟；青豆煮熟，捞出，沥干水分。

2 将腰果放在油锅中稍炸一下，捞出备用。

3 锅中放油，油热后下青豆、虾仁，翻炒至熟；放入腰果及少许盐，稍炒即可装盘。

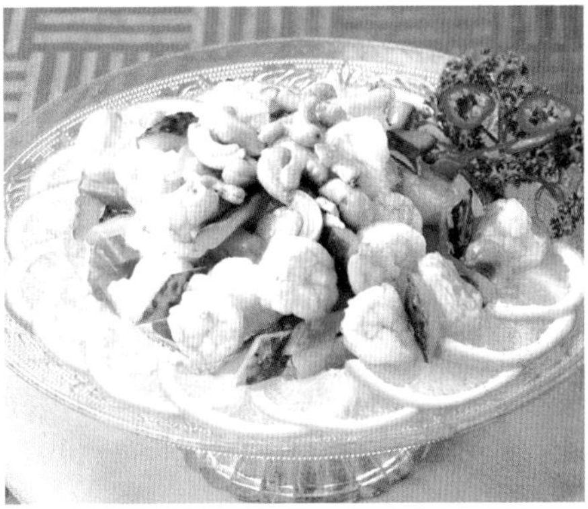

抗癌之果 杏仁

药典记载

《滇南本草》：止咳嗽，消痰润肺，润肠胃，消面粉积，下气。治痔虫。

《本草经集注》：解锡、胡粉毒。

调食和药

杏仁，有甜杏仁和苦杏仁两种。甜杏仁一般产于南方，又称南杏仁，味道微甜、细腻，多食用，还可以作为蛋糕、曲奇、菜肴的配料，具有润肺止咳、润肠等功效；北杏仁一般产于北方，又称北杏仁，味道苦，多药用，具有润肺、平喘等功效，一次不宜多食，以不高于9克为宜。

性味·功效

性温，味苦；
具有平喘止咳、润肠通便、生津止渴的功效。

杏仁熟了

6 7 8 9 10 11 12

产地分布

主要分布在除广东、海南等热带区外的全国各地，多系栽培；在新疆伊犁一带有野生。

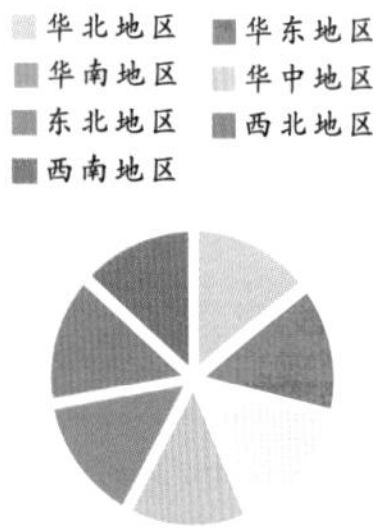

解析杏仁

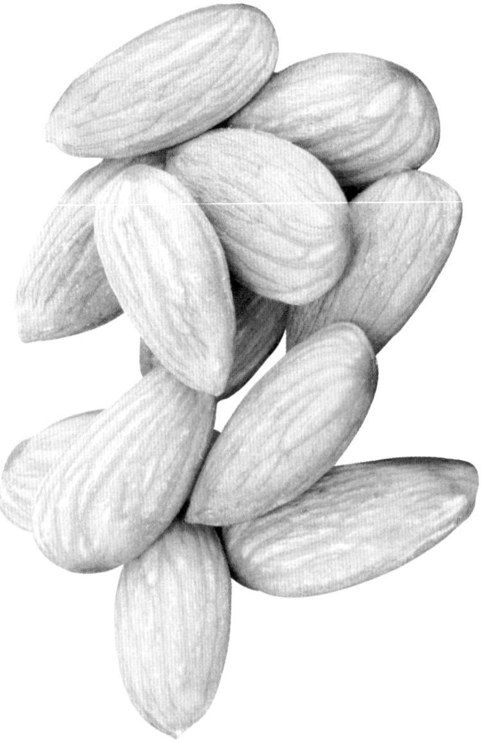

苦杏仁：
所含的脂肪油有助于软化皮肤角质，润燥护肤，还有保护神经末梢血管和组织器官的作用，并可抑杀细菌。此外苦杏仁还可消除色素沉着、雀斑、黑斑等，有美容的功效。

甜杏仁：
是一种健康食品，可以有效控制人体胆固醇含量，降低心脏病及多种慢性疾病的发病率；素食者适量食用，可以补充人体所需的蛋白质及维生素等，还可以促进皮肤的微循环，使皮肤红润光泽。

同源延伸

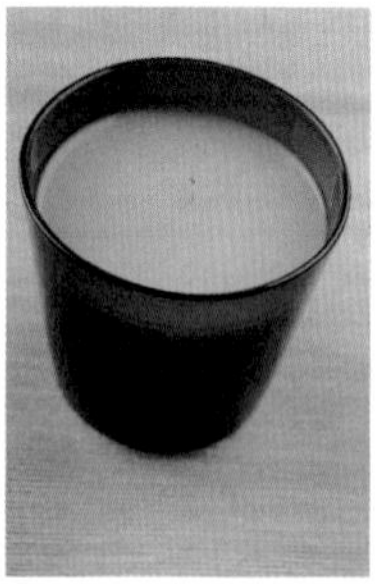

杏仁露

润肺止渴、调节血脂

以天然杏仁为原料，配以矿泉水制成的植物蛋白饮料。杏仁露洁白如奶，温润爽口，有淡淡的杏仁香；具有止渴、润肺、调节血脂、防止动脉硬化等功效。杏仁露，冬季宜加热饮用；糖尿病者忌饮。

温馨提示

杏仁不宜与小米同食；与板栗同食，会胃痛；不可与黄芪、黄芩、葛根等药同用。阴虚咳嗽及大便溏泄者忌食杏仁。苦杏仁油可以驱虫、杀菌、抗菌等。

挑选储藏

挑选杏仁时，第一，应选颗粒大，均匀、饱满、有光泽的；第二，形状多为鸡心状，扁圆形或扁长圆形；第三，仁衣浅黄略带红色，皮纹清楚不深，仁肉白净的为好。若选择袋装杏仁，一定要透过包装，看一下杏仁的品相，同时还要注意生产日期和保质期。

储藏时，将杏仁放入密闭容器中，置于阴凉、干燥、通风处保存。袋装杏仁，按照包装上的要求储藏即可。

营养成分

（以100克为例）

热量	514千卡
蛋白质	24.7克
脂肪	44.8克
碳水化合物	2.9克
膳食纤维	19.2克

药食两用

【偏方验方】

杏仁雪梨冰糖饮

► 有助于改善肺热燥咳、便秘

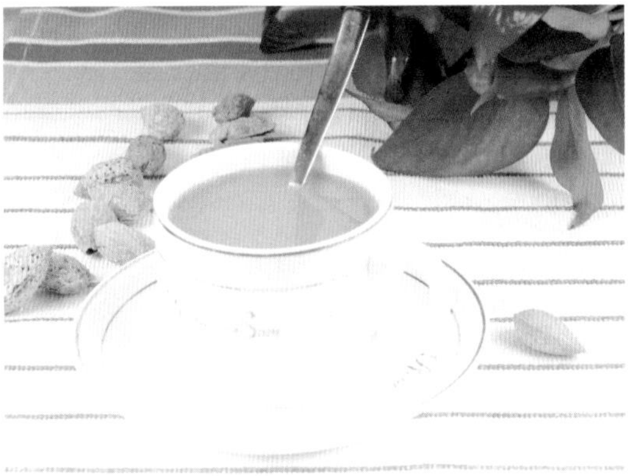

材料

雪　梨	80克
甜杏仁	20克
冰　糖	少许

做法

1. 甜杏仁洗净，浸泡约30分钟，在开水中煮一下；雪梨洗净，去核，切块。
2. 将甜杏仁、雪梨放入锅中，加入适量水，大火煮沸；放入冰糖，小火煮约30分钟。

【养生食疗】

杏仁豆腐

► 利肺祛痰、止咳平喘

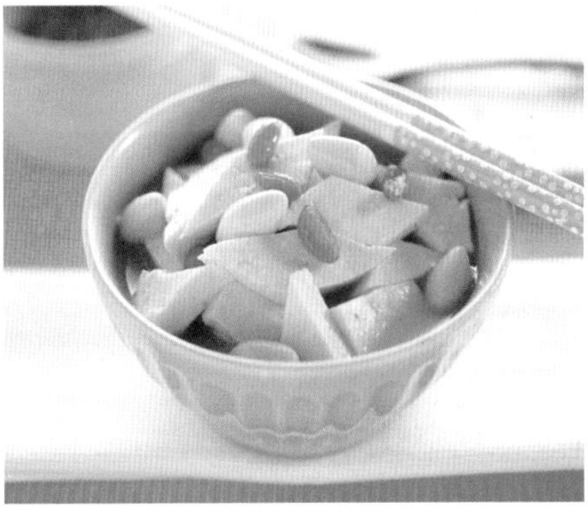

材料

苦杏仁	100克
奶　油	50克
洋　菜	30克
白　糖	1匙
桂　花	适量

做法

1. 将苦杏仁洗净，浸泡约30分钟；捞出，加适量水，磨成杏仁浆。
2. 洋菜放入锅中，加适量水，煮至洋菜溶于水；加入白糖、杏仁浆、奶油搅匀，煮沸；冷却后，调入适量桂花即可。

安神之果 莲子

药典记载

《日华子本草》：莲子，益气，止渴，助心，止痢。治腰痛，泄精。《本草拾遗》：莲子，令发黑，不老。

调食和药

莲子，成熟莲蓬的果实，自古以来就被视为滋补佳品，含有大量淀粉、生物碱及丰富的钙、磷、铁等矿物质和多种维生素，具有防癌抗癌、降血压、强心安神等保健功效。莲子可用来配菜、做羹、炖汤、做糕点等，还可与茯苓、山药、白术、枸杞等搭配药食，一般人群均可食用。

性味·功效

性平，味甘、涩；具有养心安神、补中养神、健脾补胃等功效。

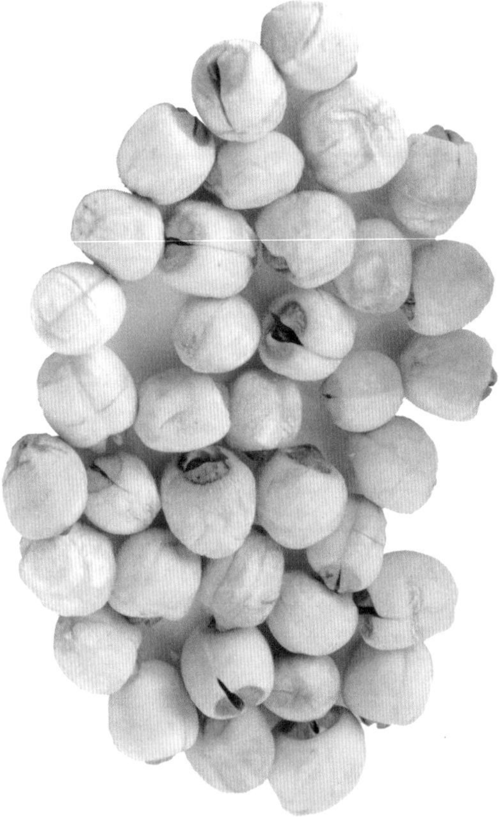

莲子熟了

6 7 8 9 10 11 12

产地分布

主要分布在江西、福建、浙江等地区。

华北地区 华东地区 华南地区 华中地区 东北地区 西北地区 西南地区

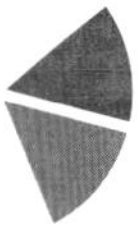

解析莲子

莲子：

所含的棉子糖，是老少皆宜的滋补品，可用于久病、产后、老年体虚者；莲子碱有平抑性欲的作用，对于青年人梦多，遗精频繁或滑精者，有良好的止遗涩精的作用。莲子与红枣煎煮饮用，可以补血润肤，是长期疲劳过度，消耗精神者的食疗佳品。

莲子心：

莲子心是莲子中央的青绿色胚芽，味苦，有清热、固精、安神、强心等功效。将2克莲子心用开水浸泡服饮，有助于治疗高烧引起的烦躁不安、神志不清和梦遗滑精等，还可辅助治疗高血压、头昏脑涨、心悸失眠等。

同源延伸

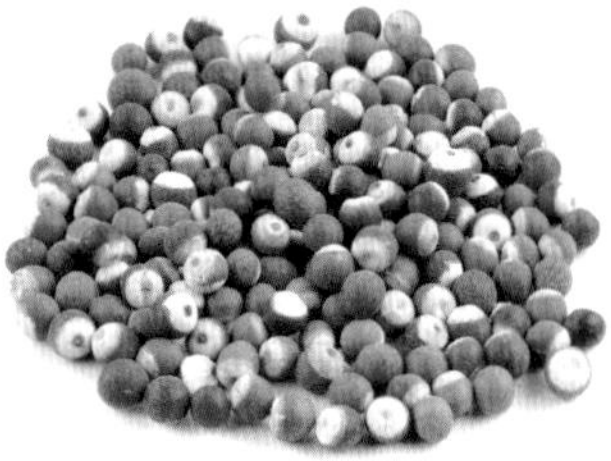

芡实

固肾益精、健脾除湿

性平，味甘；含有蛋白质、钙、磷、铁、维生素B_1、维生素B_2、胡萝卜素等多种对人体有益的成分，可以健脾除湿、固肾益精、安神等，可辅助治疗遗精滑精、脾虚久泻、女性赤白带下等。

温馨提示

带心莲子可以清心火、祛除雀斑，但不宜久煮。大便干结及腹部胀满者忌食莲子。莲子应存于干燥处，因为受潮易虫蛀，受热莲心的苦味会渗入莲肉。

营养成分

（以100克为例）

热量	344千卡
蛋白质	17.2克
脂肪	2克
碳水化合物	67.2克
膳食纤维	3克

挑选储藏

挑选莲子时，应选择大小均匀，颗粒饱满，无虫蛀的。首先看颜色，天然的莲子白中带黄；漂白过的莲子看上去泛白。其次闻味道，优质的莲子有一种很浓的香味，而不刺鼻；漂白过的莲子有些刺鼻。最后听声音，抓起一把莲子，散的时候有哗哗啦啦的响声，说明莲子十燥，没有掺水。

储藏时，一定要把莲子晾干，放在保鲜袋封好口，置于阴凉、干燥处。

药食两用

【偏方验方】

莲子百合麦冬汤

► 改善心烦口干，有助睡眠

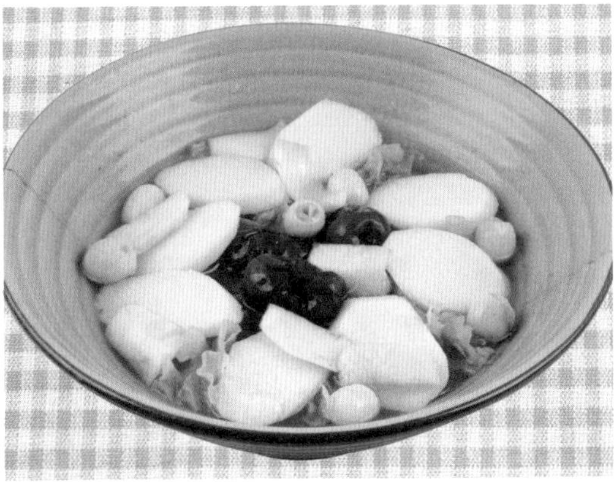

材料

百合	50克
莲子	30克
麦冬	20克
红枣	5枚
山药	50克

做法

1. 莲子、百合、麦冬、红枣分别浸泡，洗净，山药切片备用。
2. 将莲子、百合、麦冬、山药、红枣放入锅中，加适量水。
3. 大火煮沸；添加少量水，小火炖约1小时即可。

【养生食疗】

冰糖银耳莲子羹

► 清热解暑、明目滋润

材料

莲子	30克
银耳	20克
冰糖	适量

做法

1. 将银耳泡发，洗净，撕成小朵。
2. 莲子浸泡约1小时，洗净。
3. 将莲子、银耳、冰糖放入砂锅，大火煮沸；添加适量清水，小火炖煮约1小时即可。

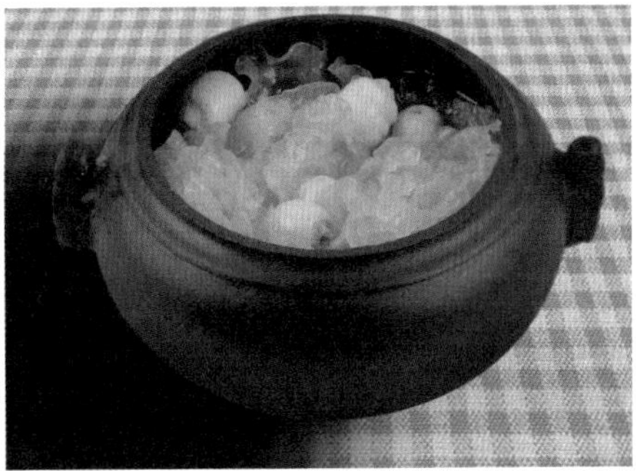

夏威夷果

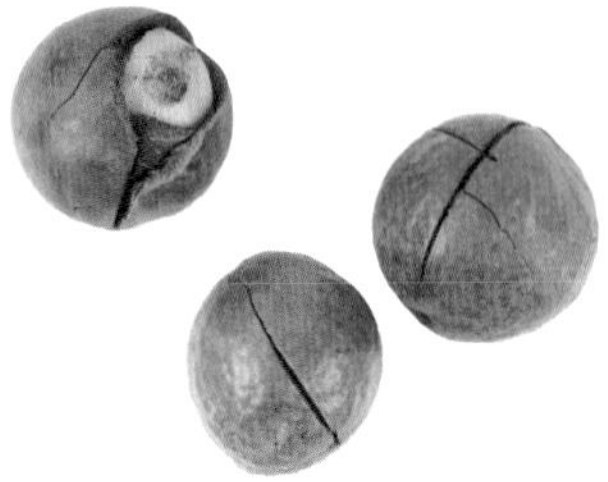

「性　　味」性温，味甘。

「功　　效」调节血脂、补虚强壮、益智等。

「主要产地」广东、广西、海南、云南、贵州、四川、福建等地

「药食两用」常吃有助于减少心脏病及其他心血管疾病的发生。

夏威夷果是老年人、血脂高者的滋补食品，但消化能力弱者不宜多食。

酸枣

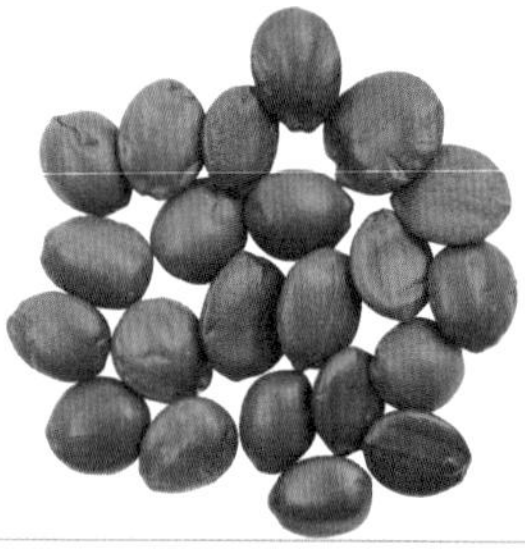

「性　　味」性平，味酸。

「功　　效」健脾开胃、生津止渴、养心安神等。

「主要产地」河北、河南、山西等地区。

「药食两用」经过加工制成的酸枣汁，可以益气养脾、开胃等。

酸枣生食、炒食都有助眠的功效；酸枣叶中提取物对冠心病有很好的保健功效。

黑枣

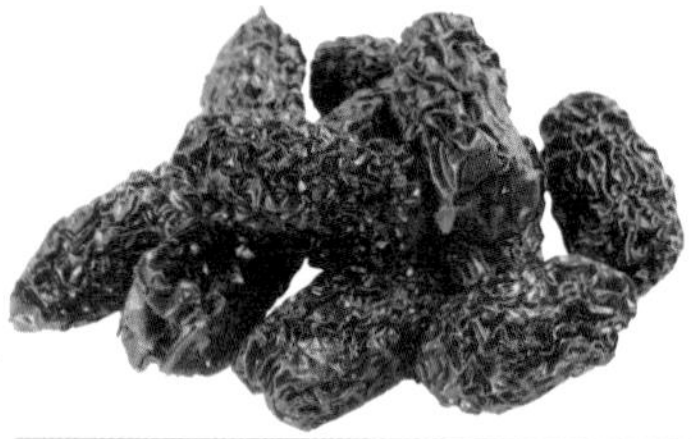

「性　　味」性温，味甘。

「功　　效」滋补肝肾、润燥生津、帮助消化等。

「主要产地」河北、山西、山东、陕西、辽宁等地区。

「药食两用」黑枣醋，有助于滋润心肺、生津止渴、延缓衰老。

温馨提示

黑枣不宜空腹吃，否则易与胃酸结合，而结成硬块；忌与柿子同食。煮黑枣时，加入少许灯芯草，用手指一搓，皮即脱落。

葵花子

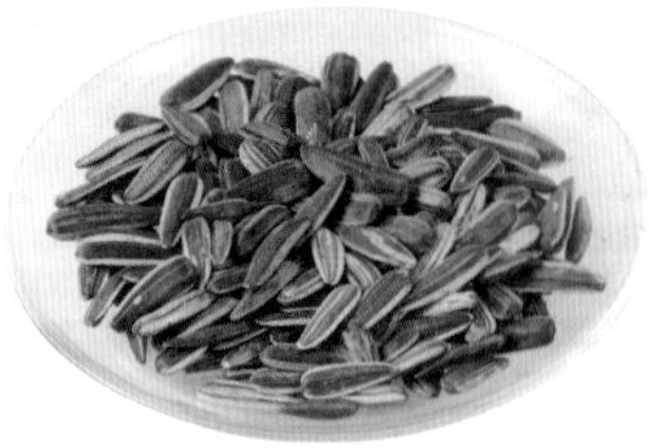

「性　　味」性平，味甘。

「功　　效」预防贫血、安定情绪、延缓衰老等。

「主要产地」全国各地。

「药食两用」常食葵花子油，可以改善夜盲症、保护皮肤等。

温馨提示

葵花子不宜多吃，吃时最好用手剥皮；牙嗑，易使舌头、口角糜烂，还会在吐壳时将大量津液吐掉，使味觉迟钝、食欲减少。

荸荠

「性　　味」性寒，味甘。

「功　　效」生津润肺、化痰利肠、通淋利尿等。

「主要产地」江苏、安徽、浙江、湖南、广东等地区。

「药食两用」与白萝卜、甘蔗煎煮食用，有助于改善便秘等。

温馨提示

荸荠可以生吃，也可以用来烹调，还可制淀粉、做中药。小儿消化力弱者、脾胃虚寒者忌食。

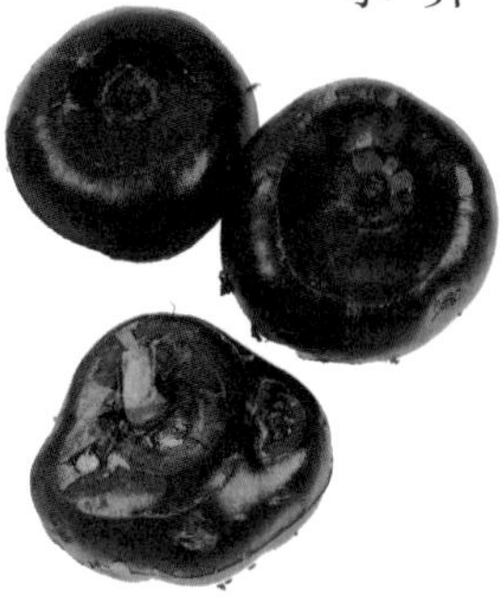

榧子

「性　　味」性平，味甘。

「功　　效」润肺滑肠、化痰止咳、杀虫等。

「主要产地」湖北、江苏、安徽、湖南、江西、福建等地区。

「药食两用」与使君子、大蒜煎煮，空腹饮用，有助于驱蛔虫。

温馨提示

榧子忌与绿豆同食，否则易腹泻；腹泻、大便溏薄、咳嗽咽痛且痰黄者忌食。

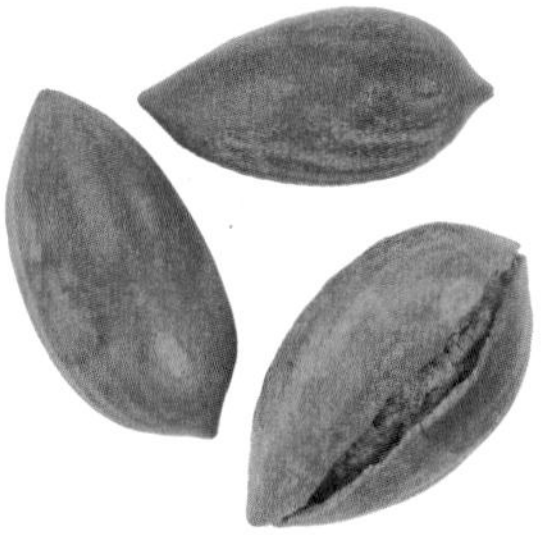

鲍鱼果

「性　　味」性温，味咸。

「功　　效」健脑益脑、补中益气等。

「主要产地」福建、新疆等地区。

「药食两用」常食鲍鱼果，有助于延缓衰老、健脑益脑等。

温馨提示

维生素K或含有维生素K的食物，不宜与鲍鱼果同食；鲍鱼果忌与黄瓜、萝卜、动物肝脏、海鲜、葱同食。

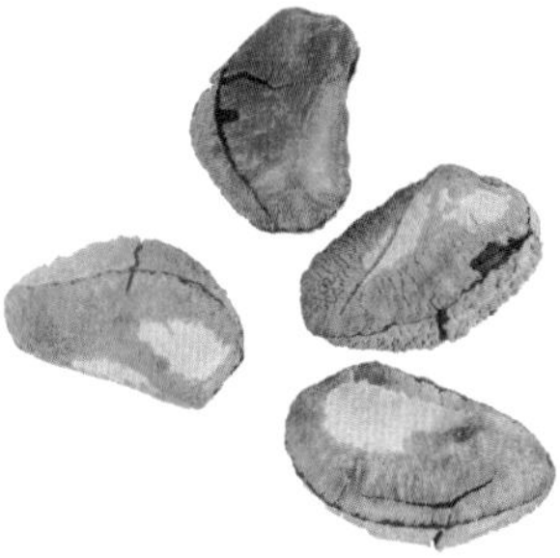

菱角

「性　　味」性平，味甘。

「功　　效」利尿通乳、止消渴、解酒毒等。

「主要产地」江苏、浙江、广东等地区。

「药食两用」菱角粉与适量白糖煮食，有助于益气健脾等。

温馨提示

菱角不宜过量食用；忌与猪肉同煮食用，否则易引起腹痛。菱角粉与白糖煮食，适用于因酗酒引起的口苦、烦渴、咽痛等。

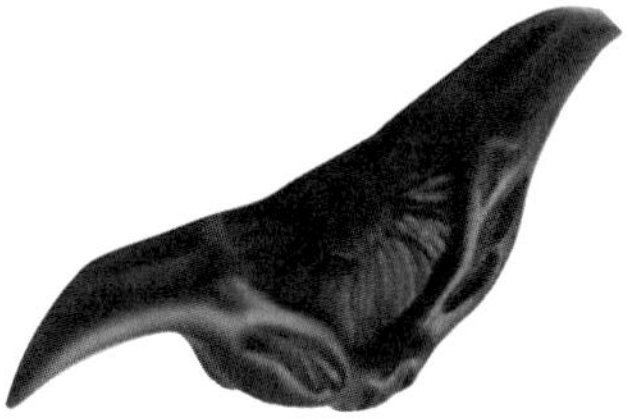

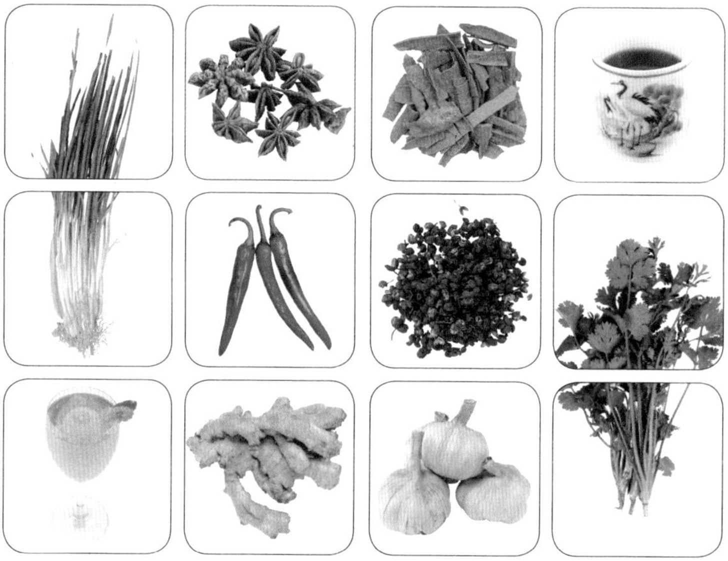

第八章 调味食品五味调和

调味品，日常烹饪不可缺少的材料，是增加菜肴色、香、味，促进食欲，有益于人体健康的辅助食品，在烹饪中可谓举足轻重。调味品包括咸味剂、酸味剂、甜味剂、鲜味剂和辛香剂等，每种调味品的营养价值不同，在烹饪中所起的作用也不一样，主要有祛腥、除膻、解腻、增香、增鲜等作用，合理使用调味品也是身体健康的保障。

抑菌杀菌

丁香

调食和药

丁香，由于外形酷似钉子，故而得名。丁香可用于肉类、糕点、腌制食品等的调味。一般人群均可食用，尤其适宜寒性胃痛、反胃呃逆、呕吐、口臭者食用。

营养成分

热量	359千卡
蛋白质	0.3克
脂肪	17.2克
碳水化合物	67.4克
纤维素	16.7克

性味·功效

性温，味甘、辛；
具有温胃散寒、开胃止呃、抑菌杀菌等功效。

主要成分是丁香酚，具有抗菌防腐的作用，还有助于镇痛、暖胃、抗痉挛等。

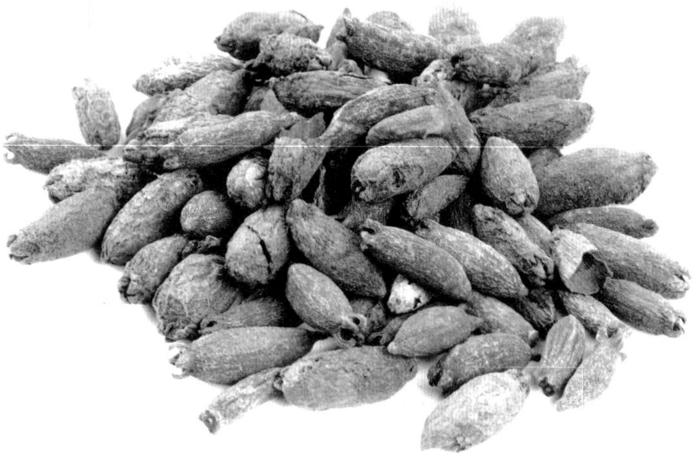

将生姜和甘蔗榨汁，丁香磨成粉，调和后食用，有助于治疗胃寒气逆、干呕等。

药典记载

《本草新编》：丁香，有雌雄之分，其实治病无分彼此；直中阴经之病，最宜用之，但不可用之于传经之伤寒也。《医林纂要》：补肝、润命门，暖胃、去中寒，泻肺、散风湿。《日华子本草》：丁香，治口气，反胃，疗肾气，奔豚气，阴痛，壮阳，暖腰膝，杀酒毒，消痃癖，除冷劳。

温馨提示

脾胃虚寒、呕吐、热病及阴虚内热者忌食丁香。丁香油有助于舒缓因情绪郁结而产生的不快或胸闷感。

药食两用

材料

大米	100克
陈皮	10克
丁香	适量

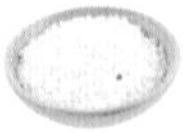

大米

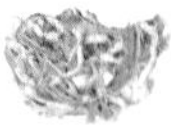

陈皮

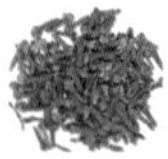

丁香

做法

1. 将大米淘洗干净；陈皮洗净，切碎。
2. 大米放入锅中，加水煮沸；放入陈皮、丁香，继续煮至熟。

功效

对治疗慢性胰腺炎有一定的辅助疗效。

祛腥解腻

孜然

调食和药

孜然，气味芳香而浓烈，适用于肉类烹调，有助于理气开胃、祛风止痛，也是烧烤、配制咖喱粉的必用作料之一。用孜然加工牛羊肉，可以祛腥解腻、防腐杀菌、增进食欲，同时还可以使肉质更加鲜美。一般人群均可食用。

营养成分
（以100克为例）

蛋白质	27.06克
脂肪	16.31克
无机盐	8.45克
钙	11毫克
铁	320微克

性味 · 功效

性温，味辛；
具有祛寒除湿、理气开胃、祛风止痛等功效。

对改善消化不良、胃寒疼痛、肾虚便频、月经不调等有一定的辅助疗效。

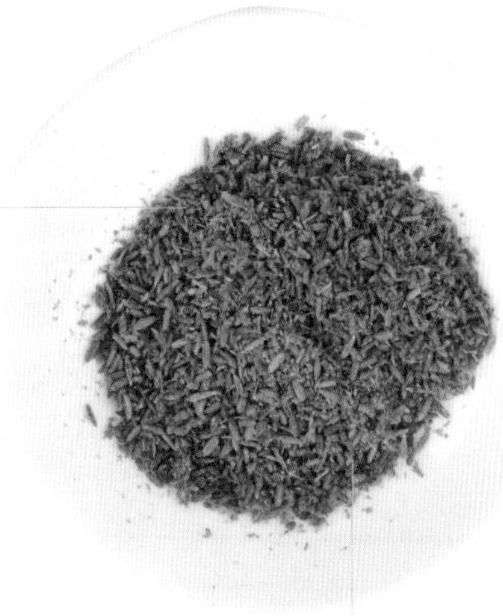

将孜然放入锅中炒香后磨碎，吃食物时蘸吃，有助于消食化积、理气开胃。

药典记载

在中医典籍《普济方》中，就有用孜然治疗消化不良和胃寒、腹痛等症状的记载。据《唐本草》记载，将孜然炒熟后研磨成粉，就着醋服下去，还有治疗心绞痛和失眠的作用。《中华本草》：孜然，醒脑通脉，降火平肝，能祛寒除湿，理气开胃，驱风止痛。

温馨提示

便秘或患有痔疮者应少食孜然；平时孜然调味，也不宜食用过多。孜然有防腐杀菌的功效，炒菜时放点孜然不容易变质，还可以抑制微生物的生长。

药食两用

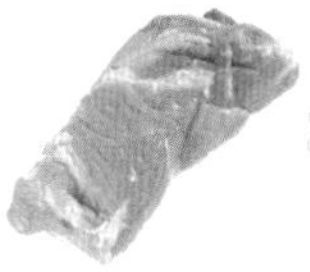

羊肉

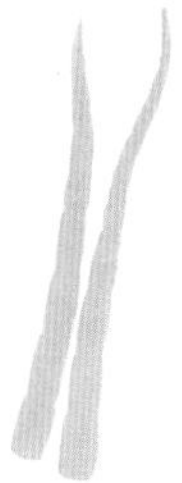

笋

材料

羊肉	200克
笋片	100克
鸡蛋	60克
孜然	少许

做法

1. 羊肉切片，用鸡蛋勾芡。
2. 锅中放油，油热后放入孜然、羊肉、笋片，翻炒至熟。

功效

有助于祛寒除湿、祛腥解腻。

散寒通阳

葱

调食和药

葱的主要营养成分有蛋白质、糖类、维生素A、膳食纤维及磷、铁、镁等，具有杀菌、通乳、利尿、发汗、安眠等功效，更有『香葱蘸酱，越吃越壮』的说法。一般人群均可食用，与蘑菇同食，有助于促进血液循环。

营养成分

（以100克为例）

热量	30千卡
蛋白质	1.7克
脂肪	0.3克
碳水化合物	6.5克
膳食纤维	1.3克

性味·功效

性微温，味辛；
具有通阳活血、驱虫解毒、发汗解表等功效。

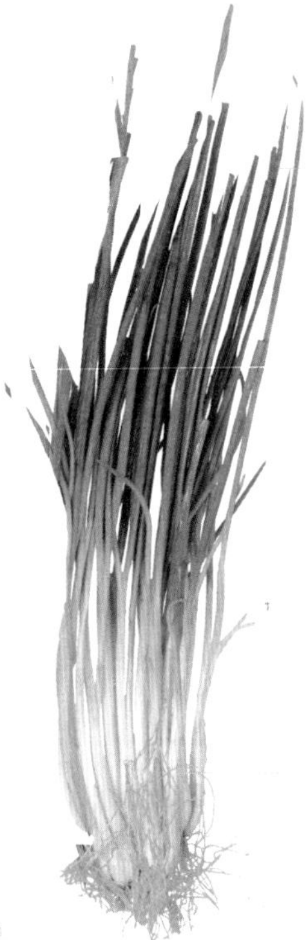

葱叶：
富含维生素、钙等，可以辅助治疗感冒风寒、头痛鼻塞、身热无汗等。

葱白：
富含维生素C和硒，其中硒有助于降低胃液内的亚硝酸盐含量，对胃癌及多种癌症有一定的预防作用。

药典记载

《千金·食治》：食生葱即啖蜜，变作下利。《食疗本草》：上冲人，五脏闭绝；虚人患气者，多食发气。《履巉岩本草》：久食令人多忘，尤发痼疾。《纲目》：服地黄、常山入，忌食葱。《本草经疏》：病人表虚易汗者勿食，病已得汗勿再进。

温馨提示

葱不宜多食，否则会损伤视力。表虚、多汗者应忌食葱；患有胃肠道疾病，特别是溃疡病者，狐臭者慎食葱。葱与蜂蜜不可同食，否则易引发中毒。

药食两用

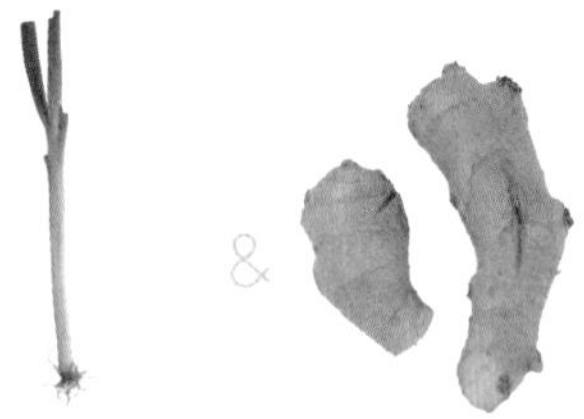

葱 & 生姜

材料

大　葱	1根
生　姜	5片
茴香粉	适量

做法

1. 将葱、生姜捣碎，加入茴香粉，搅匀。
2. 用纱布包好敷在脐部，每日1～2次。

功效

有助于改善小儿消化不良，但吐泻严重，还应看医吃药。

呕家圣药 姜

调食和药

姜，有芳香和辛辣味，鲜品或干品都可以作为调味品，经过炮制还可以作为中药的药材之一。夏天吃姜，可以防暑降温、提神、杀菌解毒、防晕车、止恶心等。一般人群均可食用，尤其适宜伤风感冒、寒性痛经、晕车晕船者食用。

营养成分
（以100克为例）

热量	46千卡
蛋白质	1.3克
脂肪	0.6克
碳水化合物	1.3克
膳食纤维	2.7克

性味·功效

性微温，味辛；
具有解毒杀菌、发汗解表、温肺止咳等功效。

含有的姜酮和姜油有强烈的杀菌作用；生姜提取液具有抑制皮肤真菌的功效，还有助于增强血液循环，刺激胃液分泌，促进消化及新陈代谢。

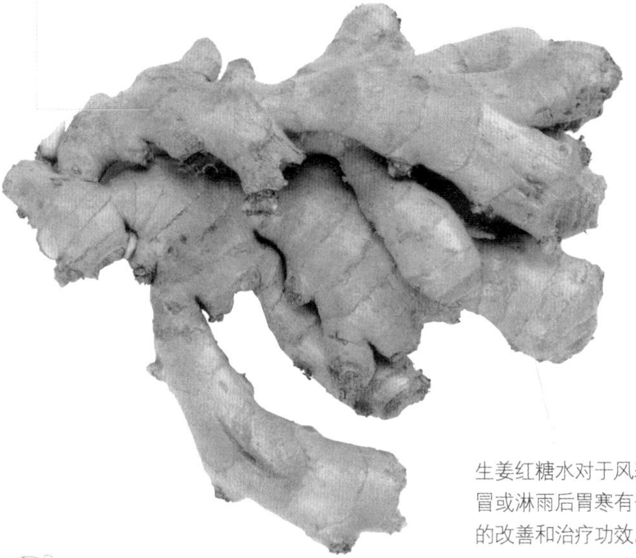

生姜红糖水对于风寒感冒或淋雨后胃寒有一定的改善和治疗功效。

药典记载

明朝医学家李时珍：长期吃姜，易积热伤眼；凡是有痔疮者多食姜和酒就会立刻发作；患痈疮者多食，会长恶肉。《名医别录》：归五脏，除风邪寒热，温肺化痰，止咳，主治伤寒、头痛鼻塞、咳逆气喘、止呕吐、祛痰下气。

温馨提示

阴虚内热、邪热亢盛、患有痔疮者忌食生姜；烂姜、冻姜会产生致癌物质，不可食用。夜间不宜食用生姜，否则会影响睡眠，伤及肠道。

药食两用

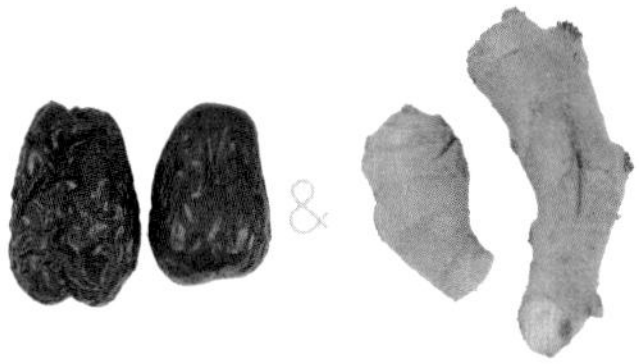

大枣　　生姜

材料

大　枣	100克
生　姜	20克

做法

1. 将枣洗净，去核。
2. 姜和枣放入锅中，加适量水，煮沸即可。

功效

可以改善手脚冰凉，还有助于缓解因寒凉引起的胃痛。

降糖减肥

辣椒

调食和药

辣椒，又称辣子，含有维生素C、B族维生素、钙、铁等，可以增加脑细胞活性，延缓衰老等；含有的辣椒素，可以增进食欲，加速脂肪分解，提高新陈代谢，从而有助于减肥；含有的膳食纤维，有一定的降血脂功效。

营养成分

热量	21千卡
蛋白质	2克
脂肪	0.6克
碳水化合物	2.6克
胡萝卜素	340毫克

性味·功效

性热，味辛；
具有温中散寒、健胃消食等功效。

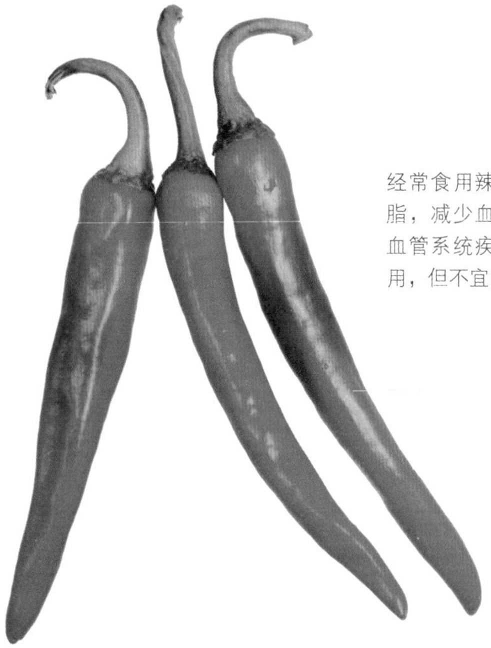

经常食用辣椒可以降低血脂，减少血栓形成，对心血管系统疾病也有预防作用，但不宜多吃。

药典记载

《食物本草》：温暖脾胃，如遇寒出现呕吐、腹泻、肚子疼等症状，可以适当吃些辣椒。医药专家认为，辣椒能缓解胸腹冷痛，止痢疾，杀抑胃腹内寄生虫，控制心脏病及冠状动脉硬化；还能刺激口腔黏膜，引起胃的蠕动，促进唾液分泌，增强食欲，促进消化。

药食两用

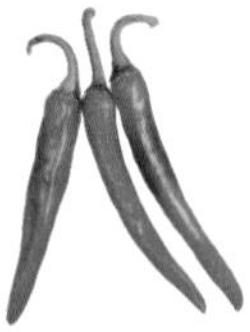

辣椒

&

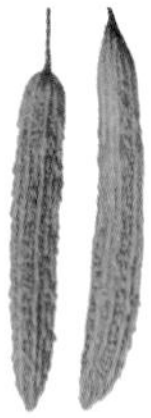

苦瓜

材料

苦　瓜	100克
辣　椒	10克

做法

1. 苦瓜洗净，切片；辣椒洗净，切段。
2. 锅中放油，油热放辣椒爆香；放苦瓜翻炒至熟。

功效

有助于清暑去热、清心明目等。

温馨提示

在切辣椒时，用手指肚按着辣椒，这样，手就不容易被辣到了。痔疮、眼病、慢性胆囊炎、肠胃功能不佳、热症、口腔溃疡、肾病等患者及孕妇忌食辣椒。

行气开胃

芥末

调食和药

芥末，芥菜的成熟种子碾磨成的一种粉状调料，味道独特，可作为腌制泡菜、生肉等的调味品，也是日本料理的主要调味料之一，还有很强的解毒功能。一般人群均可食用，尤其适宜高血压、高血脂、心脏病、食欲不振者食用。

营养成分

（以100克为例）

热量	476千卡
蛋白质	23.6克
脂肪	29.9克
碳水化合物	35.3克
膳食纤维	7.2克

性味·功效

性热，味辛；
具有温中散寒、行气开胃、解毒利尿等功效。

主要辣味成分是芥子油，有助于刺激唾液、胃液的分泌，具有开胃的作用。

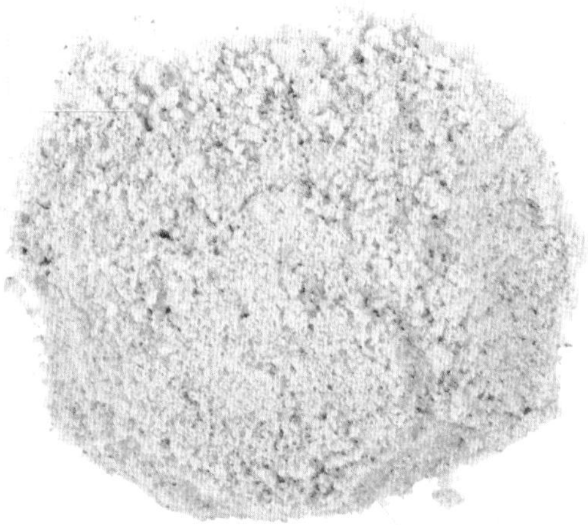

芥末油常被用作按摩精油，有助于美容养颜。

药典记载

芥末，除调味外，民间还用黄芥末内服治疗呕吐、脐下绞痛，外敷治疗关节炎等。古人在洗澡时使用芥末，用于治疗麻疹；与面粉调和成糊状，可用来治疗咳嗽或支气管炎。

温馨提示

芥末不宜与鲫鱼、鳖肉等同食。阴虚火旺、消化道溃疡、肺结核、眼疾患者，孕妇等不宜食用芥末；当芥末有油脂渗出并变苦时，不宜食用。食用芥末时，添加些糖或食醋，可以缓冲辣味，且风味更佳。日常食用的芥末或芥末酱，以色正、无杂质者为佳，且不宜长期存放。

药食两用

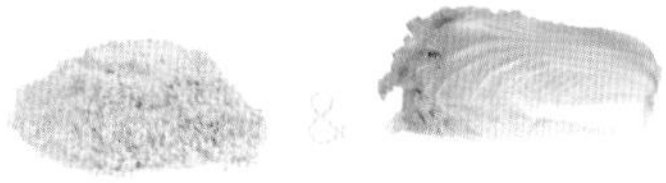

材料

白　菜	200克
芥　末	5克
盐、糖	各适量

做法

1. 白菜切段，用开水焯一下；芥末、糖、盐用开水冲开。
2. 白菜置于有盖容器内，淋上调好的料，隔日即可食用。

功效

清新爽口，有助于解腻通气、美容养颜。

解毒杀虫

蒜

调食和药

蒜，有大蒜和小蒜两种，含有的蒜素是蒜发挥药用价值的主要成分。蒜素可以有效地抑制肿瘤细胞活性，使之不能正常生长代谢，最终导致肿瘤细胞死亡；另外，蒜中的锗和硒等元素也有很好的抑制肿瘤的作用。一般人群均可食用。

营养成分

（以100克为例）

热量	128千卡
蛋白质	4.5克
脂肪	0.5克
碳水化合物	27.6克
膳食纤维	1.1克

性味·功效

性温，味辛；
具有清热解毒、利水消痰、降压降糖等功效。

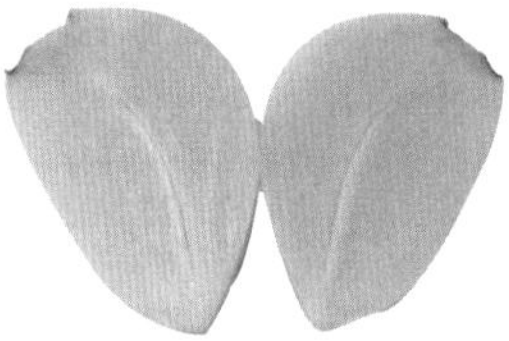

含有甘露醇素等，有助于促进新陈代谢与血液循环，对治疗心脏病有一定的辅助功效。

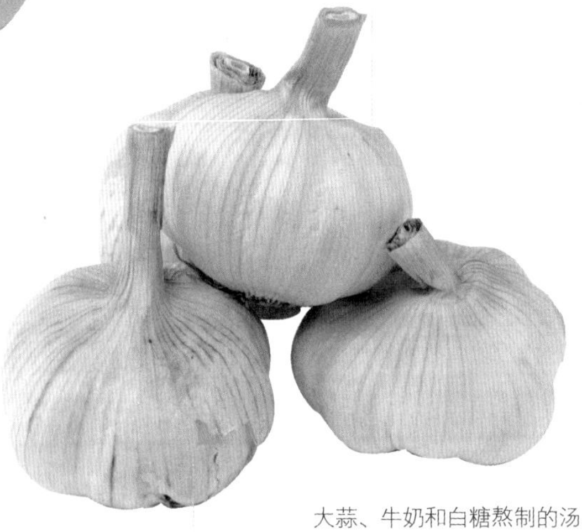

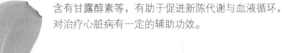

大蒜、牛奶和白糖熬制的汤，有补虚解毒的功效，可以用来辅助治疗肝硬化腹水。

药典记载

《名医别录》：散痈肿疮，除风邪，杀毒气。《本草纲目》：其气熏烈，能通五脏，达诸窍，去寒湿，辟邪恶，消痈肿，化症积肉食，此其功也。新近的研究又发现，常食葱和蒜，还能降血脂、降血糖及降血压，甚至可以补脑。

药食两用

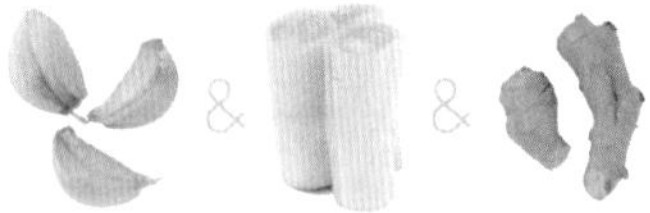

蒜 & 葱白 & 生姜

材料

大蒜	30克
葱白	20克
生姜	适量

做法

1. 蒜去皮，备用。
2. 蒜、姜、葱白放入砂锅，加适量水，煮沸即可。

功效

可以用来防治感冒发热、头痛鼻塞等。

温馨提示

蒜宜生食，可以保持其营养成分被人体吸收，但不宜多食；阴虚火旺、胃溃疡、慢性胃炎者及有目、口、齿、喉、舌诸疾者应忌食蒜；蒜不宜与蜂蜜同食。

消食开胃
醋

调食和药

醋，由米、小麦、高粱等酿成的酸味调味品，也是人们日常生活的必需品之一，含有醋酸、维生素B_1等成分，具有促进消化、软化血管、防腐杀菌等功效，在烹饪中起着举足轻重的作用，常用来制作凉拌菜等，一般人群均可食用。

营养成分
（以100克为例）

热量	30千卡
蛋白质	2.1克
脂肪	0.3克
碳水化合物	4.9克
钙	17毫克

性味·功效

性平，味酸、甘；
具有消食开胃、散瘀血、收敛止泻等功效。

醋：
具有消除疲劳、杀菌、抗衰老等多种食用价值。睡前喝一杯加有醋的凉开水，有助于改善失眠。山西的陈醋、镇江的香醋、板浦镇的滴醋是我国的三大名醋。

药典记载

《本草新编》：入胃、脾、大肠，尤走肝脏。《本草拾遗》：破血运，除症决坚积，消食，杀恶毒，破结气，心中酸水痰饮。《日华子本草》：治产后妇人并伤损，及金疮血运；下气除烦，破症结。治妇人心痛，助诸药力，杀一切鱼肉菜毒。

温馨提示

服药期间、胃溃疡和胃酸过多者不宜食醋；对醋过敏、低血压者，老年人在治疗骨折及康复期时忌食醋。少盐多醋，是传统的健康饮食之道。

药食两用

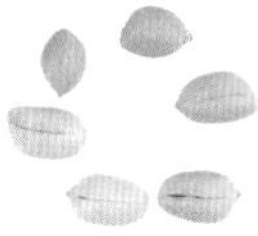

花生

&

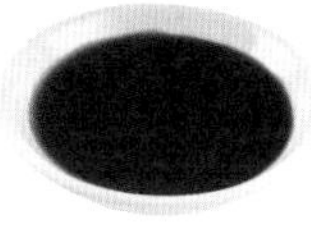

醋

材料

米　醋	150克
花　生	100克

做法

1. 花生去壳，取仁。
2. 将醋倒入花生仁中（没过花生仁即可），浸泡约1周。

功效

可以降压、降脂，适用于高血压、高血脂、肥胖症者。

温中理气

大茴香

调食和药

大茴香，又称大料，是烹饪的调味料之一，气味芳香而甜，全果或磨粉使用。大茴香主要用于煮、炸、卤、酱及烧等烹调加工中，可以除腥膻、增香，还有助于增进食欲。炖肉时，将大茴香与肉一同下锅，可以使肉的味道更加香醇。

营养成分

（以100克为例）

热量	193千卡
蛋白质	3.8克
脂肪	5.6克
碳水化合物	32.4克
钙	45毫克

除用作调料外，还可入药，可以刺激胃肠神经血管，促进消化液分泌，增强胃肠蠕动，有健胃、行气的功效，还有助于缓解痉挛、减轻疼痛。

性味・功效

性温，味辛；
具有理气止痛、散寒温阳等功效。

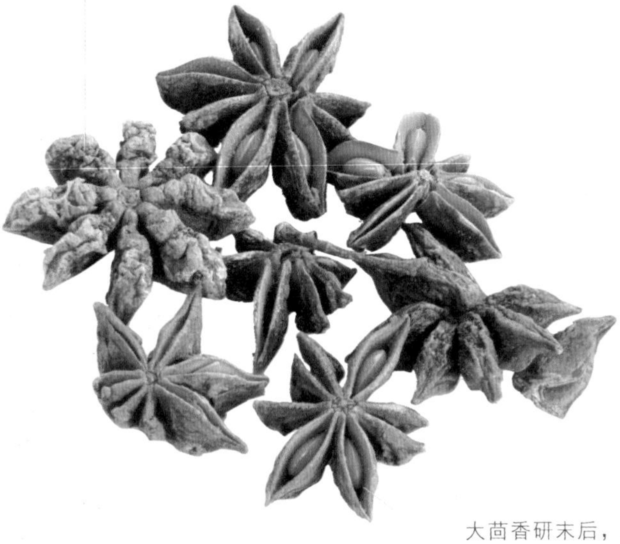

大茴香研末后，用红糖水冲服，可以辅助治疗胃寒、腹痛等。

药典记载

《本草求真》：大茴香，据书所载，功专入肝燥肾，凡一切沉寒痼冷而见霍乱。《本草蒙筌》：主肾劳疝气，小肠吊气挛疼，干、湿脚气，膀胱冷气肿痛；开胃止呕，下食，补命门不足；（治）诸瘘，霍乱。《医林纂要》：润肾补肾，舒肝木，达阴郁，舒筋，下除脚气。《本草正》：除齿牙口疾，下气，解毒。

药食两用

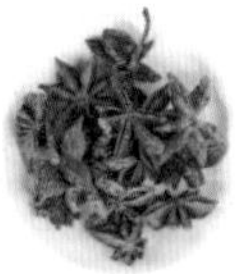

大茴香

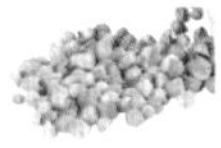

火麻仁

材料

火麻仁	15克
大茴香	8克
葱　白	适量

做法

1 大茴香、火麻仁研末备用。

2 葱白切碎；与研好的末放入锅中，加水煮沸即可。

功效

对缓解便秘、小便不利、肚腹胀气有一定的辅助作用。

温馨提示

阴虚火旺、目赤肿痛者忌食大茴香；发霉的大茴香不宜食用。挑选大茴香时应注意其是否有八个角。

理气祛寒
小茴香

调食和药

小茴香，含有矿物质、蛋白质、挥发油等成分，常作香料，用于肉类、海鲜及烧饼等烹调中，可以温肾散寒、和胃理气等；小茴香还有抗溃疡、镇痛等功效；含有的茴香油有一定的抗菌作用，同时还可以促进消化液分泌，排除积存的气体。

营养成分
（以100克为例）

蛋白质	14.5克
脂肪	11.8克
碳水化合物	21.6克
钙	154毫克
磷	23毫克

性味・功效

性温，味辛；
具有开胃进食、散寒止痛、理气和胃等功效。

药典记载

茴香制剂是常用的健胃、散寒、行气、止痛药。研究发现，茴香能促进骨髓细胞成熟和释放入外周血液，有明显的升高白细胞的作用，主要是升高中性粒细胞，可用于白细胞减少症。《袖珍方》：小茴香、枳壳研末，温水送服，共奏理气止痛之效，用于肝胃气滞。

温馨提示

阴虚火旺者慎用小茴香。小茴香以颗粒均匀、质地饱满、色泽黄绿、芳香浓郁、无柄梗者为佳品；储藏小茴香时，应该密封、阴凉、避光保存。

小茴香与大麦用开水冲泡，有助于增加女性哺乳期的奶水。

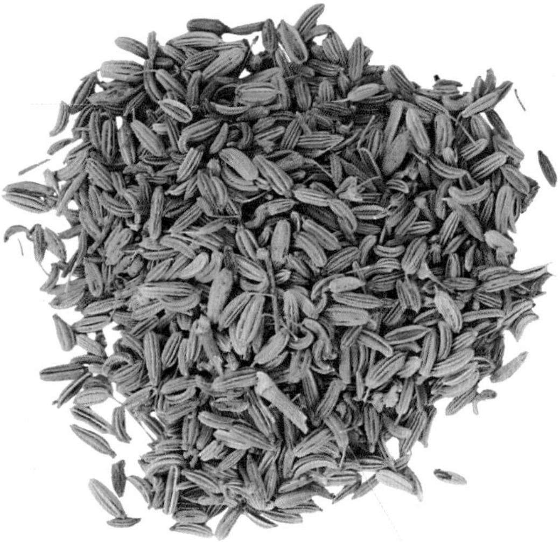

小茴香用水煎服，在月经前三天服用，有助于减轻女性痛经。

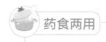

药食两用

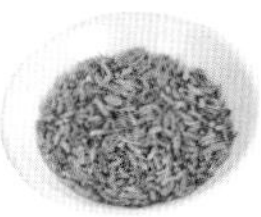

小茴香

&

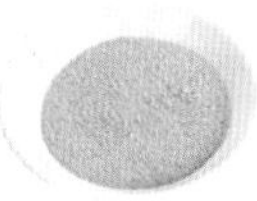

胡椒

材料

小茴香	20克
胡　椒	15克
料　酒	适量

做法

1. 小茴香、胡椒研末备用。
2. 在研好的末中加入适量料酒，搅匀后捏成丸子状。

功效

可以散寒理气、止痛；用于疝气、小腹冷痛、胀满等。

散寒除湿

花椒

调食和药

花椒，代表性香料之一，含有挥发油等，气味芳香，可以除各种肉类的腥膻臭气，也有助于促进唾液分泌，增加食欲；还可以扩张血管，从而起到降低血压的作用；服食花椒水可以驱除寄生虫等；炒菜时，放少许花椒有助于温阳驱寒、提升免疫力。

营养成分

（以100克为例）

热量	258千卡
蛋白质	6.7克
脂肪	8.9克
碳水化合物	66.5克
膳食纤维	28.7克

性味·功效

性温，味辛；
具有温中止痛、杀虫止痒、除腥等功效。

在烹调绿豆芽、白萝卜、冬瓜、菠菜等凉性或寒性的蔬菜或肉类时，加些性温的花椒，有助于温中除湿。

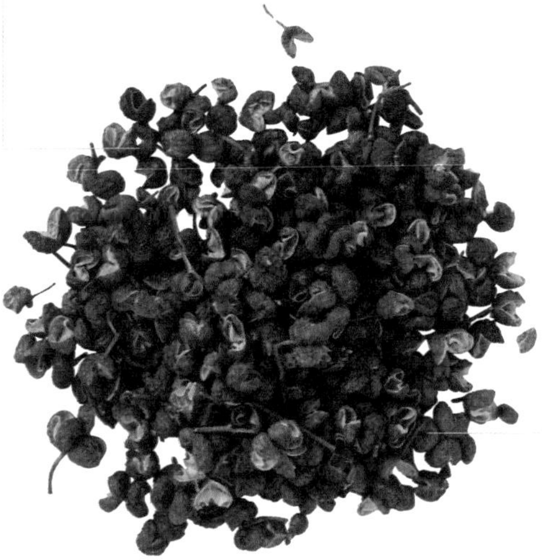

煮大米粥时，放些花椒水，有助于治疗牙痛。

药典记载

《本草纲目》：花椒，坚齿、乌发、明目，久服，好颜色，耐老、增年、健神、降压、健胃、解毒。《日华子本草》：破症结，开胃，治天行时气温疾，产后宿血，治心腹气，壮阳，疗阴汗，暖腰膝，缩小便。

温馨提示

花椒等天然调味品都有一定的毒性，可以诱发恶性肿瘤，所以不宜多用。挑选花椒时，应选择壳色红艳、油润，果实开口而不含籽粒，手感糙硬的。孕妇，阴虚火旺者忌食花椒。腌制萝卜时放些花椒，味道会更好。

药食两用

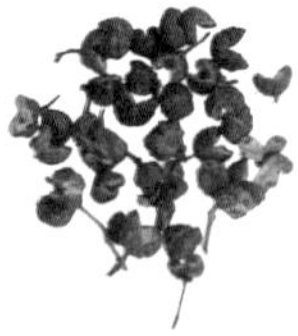

花椒

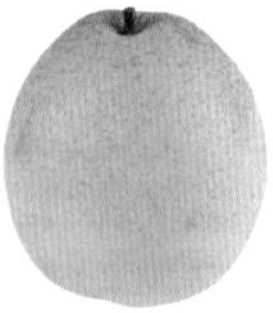

梨

材料

梨	100克
花　椒	3克
冰　糖	少许

做法

1. 梨洗净，切开，去核，放入碗中备用。
2. 花椒、冰糖放入梨内；碗放入锅中，蒸约30分钟。

功效

对治疗风寒咳嗽有一定的辅助疗效。

通脉止痛 桂皮

桂皮，又称肉桂，常用于中药，又为食品香料或烹饪调料，五香粉的成分之一。桂皮可以重新激活脂肪细胞对胰岛素的反应能力，加快葡萄糖的新陈代谢，对糖尿病有一定的预防作用。一般人群均可食用，尤其适宜食欲不振、腰膝冷痛、风湿性关节炎者食用。

调食和药

营养成分（以100克为例）

营养成分	含量
热量	258千卡
蛋白质	7.7克
脂肪	6.9克
碳水化合物	56.5克
膳食纤维	28.7克

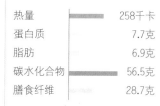

性味·功效

性温，味辛、甘；具有祛寒止痛、散瘀消肿等功效。

药典记载

《本草拾遗》：桂皮，治腹内诸冷，血气胀痛，跌打肿痛。《四川中药志》：桂皮，益肝肾，通经脉，散风寒，除湿痹，暖腰膝，止呕吐；治筋骨疼痛，寒泄腹痛，霍乱呕吐，噎膈胸满，膀胱寒疝，腰膝现冷，风湿痹痛及跌损瘀滞等症。

温馨提示

烹饪时，桂皮的用量不宜太多，香味过重会影响菜肴本身的味道；另外，桂皮含有可致癌的黄樟素，所以不宜长期、大量食用。便秘、痔疮患者，孕妇不宜食用桂皮。受潮发霉的桂皮忌食。

香气馥郁，可以祛腥解腻，有助于增进食欲。

优质桂皮，外表呈灰褐色，内呈红褐色；口嚼时，先甜后辛辣。

药食两用

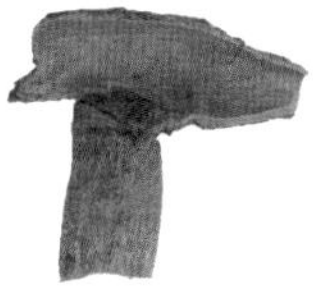

桂皮

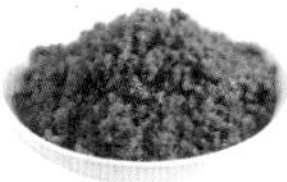

红糖

材料

红　糖	30克
桂　皮	15克

做法

1 桂皮放入锅中，加适量水煮沸。

2 去渣取汁，调入红糖，搅匀后趁热饮用。

功效

可以温胃散寒，还可辅助治疗胃部受寒所致的胃痛、胃胀等。

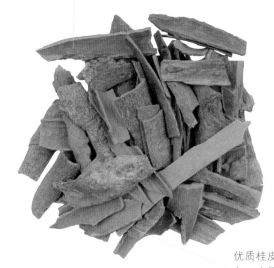

促进食欲

酱油

调食和药

酱油，用豆、麦、麸皮酿造的液体调味品，色泽红褐，鲜香味美，有助于促进食欲，是我国的传统调味品之一。酱油包含氨基酸、糖类等成分，可以健脾开胃、润燥消肿等。常见的酱油有老抽和生抽两种，老抽微甜，用于提色；生抽较咸，用于提味。

营养成分

热量	38千卡
蛋白质	5.1克
脂肪	0.2克
碳水化合物	4.3克
铁	8.6毫克

性味·功效

性平，味咸；
具有增进食欲、防癌等功效。

氨基酸是酱油最重要的营养成分，其含量的高低代表着酱油质量的优劣。

炒菜时，酱油要后放且少放。

药典记载

亚洲国家妇女的乳腺癌发病率较低，而这类恶性肿瘤在美国则多见。专家分析，可能与亚洲妇女食用酱油量较欧美国家妇女多30～50倍，吸收了较多的黄酮有关。恶性肿瘤的生长需要依靠血管输送养分，异黄酮能防止新的血管生成，从而使癌细胞的生长受阻。

温馨提示

高血压、冠心病、糖尿病、痛风患者应少食酱油。酱油中含有鲜味物质，烹饪时，若用了酱油，可以不再用味精或鸡精。酱油易霉变，夏季要密闭低温保存；霉变酱油，不忌食。

药食两用

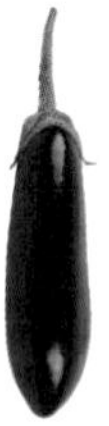

长茄子

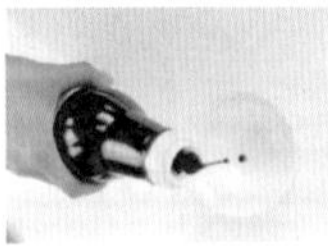

酱油

材料

长茄子	150克
酱　油	1匙
油、盐	适量

做法

1 茄子洗净，切条，用开水焯一下备用。

2 锅中放油，油热放酱油、盐、糖，煸成酱汁；淋在茄子上。

功效

可以清热去火，经常食用，有助于增进食欲。

提味佳菜
香菜

调食和药

在一些国家的传统美食中都不乏香菜的身影，虽然一直以『配角』的身份活跃在餐桌上，但它的营养价值已被越来越多的人关注和认可。香菜不仅具有调理肠道、健胃养脾的功效，且能有效缓解神经性紧张和间接性腹痛等。

营养成分
（以100克为例）

热量	31千卡
蛋白质	1.8克
脂肪	0.4克
碳水化合物	6.2克
膳食纤维	1.2克

性味·功效

性温，味辛；
具有温中行气、消食开胃、止痛解毒等功效。

香菜能够健胃，祛风解毒，缓解麻疹及风疹；所含的苹果酸、钾等成分能促进血液循环。

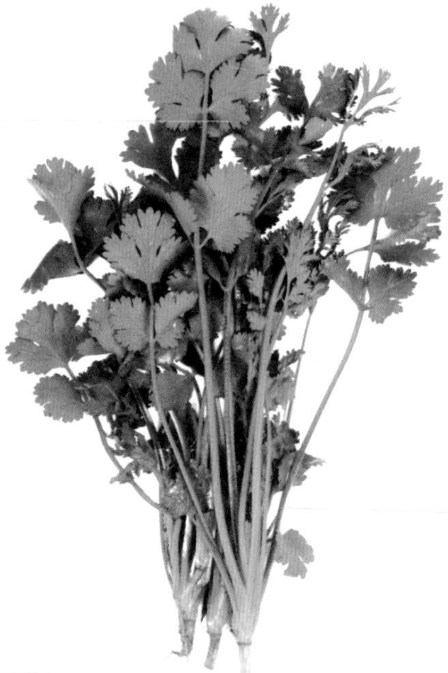

由于香菜有刺激性气味，因此虫害少，一般不需要喷洒农药，非常适宜生食、泡茶和做菜用；生食香菜有助于改善代谢。

药典记载

《食疗本草》：香菜，利五脏，补筋脉，主消谷能食，治肠风，热饼裹食。《日用本草》：香菜，消谷化气，通大小肠结气，治头疼齿病，解鱼肉毒。《医林纂要》：芫荽，补肝，泻肺，升散，无所不达，发表如葱，但专行气分。

温馨提示

香菜不宜和黄瓜、动物肝脏、猪肉同食；服维生素K时不应食用香菜；服用补药或中药白术、牡丹皮时，也不宜食用；患口臭、狐臭、严重龋齿、胃溃疡、生疮的人要少吃香菜。

药食两用

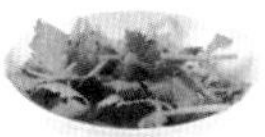

香菜

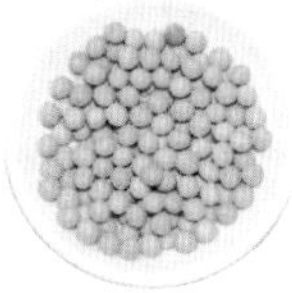

黄豆

材料

黄　豆	50克
香　菜	30克
食　盐	适量

做法

1. 香菜洗净，切碎；黄豆洗净，浸泡。
2. 黄豆入锅，煮至熟，加入香菜煮沸，调入适量盐即可。

功效

对治疗风寒感冒有一定的辅助疗效。

疏散风热

薄荷

调食和药

薄荷，热时可以清凉，冷时则可暖身，还可以辅助治疗流行性感冒、头疼、目赤、咽喉痛、牙床肿痛等。外用有助于改善神经痛、皮肤瘙痒、皮疹和湿疹等。温室采摘的薄荷是春节餐桌上的鲜菜，清爽可口；平常以薄荷代茶，可以清心明目、减肥、祛油腻。

营养成分

（以100克为例）

热量	208千卡
蛋白质	6.8克
脂肪	3.90克
碳水化合物	67.6克
膳食纤维	31.1克

性味·功效

性凉，味辛；
具有清利头目、解郁辟秽、疏散风热等功效。

在空气清新剂等家庭卫生用品中加入适量薄荷，既清凉芳香，又可以杀菌消毒。

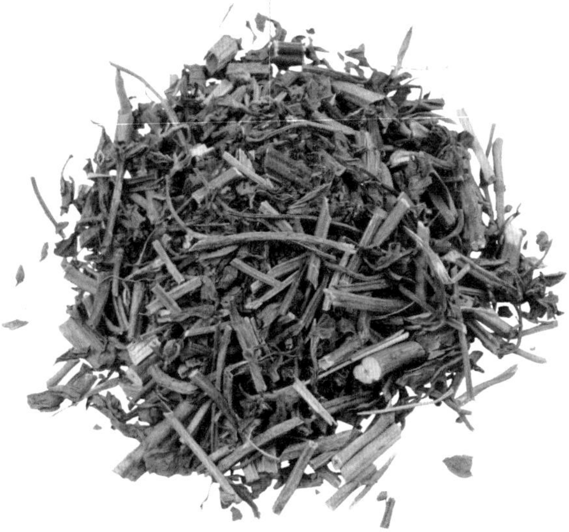

药典记载

《本草纲目》：薄荷，辛能发散，凉能清利，专于消风散热；故头痛，头风，眼目、咽喉、口齿诸病，小儿惊热，及瘰疬、疮疥为要药。《本草经疏》：薄荷，辛多于苦而无毒；辛合肺，肺合皮毛，苦合心而从火化，主血脉，主热，皆阳脏也。

温馨提示

口疮口臭、牙龈肿痛，以及风热瘙痒者宜食薄荷。阴虚血燥、汗多表虚者忌食薄荷；脾胃虚寒、腹泻便溏者慎食薄荷。薄荷可以调理不洁、阻塞的肌肤，从而有助于清除黑头粉刺及清洁油性肤质。

药食两用

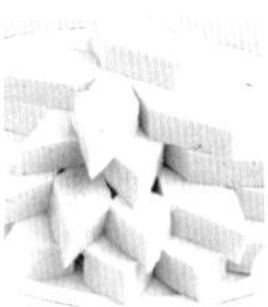

豆腐

&

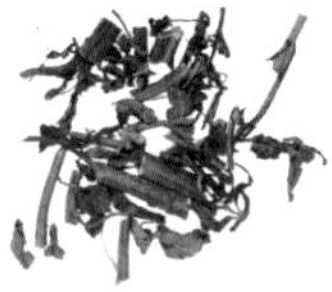

薄荷

材料

豆　腐	100克
薄　荷	50克
葱	适量

做法

1. 豆腐切成小块备用。
2. 豆腐、薄荷、葱放入锅中，加适量水，大火煮沸，小火炖约10分钟。

功效

可以辅助治疗伤风鼻塞、打喷嚏、流鼻涕等。

香料之王 胡椒

调食和药

胡椒，主要成分是胡椒碱，还含有一定量的芳香油、粗蛋白、粗脂肪及可溶性氮等，具有去腥抗菌、增进食欲、促进消化、促进发汗等功效，还有助于缓解食欲不振、消化不良、风寒感冒等症；对胃寒所致的胃腹冷痛、肠鸣腹泻等也有一定的缓解作用，是人们喜爱的调味品之一。

营养成分

（以100克为例）

水分	10.2克
蛋白质	9.6克
脂肪	2.2克
碳水化合物	76.9克
膳食纤维	2.3克

性味·功效

性热，味辛；
具有温中下气、和胃止呕等功效。

药典记载

《唐本草》：主下气，温中，去痰，除脏腑中风冷。《海药本草》：去胃口气虚冷，宿食不消，霍乱气逆，心腹卒痛，冷气上冲，和气。《日华子本草》：调五脏，止霍乱，心腹冷痛，壮肾气，主冷痢，杀一切鱼、肉、鳖、草毒。

在烹调中，可以去腥解膻及调制肉类，又可以解鱼、蟹及其他肉类食物的毒。

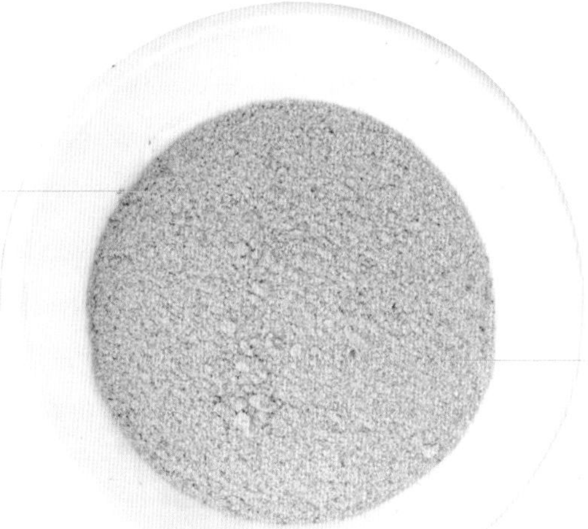

胡椒浸于白酒内，7天后过滤使用，涂于冻伤处，有助于治疗冻疮。

温馨提示

胡椒不宜高温油炸，应在菜肴即将出锅时添加少许；胡椒与肉食同煮，时间不宜太长以免香味挥发。胡椒粉应在密封容器中，避免受潮和光照，保存时间也不宜太长。发烧、痛风、糖尿病、关节炎、痔疮、哮喘患者忌食胡椒。

药食两用

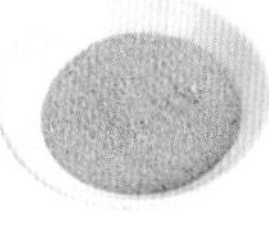

胡椒

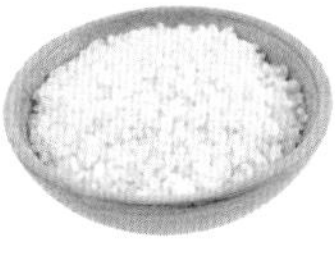

大米

材料

- 大　米　100克
- 胡　椒　3克

做法

1. 将胡椒研末；大米淘洗干净，放入锅中煮粥。
2. 粥熟后加入胡椒，搅匀即可食用。

功效

对治疗风寒感冒有一定的辅助疗效。

紫苏叶

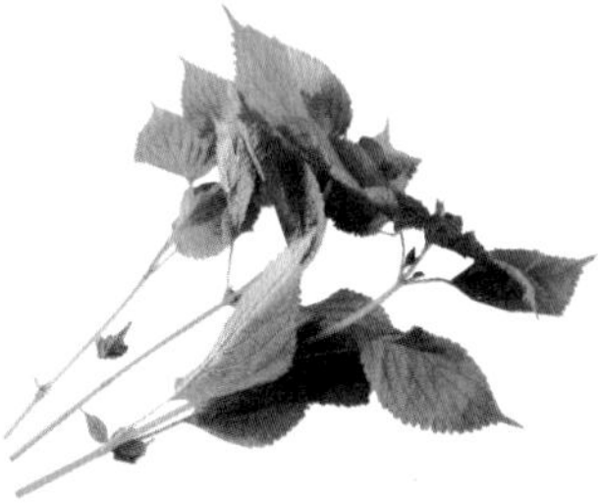

性　　味　性温，味辛。

功　　效　散寒解表、理气宽中等。

主 产 地　浙江、江西、湖南等地区。

药食两用　凉拌紫苏，有助于强身健体、润泽肌肤。

温馨提示

凉拌紫苏叶，适用于感冒风寒、咳嗽、气喘、胸腹胀满等。温病及气弱表虚者忌食紫苏叶。

豆　蔻

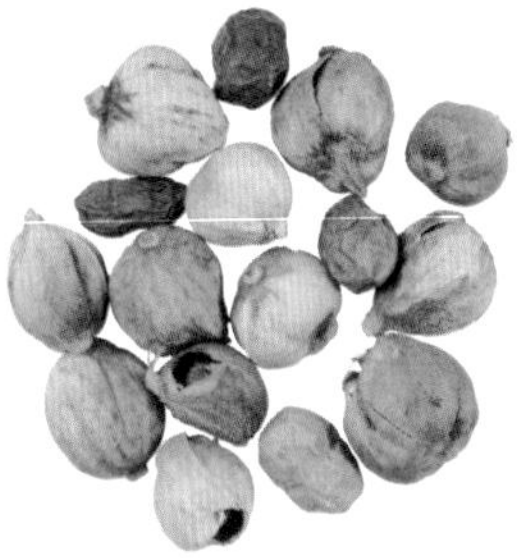

性　　味　性温，味辛。

功　　效　化湿消痞、行气温中、开胃消食等。

主 产 地　海南、云南、广西等地区。

药食两用　与半夏、藿香、姜煮食，可缓解胃寒呕恶。

温馨提示

阴虚内热、胃火偏盛、大便燥结者忌食豆蔻；干燥综合征、糖尿病患者也应忌食。

白　酒

性　　味　性温，味苦、甘、辛。

功　　效　通血脉、御寒气、醒脾温中等。

主 产 地　四川、贵州、江苏、陕西、河南、山西等地区。

药食两用　用适量白酒炒鸡蛋，空腹食用，有助于缓解急性腹泻。

温馨提示

烹调菜肴时，若加醋过多，往菜里调点白酒，即可减轻酸味；烹调荤菜时，加点酒可以解腥起香，使菜肴鲜美可口。

黄　酒

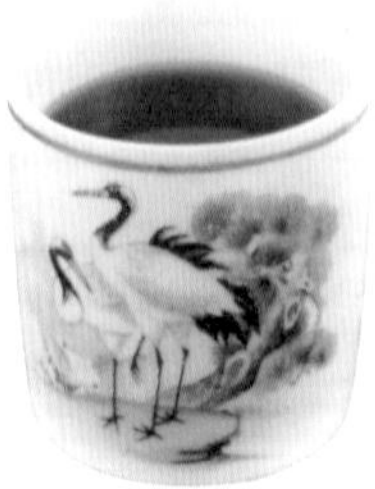

性　　味　性温，味苦、甘、辛。

功　　效　去腥膻、抗癌、抗衰老等。

主 产 地　安徽、江苏、浙江、福建、江西、广东等地区。

药食两用　核桃仁与白糖、黄酒煮食，可以改善失眠便秘等。

温馨提示

干型的元红酒，宜配蔬菜、海蜇等；半干型的加饭酒，宜配肉、大闸蟹；半甜型的善酿酒，宜配鸡鸭类。

芝麻油

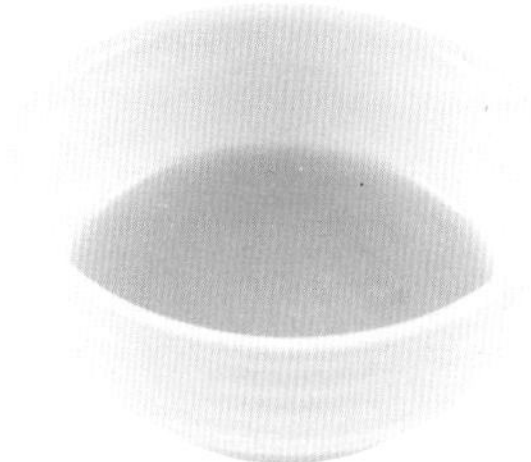

性　　味　性平，味甘。
功　　效　提神明目、抗衰老、增加食欲等。
主 产 地　山东、河南、河北等地区。
药食两用　煲汤、拌凉菜时，调些芝麻油，可缓解喉咙疼痛。

温馨提示

常喝芝麻油能加强声带弹性，使声门张合灵活有力，还有助于改善声音嘶哑、慢性咽喉炎等。

芝麻酱

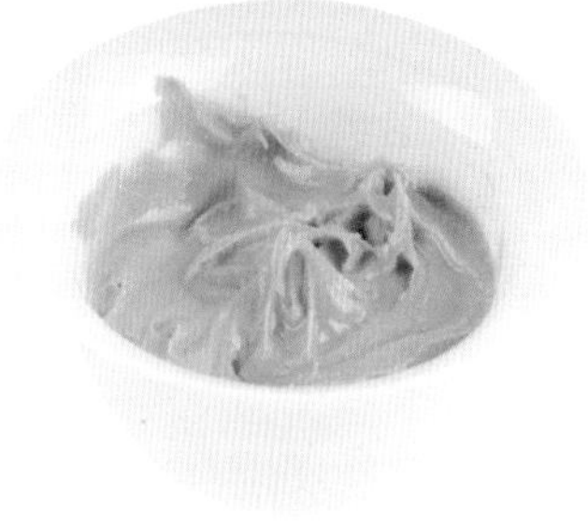

性　　味　性平，味甘。
功　　效　补中益气、润五脏、补肺气等。
主 产 地　山东、河南、河北等地区。
药食两用　经常食用芝麻酱可令肌肤柔嫩，但不宜多食。

温馨提示

芝麻酱热量、脂肪含量较高，每天宜食用10克左右。芝麻酱上的浮油越少表示越新鲜。

啤 酒

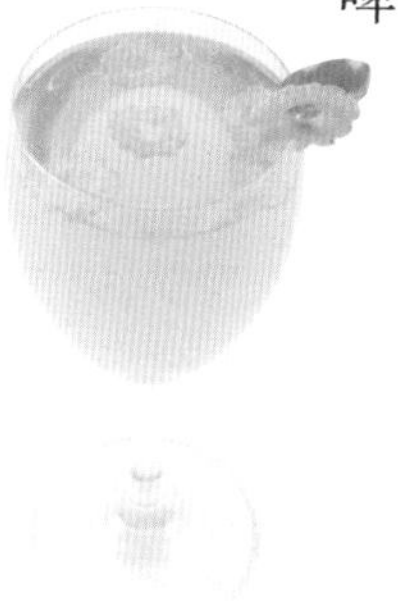

性　　味　性温，味甘、辛。
功　　效　益气活血、增进消化、解热利尿等。
主 产 地　黑龙江、山东、河南等地区。
药食两用　瘦肉丝，调入鸡蛋液、啤酒蒸食，可以健脾开胃。

温馨提示

烹饪海鲜、羊肉等菜肴时，调入少许啤酒，可除腥去膻、增香。

蜂 蜜

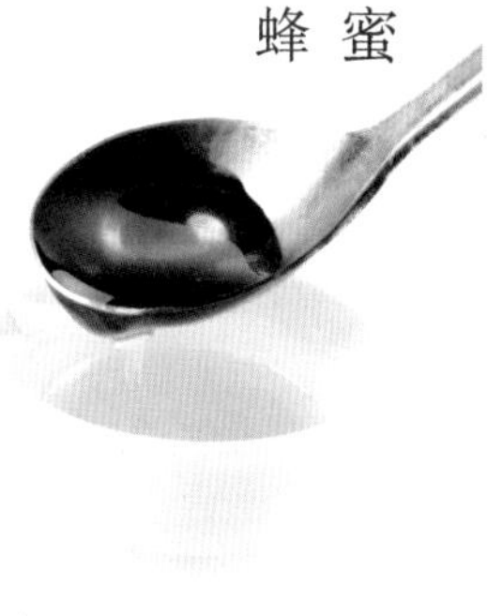

性　　味　性平，味甘。
功　　效　补中润燥、美白养颜、润肠通便等。
主 产 地　全国各地。
药食两用　藕榨汁，调入适量蜂蜜，有助于改善热病烦渴等。

温馨提示

糖尿病患者应少食蜂蜜；未满1岁的婴儿、脾虚泄泻及湿阻中焦的脘腹胀满、苔厚腻者忌食。